呼吸系统疾病实用康复技术

曾 西　王留根　主编

清华大学出版社
北京

内 容 简 介

疾病、营养、心理、药物、环境及健康素养等都会对呼吸功能产生影响，因此呼吸系统疾病的康复越来越受到社会关注。本书以健康为中心的理念，从促防诊控治康六个方面为呼吸系统疾病提供照护。通过结合丰富的临床病例，详细介绍了慢性阻塞性肺疾病（COPD）等临床常见疾病康复技术，以及间歇经口至食管管饲法（IOE）等创新成果在呼吸危重症中的应用。适合临床医师、康复治疗师、呼吸科专业医师、护理工作者等专业人员阅读。

图书在版编目（CIP）数据

呼吸系统疾病实用康复技术 / 曾西，王留根主编 . — 北京：清华大学出版社，2023.10
ISBN 978-7-302-64829-1

Ⅰ . ①呼… Ⅱ . ①曾… ②王… Ⅲ . ①呼吸系统疾病—康复医学 Ⅳ . ① R560.9

中国国家版本馆CIP数据核字（2023）第206075号

责任编辑：孙　宇
封面设计：吴　晋
责任校对：李建庄
责任印制：刘海龙

出版发行：清华大学出版社
　　　　　网　　　址：https://www.tup.com.cn，https://www.wqxuetang.com
　　　　　地　　　址：北京清华大学学研大厦 A 座　　　邮　　编：100084
　　　　　社 总 机：010-83470000　　　　　　　　　　邮　　购：010-62786544
　　　　　投稿与读者服务：010-62776969，c-service@tup.tsinghua.edu.cn
　　　　　质量反馈：010-62772015，zhiliang@tup.tsinghua.edu.cn
印 装 者：大厂回族自治县彩虹印刷有限公司
经　　销：全国新华书店
开　　本：185mm×260mm　　　　印　　张：24.75　　　字　　数：465 千字
版　　次：2023 年 12 月第 1 版　　　　印　　次：2023 年 12 月第 1 次印刷
定　　价：99.00 元

产品编号：089239-01

编 委 会

序　言

　　呼吸系统对生命至关重要，主要的功能是把氧气送入机体和将二氧化碳排出体外，一旦出现病变功能受损，就会威胁生命。呼吸系统病变，如发生慢性阻塞性肺疾病、肿瘤、感染、尘肺、胸部外伤、血气胸以及各种呼吸系统疾病末期等，会不同程度地影响呼吸功能；同时，其他疾病，如脑卒中、脑外伤、胃食管反流病、自身免疫性脑炎、高位截瘫、格林巴利综合征、肌病（重症肌无力、肌炎），以及贫血、食管气管瘘、副肿瘤综合征、心脏病、大量腹水等，也会影响呼吸功能。另外，随着人口老龄化的进展，老年人发病率增高的疾病，如阿尔茨海默病、帕金森病及机体功能退化等也会对呼吸功能造成影响。

　　可以看出，不仅器官或系统疾病影响呼吸功能，营养、心理、药物、环境及健康素养也影响呼吸功能。因此，治疗疾病需要多学科合作，以团队形式为患者提供照护。

　　医学需要传承和创新，创新可以引领未来。几年前，曾西教授团队发明间歇经口至食管管饲法，并在一定范围内推广，在呼吸急危重症康复方面优势明显：临床显示此方法可改善患者营养，减少吸入性肺炎的发生，同时减少抗生素应用，有利于危重症患者气切拔除和脱机，减少经口进食窒息的风险。近年来，该团队在超声引导下气切方面，发明止血工具，解决出血并发症，帮助患者降低气切风险，这也使得低年资医生通过学习可在短时间内完成气切。在此推荐该书，希望从事呼吸康复的同仁们相互学习、交流，提高对患者的照护水平。

王　辰

中国工程院院士

国家呼吸医学中心主任

2023 年 10 月

前　言

我们团队在呼吸康复领域耕耘25年，5年前开始编写本书。25年前我从事内科临床工作，一个偶然的机会参加了南京医科大学第一附属医院周士枋、励建安教授团队开设的康复学习班，患者的康复效果深深启发了我，从此投身康复事业至今。康复医学根据病情分层介入，对没有恶性心律失常、心衰、休克及急性心梗患者进行早期康复，使其更早回归家庭和社会：例如当慢性阻塞性肺疾病（COPD）患者呼吸功能差时，动用病理性呼吸模式，大汗淋漓、加重缺氧，进入恶性循环；若是患者进行呼吸康复训练，采用生理呼吸模式，就能大大降低呼吸困难和胸闷，提高运动耐力。在康复医学进入快车道的今天，《呼吸系统疾病实用康复技术》一书有幸与大家见面。

本书有三个特点：①传承与创新。既有COPD等临床常见疾病康复技术的传承，也有我们团队的创新成果，如间歇经口至食管管饲法（IOE）在呼吸危重症中的应用，不仅避免了鼻饲管的副作用、减轻心理压力、减少交感神经兴奋（血压升高、心律失常、肌张力高、呼吸困难等），而且增加患者营养，利于脱机和气切早期拔除。②以健康为中心的理念。王辰院士讲，将医院的职能以疾病为中心，转变为以健康管理为中心；过去强调诊治，现在基于"促防诊控治康"六字箴言为患者提供服务。呼吸危重症医师、康复治疗师、营养师、药师、心理治疗师、护理人员、家属等共同为患者提供全生命周期、全疗程的康复服务。③病例丰富。随着急救技术的进步和医疗水平的提高，很多外伤、心脑疾病、呼吸系统疾病患者经过救治，生命得以挽救，但也因此对危重症康复提出更多需求和更高要求。我科一直从事危重症康复20余年，不仅有高位截瘫、COPD等常见疾病的康复经验，也有肺移植、白肺、自身免疫性脑炎等罕见疾病的康复经验。这些病例是我们从事呼吸康复，尤其是危重症康复的同仁进行交流和学习的财富。

我们赶上了伟大的时代，科技创新引领康复飞跃发展，才有了呼吸康复的需求和发展，尤其是对于危重症康复的关注。感谢河南省政府和郑州大学第一附属医院的专家们，对我们科研立项进行支持，为临床科研提供保证，还要感谢以王留根医生为代表的编者团队，在完成繁重的临床救治任务之余，用心、费心地编写，使本书得以

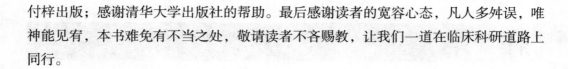

付梓出版；感谢清华大学出版社的帮助。最后感谢读者的宽容心态，凡人多舛误，唯神能见宥，本书难免有不当之处，敬请读者不吝赐教，让我们一道在临床科研道路上同行。

曾　西

2023 年 8 月

目　录

第一章 概述

呼吸系统疾病是严重危害人民健康的常见病、多发病，已经构成影响公共健康的重大问题。在各类呼吸系统疾病中，慢性呼吸疾病被 WHO 列为全球"四大慢性疾病"之一，成为全球第三大死因。在我国也同样造成了极大的疾病负担。流行病学结果显示，2012—2015 年中国 20 岁以上居民慢性阻塞性肺疾病（chronic obstructive pulmoriary disease，COPD），简称慢阻肺。慢阻肺的患病率为 8.6%，其中 40 岁以上居民患病率高达 13.7%，男性为 11.9%、女性为 5.4%；农村为 9.6%、城市为 7.4%。根据 2015 年人口普查数据估算，我国慢阻肺患者约为 9990 万人。全球疾病负担最新数据显示，2017 年中国慢阻肺病死率为 683.8/ 万人，病死人数 96.59 万人，失能调整生命年（DALYs）为 2041.78 万人。《中国卫生健康统计年鉴》数据显示，2017—2022 年在我国城乡居民主要疾病死因中，呼吸系统疾病位列第 4 位。

由于大气污染加重、吸烟等不良生活习惯滋长、人群结构老龄化等多种因素影响，呼吸系统疾病的流行病学和疾病谱分布正在发生改变。支气管哮喘患病率出现明显增高趋势；肺癌发病的年递增率居各种恶性肿瘤之首；COPD 患病率居高不下；肺结核在我国目前仍属于高发传染病。更应注意的是，尽管新的抗生素不断问世，但由于病原体的变化和免疫功能受损的宿主增加，肺部感染的发病率和死亡率仍有增无减。全球每隔几年重大呼吸道传染病疫情时有发生，2002—2003 年的"非典型肺炎"（SARS）、2005 年的禽流感、2009—2010 年的猪流感、2019 年"新型冠状病毒感染"（SARS-CoV-2），在全世界引起重视，严重影响全球经济的发展。流感在我国每年的发病率为 10% ~ 30%，其侵入体内的主要靶器官也是肺。新的传染病出现的主要原因是病原体基因组发生突变，使病原体能够从动物转移到人类上，抑制人体免疫系统，或是对抗生素之类的药物产生抗药性。由于人类对环境的影响，使这种突变的发生和传播可能比以往更快。呼吸系统疾病不仅发病率高，而且许多疾病还起病隐袭，可导致肺功能逐渐损害且致残率高，给社会和国民经济带来沉重负担。例如，世界银行、世界卫生组织的资料表明，2020 年 COPD 居世界疾病经济负担的第 5 位；美国估计其全国每年由 COPD 造成的直接经济负担高达 295 亿美元，间接经济负担高达 204 亿美元；

欧盟每年用于 COPD 的费用高达 386 亿欧元。我国虽无全国性的统计数据，但一些局部调查的资料也表明，由 COPD 造成的直接和间接经济负担是十分沉重的。

呼吸康复起源于 20 世纪 60 年代，多数 COPD 患者获益，其定义是通过对呼吸系统疾病综合评估，在临床治疗的基础上给予运动、教育、营养、心理等综合干预，从疾病早期到危重缓解期、恢复期全过程改善患者呼吸困难，提高生活质量，使其更好地回归社会。呼吸康复是一个以循证医学为基础，对慢性呼吸道疾病患者的多学科、综合性的全面干预，旨在改善呼吸系统疾病患者的心理和生理状态，并增加患者对改善健康行为的长期依赖性。呼吸康复计划的实施是通过稳定或扭转系统性疾病的临床表现，从而达到减少症状，优化功能状态，增加社会参与度，减少卫生保健费用支出的目的。

呼吸是机体从外界环境摄取氧气，并将体内二氧化碳排出的过程。包括从外界吸入氧气经肺泡毛细血管进行气体交换的外呼吸和通过血液运输在组织器官进行气体交换的内呼吸。从整个生理过程中不难发现，呼吸功能的维持同呼吸和循环两个系统密切相关，但我们不能想当然地认为呼吸功能出现异常时就仅仅归因于呼吸或循环系统疾病。呼吸系统是由呼吸道和肺组成，与此相关的呼吸道、肺、胸膜、胸壁、呼吸肌和纵隔的病变即为呼吸系统疾病。实际上呼吸除了与气体通道和气体交换场所有关外，还和产生呼吸动力的脑、脊髓、神经、呼吸肌、胸廓相关，而循环也不仅是血液循环系统，还和淋巴结、淋巴管相关的淋巴循环系统有关。因此，导致呼吸功能障碍的因素包括但不限于呼吸和循环系统疾病。在这里要特别说明的是，本书虽冠名《呼吸系统疾病实用康复技术》，但所涵盖的内容不限于呼吸系统疾病，其中由心脏病、脊髓损伤、颅脑损伤等疾病所致的呼吸功能障碍在本书相关章节中亦有较为详细的阐述。

呼吸系统疾病康复以往主要的对象是 COPD 患者，如今已被广泛地用于其他慢性疾病，如肺间质病、囊性纤维化、支气管扩张、胸廓畸形和神经肌肉疾病等，呼吸系统疾病康复适用于慢性呼吸功能受损，虽已接受最佳医疗管理，但仍有呼吸困难、运动耐量减退或是正常生活受限的患者。需要强调的是，凡存在症状、功能障碍，呼吸生理功能不全的患者都有进行呼吸康复的必要性。呼吸系统疾病康复介入的时机取决于不同疾病类型及患者个体的临床状况，绝不应是呼吸功能受损时的"最后办法"。相反，它应是所有呼吸系统疾病患者在临床管理、改善生理和（或）心理缺陷中不可或缺的一部分。

呼吸系统疾病康复并非简单的"按摩、理疗"，更不是疾病后期的"养护"，其涉及医学各个学科，还涉及社会、经济、伦理等知识。现代科学的特征是越来越专门化，分裂的学科不断增多，它们又不断产生新的亚学科，这种分科研究确实给西方科学带来可观的成就。然而过分专门化却使各科研究的范围日益狭小，也使科学进步的步伐放慢，其结果是科学工作的成效本身成了问题。而交叉学科合作是从研究对象本身的具体丰富性出发，立足于问题，采用一切有利于问题解决的策略并根据解决问题的需要，将分散于其他各学科的方法、技术和手段组织成有机的方法体系来解决问题。这个有机的方法体系，是所研究问题及其所属学科的独特方法体系，而不是其他有关的多个学科方法的机械拼凑，与多学科的概念相比，后者更强调打破原有的学科边界。呼吸系统疾病康复仅靠单一专业人员去实施完成患者的综合全面呼吸功能障碍是不现实的，需要多学科合作，运用多个学科的知识理论与实践技能，去理解并解决同一个实际问题。

根据世界卫生组织专家委员会指出，一个理想的康复治疗组应包括康复医师、康复护士、物理治疗师、作业治疗师、言语治疗师、社会工作者、临床心理学工作者、职业咨询师、假肢和矫形器师、劳动就业部门工作人员、特殊教育工作者和文体活动治疗师等。入院康复评估是对呼吸康复患者实施呼吸康复多学科团队管理的第一步。评估在患者入院 24 ~ 48 小时内，由康复医师、康复治疗师、营养师及心理咨询师共同完成。评估内容包括患者的一般资料、疾病情况、生活质量、运动耐力、营养状况及心理状况等。评估后，医师组织组内治疗师、护士实施入院评定会，制订康复目标和康复计划并由多学科团队成员实施；患者住院中期由医师组织组内成员进行中期评估会，评估疗效，维持或调整康复方案；患者出院前，医生组织出院功能评定会，评估是否实现康复目标。

长期以来，运动都被看作呼吸系统疾病康复治疗的基石。但是，目前仍没有关于呼吸功能障碍疾病患者特有的运动处方指南。大部分研究仍是基于美国运动医学学会推荐为患者制订的处方，而多年的临床实践也确实证实这一方案的可行性与有效性。总体而言，就其训练强度来说，在安全的前提下，运动负荷越高，改善越明显。在有氧训练方面，步行与踏车运动均可作为患者的耐力运动形式。若以提高步行能力为目的，步行训练可能更为合适；而踏车运动能更多地激活股四头肌，训练时血氧饱和度下降较轻微，更适合于病情更差的患者。对于运动耐受性差的患者，间歇高强度运动训练通过短时间高负荷与低负荷或无负荷相间的运动形式，在患者耐受范围内能显著提高运动耐受时间，使部分重症患者能重新接受有效的运动训练。而短的间歇运动期（小于 1 分钟）可使患者的相关症状控制在较低的水平；在实践中，间歇运动可被看作相应代谢负荷的自定节奏的家务劳作。有证据显示神经肌肉功能性电刺激可作为严重患者肌肉训练的一种替代性治疗，小于 10 Hz 的电刺激有助于激活 Ⅰ 型纤维，增强耐疲劳性；而大于 30 Hz 的电刺激可激活两种肌纤维，或选择性激活 Ⅱ 型纤维；使用 35 ~ 50 Hz 电刺激有助于激活两种肌纤维，改善其肌力与耐力。在抗阻训练方面，科学规律的训练能显著提高肌肉体积与力量，对减轻患者疲劳无力感、减慢体重下降、改善身体构成成分等都有显著作用。将肌肉力量的改善转化为运动能力改善过程似乎依赖于力量训练的负荷，大部分高强度抗阻训练（大于 80% 1RM）能够改善患者的亚极量运动能力，而大部分中强度抗阻训练似乎没有显著改善作用。除上述两种类型的训练外，平衡与柔韧性训练的重要性也逐渐受到重视。

呼吸肌出现收缩力量与耐力下降是慢性呼吸系统疾病患者的常见现象。针对这一情况选择性使用呼吸肌训练，将有助于改善患者的呼吸急促症状与运动耐受性。虽然目前还没有被广泛认可的处方原则，但在患者的选择方面，有限的证据显示最大吸气压显著下降的患者更易从呼吸肌训练中获益。

呼吸系统疾病患者的自我管理在呼吸康复中具有重要意义。提高患者对自身疾病的认识是自我管理的重要内容，不仅可减轻其焦虑抑郁的情绪，还能提高其参与治疗的依从性，令治疗方案得到更积极的响应。可通过小组活动、病友会等形式，普及相关知识，还可指导患者将其自身经验进行分享，让更多的患者以第一人称的视觉角度更深入了解疾病的发生、发展与治疗细节，这对患者来说比医务人员的说教更具有意义。近年来，认知疗法已经开始试用于患者自我管理项目中，其核心措施包括操作性反射认知变换、自我效能强化与激励机制的应用等。这些措施能有效地改变患者的行为模式，诱导更积极的心态，显著提高治疗的依从性。

（曾　西　王留根）

参考文献

［1］BERRA K. Cardiac and pulmonary rehabilitation: historical perspectives and future needs ［J］. Journal of Cardiopulmonary Rehabilitation and Prevention, 1991, 11(1):8-15.

［2］BARACH A L. The Therapeutic use of oxygen ［J］. JAMA, 1922, 79(9): 693.

［3］MILLER W F. A physiologic evaluation of the effects of diaphragmatic breathing training in patients with chronic pulmonary emphysema ［J］. American Journal of Medicine, 1954, 17(4): 471-477.

［4］MILLER W F. Physical therapeutic measures in the treatment of chronic bronchopulmonary disorders: Methods for breathing training-ScienceDirect ［J］. American Journal of Medicine, 1958, 24(6): 929-940.

［5］张鸣生 . 呼吸康复 ［M］. 北京 : 人民卫生出版社 , 2018.

［6］胡占升 . 肺康复成功指南 ［M］. 4 版 . 北京 : 人民卫生出版社 , 2019.

［7］王辰.呼吸康复基础教程［M］.北京：人民卫生出版社，2019.

［8］ENRICO CLINI.呼吸康复基础教程［M］.王辰，译.北京：人民卫生出版社，2019.

［9］Global burden of chrohic respiratory diseases and risk factors, 1990-2019; an update from the Global Burden of Disease Stady 2019.

［10］袁丽霞，丁荣晶.中国心脏康复与二级预防指南解读［J］.中国循环杂志，2019, 34(s01): 5.

［11］THOMAS R J, BALADY G, BANKA G, et al. 2018 ACC/AHA clinical performance and quality measures for cardiac rehabilitation: a report of the American College of Cardiology/American Heart Association task force on performance measures［J］. Journal of the American College of Cardiology, 2018,11(4): e37.

［12］CORRÀ U, PIEPOLI M F, CARRÉ F, et al. Secondary prevention through cardiac rehabilitation: physical activity counselling and exercise training: key components of the position paper from the Cardiac Rehabilitation Section of the European Association of Cardiovascular Prevention and Rehabilitati［J］. European Heart Journal, 2010, 31(16): 1967.

［13］FLETCHER G F, ADES P A, KLIGFIELD P, et al. Exercise standards for testing and training: a scientific statement from the American Heart Association［J］. Circulation, 2013,128(8): 873-934.

［14］中华医学会心血管病学分会，中国康复医学会心血管病专业委员会，中国老年学学会心脑血管病专业委员会.冠心病康复与二级预防中国专家共识［J］.中华心血管病杂志，2013, 41(4): 9.

［15］［英］普赖尔，普拉萨德.成人和儿童呼吸与心脏问题的物理治疗［M］.白志轩，译.北京：北京大学医学出版社，2011.

［16］王立苹，李晓捷，李林，等.实用儿童康复医学［M］.2版.北京：人民卫生出版社，2016.

［17］中国康复医学会脊柱脊髓专业委员会基础研究学组.急性脊柱脊髓损伤围术期管理临床指南［J］.中华创伤杂志，2019, 35(7): 11.

［18］李建军，杨明亮，杨德刚，等."创伤性脊柱脊髓损伤评估、治疗与康复"专家共识［J］.中国康复理论与实践，2017, 23(3): 274-287.

［19］新鲜下颈段脊柱脊髓损伤评估与治疗专家共识［J］.中国脊柱脊髓杂志，2015, 25(4): 378-384.

［20］FEHLINGS M G, TETREAULT L A, AARABI B, et al. A clinical practice guideline for the management of patients with acute spinal cord injury: recommendations on the type and timing of anticoagulant thromboprophylaxis［J］. Global Spine Journal, 2017, 7(3 Suppl).

［21］中华医学会神经病学分会，中华医学会神经病学分会周围神经病协作组，中华医学会神经病学分会肌电图与临床神经电生理学组，等.中国吉兰－巴雷综合征诊治指南2019［J］.中华神经科杂志，2019.

［22］BIANCA V, WALGAARD C, DRENTHEN J, et al. Guillain-Barré syndrome: pathogenesis, diagnosis, treatment and prognosis［J］. Nature Reviews Neurology, 2014, 10(8): 469-482.

［23］崔丽英，蒲传强，樊东升，等.中国肌萎缩侧索硬化诊断和治疗指南［J］.中华神经科杂志，2012(7): 531-533.

［24］北京医学会罕见病分会，北京医学会医学遗传学分会，北京医学会神经病学分会神经肌肉病学组，等.脊髓性肌萎缩症多学科管理专家共识［J］.中华医学杂志，2019, 99: 1460-1467.

［25］中华医学会神经病学分会，中华医学会神经病学分会神经肌肉病学组，中华医学会神经病学

分会肌电图与临床神经生理学组，等 . 中国假肥大型肌营养不良症诊治指南［J］. 中华神经科杂志 , 2016, 49: 17-20.

［26］BUSHBY K, FINKEL R, BIRNKRANT D J, et al. Diagnosis and management of Duchenne muscular dystrophy, part 1: diagnosis, and pharmacological and psychosocial management［J］. The Lancet. Neurology, 2010, 9(1): 77.

［27］HYEON, YU, ARI, et al. Management of traumatic hemothorax, retained hemothorax, and other thoracic collections［J］. Current Trauma Reports, 2017, 3(3): 181-189.

［28］中国康复医学会重症康复专业委员会呼吸重症康复学组，中国老年保健医学研究会老龄健康服务与标准化分会，杂志编辑委员会中国老年保健医学，等 . 中国呼吸重症康复治疗技术专家共识［J］. 中国老年保健医学 , 2018, 16: 3-11.

［29］BEIN T, BISCHOFF M, BRÜCKNER U, et al. S2e guideline: positioning and early mobilisation in prophylaxis or therapy of pulmonary disorders［J］. Der Anaesthesist, 2015, 64(s1): 1-26.

第二章 呼吸的基本知识

呼吸系统（respiratory system）是人体进行气体交换，维持人体生命活动的重要系统，由呼吸道和肺组成。呼吸道包括鼻、咽、喉、气管和各级支气管等。通常鼻、咽、喉称为上呼吸道，气管和各级支气管为下呼吸道。肺由实质组织和间质组织构成，前者包括支气管树和肺泡；后者包括结缔组织、血管、淋巴管、淋巴结和神经等。呼吸系统的主要功能是进行气体交换，即吸入氧气，排出二氧化碳。此外，还有发音、嗅觉、内分泌、协助静脉血回流入心等功能。呼吸除了与呼吸系统直接相关外，脑、脊髓、神经、胸廓、肌肉等与呼吸功能的维持也密切相关。

在胚胎发育过程中，结构和功能相同的细胞能分裂增殖成结构和功能不同的细胞。三胚层的几种细胞，经过分化和增殖，形成复杂多样的细胞、组织、器官、系统乃至人体。外胚层细胞分裂增殖成神经板，继而形成神经褶、神经沟和神经管；外胚层的其余部分，演变成皮肤的表皮及其附属结构。胚胎第 3 周，胚盘的周缘部向腹侧卷折，使平膜状的胚盘变成圆桶状的胚体。随着胚体的形成，内胚层被包入胚体形成原肠，原肠又分为前肠、中肠和后肠三部分。原肠主要形成消化管、消化腺、气管、肺、膀胱及尿道等处的上皮。靠近神经管两侧的中胚层生长加厚，形成节段性的体节。脏壁中胚层与内胚层共同形成消化管、气管等管壁。体壁中胚层参与胸腹部前外侧壁的形成。胚内体腔形成心包腔、胸膜腔和腹膜腔。中胚层尚有一些散在于内、外胚层之间的间充质细胞，可向多方面分化，如肌组织和结缔组织等。

第一节 呼吸系统的解剖

一、呼吸道

呼吸道由鼻、咽、喉、气管等组成。鼻是呼吸道的门户。鼻腔对吸入的空气起着净化、湿润和加温的作用。婴幼儿及学龄前儿童头颅发育没有完成，鼻腔相对短小、鼻黏膜柔嫩，故容易受到感染。老年人鼻黏膜变薄、萎缩，嗅神经细胞数量减少，嗅觉功能减退，鼻腔血管海绵体和许多腺体组织均发生衰退，鼻腔变宽，鼻甲变薄，上皮纤毛及黏液腺体萎缩，分泌功能减退。呼吸道比较干燥，血管脆性增加及收缩力差，容易发生血管破裂出血；肌肉退行性变时，吞咽器官功能失调，进食流质食物时易发生呛咳，引起吸入性肺炎，甚至造成窒息；喉黏膜萎缩、变薄，上皮角化，甲状软骨钙化，防御反射变得迟钝，所以更容易发生吸入性肺炎；气管和支气管黏膜上皮和黏液腺体退行性变，纤毛运动减弱，细支气管黏膜萎缩、黏液分泌增加，可导致管腔狭窄而增加气道内阻力，同时细支气管壁弹性减退及其周围肺组织弹性牵引力减弱，呼吸阻力增高，残气量增加，更易感染。

（一）鼻

鼻（nose）分三部分，即外鼻、鼻腔和鼻旁窦。它既是呼吸道的起始部，又是嗅觉器官。

1. 外鼻

外鼻（external nose）以鼻骨和鼻软骨为支架，外被皮肤，内覆黏膜，分为骨部和软骨部。外鼻与额相连的狭窄部称鼻根，向下延续为鼻背，末端称鼻尖，鼻尖向两侧扩大称为鼻翼，呼吸困难的患者有鼻翼翕动的症状。

2. 鼻腔

鼻腔（nasal cavity）是由骨和软骨及其表面被覆的黏膜和皮肤构成。鼻腔内衬黏膜并被鼻中隔分成两半，向前通外界处称鼻孔（nostril），向后通鼻咽部称鼻后孔。每侧鼻腔又分鼻前庭和固有鼻腔，两者以鼻阈为界。鼻前庭壁由皮肤覆盖，生有鼻毛，有过滤和净化空气的功能。

3. 鼻旁窦

鼻旁窦（paranasal sinuses）是鼻腔周围含气颅骨内的腔，开口于鼻腔。窦壁内衬黏膜并与鼻腔黏膜相移行。鼻旁窦有四对，左右对称分布，包括额窦、筛窦、蝶窦和上颌窦，有温暖、湿润空气及对发音产生共鸣的作用（图2-1-1）。

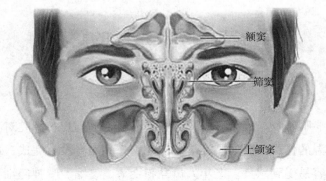

图 2-1-1　鼻旁窦

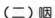

（二）咽

咽（pharynx）是消化管上端扩大的部分，是消化管与呼吸道的共同通道。长约 12 cm。位于第 1 ~ 6 颈椎前方，上端起于颅底，下端约在第 6 颈椎下缘或环状软骨的高度移行于食管。自上向下有通向鼻腔、口腔和喉腔的开口；后壁平坦，借疏松结缔组织连于上位 6 个颈椎体前面的椎前筋膜。这种连接形式有利于咽壁肌的活动。咽可控制气流，当它快速收缩时，声门会防止食物、液体或外来物体进入气道。

（三）喉

喉（larynx）是呼吸的管道，又是发音的器官，主要由喉软骨和喉肌构成。上界是会厌上缘，下界为环状软骨下缘。借喉口通喉咽部，以环状软骨气管韧带连接气管。成人的喉位于第 3 ~ 6 颈椎前方。

（四）气管与支气管

1. 气管

气管（trachea）位于喉与气管杈之间，成年男性平均长 10.31 cm，成年女性平均长 9.71 cm。气管起自环状软骨下缘约平第 6 颈椎体下缘，向下至胸骨角平面约平第 4 胸椎体下缘处，分叉形成左、右主支气管（图 2-1-2）。气管全长以胸廓上口为界，分为颈部和胸部。在气管杈的内面，有一矢状位向上的半月状嵴称气管隆嵴，略偏向左侧，是支气管镜检查时判断气管分叉的重要标志。

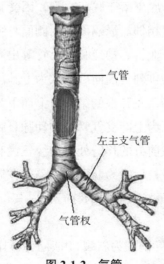

图 2-1-2 气管

2. 支气管

支气管（bronchi）是气管分出的各级分支，其中一级分支为左、右主支气管。气管中线与主支气管下缘间夹角称嵴下角。左、右主支气管的区别：前者细而长，嵴

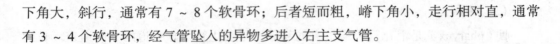

下角大，斜行，通常有 7 ～ 8 个软骨环；后者短而粗，嵴下角小，走行相对直，通常有 3 ～ 4 个软骨环，经气管坠入的异物多进入右主支气管。

二、肺

肺（lung）在胸腔内，位于膈肌的上方、纵隔的两侧。肺的表面覆盖脏层胸膜，透过胸膜可见许多呈多角形的小区，称肺小叶。肺的上皮是由内胚层被包入胚体形成原肠发育而来。正常肺呈浅红色，质柔软，呈海绵状，富有弹性。成人的肺重量约等于自身体重的 1/50，健康成人男性两肺的空气容量为 5 000 ～ 6 500 mL，女性小于男性。儿童 6 ～ 7 岁时，肺泡的组织结构与成人基本相似，但肺泡的数量少，肺的弹性纤维发育较差；10 ～ 12 岁时肺的体积加大明显，进入青春期后肺的横径和纵径增大，肺泡的体积扩大；老年人肺萎缩，肺组织重量逐渐减轻，肺泡壁薄弱，肺泡扩大，肺内胶原纤维交联增多，肺的硬度加大，弹性下降，导致肺不能有效扩张，终末细支气管和肺泡塌陷，使肺通气不足。肺动脉壁随年龄增长可相继出现肥厚、纤维化、透明化等。肺静脉内膜硬化使肺血流量和肺动脉压力增高。

（一）肺的形态

左、右两肺外形不同，右肺宽而短，左肺狭而长。肺呈圆锥形，包括一尖、一底、三面、三缘。肺尖钝圆，经胸廓上口突入颈根部，在锁骨中 1/3 与内 1/3 交界处，向上伸至锁骨上方达 2.5 cm。肺底坐落于膈肌之上，因受膈肌压迫而呈半月形凹陷。肋面与胸廓的外侧壁和前、后壁相邻。纵隔面即内侧面与纵隔相邻，其中央为椭圆形凹陷，称肺门。肺门为支气管、血管、神经和淋巴管等出入的门户，它们被结缔组织包裹，称肺根。两肺根内的结构排列自前向后依次为上肺静脉、肺动脉、主支气管。两肺根的结构自上而下排列不同，左肺根的结构自上而下为肺动脉、左主支气管、下肺静脉；右肺根的结构自上而下为上叶支气管、肺动脉、肺静脉。膈面即肺底，与膈相毗邻。前缘为肋面与纵隔面在前方的移行处，前缘较锐利，左肺前缘下部有心切迹，切迹下方有一突起称左肺小舌；后缘为肋面与纵隔面在后方的移行处，位于脊柱两侧的肺沟内；下缘为膈面、肋面与纵隔面的移行处，其位置随呼吸运动变化有显著变化（图 2-1-3）。

肺借叶间裂分叶，左肺的叶间裂为斜裂，由后上斜向前下，将左肺分成上、下两叶。右肺的叶间裂包括斜裂和水平裂，将右肺分为上、中、下 3 叶。

（二）支气管树

肺门处，左、右主支气管分出 2 级支气管，进入肺叶，称为肺叶支气管。左肺有上叶和下叶支气管；右肺有上叶、中叶和下叶支气管。肺叶支气管进入肺叶后，陆续再分出次级支气管，即肺段支气管。全部各级支气管在肺叶内如此反复分支形成树状，称为支气管树（图 2-1-4）。

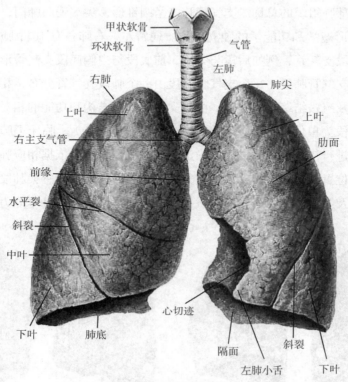

甲状软骨
环状软骨
气管
右肺
左肺
肺尖
上叶
上叶
右主支气管
肋面
前缘
水平裂
斜裂
中叶
心切迹
下叶
肺底
斜裂
隔面
下叶
左肺小舌

图 2-1-3 肺的形态

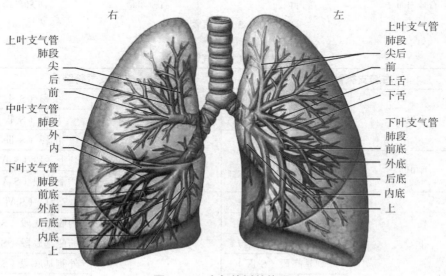

右
左
上叶支气管
肺段
尖
后
前
中叶支气管
肺段
外
内
下叶支气管
肺段
前底
外底
后底
内底
上

上叶支气管
肺段
尖后
前
上舌
下舌
下叶支气管
肺段
前底
外底
后底
内底
上

图 2-1-4 支气管树整体观

（三）支气管肺段

支气管肺段（bronchopulmonary segments）简称肺段，是每一肺段支气管及其分支分布区的全部肺组织的总称。支气管肺段呈圆锥形，尖端朝向肺门，底朝向肺的表面，构成肺的形态学和功能学的独立单位。通常左、右肺各有10个肺段。有时因左肺出现共干肺段支气管，例如后段与尖段、前底段与内侧底段支气管形成共干，此时左肺只有8个支气管肺段。每个支气管肺段由一个肺段支气管分布，相邻支气管肺段以肺静脉属支及疏松结缔组织间隔。由于支气管肺段结构和功能的相对独立性，临床常以支气管肺段为单位进行手术切除（图2-1-5、表2-1-1）。临床上肺部感染常发生在个别肺段，进行气道廓清前，先要确定肺段的位置，然后依据相应肺段支气管分布的特点，将体位置于对侧卧位，通过重力、振动、叩击以清除感染肺段内的分泌物。所以掌握肺段及肺段支气管分布的特点是呼吸系统疾病康复的基本能力。

支气管肺段

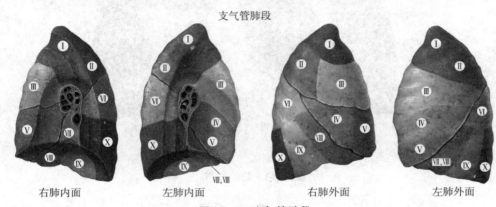

| 右肺内面 | 左肺内面 | 右肺外面 | 左肺外面 |

图 2-1-5　支气管肺段

表 2-1-1　支气管肺段

右肺支气管肺段		左肺支气管肺段	
上叶	尖段（SⅠ）	上叶	尖段（SⅠ）
	后段（SⅡ）		后段（SⅡ）
	前段（SⅢ）		前段（SⅢ）
中叶	外侧段（SⅣ）		上舌段（SⅣ）
	内侧段（SⅤ）		下舌段（SⅤ）
下叶	背段（SⅥ）	下叶	背段（SⅥ）
	内侧基底段（SⅦ）		内侧基底段（SⅦ）
	前侧基底段（SⅧ）		前侧基底段（SⅧ）
	外侧基底段（SⅨ）		外侧基底段（SⅨ）
	后侧基底段（SⅩ）		后侧基底段（SⅩ）

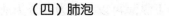

（四）肺泡

肺泡（alveoli）位于肺泡管和肺泡囊周围，由呼吸性支气管分出，呼吸性支气管来自细支气管分出的末端支气管。一个肺泡管可供给数个肺泡囊。肺泡管包含平滑肌，平滑肌收缩时使管腔变窄。肺泡和周围微血管紧密相连，气体在此部位交换。

呼吸道总的功能：①传导空气进出肺泡；②和黏膜层一同协助湿润空气和捕捉微小颗粒以清洁空气；③利用呼吸道血流供给以温暖空气；④利用纤毛向上移动黏液湿化空气；⑤引发咳嗽反应以清除分泌物通畅气道。

三、胸廓

胸廓（thoracic cage）由 12 块胸椎、12 对肋骨、1 块胸骨和它们之间的连结共同构成。成人胸廓近似圆锥形，容纳胸腔脏器。胸廓有上、下两口和前、后、外侧壁。胸廓上口较小，由胸骨柄上缘、第 1 肋骨和第 1 胸椎椎体围成，是胸腔与颈部的通道。由于胸廓上口的平面与第 1 肋的方向一致，向前下倾斜，故胸骨柄上缘约平齐第 2 胸椎体下缘。胸廓下口宽而不整，由第 12 胸椎、第 11 及 12 对肋骨前端、肋弓和剑突围成，膈肌封闭胸腔底。两侧肋弓在中线构成向下开放的胸骨下角。角的尖部有剑突，剑突又将胸骨下角分成了左、右剑肋角。剑突尖约平齐第 10 胸椎下缘。胸廓前壁最短，由胸骨、肋软骨及肋骨前端构成。后壁较长，由胸椎和肋角内侧的部分肋骨构成。外侧壁最长，由肋骨体构成。相邻两肋骨之间称肋间隙。

胸廓除保护、支持功能外，主要参与呼吸运动。吸气时，在呼吸肌作用下，肋骨的前部被推高，伴以胸骨上升，从而加大了胸廓的前后径。肋骨上提时，肋骨体向外扩展，加大胸廓横径，使胸腔容积增大。呼气时，在重力和肌肉作用下，胸廓做相反的运动，使胸腔容积减小。胸腔容积的改变，促成肺呼吸。它同时也是上肢肌肉的附着处，参与举起或推拉等活动。临床上胸椎侧弯患者胸廓发生改变，胸腔容积及胸廓运动受到限制，会对呼吸功能造成不同程度的影响。老年人由于骨质疏松、脊柱变形、胸椎后凸，加之胸骨及肋骨钙质减少，肋软骨钙化，胸廓的前后径增大，横径缩小，加上呼吸肌收缩力下降，使得呼吸功能减弱。

四、纵隔

纵隔（mediastinum）是左、右纵隔胸膜之间所有器官、结构和组织的总称。纵隔呈矢状位，位于胸腔正中偏左，上窄下宽，前短后长。纵隔的前界为胸骨，后界为脊柱，两侧为纵隔胸膜，上为胸廓上口，下为膈。纵隔分隔左、右胸膜腔。正常情况下，纵隔的位置固定；病理情况下，如发生气胸时，两侧胸膜腔内压力不等，纵隔可向对

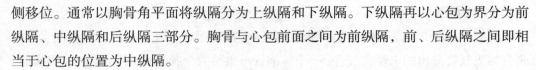

侧移位。通常以胸骨角平面将纵隔分为上纵隔和下纵隔。下纵隔再以心包为界分为前纵隔、中纵隔和后纵隔三部分。胸骨与心包前面之间为前纵隔，前、后纵隔之间即相当于心包的位置为中纵隔。

上纵隔内有胸腺、出入心的大血管、迷走神经、膈神经、气管、食管和胸导管等。前纵隔内有胸腺、少量结缔组织和淋巴结；中纵隔内有心包、心及出入心的大血管根部等；后纵隔内有胸主动脉、奇静脉及其属支、主支气管、食管、胸导管、迷走神经、交感神经和淋巴结等。

五、呼吸肌

呼吸肌（respiratory muscle）可分为主要呼吸肌和辅助呼吸肌。主要呼吸肌在平静、放松时起作用，辅助呼吸肌肉只在深呼吸、用力或费力时才起作用。平静吸气时作用的是膈肌、斜角肌和肋间外肌；放松呼吸时，主要呼气肌没有任何作用；深呼吸或费力呼吸时，相应的辅助吸气肌和呼气肌肉参与收缩。

（一）吸气肌

1. 膈肌

膈肌（diaphragm）纤维起自胸廓下口的周缘和腰椎前面，胸骨部起自剑突后面，肋部起自下 6 对肋骨和肋软骨，腰部以左、右两个膈角起自上 2、3 腰椎，各部肌纤维向中央移行于中心腱。

膈肌是最主要的吸气肌，由膈神经支配，是平静吸气时气体进入的主要负责肌肉，并负担 70% ~ 80% 的呼吸做功。当圆顶形的膈肌收缩时，膈穹窿向下移动，胸廓的上下径增加，胸腔容积增大，压力变小，气体进入。平静呼吸时，膈肌移动约 1 cm，但在用力吸气或呼气时，它的位置移动可达 10 cm。

2. 肋间外肌

肋间外肌（intercostales externi）连接于相邻肋骨，起自上位肋骨下缘，向前下止于下一肋骨上缘。当它们收缩时，肋骨被向上、向前牵拉，引起胸腔横径及前后径增加。肋间肌由来自同一节段脊髓发出的肋间神经支配。由于膈肌的作用非常强大，单纯的肋间肌麻痹不会对静息呼吸造成严重影响。研究表明，肋间肌的作用，远比此处描述的复杂。

3. 斜角肌

斜角肌（scalene）肌纤维由下 5 节颈椎横突连接到第 1、2 对肋骨的表面。平静吸气时作用。肌肉在吸气发生之初即产生收缩，并在吸气终末达到最大的张力；平静吸气终末阶段膈肌的收缩力逐渐下降，此刻斜角肌作用力最大。肌肉收缩的结果是将

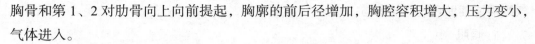

胸骨和第 1、2 对肋骨向上向前提起，胸廓的前后径增加，胸腔容积增大，压力变小，气体进入。

由于斜角肌张力最大是发生在平静吸气末，只有在膈肌无力时，吸气初才会提前调动该肌收缩，所以斜角肌也常被认为是辅助吸气肌。临床上胸廓出口综合征（前斜角肌综合征）患者有效的治疗方案之一是腹式呼吸训练，通过增强膈肌收缩力，进而降低吸气时斜角肌做功，使前斜角肌和中斜角肌张力下降，通过其中的神经、血管被卡压的力度减弱，从而使症状改善。

4. 辅助吸气肌

胸锁乳突肌、斜方肌上束、胸大肌、胸小肌以及锁骨下肌群，在费力吸气时作用。这些肌肉在费力吸气时越容易被激活，日常费力的体能活动时常会出现辅助吸气肌参与现象。

（1）胸锁乳突肌：能提拉胸骨，增加胸腔的前后径。膈肌无力的患者，则需要胸锁乳突肌作为主要吸气肌。

（2）斜方肌上束：能抬高肩膀和在费力吸气时间接抬高胸部，并能稳定颈部使斜角肌的附着更加稳定。

（3）胸大肌：胸大肌肌纤维起自锁骨内侧半、胸骨、第 1～6 肋软骨，止于肱骨大结节嵴。根据肌纤维的附着关系，当胸大肌收缩时可产生对胸廓的提拉作用，但肌纤维止于肱骨，要想发挥对胸廓的提拉作用，肱骨端应先相对固定，这样才有机会对附着于胸廓的另一端产生牵拉。要想辅助吸气靠单纯固定还不够，还需要肌肉收缩产生的力的方向能有效改变胸廓前后径，以及合适的肌肉收缩初始长度。满足以上条件需使上肢上举过头并处于相对固定位置时，才能提拉胸廓以改变胸廓前后径，作为辅助吸气肌参与呼吸。当手臂固定于体侧或肩后伸时，胸大肌同样也是辅助呼气肌。

当膈肌呼吸效率降低或病理性肌无力时，这些辅助吸气肌就有可能变成吸气的主要肌肉在平静吸气时发挥作用。例如，脊髓损伤患者的腹肌瘫痪减少了对脏器的支撑，膈肌呈现比正常膈穹隆结构更平的状态，此时膈肌收缩的位移也就是肌肉收缩的长度变小，呼吸效率降低，机体需要调动辅助吸气肌参与。同理，老年舟状腹患者，由卧位突然改变至坐位时，膈肌收缩的位移也会变小，参与吸气的肌肉主辅关系也会发生变化。腹部膨隆、妊娠人群，腹部内支撑力大，膈肌呈现比正常膈穹隆的结构更高，膈肌收缩时来自腹腔的阻力加大，呼吸效率降低，机体同样需要调动辅助吸气肌参与。

（二）呼气肌

平静呼气是一个被动的过程。吸气结束后膈肌放松，膈穹顶上移同时肋骨下移，组织回弹力量使得胸廓内空间减少，胸廓内压增加，形成呼气。主观控制、费力地呼气则需要辅助呼气肌的参与。

1. 腹肌

腹肌（abdominal muscle）包括腹直肌、腹内外斜肌以及腹横肌。由脊神经 T10 ～ T12 所支配。腹肌收缩时，胸内压增加，使空气被迫从肺中呼出。有力的咳嗽需要腹肌强有力地收缩。

2. 肋间内肌

肋间内肌（intercostales interni）位于肋骨之间，肋间外肌深层，起自上一肋骨下缘，由胸骨方向斜脊柱方向，止于下一肋骨上缘。这样的肌纤维走向，决定了其收缩时可对上一肋骨产生向下和向内牵拉（与肋间外肌作用相反），减小胸腔容积，以协助主动呼气。同时，它们能加强肋间隙以防在形变过程中向外膨出。研究表明，肋间肌的作用远比此处描述复杂。

3. 腰方肌

腰方肌（quadratus lumborum）起自第 12 肋骨下缘和第 1 ～ 4 腰椎横突的后部，止于髂嵴上缘。因其附着点在第 12 肋骨，咳嗽时能够稳定横膈，联合肋间内肌参与胸廓下压，故腰方肌损伤患者费力呼吸或者咳嗽时会加重腰痛症状。

六、神经

正常的自主呼吸过程来源于脑干发放的冲动刺激。当自主调控存在时，大脑皮质可掩盖脑干呼吸中枢发放的冲动。在某些特定的情况下，信号也可由大脑的其他部位传入。

（一）延髓呼吸中枢

延髓呼吸中枢位于第四脑室基底部下方的延髓网状结构内。一组位于腹外侧区的细胞群，称为前包氏复合体，其对呼吸节律的产生至关重要。同时，延髓背侧区和腹侧区分别存在一组与吸气和呼气相关的细胞群，称为背侧呼吸群和腹侧呼吸群。这些细胞群具有内在周期性发放冲动的特性并可产生呼吸的基本节律。当所有的传入刺激消失时，这些细胞将产生重复发放的动作电位，并将神经冲动传入膈肌及其他吸气肌。

（二）呼吸调节中枢

呼吸调节中枢位于脑桥上部。这个区域可以"关闭"或抑制吸气，从而调节吸气量和呼吸频率。上述作用可通过实验动物中直接电刺激这一区域得到验证。由于缺乏此中枢时也能维持正常的呼吸节律，故一些学者认为这一中枢仅起到"微调"呼吸节律作用。

（三）大脑

呼吸在绝大部分时间是自主调控的，大脑皮质可在一定范围内掩盖脑干的功能。大脑的其他部分，如大脑边缘系统和下丘脑可改变呼吸形式。此外，在愤怒和恐惧的情境下呼吸形式也可随之改变。

呼吸如何被控制，会在本书第三章第八节做详细阐述。

（四）迷走神经与呼吸

迷走神经支气管支与交感神经共同构成肺丛，发出细支支配支气管、肺。迷走神经末梢释放 ACH 与气道表面的上皮和分泌细胞 M 型胆碱能受体结合，引起纤毛摆动频率和气道黏液分泌增加，与支气管平滑肌的 M 型胆碱能受体结合，引起支气管平滑肌痉挛、支气管收缩、气道张力增加。在肺部，迷走神经参与肺扩张反射，当肺扩张时牵拉呼吸道，使呼吸道扩张，刺激牵张感受器，沿迷走神经传入冲动进入延髓，加速吸气过程转换为呼气过程，使呼吸频率增加。此外，主动脉体内化学感受器在动脉血氧分压降低、动脉二氧化碳分压或氢离子浓度升高时受到刺激，感觉信号经迷走神经传入 NTS，反射性地引起呼吸加深加快。在颈胸部，迷走神经的喉上神经分支主要支配环甲肌，紧张声带，并传导分布区的一般内脏感觉冲动。迷走神经的喉返神经分支运动纤维支配除环甲肌以外的所有喉肌，感觉纤维分布于声门裂以下的喉黏膜。迷走神经咽支支配咽缩肌和软腭肌的活动及咽黏膜感觉。因此，当一侧迷走神经损伤时，可因患侧喉肌全部瘫痪、咽喉黏膜感觉传导障碍而出现患侧咽反射和患侧喉受刺激时咳嗽反射消失，临床表现为声音嘶哑、语言障碍、吞咽障碍或呛咳等。双侧迷走神经损伤时，出现吞咽障碍、呼吸深慢，呼吸严重困难或窒息。

第二节　呼吸系统的生理

呼吸的生理学与病理学是呼吸系统疾病康复的"基石"，贯穿整个呼吸系统疾病的始终，对康复评估、康复治疗起着至关重要的作用。

一、气道和血流

（一）气道和气流

气道由一系列不断分支的管路组成，随着管路的深入，逐渐变细、变短、变多。气管首先分为左、右主支气管，再分为叶支气管，然后是段支气管，以此类推，直至终末细支气管，终末细支气管是不含肺泡的最小气道。以上所有的支气管组成了传导气道，其功能是引导吸入的气体到达气体交换场所——肺泡。近端的大气道管路壁上有许多软骨，越到远端气道，软骨成分越少，平滑肌越多，最终平滑肌成为小气道的主要成分。传导气道不包括肺泡，因此并不参与气体交换，称之为解剖无效腔。解剖无效腔指的是肺内有通气但无血流的部位，容积约 150 mL。

终末细支气管继续分支为呼吸性细支气管，上边零星挂着几个肺泡。最后是肺泡管，直接与肺泡相连。这些包含肺泡且可以进行气体交换的部位称为呼吸区。终末细支气管远端的解剖结构叫肺泡囊。通常从终末细支气管到最远端肺泡的距离只有几毫米，呼吸区是肺的主要组成部分，静息位时容积为 2.5 ~ 3 L。

吸气时胸腔容积增加，气体进入肺部。气体容积的增加主要源于膈肌收缩下移和肋间肌收缩所引起的肋骨上抬，最终胸腔向下向外扩张。吸入的气体一路向下进入终末细支气管，就像水在水管里流动一样。从终末细支气管远端开始，小气道分叉突然增多（图 2-2-1），使得气体流速迅速下降。在呼吸区，气体在气道内的扩散成为通气的主要形式。气体在小气道里的弥散速度相当快，而弥散距离很短，使得肺泡与血管内气体分压差在 1 秒之内就能平衡。由于气体流速在终末细支气管远端明显下降，吸入的灰尘往往也沉积在此。

肺富有弹性，在平静呼吸时肺有被动回缩到静息容积的趋势。肺的弹性好到难以想象，比如正常吸气潮气量 500 mL 仅需不到 3 cm H_2O 的压力，而把一个气球吹大至 500 mL 则需要 30 cm H_2O 的压力。气体在气道内流动所需的压力也很低，平静吸气时，1 L/s 的流速仅需要 2 cm H_2O 的压力降（压力值之差）；而吸烟时相同流速需要的压力是 500 cm H_2O。

（二）血管和血流

肺血管包括肺动脉及各个分支直至肺毛细血管，而后回到肺静脉。最初肺动、静脉和支气管是并行的，但当到达肺周边时，肺静脉就自行穿行于小叶间，而肺动脉和支气管则共同走行于小叶中心。密集的肺毛细血管网包绕着肺泡壁。毛细血管的直径为 7 ~ 10 μm，刚好能通过一个红细胞。长度很短的密集毛细血管网形成一薄层几乎覆于全部的肺泡壁，从而形成一个高效的气体交换平台。肺泡壁肉眼很难看到，薄层显微切面可以看到菲薄的气 – 血屏障。

菲薄的气 – 血屏障也使得毛细血管容易受损，例如增加毛细血管内的压力或肺泡过度扩张，可导致毛细血管壁张力（应力）增加，产生超微结构的改变，继而导致血浆甚至红细胞渗漏至肺泡腔。

肺动脉接收来自右心的全部血液，肺动脉系统的阻力相当低。与 6 L/min 的高流量相对应的肺动脉平均压只有 20 cm H_2O（约 15 mmHg），而要达到同样的流速吸管内的压力则需要 120 cm H_2O。

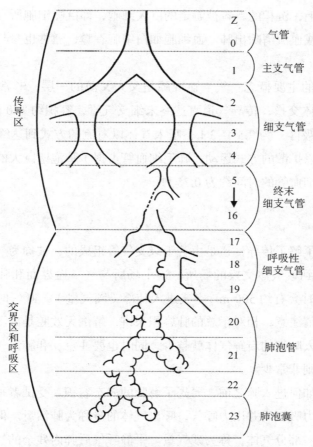

图 2-2-1　人体气道示意图（改编自 Weibel ER）

每个红细胞大约需要 0.75 秒穿过毛细血管网，横穿 2 ~ 3 个肺泡。肺部的解剖结构非常适于高效的气体交换，因此即便是如此短暂的时间也足够让肺泡气体和毛细血管内血液进行氧气和二氧化碳的交换和平衡。

肺部除了肺循环外还有支气管循环，后者通常滋养传导气道直至终末细支气管。支气管循环一部分血液汇入肺静脉，另一部分则进入体循环。支气管循环其实只是肺循环的一个分支，没有它，肺功能也基本不受影响，如肺移植后。

（三）颗粒物的清除

肺的表面积达到 50 ~ 100 m²，因此肺能以全身最大的面积去应对污染越来越严重的环境。肺清除吸入颗粒的方式有很多种。大一些的颗粒可以被鼻腔过滤；小一些的颗粒则沉积在传导气道并被黏液裹挟着运送到咽部，然后再被吞下去。由气管壁黏液腺和杯状细胞分泌的黏液通常由上百万个细小的纤毛逐级运送到大气道。这些纤毛在正常情况下的运动非常有节律，不过某些毒素的吸入可能会影响到纤毛的运动。

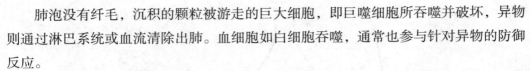

肺泡没有纤毛，沉积的颗粒被游走的巨大细胞，即巨噬细胞所吞噬并破坏，异物则通过淋巴系统或血流清除出肺。血细胞如白细胞吞噬，通常也参与针对异物的防御反应。

本节所涉及的主要概念：气 – 血屏障是又大又薄的一层，非常适于通过被动扩散的方式进行气体交换；传导气道直达终末细支气管，容积约 150 mL。进行气体交换的区域称为呼吸区，为 2.5 ~ 3 L；吸入气体以对流的方式到达终末细支气管，但在肺泡区则转而以扩散的方式运动；肺毛细血管占据了肺泡壁巨大的面积，平均每个红细胞经过肺毛细血管的时间约为 0.75 秒。

二、肺的通气

上一节已经了解了传导气道是由若干级支气管组成的，被称为"解剖无效腔"。沿此管路向下可到达气体交换的场所，这个场所与气 – 血界面和肺毛细血管血相互作用。每次吸气时会有约 500 mL 空气进入肺部（潮气量），呼气时再把相同容积的气体排出体外。请注意，相对于总的肺容积来讲，解剖无效腔是微不足道的。解剖无效腔越大，则进入肺泡的新鲜气体就越少。同时也要注意，和肺泡气体量相比，肺毛细血管内的血量则非常少。

在探讨气体如何进入肺之前，要先了解肺的静态容积。受试者平静呼吸的气体量称为潮气量。用力吸气后并用力呼气，呼出气体的量称为肺活量。但是即便在用力呼气后肺内仍残留一部分气体，称为残气量。平静呼气后肺内残余的气体容积称之为功能残气量。

（一）通气

假设呼吸频率是 16 次 / 分，每次呼出潮气量 500 mL，则呼出的每分通气量是 $500 \times 16 = 8\,000$ mL/min，这就是总通气量或每分通气量。通常每次吸入的气体稍多，原因是气体交换时摄入的氧气比排出的二氧化碳更多。但不是所有从口腔吸入的气体都会到达肺泡（气体交换的部位）。吸入的 500 mL 气体中，有 150 mL 留在了解剖无效腔中。因此每分钟进入呼吸区的气体总量是（500–150）× 16 = 5 600 mL/min，称为肺泡通气量。理解这一点非常重要，因为只有肺泡通气量才能代表真正进行气体交换的吸入气体量（严格来讲，肺泡通气量也可在呼气时测定，常与吸气时的测定值相同）。即便每次呼吸只有 350 mL 新鲜气体进入肺泡，肺泡容积仍然会在潮气量时达到最大，因为每次吸入新鲜气体之前上次呼气留在解剖无效腔的 150 mL 气体已经进入肺泡了。

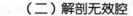

（二）解剖无效腔

解剖无效腔指的是传导气道的容积，通常是 150 mL，用力吸气时传导气道周围肺实质的扩张会牵拉气道，导致无效腔增加。无效腔容积也和身体体积、体位有关。

（三）生理无效腔

肺泡内部分气体不能与肺内分布不均的血流进行有效气体交换，这部分未发生气体交换的肺泡容量，称为肺泡无效腔。肺泡无效腔与解剖无效腔合称为生理无效腔。在健康人群中，解剖无效腔和生理无效腔几乎是一样的，但在肺部疾病患者中，由于通气和血流的不匹配可能导致生理无效腔远大于解剖无效腔。生理无效腔的容积非常重要。生理无效腔越大，则需要更大的总通气量以保证足够的气体进入肺泡参与气体交换。生理无效腔不能清除二氧化碳的气体容积。

（四）通气在不同区域的差异

已有研究证明肺底部的通气好于肺尖。让受试者吸入放射性氙气（^{133}Xe）可以很容易地观察到上述现象（图 2-2-2）。当 ^{133}Xe 进入目标区域时，它的放射性会穿透胸壁并且可以用计数器或放射相机计数。通过这种方法就可以计算出吸入的氙气在不同区域的分布情况。

图 2-2-2 显示的是若干健康受试者吸入 ^{133}Xe 后气体分布的情况。从图中可以看出每单位通气容积在肺底分布最多，而向肺尖逐渐减少。通过其他研究还发现当受试者平躺时这种气体分布的差别消失，也就是肺尖和肺底气体分布相似。仰卧位时背侧较腹侧通气为多；侧卧位时，重力依赖区的通气最好。

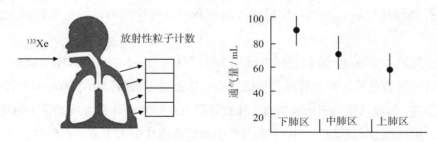

当气体被吸入时，可以通过体外的计数器检测氙气的放射性，注意直立位时从肺底到肺尖的通气是逐渐减少的

图 2-2-2　通过放射性氙气检测不同区域的肺通气

三、肺的血流分布

到目前为止，我们假定肺循环各部分的运行都是相同的。然而，人体直立时肺各部分的血流量是不均一的。人体直立时，肺血流量从肺底到肺尖几乎呈线性下降，在

肺尖达到极低值。这种分布受体位和运动影响。当人体处于仰卧位时，肺尖血流增加，但是肺底部几乎不变，因此肺尖到肺底的血流变得均一。但是，此时肺背侧区域的血流超过腹侧区域。头低足高位时，通过测量显示该体位肺尖血流可能超过肺底。中等强度运动时，肺部上下区域的血流均会增加，区域间的血流分布差异缩小。

已知的一些因素会影响血管阻力和肺循环血流。当肺泡气体的氧分压降低时会出现显著的主动应答，称为低氧性肺血管收缩。这是由低氧区域小动脉壁的平滑肌收缩引起的。该应答机制尚不明确，该现象可出现在无中枢神经支配的离体肺组织中。当离体肺组织处于低氧环境时，肺动脉即开始收缩，说明低氧可导致动脉自身的活动。同时肺泡气体而非肺动脉血的氧分压主导该应答反应。当提供高氧分压的肺部灌注血流保持肺泡气体低氧分压状态时，该现象仍会发生，从而证明了以上观点。低氧性肺血管收缩的机制亟待研究，各种因素导致细胞质中的钙离子浓度增高是导致平滑肌收缩的重要诱因。

低氧性血管收缩可以使血流离开低氧区域的肺组织。这些低氧区域可能是由支气管阻塞导致的，而该区域血流转移可降低气体交换的不良影响。在高海拔区域，会出现广泛的肺血管收缩，导致肺动脉压力升高。但该机制起作用最重要的时机可能是在出生时。在胎儿时期，肺血管阻力非常高，部分是因为低氧性血管收缩，仅 15% 的心排血量会进入肺循环。当首次吸入氧气进肺泡时，由于血管平滑肌的舒张，血管阻力显著降低，从而使肺血流迅速增加。

另外，血液 pH 降低可使血管收缩，尤其是存在肺泡低氧时。自主神经系统对该过程的控制作用较弱，增强对交感神经的刺激时，可导致肺动脉壁变硬以及血管收缩。

本节涉及的主要概念：肺循环压力远低于体循环压力，毛细血管暴露于肺泡压力，肺泡外血管的压力更低，肺血管阻力很低。当心排血量增加时，由于肺毛细血管的复流和扩张作用，肺血管阻力进一步降低。肺血管阻力在肺容积非常大或非常小时增加；直立位时，肺血流分布不均一，由于重力作用肺底血流比肺尖丰富。在肺尖，当毛细血管压力低于肺泡压力时，毛细血管即出现塌陷并且无血流。由于血管几何差异性的存在，在肺的任何水平面都会存在血流分布不均一；低氧性肺血管收缩可导致低通气的肺区血流减少。出生时该机制的启动可导致肺部血流急剧增加；肺循环有许多代谢功能，尤其是血管紧张素由血管紧张素转化酶作用转化为血管紧张素 II。

四、通气 – 血流关系

前几节已经讨论了空气在气 – 血界面的输送、氧气的摄取、血液在气 – 血屏障

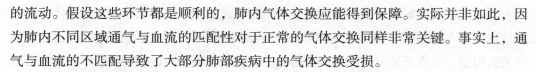

的流动。假设这些环节都是顺利的，肺内气体交换应能得到保障。实际并非如此，因为肺内不同区域通气与血流的匹配性对于正常的气体交换同样非常关键。事实上，通气与血流的不匹配导致了大部分肺部疾病中的气体交换受损。

（一）氧气的输送

气体由外界转运至人体线粒体内后氧分压会发生下降。起初空气（干燥）中氧分压为 20.93%。海平面大气压为 760 mmHg，吸入的气体经过气道加温（37℃）加湿（气体饱和状态下水蒸气压力为 47 mmHg）后，此时的氧分压为（20.93/100）×（760-47），即 149 mmHg（约等于 150 mmHg）。由于肺毛细血管血流对氧气的摄取和后续肺泡通气的补给因素，一旦气体到达肺泡，氧分压即下降至约 100 mmHg，即下降了 1/3。实际上，肺泡氧分压很大程度上是由肺泡通气的水平决定的。肺泡二氧化碳分压也是如此，正常值为 40 mmHg。

当体循环动脉血到达组织毛细血管时，氧气弥散至氧分压更低的线粒体内。"组织"氧分压很可能在全身不同部位存在相当大的差异，在某些细胞中，氧分压甚至可低至 1 mmHg。肺是输送链中的基本环节。在其他条件不变的情况下，任何动脉血氧分压的下降都必将导致组织氧分压降低。由于相同的原因，肺气体交换受损可引起组织二氧化碳分压升高。

（二）低通气

肺泡气体中的氧分压是由肺毛细血管血流对氧气的摄取（由组织的代谢需求决定）与肺泡通气对氧气的补给这两个环节的平衡决定的。因此，如果肺泡通气低于正常，则肺泡氧分压降低，二氧化碳分压升高，这就是所谓的低通气。低通气的原因包括抑制呼吸肌中枢驱动的吗啡、巴比妥类等药物的应用，胸壁损伤，呼吸肌瘫痪以及呼吸阻抗升高（例如在深度水下吸入高密度气体）；某些疾病，如病理性肥胖可通过影响呼吸肌中枢驱动和呼吸力学两方面造成低通气。低通气常常引起肺泡二氧化碳分压升高和由此而来的动脉二氧化碳分压升高。肺泡通气与二氧化碳分压的关系可由肺泡通气方程描述：$PCO_2=(VCO_2/VA)\times K$。其中 VCO_2 代表二氧化碳产生，VA 代表肺泡通气，K 为常数。这意味着稳定状态下，如果肺泡通气减半，二氧化碳分压会倍增。

若已知吸入气体的成分和呼吸交换比值（R），则低通气中出现的氧分压下降与二氧化碳分压上升的关系可由肺泡气体方程得出：$P_AO_2=P_IO_2-(P_ACO_2/R)+F$。呼吸交换比值（R）即二氧化碳产生量 / 氧气的消耗量，稳定状态下由组织代谢决定，有时称为呼吸熵。其中 F 是一个小的校正因子，可忽略不计。该方程显示，若 R 为正常值 0.8，低通气时肺泡氧分压下降会略高于二氧化碳分压的上升。

低通气常常能减少肺泡与动脉氧分压,除非人体吸入富含氧气的混合气体。在这种情况下,每次呼吸额外吸入的氧气量很容易弥补吸入气体流量的减少。若肺泡通气突然增加,可能需数分钟肺泡氧分压与二氧化碳分压方能达到新的处于稳定状态的值。这是由于体内氧气与二氧化碳的储备不同。由于二氧化碳可以碳酸氢盐的形式大量存在于血液及组织液中,所以二氧化碳储备远远大于氧气的储备。因此,肺泡二氧化碳分压将花费更长的时间以恢复稳态,在尚未达到稳定状态时,呼出气体的 R 值较高,因为二氧化碳储备被动员。在低通气时则会发生相反的变化。

(三)弥散受限

在理想的肺中,动脉血氧分压与肺泡气体中的相同。实际上并非如此。血液流经肺毛细血管,血液氧分压与肺泡气体氧分压越发接近,但其永远无法与之相同。正常情况下,肺泡气体与终末毛细血管血流中氧分压的差异由不完全的弥散导致,是细微到不可测量的。但这种差异在运动时、气 – 血屏障增厚或吸入低氧气含量的气体时会变大。然而,即使存在肺部疾病,在静息状态下海平面水平上弥散受限也很少引起低氧血症,这是因为红细胞在肺毛细血管中的停留时间足以保证两者近乎完全的平衡。

(四)分流

分流是导致动脉血氧分压低于肺泡气体氧分压的原因之一。分流是指血液未流经肺通气区域就进入动脉系统。在正常肺内,部分支气管动脉血在灌注支气管,氧气部分消耗后汇入肺静脉。另一原因是少量冠状静脉血通过心最小静脉直接进入左心室。这些氧合较差的血进入左心室会造成动脉氧分压下降。一些患者在小的肺动脉和静脉之间存在异常血管通路(肺动静脉瘘);在心脏病患者中,可能存在静脉血通过左心室、右心室之间的缺损直接汇入动脉血。

分流的重要特征之一是即使吸入纯氧,低氧血症亦不可被纠正。这是因为流经通气肺泡的分流血液永远不会暴露于更高的肺泡氧分压中,所以动脉氧分压持续下降。然而,有时动脉氧分压可因增加通气肺泡的毛细血管血液中的氧气而升高,这对部分患者有意义,因为灌注通气肺泡的血流将近完全饱和,多数增加的氧气以非溶解形式存在,而非结合于血红蛋白。当存在分流时,增加氧气吸入的反应随分流比例不同而不同。

分流通常不会导致动脉血二氧化碳分压升高,即使分流的血液富含二氧化碳。原因在于化学感受器可敏感地感受到动脉二氧化碳的上升,随之增强通气,减少分流血液的二氧化碳分压,直至动脉二氧化碳分压恢复正常。事实上,在部分存在分流的患者中,动脉二氧化碳分压较低,因为低氧血症会增强呼吸运动。

(五)通气 – 血流比

通气 – 血流比不匹配也是临床导致低氧血症的重要因素之一,这种不匹配会使

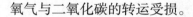

氧气与二氧化碳的转运受损。

直立位从肺尖至肺底通气缓慢增加，而血流则以更快的速度增加。因此，通气 - 血流比在肺尖异常升高（此处血流最少），而在肺底明显降低。肺尖部位的肺容积较肺底部小，肺尖通气较肺底少，但两者间血流分布的差异更大。因此，通气 - 血流比从肺尖到肺底逐渐降低，气体交换中的所有差异都源于此。氧分压的变化幅度超过 40 mmHg，而肺尖与肺底间二氧化碳分压的差异远远小于此数值。肺尖的高氧分压可解释成人肺结核好发于此处，这里为结核分枝杆菌提供了更适宜的生存环境。氧分压与二氧化碳分压的区域差异性提示了终末毛细血管内这些气体浓度的差异性、肺内 pH 值的巨大差异性，反映了血液中二氧化碳分压存在相当大的差异。肺尖对于总体氧气摄取的贡献是最小的，主要是因为肺尖处血流灌注最少。肺尖和肺底二氧化碳产生的差异性远远小于氧气，因为其与通气的相关性更为密切。因此肺尖的呼吸交换比（二氧化碳产生量与氧气摄入量的比值）高于肺底。运动时，肺内血流的分布更为一致，故而肺尖可摄入较多的氧气。

通气与血流的均一性突然被打破，而其他条件不变时，肺的氧气摄取和二氧化碳排出都减少。换言之，肺作为这两种气体的气体交换器的效率降低。因此，在气体条件不变的情况下，不匹配的通气与血流会引起低氧血症和高碳酸血症。

本节涉及的主要概念：低氧血症的四大原因即低通气、弥散受限、分流与通气 - 血流比不匹配；高碳酸血症的两个原因即低通气与通气 - 血流比不匹配；分流是患者吸入 100% 浓度氧气时动脉氧分压不能达到预期水平的唯一原因；通气 - 血流比决定每一肺单元的氧分压与二氧化碳分压。肺尖部通气 - 血流比高，氧分压高，而二氧化碳分压低。

五、气体的运输

血液在气体中的运输包括氧气（O_2）和二氧化碳（CO_2）。氧气在血液中的运输方式有溶解和与血红蛋白结合两种形式；二氧化碳在血液中的运输有溶解、碳酸氢盐和氨基甲酰血红蛋白三种形式。

（一）氧气的运输

1. 溶解

根据 Henry 定律，气体溶解的量取决于分压。每 1 mmHg 的氧分压，可以使 0.003 mL 氧气溶解在 100 mL 血液中。因此，每 100 mL 正常动脉血（氧分压是 100 mmHg）含有 0.3 mL 氧气。显而易见，只依靠这种方式运送氧气不能满足机体的需求。

2. 血红蛋白

血红蛋白有 4 个亚铁血红素位点可以结合氧气。氧气很容易与血红蛋白（Hb）形成可逆的结合，形成氧合血红蛋白（HbO_2）。血红蛋白可结合的最大氧气量称作氧容量，此时血红蛋白的所有可结合位点都被氧分子占据。氧饱和度是血红蛋白实际结合氧的位点占总位点的百分比。动脉血中的氧饱和度约为 97.5%，而静脉血中氧饱和度约为 75%。

氧分压、氧饱和度和氧含量之间的关系很重要。例如，一位贫血患者血红蛋白只有 100 g/L，心肺功能正常，动脉氧分压 100 mmHg。这位患者血氧含量为 $1.39 \times Hb \times$ 氧饱和度 $\% + 0.003 PO_2$。其中的 1.39 是 1 g 纯血红蛋白与氧气的结合量。

当动脉血气中的氧分压下降时，携氧量也只受很小的影响。红细胞携氧通过肺毛细血管时，大量氧气被转运后，肺泡气和血液之间持续存在较大的局部压差。这样，气体交换的弥散过程就加快了。毛细血管氧分压轻微下降就可以释放出大量氧气，这种血氧分压的维持有助于氧气向组织细胞中的弥散。

去氧合的 Hb 是紫色的，所以动脉氧饱和度低会引起发绀。但是，在轻度缺氧时并不是可靠的体征，因为这受到很多因素的影响，如光线、皮肤色素等。去氧合 Hb 的数量很重要，在红细胞增多症患者中多见，而在贫血患者中少见。

H^+ 浓度、二氧化碳分压（PCO_2）、温度、红细胞内 2, 3- 二磷酸甘油酸增加，会使氧离曲线右移，氧气与血红蛋白的亲和力下降（图 2-2-3）。反之，氧离曲线左移。二氧化碳分压主要通过调节 H^+ 浓度影响氧离曲线，也就是 Bohr 效应。氧离曲线右移意味着在特定氧分压下组织毛细血管可以释放更多氧气，简易的记忆方法是运动时的肌肉产酸、产二氧化碳、温度升高，这有利于毛细血管释放更多的氧给组织利用。

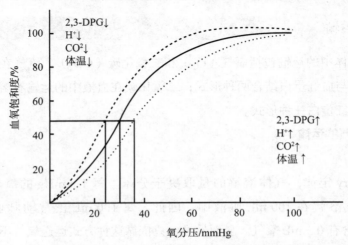

图 2-2-3　H^+ 浓度、PCO_2、温度、红细胞内 2, 3- 二磷酸甘油酸增加会使氧离曲线右移

Hb 所处的红细胞内环境也可影响氧离曲线，2, 3- 二磷酸甘油酸是红细胞的代谢终产物，它的增加可使曲线右移。2, 3- 二磷酸甘油酸在慢性缺氧的状态（如在高海拔地区生活、慢性肺病）下增加，这有利于氧气释放到外周组织。相反，库存血中 2, 3- 二磷酸甘油酸缺乏，不利于氧气的解离。

一氧化碳与血红蛋白结合形成 COHb 会影响血液中氧气的运输，一氧化碳与血红蛋白的亲和力是氧气的 240 倍，也就是说要与等量血红蛋白结合，氧分压需要达到一氧化碳分压的 240 倍。事实上，血液中只要有少量一氧化碳，就可以与大量血红蛋白结合而使氧气无法转运。也就是说，即使血红蛋白的量和氧分压都正常氧含量也会下降。非但如此，COHb 的存在会导致氧解离障碍，这是 CO 中毒的另一个特点。

（二）二氧化碳

1. 溶解

溶解的二氧化碳与氧气一样遵循 Henry 定律，但二氧化碳的溶解度是氧气的 24 倍，可达到 0.067 mL（dl·mmHg）。因此，溶解的二氧化碳在其运输中起重要的作用，流经肺血液中 10% 二氧化碳的运输依靠溶解形式。

2. 碳酸氢盐

碳酸氢盐以如下形式存在于血液中：$CO_2 + H_2O \rightleftharpoons H_2CO_3 \rightleftharpoons H^+ + HCO_3^-$。第一步反应，在血浆中发生得很慢，但在红细胞中发生得很快，这是由于碳酸酐酶的催化。第二步反应，碳酸氢盐的解离迅速，不需要酶的催化。当这些离子的浓度在红细胞中升高，碳酸氢根离子顺浓度梯度向外弥散，但不能以这种方式转移出红细胞，因为细胞膜不允许阳离子自由通过。为了保持电荷平衡，Cl^- 就从血浆内移动到细胞内，也就是所谓的 Cl^- 转移。Cl^- 的移动遵循 Gibbs-donnan 平衡。

3. 氨基甲酰化合物

氨基甲酰化合物是由二氧化碳与血液中蛋白质末端的氨基结合形成的。其中最主要的蛋白质是血红蛋白中的珠蛋白：$Hb·NH_2 + CO_2 \rightleftharpoons Hb·NH·COOH$，形成氨基甲酰血红蛋白。此反应不需要催化酶就能迅速发生，还原 Hb 比 HbO_2 更易与二氧化碳结合形成氨基甲酰血红蛋白。因此，外周毛细血管内氧解离后 Hb 易与二氧化碳结合，氧化反应则有相反的效应。动脉、静脉中二氧化碳的差值，60% 取决于碳酸氢根离子，30% 取决于氨基甲酰血红蛋白，10% 与溶解的二氧化碳有关。碳酸氢盐反应是二氧化碳排出的主要来源，取决于红细胞内的碳酸酐酶。血液的脱氧作用有利于携带二氧化碳。

（三）酸碱状态

二氧化碳的运输对血液和整个机体酸碱状态的调节有重要的作用。肺每天排出 20 000 mmol 碳酸。与之相比，肾脏每天仅排出 60 ~ 80 mmol 不挥发酸。因此，通过改变肺泡通气量消除二氧化碳，机体可以很容易地调节自身的酸碱平衡。碳酸氢盐浓度由肾脏决定，而二氧化碳分压由肺调节，只要碳酸氢盐浓度与二氧化碳分压 × 0.03 的比值保持在 20，pH 值就可保持在 7.4。

1. 呼吸性酸中毒

呼吸性酸中毒是由于 PCO_2 的增加，导致碳酸氢根离子浓度与二氧化碳分压比值降低，从而降低了 pH 值。不论何时，二氧化碳与血液中的氢离子结合产生碳酸，解离后导致碳酸氢盐一定程度地增加。二氧化碳潴留通常是由于肺通气不足或通气－血流比不匹配所致。

如果呼吸性酸中毒持续存在，肾脏会保留碳酸氢根离子予以代偿，是通过肾小管细胞内二氧化碳分压增加，分泌氢离子使排出尿液的酸度更大而实现的。氢离子以 $H_2PO_4^-$ 或 NH_4^- 的形式分泌，碳酸氢根离子被重吸收。这导致血浆中碳酸氢根离子浓度增加，使碳酸氢根离子浓度与二氧化碳分压比值回到正常水平。这种反应被称作代偿性呼吸性酸中毒。

肾脏代偿一般都是不充分的，所以 pH 值不能完全回到正常水平。肾脏的代偿范围由碱剩余决定。

2. 呼吸性碱中毒

呼吸性碱中毒是由于二氧化碳分压的降低，使碳酸氢根离子浓度与二氧化碳分压比值升高，从而增高 pH 值。高通气会导致二氧化碳分压降低，如在高海拔地区、发生焦虑时。肾脏通过增加碳酸氢盐的分泌进行代偿，碳酸氢根离子与二氧化碳分压比值趋向正常。当长时间在高海拔地区驻留后，肾脏可以完全代偿。这将产生负的碱剩余，或称碱缺失。注意，呼吸性的代偿通常很迅速，而代谢性代偿则较慢。

3. 代谢性酸中毒

碳酸氢根离子的原发改变。在代谢性酸中毒中，碳酸氢根离子浓度与二氧化碳分压比值降低，pH 值降低。碳酸氢根离子可由于血液内酸的蓄积而造成原发性降低，如控制欠佳的糖尿病、组织缺氧后乳酸蓄积。

在这种情况下，呼吸系统可通过增加通气量降低 PCO_2、提高碳酸氢根离子与二氧化碳分压比值来进行代偿。刺激增加通气的因素是氢离子对外周化学感受器的作用。此时的状态为碱缺失或称负的碱剩余。

4. 代谢性碱中毒

碳酸氢根离子增加使碳酸氢根离子与二氧化碳分压比值增加，pH 值增加。原因多为碱的过度摄取或呕吐等造成的胃酸丢失。呼吸性的代偿可表现为肺泡通气量下降、二氧化碳分压升高。但是，代谢性碱中毒中的呼吸代偿，经常很轻微或不存在。碱剩余增加。

临床中混合性酸碱失调很常见，在病程中可能很难完全分清（表 2-2-1）。更多时候要先确定哪儿是原发哪儿是继发，在第四章评估中会有进一步的详细阐述。

表 2-2-1　四种酸碱失调

类型	原发	代偿
酸中毒		
呼吸性酸中毒	$PCO_2 \uparrow$	$HCO_3^- \uparrow$
代谢性酸中毒	$HCO_3^- \downarrow$	$PCO_2 \uparrow$
碱中毒		
呼吸性碱中毒	$PCO_2 \downarrow$	$HCO_3^- \downarrow$
代谢性碱中毒	$HCO_3^- \uparrow$	—

六、氧气的摄取

毛细血管的红细胞内氧分压正常值是 40 mmHg，仅 0.3 μm 厚的气 – 血屏障对侧，肺泡内氧分压是 100 mmHg。氧气在巨大的压力梯度下快速流动，红细胞内的氧分压快速上升。实际上，当红细胞仅仅通过 1/3 长度的毛细血管时，红细胞内的氧分压就已经非常接近肺泡内水平。因此，在正常情况下，肺泡和毛细血管末端血中间的氧分压相差很小，不到 1 mmHg。换言之，健康肺的弥散储备功能是很强大的。

在剧烈运动时，肺部血流量明显增加，红细胞通过肺毛细血管的时间会缩短至正常值（约 0.75）的 1/3 左右，因此，用于氧合的时间就缩短了。但在健康个体中，肺毛细血管末端血中的氧分压通常无明显下降；而当疾病导致气 – 血屏障显著增厚时，氧气弥散受阻，红细胞内氧分压的升高速率会相应变得缓慢，毛细血管末端氧分压很难在血液完全通过毛细血管前达到肺泡内水平。这种情况下，肺泡和肺毛细血管末端的氧分压之间就会存在差值。

另一种影响弥散的重要因素是肺泡内低氧分压。假设肺泡内氧分压降低至 50 mmHg（如进入高海拔区域或吸入低浓度氧气），肺毛细血管起始处红细胞内的氧分压只有 20 mmHg，此时驱动氧气通过气 – 血屏障的气体分压差会由 60 mmHg 降到 30 mmHg，氧气移动速度会更加缓慢。因此，在高海拔地区进行剧烈活动是能够很好地考验健康个体是否存在氧气弥散障碍的一种方式。同样地，对于气 – 血屏障增厚的患者，降低吸入氧气浓度，尤其在同时进行运动时最有可能显示患者弥散功能障碍。

七、呼吸动力

（一）呼吸肌

呼吸肌分为主要呼吸肌和辅助呼吸肌。主要呼吸肌在平静、放松时作用，辅助呼吸肌只在深呼吸、用力或费力时才作用。主要吸气肌包括膈肌、斜角肌和肋间外肌。辅助吸气肌包括胸锁乳突肌、斜方肌上束、胸大肌、胸小肌以及锁骨下肌群，这些肌肉越是在费力吸气时越容易被激活，日常费力的体能活动时常会出现辅助吸气肌参与。平静呼气是一个被动的过程。吸气结束后膈肌放松，膈穹顶上移同时肋骨下移，组织回弹力量使得胸廓内空间减少，胸廓内压增加，完成呼气运动。主观控制、费力地呼气时则需要辅助呼气肌（腹肌、肋间内肌、腰方肌）的参与。

（二）顺应性

单位压力变化下的容积变化，即为顺应性。在正常扩张压 $-10 \sim -5$ cm H_2O 范围，肺顺应性良好，易于扩张。肺的顺应性约为 200 mL/cm H_2O。然而，在较高扩张压力下，肺变得僵硬，其顺应性变小。

肺顺应性下降可由肺内纤维组织增加引起。同时，肺泡水肿引起某些肺泡扩张受限，也会导致顺应性下降。如果肺长时间处于不通气状态，尤其是在小容积时，顺应性亦会下降。这既可能与部分肺组织发生肺不张相关，也可能与肺表面张力增加相关。如果肺静脉压力增高出现肺淤血，也会在一定程度上导致顺应性下降。肺顺应性增加可见于肺气肿和正常肺老化，这两种情况均与肺弹性组织的改变相关。

（三）表面张力

表面张力指肺泡内壁衬覆的液膜所产生的表面张力。表面张力是假设作用于单位长度（1 cm）液体表面的力，其产生机制是相邻水分子间的吸引力远远大于气 – 液分子间的，这使得液体表面积尽可能趋于最小。最好的例子是吹泡泡时管子末端形成的肥皂泡。气泡的两个界面（即液 – 液界面及气 – 液界面）尽可能地收缩，形成一个球体，同时产生的压力。

肺泡细胞会分泌一种物质，它可以显著地降低肺泡内壁衬液的表面张力。表面活性物质是一种磷脂，其重要成分为二棕榈酰卵磷脂。肺泡上皮细胞有两种类型。Ⅰ型肺泡上皮细胞呈煎蛋形，其细胞质长且薄，可延伸覆盖于肺泡壁。Ⅱ型肺泡上皮细胞更紧致，电镜下可见肺泡内板层小体被挤出肺泡并转化为表面活性物质。某些动物肺内的表面活性物质可以通过盐水灌洗出。

表面活性物质合成及更新速度均极为迅速。一旦肺内某一区域的血流中断，如肺栓塞时，则该区域的表面活性物质可能缺乏。胎儿肺泡表面活性物质的合成相对较晚，

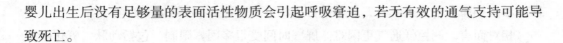

婴儿出生后没有足够量的表面活性物质会引起呼吸窘迫，若无有效的通气支持可能导致死亡。

八、呼吸控制

呼吸控制的 3 个基本要素为感受器、脑内中枢控制器、效应器。感受器收集信息，并将其传入中枢控制器；脑内中枢控制器整合传入信息，将冲动传出至效应器；效应器是指呼吸肌，引起呼吸运动。整个过程为负反馈调节，随着效应器活动的增强，最终将逐渐减少感受器向大脑的信息传入。

（一）中枢控制器

周期性吸气与呼气运动由中枢模式发生器调控，相关神经元集中于脑桥和延髓，主要包括 3 个神经元群。

1. 延髓呼吸中枢

延髓呼吸中枢是位于第四脑室基底部下方的延髓网状结构。一组位于腹外侧区的细胞群称为前包氏复合体，其对呼吸节律的产生至关重要。此外，在延髓背侧区和腹侧区分别存在一组与吸气相关的背侧呼吸群和与呼气相关的腹侧呼吸群。这些细胞群具有内在周期性发放冲动的特性并可产生呼吸的基本节律。当所有的传入刺激消失时，这些细胞将产生重复发放的动作电位，并将神经冲动传入膈肌及其他吸气肌。

动作电位产生之前，具有内在节律性的吸气神经元存在大约数秒的潜伏期，随着刺激的不断增强，动作电位产生，并在接下来的数秒内逐渐增强达峰电位。与此同时，吸气肌的收缩强度呈阶梯式上升。最后吸气动作电位终止，吸气肌张力下降至原来水平。

2. 呼吸调节中枢

呼吸调节中枢位于脑桥上部。这个区域可以"关闭"或抑制吸气，从而调节吸气量和呼吸频率。呼吸调节中枢发放的冲动可以提前结束吸气过程，导致吸气时间缩短，呼吸频率增快。迷走神经和舌咽神经发放的冲动可以进一步调节吸气神经元的信号传出，这些神经束终止于吸气中枢旁的孤束核。

平静呼吸时，通气是由吸气肌的主动收缩和胸壁的被动回复至平衡位来实现的。因此呼气中枢并无冲动发放。然而用力呼吸时，如运动状态下，由呼气中枢发放的冲动将产生主动呼气。但目前还没有关于延髓呼吸中枢如何产生内在呼吸节律的统一看法。

3. 大脑皮质

在绝大部分时间呼吸是自主调控的，大脑皮质可在一定范围内抑制脑干的功能。如可以通过过度通气来降低动脉二氧化碳分压，尽管由此造成的呼吸性碱中毒会导致四肢肌肉抽搐，但通过降低二氧化碳分压的方式可使血 pH 增加 0.2。

相对而言，调控低通气更困难。屏气时间受很多因素限制，包括动脉二氧化碳分压和动脉氧分压。前期的过度通气可以延长后续的屏气时间，尤其是在前期吸入氧气时。除了化学因素外，也可能涉及其他因素，如果在屏气过程中的吸 - 呼转换点时，吸入可升高动脉二氧化碳分压并降低动脉氧分压的混合气体，则可能进一步延长屏气时间。

（二）效应器

效应器即呼吸肌，主要的呼吸肌包括膈肌、肋间肌、腹肌，以及诸如胸锁乳突肌的辅助呼吸肌，在第二章已探讨过这些肌肉的作用。中枢发放的冲动同样会传入至鼻咽部的肌肉用于维持上气道的开放状态，这在睡眠过程中尤为重要。这些肌肉的协调工作对呼吸调控具有重要的作用，这种协调由呼吸中枢调控。有证据表明，一些新生儿，特别是早产儿，存在不协调的呼吸肌运动，尤其是在睡眠中。例如，胸部肌肉进行吸气运动时，腹部肌肉正在进行呼气运动，这可能是婴儿猝死综合征的危险因素。

（三）化学感受器

1. 中枢化学感受器

化学感受器是一种能对血液或周围组织液中化学成分的改变做出反应的受体。中枢化学感受器位于延髓腹侧面第 9 对与第 10 对脑神经出口处附近，实时参与通气控制。在动物试验中，将 H^+ 和溶解的 CO_2 滴入这一区域后将在几秒内刺激呼吸。过去曾一度认为延髓呼吸中枢直接对 CO_2 做出反应，但现在证明呼吸中枢与化学感受器在解剖学上是分开的。一些证据证明化学感受器在延髓腹侧面下 $200 \sim 400\ \mu m$。

中枢化学感受器位于延髓腹外侧浅表部位，能感受脑脊液中 H^+ 浓度变化做出反应。H^+ 浓度增加刺激通气，反之则抑制通气。感受器周围的细胞外液成分由脑脊液、局部血流及局部代谢产物决定。脑脊液通过血 - 脑屏障与血液分隔。血液中 CO_2 很容易扩散通过血 - 脑屏障，但 H^+ 和碳酸氢根离子相对不易透过。当血中 PCO_2 升高，CO_2 由血管扩散入脑脊液，释放 H^+ 刺激化学感受器。因此，血液中 CO_2 对通气的调节主要是通过其对脑脊液中 pH 值的影响。由此导致的过度通气同时降低血及脑脊液中的 PCO_2。动脉血中 PCO_2 增加使得大脑动脉舒张，促进了 CO_2 扩散入脑脊液和大脑细胞外液。

脑脊液 pH 的正常值为 7.32，由于脑脊液所含蛋白质比血液少得多，它的缓冲能力低，相同的 PCO_2 变化对脑脊液 pH 值的影响较血液大得多。当脑脊液的 pH 值改变很长一段时间后，HCO_3^- 将穿过血 - 脑屏障代偿这一变化，但代偿后的脑脊液 pH 值通常不会恢复至 7.32。肾对血液 pH 值的代偿过程通常需要 $2 \sim 3$ 天。相比而言，脑脊液 pH 值的代偿性改变速度极快。由于脑脊液 pH 值比血 pH 值恢复得更快，脑脊液 pH 值对通气及动脉血 PCO_2 的影响更大。

临床上，慢性肺疾病、长期二氧化碳潴留的患者，脑脊液 pH 值接近正常，因此即便二氧化碳分压较高，但通气水平仍不高。极度肥胖的低通气者亦是如此。

2. 外周化学感受器

外周化学感受器位于颈总动脉分叉处的颈动脉体，以及主动脉弓上下方的主动脉球。在人体中，颈动脉体最为重要。它们包含两类血管球细胞，I 型细胞因含有大量多巴胺可显示出强荧光染色。这些细胞邻近颈动脉窦传入神经的末端。颈动脉体还含有 II 型细胞和丰富的毛细血管。颈动脉体感受器的确切机制尚不明确，许多生理学家认为这些血管球细胞是化学感受器，当受到生理性和化学性刺激时，可调节血管球细胞释放神经递质并影响传入纤维的传导速度。

外周化学感受器会对动脉 PO_2、pH 值下降及动脉 PCO_2 升高做出反应。它们是人体内一群独特的组织，当动脉 PO_2 低于 100 mmHg 时反应速率较慢，但高于 100 mmHg 后反应速率则迅速增加。相对颈动脉体而言，其拥有极为丰富的血流，尽管颈动脉体的代谢速率很高，但其动、静脉 PO_2 差仍然很小。因此，其对动脉 PO_2 反应更敏感，注意这种反应是对 PO_2，而非 O_2 的浓度。这种感受器的反应十分迅速，血液循环中发生微小的气体成分改变时，反应速率甚至可在同一呼吸周期内发生改变。外周感受器可以提高低氧血症患者的通气。在缺乏这类感受器的患者中，严重的低氧血症可以抑制通气，这可能与低氧刺激直接作用于呼吸中枢相关。双侧颈动脉体切除的患者完全丧失低氧刺激通气的反应。这一反应的个体差异相当大。长期处于慢性缺氧环境的患者会继发颈动脉体肥大。

外周感受器对动脉血 PCO_2 的反应较中枢化学感受器弱。当受试者吸入含 CO_2 的混合气体，不足 20% 的通气反应来源于外周化学感受器，它们反应迅速，可以在动脉血 PCO_2 骤变时调节通气。

人类颈动脉体可以对代谢性或呼吸性因素导致的血 pH 值下降做出反应，而主动脉体则不能，这是由于外周感受器的各种刺激间存在相互作用，升高的动脉血 PCO_2 可降低 pH 值，从而增强颈动脉体对低 PO_2 的反应性。

3. 肺感受器

（1）肺牵张感受器：属于慢适应肺牵张感受器，位于气道平滑肌内，肺扩张刺激其产生反应。该感受器基本不具有适应特性，因此在肺膨胀的情况下仍能维持其兴奋性，其发放的冲动经迷走神经粗大的有髓神经纤维传导。刺激这些感受器的主要效应是延长呼吸时间以降低呼吸频率，这被称为黑-伯反射。该反射在调节通气频率和深

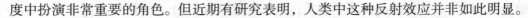

度中扮演非常重要的角色。但近期有研究表明，人类中这种反射效应并非如此明显。

（2）刺激性感受器：位于气道上皮细胞之间，可以感受有毒气体、香烟烟雾、吸入粉尘及冷空气的刺激。发放的冲动经迷走神经的有髓神经纤维传出，其效应包括支气管痉挛和深呼吸。由于它们的迅速适应性，具有明显的机械感受器功能且可对气道壁内的有害刺激做出反应，一些生理学家倾向于称这些受体为"快适应肺牵张受体"。由于其可释放组胺，刺激性感受器可能对支气管哮喘患者的气道收缩有作用。

（3）毛细血管旁感受器：这些感受器为无髓神经纤维C纤维的末梢，可能位于肺泡壁靠近毛细血管的位置，冲动通过迷走神经的无髓神经纤维慢传导传出，导致浅快呼吸，但强烈的刺激可导致呼吸暂停。有证据表明，肺毛细血管充血和肺泡壁间质水肿时可刺激这些受体。左心衰竭和间质性肺疾病导致浅快呼吸和呼吸困难的机制可能与这些受体的参与相关。

（4）其他感受器：四肢运动产生的冲动被认为是刺激通气的一部分因素，被称为骨骼肌本体感受器；其中包括很多肌肉，如肋间肌和膈肌，包含感受肌肉拉伸的肌梭。这些感受器可反射性地控制肌肉收缩。疼痛刺激往往会导致一段时间的呼吸暂停随后表现为过度通气。热刺激可能会导致过度通气。

（四）整体反应

呼吸系统控制的过程有利于机体对动脉二氧化碳、氧气和pH值的变化及运动作出整体调整。

1. 对二氧化碳的反应

正常情况下，动脉PCO_2为影响通气的重要因素，这种调节作用非常敏感。在日常的休息和运动中，动脉PCO_2的波动不超过3 mmHg。在睡眠时，波动可能略增加。

测定CO_2通气反应的方法是通过吸入CO_2混合气体或在1个袋子中重复呼吸，使吸入的PCO_2逐渐升高。受试者也可在1个含有7% CO_2和93% O_2的袋子中重复呼吸。重复呼吸过程中，代谢产生的CO_2也加入其中，但O_2浓度始终高于CO_2浓度，随着CO_2的不断加入，袋子内的PCO_2增加的速度大约4 mmHg/min。

动脉PCO_2的降低为减少通气刺激最有效的方式。如主动用力呼气几秒后，接下来很短一段时间将没有呼吸需求；患者在麻醉师给予过度通气后经常停止呼吸1 min左右；一些游泳竞技者在短距离竞赛起始时会进行过度通气，以减少整个比赛中的呼吸冲动。

睡眠、高龄、基因、种族和性格因素均可能降低CO_2的通气反应。训练有素的运动员和潜水员对CO_2反应的敏感性降低。多种药物可抑制呼吸中枢，包括吗啡和巴比妥类药物，此类药物过量使用会导致显著的低通气。呼吸功耗增加时患者对CO_2

的通气反应减弱，这一现象可通过正常人经狭窄的吸管呼吸来阐明，此时呼吸中枢发放的神经冲动并未减少，但并不能产生有效的通气。部分肺部疾患的患者存在对 CO_2 通气反应异常降低或 CO_2 潴留的机制可用上述原理解释。在这类患者中，应用支气管扩张剂降低气道阻力可增加通气反应。此外，也有一些证据表明这类患者对呼吸中枢的敏感性下降。

动脉 PCO_2 升高，使脑细胞外液 H^+ 浓度增加，作用于邻近的中枢化学感受器从而刺激通气。此外，动脉 PCO_2 上升和 pH 下降，可作用于外周化学感受器导致通气增加。

2. 对氧气的反应

动脉 PO_2 降低可刺激通气，正常情况下，PO_2 小幅度地降低无法刺激通气反应，因此这种低氧刺激通气的作用在通气控制中的角色甚微。然而，在高海拔地区，低氧可显著地增加通气需求。高 PCO_2 与低 PO_2 两者可较大程度地刺激通气，甚至可超过每一个因素对通气刺激的总和。

在严重肺疾病的患者中，低氧对通气刺激变得非常重要。这些患者存在慢性二氧化碳潴留，尽管脑组织外液中 PCO_2 较高，但其 pH 值接近正常水平。因此，通过增高 CO_2 刺激通气在这类患者中并无作用。此外，CO_2 增高引起的血液 pH 值下降已被肾代偿，因此 pH 值的变化无法通过刺激外周化学感受器达到增加通气的效应。这种情况下，动脉低氧血症则成为刺激通气的主要手段。如果此患者为缓解低氧血症而吸入高浓度氧气，则通气可能被严重抑制。此外，一些如低氧性缩血管物质的释放等机制也参与其中。动脉 PCO_2 监测能较好地反映患者的通气状态。

综上所述，低氧作用于颈动脉和主动脉体化学感受器反射性地刺激通气，而中枢化学感受器无法感受低氧刺激；事实上，如果在没有外周化学感受器情况下，低氧可抑制呼吸。然而，长时间的低氧可能会导致轻微的脑脊液体内酸中毒，从而刺激通气。

3. 对 pH 值的反应

动脉血 pH 值的下降可刺激通气。实际上，我们很难区分通气增加是由于 pH 值下降导致，还是由于伴随的 PCO_2 上升导致。然而，动物实验可在恒定的 PCO_2 下降低 pH 值，从而证实低 pH 值对通气的刺激。一些部分代偿的代谢性酸中毒患者（糖尿病患者）存在低 pH 值和低 PCO_2，表现为通气增加，通气增加为 PCO_2 降低的原因。

动脉血 pH 值降低主要作用于外周化学感受器。但在血 pH 值变化足够大时，H^+ 可部分通过血 – 脑屏障，通过直接刺激中枢化学感受器及呼吸中枢从而增加通气。

4. 对运动的反应

运动时通气量迅速增加，在剧烈运动时可能达到很高的水平。健康成人的最大氧

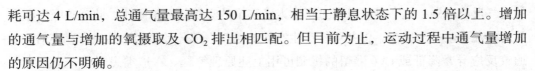

耗可达 4 L/min，总通气量最高达 150 L/min，相当于静息状态下的 1.5 倍以上。增加的通气量与增加的氧摄取及 CO_2 排出相匹配。但目前为止，运动过程中通气量增加的原因仍不明确。

在运动过程中，动脉 PCO_2 并不会增加；相反地，剧烈运动时通常略有下降。而动脉血 PO_2 通常轻度增高，剧烈运动时可下降。在轻中度运动过程中，动脉血 pH 值保持恒定，但剧烈运动时，由于葡萄糖无氧酵解导致乳酸增高，从而造成 pH 值下降。遗憾的是，到目前为止，还没有任何一个明确的机制可以解释轻中度运动期间通气量大幅度增加的原因。

其他刺激也可增加通气量。无论是在麻醉的动物中或是在清醒的受试者中，肢体的被动运动均可刺激通气，这一反射的感受器可能存在关节或肌肉中。这一反射可解释运动初期几秒内通气量迅速增加的现象。关于通气量增加的原因，其中一种假说认为即使动脉 PO_2 和 PCO_2 的平均水平保持不变，其波动仍可刺激外周化学感受器。这些波动可来源于周期性的呼吸运动，运动时上述波动随潮气量的增加而增加。另一个理论认为中枢化学感受器通过某种伺服机制增加通气量，以保持动脉 PCO_2 恒定，这与恒温计保温的原理类似。不支持"运动过程中动脉 PCO_2 下降"这一观点的原因为最适 PCO_2 水平常通过某种方式不断变化。支持这一理论者认为，对吸入 CO_2 的通气反应并不能可靠地反映运动过程。

另一假说认为，运动过程中通气量一定程度上受到肺混合静脉血中额外 CO_2 负荷（CO_2 load）的调节，额外 CO_2 负荷增加，通气量增加。动物实验中，通过直接向静脉血注入 CO_2 或通过增加静脉回流造成 CO_2 负荷增加，均会使得通气增加。然而目前尚未发现支持这一假说合适的感受器。

5. 异常的呼吸形式

存在严重低氧血症的患者经常表现出一种显著的周期性呼吸形式，称为潮式呼吸。这种呼吸形式的特征为 10 ~ 20 s 的呼吸暂停，相隔相等的时间后出现过度通气，潮气量逐渐增加，然后逐渐减弱。这种呼吸形式常出现在高海拔地区，尤其是夜间睡眠时，还可见于严重的心脏病或脑损伤患者中。

这种呼吸形式的动物模型可通过延长实验动物血液从肺至大脑的距离复制出。在这种情况下，中枢化学感受器感受通气引起的 PCO_2 变化将会大幅度地延迟，呼吸中枢未重新建立平衡，通常发放过强的冲动造成过度通气。然而，并非所有的潮式呼吸都可以用此理论解释。其他异常的呼吸形式也可发生在疾病状态下。

九、运动时的呼吸

运动时人体对气体交换需求显著增加。通常普通人的氧耗量（VO_2）可以由静息

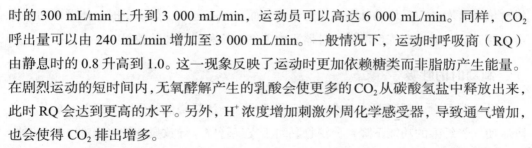

时的 300 mL/min 上升到 3 000 mL/min，运动员可以高达 6 000 mL/min。同样，CO_2 呼出量可以由 240 mL/min 增加至 3 000 mL/min。一般情况下，运动时呼吸商（RQ）由静息时的 0.8 升高到 1.0。这一现象反映了运动时更加依赖糖类而非脂肪产生能量。在剧烈运动的短时间内，无氧酵解产生的乳酸会使更多的 CO_2 从碳酸氢盐中释放出来，此时 RQ 会达到更高的水平。另外，H^+ 浓度增加刺激外周化学感受器，导致通气增加，也会使得 CO_2 排出增多。

通过跑步机或健身自行车进行与运动相关的研究，发现随着功率（或强度）的增加，耗氧量呈线性增加。但是超过一定的功率后，耗氧量不再变化，即达到最大耗氧量（VO_2max）。在这个阈值以上增加功率，只能通过无氧酵解实现。

用通气量与氧耗量或功率做曲线时，在初始阶段通气量随氧耗量的变化呈线性增加，但在高氧耗量水平下，无氧酵解释放的乳酸使通气刺激增加，使通气量的增加更加快速。有时曲线的斜率会有一个明显的折点，被称为无氧阈或通气阈，但这一术语目前尚有争议。未经训练的个体在相对较低的运动强度下即可产生乳酸，而训练有素的个体可以在无氧糖酵解发生前达到相对较高的运动强度。

运动时呼吸系统有很多功能会发生变化，运动时肺毛细血管会发生复流和扩张，使呼吸膜弥散能力和肺毛细血管血容量增加，最终引起肺弥散能力增强。通常肺弥散能力可以至少提高 3 倍。尽管如此，一些优秀运动员在极高强度运动时却会出现动脉氧分压下降，这可能是由于肺毛细血管通过时间缩短，氧合时间缩短而导致弥散功能受限。

由于心率和每搏量的增加，心排血量和运动强度基本呈线性关系。但心排血量的增加仅为肺通气量增加的 1/4（L/min）。这个道理很简单，因为气体流动较血液流动容易得多。VO_2 的增加既可通过心排血量增加，也可通过混合静脉血氧含量下降造成的动静脉血氧分压差的增加而实现。

正常人在中等强度运动时由于肺血流分布更均一，通气 - 血流不匹配程度会得到改善。但正常情况下，通气 - 血流不匹配程度很轻，因此几乎不会造成影响。有证据显示，一些高水平运动员在高强度运动时，通气 - 血流不匹配会加重，这可能与轻度的间质肺水肿有关，因为随着肺毛细血管内压力的增加，必然发生毛细血管内液体的转移。

运动时，PCO_2、H^+ 浓度和体温增加，氧解离曲线右移，这有助于氧气在肌肉组织中的释放。当血液回流到肺组织时，血液温度会下降，氧解离曲线向左回移。

在外周组织中，运动时更多的毛细血管网开放，因此缩短了氧气扩散到线粒体的距离。在动态运动，如跑步时，尽管收缩压升高，但外周血管阻力下降，这是由于心

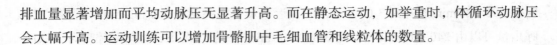

排血量显著增加而平均动脉压无显著升高。而在静态运动，如举重时，体循环动脉压会大幅升高。运动训练可以增加骨骼肌中毛细血管和线粒体的数量。

十、制动时的呼吸

卧位制动时，膈肌下移困难，肺容积减小，肺活量降低导致咳嗽反射减弱，加之卧床使气管纤毛的功能下降，分泌物黏附于支气管壁，导致痰液排出困难。卧位时膈肌的运动部分受阻，且卧床数周后，患者全身肌力减退，呼吸肌肌力也随之下降，加之卧位时胸廓外部阻力和弹性阻力增加，不利于胸部扩张，肺顺应性降低，导致肺通气量明显下降。

肺动脉属于低压系统。在卧位时上肺部的血流相对增加而通气不增加，下肺部的血流相对减少而通气不减少，因此导致肺的通气 – 血流比值失调，导致气体交换效率降低，生理无效腔显著增加。

长期卧床后血容量降低、下肢静脉顺应性增加、肌肉萎缩导致肌肉泵的作用降低等因素，均可使心室充盈量下降，每搏量减少，心功能降低，最大摄氧量下降，影响氧气在血液中的分配和利用。

十一、高海拔时的呼吸

高海拔引起适应性改变的最重要特征是过度通气。通常来说，长期居住在海拔4 600 m 的人 PCO_2 约 33 mmHg。过度通气的机制是低氧刺激周围化学感受器，但过度通气造成的动脉 PCO_2 下降和碱中毒会抑制这种过度通气。1 天左右，碳酸氢根会移出脑脊液，因此脑脊液中 pH 值部分恢复。2 ~ 3 天后，动脉血 pH 值也会随肾脏分泌碳酸氢根而基本恢复正常。这些阻碍过度通气的因素会减弱，通气量进一步增加。另外，目前有证据表明在适应阶段颈动脉体对低氧的敏感性增加。有趣的是，高原地区出生的人通气对低氧反射会减弱，但在海平面居住后可缓慢纠正。

（一）红细胞增多症

高原适应的另一重要特征是血液红细胞浓度的增加。血红蛋白浓度的增加会提高携氧能力，这意味着尽管动脉血 PO_2 和血氧饱和度下降，动脉血氧浓度可能正常或者高于正常值。例如，在海拔 4 600 m 安第斯山脉的常住居民，动脉血氧分压只有45 mmHg，对应的血氧饱和度为 81%，这种情况通常被认为动脉血氧浓度是降低的。但是由于红细胞数增多，血红蛋白浓度由 15 g/mL 升至 19.8 g/mL，则动脉血氧浓度为 22.4 mL/100 mL，高于海平面正常值。红细胞增多同样可以维持混合静脉血氧分压，安第斯当地居民混合静脉 PO_2 只较正常值低 7 mmHg。低氧是刺激红细胞生成增多的因素。到达高海拔后 2 ~ 3 天，低氧可促使肾分泌促红细胞生成素，接着刺激骨髓造血活性。在这一效应起效前血细胞比容的增加主要是因为血浆容量的降低。红细胞增多也可见于因心肺疾病而致慢性低氧的患者。

尽管高海拔刺激红细胞增多可以增加携氧能力，但同时也会增加血液黏度，这一变化往往有害，有些生理学家认为显著的红细胞增多有时为过度反应。

（二）其他生理改变

在中等海拔高度时，氧解离曲线右移使得静脉血在给定的 PO_2 时可以更好地释放 O_2。曲线右移是由于呼吸性碱中毒所致的 2,3-DPG 浓度升高。更高一些的海拔地区，由于呼吸性碱中毒导致氧解离曲线左移，有利于肺毛细血管中血液的氧合。周围组织中单位体积毛细血管数增加，同时细胞内氧化物酶发生变化。由于空气稀薄，最大呼吸能力增加，使得运动时出现显著过度通气。但是海拔超过 4 600 m 时最大氧摄取量却迅速下降。

肺泡低氧可导致肺血管收缩，使肺动脉压力升高、右心做功增加。红细胞增多导致的血液黏度增加使肺动脉压进一步升高。右心肥厚，并在心电图上出现特征性表现。这种代偿除了使血流分布更加均一外，在生理上并无好处。尽管肺静脉压正常，肺动脉高压可能与肺水肿有关，机制可能与动脉收缩不均衡和受损的毛细血管渗出有关。渗出液蛋白质浓度高，表明毛细血管通透性增加。

新到高海拔地区的人往往会出现头痛、乏力、头晕、心悸、失眠、食欲下降、恶心等，这被称为急性高原病，与低氧和碱中毒有关。常住居民有时会发展为一种病态综合征，表现为显著的红细胞增多、乏力、运动耐力减低和严重的低氧血症，称为慢性高原病。

十二、氧中毒

在 1 个大气压下持续吸入纯氧会造成肺损伤。现实中很难给患者提供很高浓度的 O_2，但有证据表明吸入纯氧 30 小时后可出现气体交换受损，肺活量降低。

呼吸纯氧的另一危害在早产儿表现为晶状体后纤维组织增生引起的失明，其形成机制与恒温箱高 PO_2 导致血管收缩有关，如果 PO_2 保持在 140 mmHg 以下可以避免。

呼吸纯氧的另一风险是吸收性肺不张。设想气道被黏液阻塞，被封闭气体总的压力接近 760 mmHg，尽管呼吸氧气，静脉血 PO_2 仍然相对较低，静脉血分压的总和远小于 760 mmHg。事实上，如果心排血量保持不变，动脉和静脉血氧含量的增加应该一致。但实际上由于肺泡氧分压远远大于静脉血氧分压，氧气很快弥散到血液而使肺泡塌陷。同时由于这些区域肺表面张力效应，使不张区域变得难以复张。吸收性塌陷也可发生于呼吸空气的阻塞区域，但过程较为缓慢。

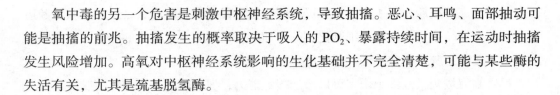

氧中毒的另一个危害是刺激中枢神经系统，导致抽搐。恶心、耳鸣、面部抽动可能是抽搐的前兆。抽搐发生的概率取决于吸入的 PO_2、暴露持续时间，在运动时抽搐发生风险增加。高氧对中枢神经系统影响的生化基础并不完全清楚，可能与某些酶的失活有关，尤其是巯基脱氢酶。

十三、大气污染

由于机动车和工业的迅速发展，大气污染问题在很多国家日益突出。主要的污染源为各种氮氧化物、硫氧化物、臭氧、氧化碳、各种碳氢化合物和颗粒物。其中，氮氧化物、碳氢化合物、一氧化碳大多数由内燃机产生；氧化硫主要来自矿物燃料发电站；臭氧主要由大气层的氮氧化物和碳氢化合物光合作用形成。温度逆增使空气污染物的浓度增加，污染气体无法正常地逸出热空气表面而排向上层大气层。

氮氧化物可导致上气道炎症和眼部刺激，是黄色烟雾的主要成分；硫氧化物和臭氧同样也会引起支气管炎症；高浓度的臭氧可以导致肺水肿。一氧化碳的危害在于结合血红蛋白；环化碳氢化合物有致癌倾向，这两种污染物在烟草烟雾中的浓度均远远高于其他大气污染物。且有证据表明某些污染物之间具有协同效应，即联合影响超过单一作用的总和。

许多污染物以气溶胶的形式存在，即以极微小的颗粒悬浮于空气中。当吸入气溶胶时沉积部位取决于颗粒大小。大分子颗粒在鼻腔和咽部聚集。因为惯性作用，这些大分子不能在鼻咽腔结构中快速转弯，从而在黏膜处撞击并停留。中分子颗粒进入小气道，并随重力沉积于某一部位，被称为沉积作用，尤易发生在气道截面积显著增加而气流突然减速时。因此，中分子在终末细支气管和呼吸性细支气管中沉积最明显，硅肺患者肺部这一区域的粉尘沉积也最严重。最小分子颗粒（直径 > 0.1 μm）可以到达肺泡，并弥散沉积至肺泡壁。很多小分子并不沉积，而是随着下次呼气呼出。

大多数颗粒一旦沉积可被各种清除机制清除。沉积在支气管壁的分子随分泌的黏液被纤毛清除，最终被吞咽或者咳出。但是吸入刺激性物质可引起纤毛运动丧失。沉积于肺泡的颗粒主要被巨噬细胞吞噬，由血液或淋巴液带走。

参考文献

［1］张鸣生.呼吸康复［M］.北京：人民卫生出版社，2018.

［2］胡占升.肺康复成功指南［M］.4版.北京：人民卫生出版社，2019.

［3］BERRA K. Cardiac and pulmonary pehabilitation: historical perspectives and future needs［J］. Journal of Cardiopulmonary Rehabilitation and Prevention, 1991, 11(1): 8-15.

［4］BARACH A L. The therapeutic use of oxygen［J］. JAMA, 1922, 79(9)：693.

［5］HART A L. Physiologic therapy in respiratory diseases［J］. Journal of the American Medical Association, 1948, 138(5): 391.

［6］BARACH A L. Breathing exercises in pulmonary emphysema and allied chronic［J］. Archives of Physical Medicine and Rehabilitation, 1955, 36(6): 379-390.

［7］MILLER W F. A physiologic evaluation of the effects of diaphragmatic breathing training in patients with chronic pulmonary emphysema［J］. American Journal of Medicine, 1954, 17(4): 471-477.

［8］MILLER W F. Physical therapeutic measures in the treatment of chronic bronchopulmonary disorders: methods for breathing training - scienceDirect［J］. American Journal of Medicine, 1958, 24(6): 929-940.

［9］AFRL M, AKHB S, ATBM P, et al. Upper-Limb and Lower-Limb Exercise Training in Patients with Chronic Airflow Obstruction - ScienceDirect［J］. 1990.

［10］SIMPSON K, KILLIAN K, MCCARTNEY N, et al. Randomised controlled trial of weightlifting exercise in patients with chronic airflow limitation［J］. Thorax, 1992, 47(2): 70-75.

［11］JAMES, I., Couser. Pulmonary rehabilitation that includes arm exercise reduces metabolic and ventilatory requirements for simple arm elevation［J］. Chest, 1993, 103(1): 37-41.

［12］EPSTEIN S K, CELLI B R, MARTINEZ F J, et al. Arm training reduces the VO2 and VE cost of unsupported arm exercise and elevation in chronic obstructive pulmonary disease［J］. Journal of Cardiopulmonary Rehabilitation, 1997, 17(3): 171.

［13］王强，励建安，黄晓琳，等 . 国家卫生和计划生育委员会住院医师规范化培训规划教材——康复医学［M］. 北京：人民卫生出版社，2016.

［14］黄琳娜 . West 呼吸生理学精要［M］. 10 版 . 北京：北京大学医学出版社，2017.

第三节　呼吸系统的病理生理

一、通气障碍性肺疾病的病理生理

外呼吸功能障碍的基本环节包括通气障碍和换气障碍。广义的通气障碍包括肺高通气与和肺低通气。

（一）肺高通气

由于呼吸过度导致动脉血二氧化碳分压（$PaCO_2$）降低，或并发呼吸性碱中毒称为高通气（hyperventilation），或称通气过度。有人将不同原因引起的高通气视为同一病理过程，按原因可分为心因性、器质性、生理性高通气。也有人根据高通气发生的关键因素（呼吸驱动增加），将继发于某些器质性疾病、病理过程或生理性因素（如妊娠）者称为过度通气状态，无明确的器质性病变者称为高通气综合征（hyperventilation syndrome）。

1. 病因、发病机制

高通气往往是多个因素引起的，如支气管哮喘、COPD、肺炎、纤维性肺泡炎、肺栓塞、急性肺损伤、充血性心力衰竭、中枢神经系统感染或肿瘤与梗死、肝功能衰竭、低氧血症、代谢性酸中毒、发热、疼痛、妊娠、药物中毒（如水杨酸盐过量）和酒精中毒等。高通气综合征的发病与中枢呼吸调控异常有关。从发病机制、诊断、治疗不同的角度出发，采取高通气病因发病的关键因素进行分类似乎更有可取之处，但仍有部分学者不认同高通气综合征的概念，因此对于高通气的认识尚不一致。

不同原因引起的过度通气状态都会导致 $PaCO_2$ 降低，其发生机制不尽相同。肺内病变通过刺激肺内感受器（如 J 感受器、对 CO_2 和 H^+ 敏感的化学感受器、牵张感受器等）和气道的感受器，经迷走神经传入，反射性驱动呼吸；气道的快速适应受体（rapidly adapting receptors，RARs）感受机械和化学性刺激，也对炎性和免疫性介质起反应；大支气管的 RARs 对化学性刺激更敏感，可增强呼吸，引起高通气、黏液分泌、支气管收缩等；低氧血症和动脉血 pH 值降低，作用于颈动脉体和主动脉体化学感受器，pH 值降低还可作用于中枢化学感受器而增强通气；发热时可对颈动脉体或呼吸中枢直接作用，或代谢增高使酸性代谢产物增加，经化学感受器作用于呼吸中枢；低心输出量和低血压还可通过压力感受器反射性增加通气；妊娠时低氧性通气的敏感性增高，可能与雌激素和孕酮对中枢及颈动脉体化学感受器的作用有关，也是月经期前易出现高通气症状的原因；脑部病变则可能因脑脊液中刺激物作用或因伴有肺淤血刺激 C- 纤维而引起过度通气；高氧也可引起过度通气，现认为可能是通过增加活性氧的生成，直接刺激位于孤核复合体（solitary complex）的中枢 CO_2 化学感受器的缘故。

高通气综合征常伴有突出的神经精神症状，尤以焦虑更为显著，还可出现多个器官系统的症状。有学者认为它与焦虑障碍（anxiety disorder）有共同的生物学基础，因此几乎是同义的。属于焦虑障碍范畴的惊恐障碍（panic disorder）为高通气综合征的急性发作，自主过度呼吸可诱使此类患者出现症状，停止过度呼吸后 $PaCO_2$ 恢复异常缓慢。临床多为慢性经过伴急性短时的发作，睡眠时很少发生，运动不会加重。发作时 $PaCO_2$ 降低，出现呼吸性碱中毒，但 PO_2 应是增高的。患者在起病前往往有精神创伤或紧张、劳累、心理压力过重等，发病时常有呼吸快或深、节律不均、呼吸困难、胸痛、胸闷和叹气样呼吸等呼吸系统症状，疲劳、失眠、头昏、视物模糊、肢体感觉异常、肢体麻木或抽搐、晕厥等神经系统症状，以及紧张、焦虑、恐怖甚至垂死感等精神症状，还可出现心率加快、心慌、心悸、心律失常、胸前区痛等循环系统症状，甚至胃肠道的血液灌流变化、运动障碍以及钾、磷、钙代谢障碍等。

呼吸中枢调节异常是高通气综合征发病的重要环节。正常机体代谢消耗 O_2，产

生 CO_2 并引起 pH 值的变化，通过化学感受器作用于脑干呼吸中枢增加通气以增加 CO_2 的排出，如过度通气导致 $PaCO_2$ 降低到一定程度时可使呼吸抑制或暂停。高通气综合征患者的呼吸调节功能发生异常，在过度通气后虽然 $PaCO_2$ 降低，却不能通过负反馈调节作用抑制呼吸，其 CO_2 化学感受器高度敏感，因而维持于低 $PaCO_2$ 仍能使之兴奋，导致过度通气。近年有人提出惊恐障碍患者的呼吸调节功能是正常的，其通气过度是因为激发了高敏感的恐惧网络（fear network），此网络是促进获得和维持条件反射性恐惧（conditioned fear）的通路。其解剖部位有人提出包括杏仁核及其脑干投射、海马、内侧前额叶皮质，也有人提出其中枢部位可能有臂旁核（parabrachial nucleus）和中脑导水管周围灰质（periaqueducetal grey）。

2. 功能代谢变化

低碳酸血症和呼吸性碱中毒可引起代谢、功能变化。$PaCO_2$ 低于 2.67 kPa（20 mmHg）时很快出现症状，危害最严重的是脑血管收缩，导致脑血流减少，脑组织缺氧、糖代谢异常，引起或加重神经精神症状；呼吸性碱中毒使血红蛋白氧解离曲线左移，氧和血红蛋白的亲和力增加，因而在组织中不易解离释放，造成组织缺氧（此时 PaO_2 可正常甚至增高）；缺氧和 pH 值增高增强酵解而产乳酸增多；碱血症继发血清游离钙降低从而引起神经 – 肌肉兴奋性亢进的症状；严重的碱中毒及钙、磷、钾代谢障碍和轻度乳酸酸中毒可以引起心肌缺血、胸前痛和心律失常，但是不能将症状的产生都归因于低碳酸血症。

高级神经活动的障碍可引起过度通气，如惊恐障碍患者常有慢性过度通气，在非发作状况下已有脑电图异常、脑血流和糖代谢异常，标志着因低 CO_2 导致脑长期缺氧。脑长期缺氧又可能引起持久的焦虑与惊恐，并进而使慢性过度通气自我持久维持。而一些器质性原因引起 $PaCO_2$ 降低到低于 2.67 kPa（20 mmHg）时会很快引起胸痛、感觉异常、知觉变化，患者会产生惊慌，大口呼吸以缓释症状，这样更加重过度通气和低碳酸血症，此时患者可能错误地归因于一些威胁生命的疾病，如心脏病发作、脑卒中，因此又可引起焦虑、恐惧，进而加重过度通气与呼吸困难。还可能出现生理机制的重新调定，对 CO_2 乳酸或窒息的其他信号的神经生物学敏感性改变。这样有可能形成恶性循环，或发展为慢性过度通气。器质性呼吸障碍、精神性障碍和生理调控障碍三者之间往往存在复杂的相互作用，如支气管哮喘可引起过度通气，又是惊恐障碍发病的一个危险因素；惊恐障碍发病又可经过度通气而加重支气管哮喘的症状。所以诊断高通气综合征应慎重。

3. 治疗原则

高通气综合征的治疗：一方面需解除患者的精神负担，消除其恐惧心理，给予认知行为疗法。急性发作期可用面罩或囊袋增加呼吸无效腔，使 $PaCO_2$ 增高以缓解症状；另一方面可采取腹式呼吸训练，减慢呼吸频率，必要时才应用苯二氮䓬类、选择性 5- 羟色胺再摄取抑制剂等精神药物。过度通气状态的治疗首先要处理原发疾病，由于器质性疾病，如肺部疾患时的惊恐可引起明显的病态，治疗惊恐可缓解焦虑和呼吸困难、改善功能状态和生活质量。治疗时应用抗抑郁药和抗焦虑药以及非药物治疗包括认知 – 行为方法。镇静药应慎用，以防抑制呼吸。

（二）肺低通气

肺的总通气量包括无效腔通气量和肺泡通气量（VA），只有后者提供了可进行交换的气体，所以肺泡通气量是有效通气量，正常成人约为 4 L/min。肺总通气量减少或无效腔通气量增大（即使总通气量不减少）都可以导致肺泡低通气（hypoventilation），或称为通气不足。除了解剖无效腔绝对增加或相对增加（如呼吸浅快）可引起肺泡低通气外，常见的肺泡低通气主要包括由肺泡扩张受限所致的限制性低通气和气道阻力增加引起的阻塞性低通气。低通气引起的呼吸衰竭属于 II 型呼吸衰竭。此外，通气储备力低下者如体内产 CO_2 大量增加（如高热、寒战）而不能相应增加 VA，也可引起高 CO_2 性通气不足。

1. 限制性低通气

1）病因、发病机制

正常肺扩张为主动运动，它有赖于呼吸中枢发放冲动、神经的传导、吸气肌的收缩、横膈的下降、胸廓的扩大以及肺泡的扩张。正常平静呼气运动则主要为肺泡和胸廓弹性回缩作用复位的被动过程，主动过程较被动过程更易受损，故限制性低通气（restrictive hypoventilation）主要指吸气时肺的扩张受限所致的肺泡通气不足。

（1）呼吸中枢功能障碍：脑外伤、延髓脊髓灰质炎、脑血管意外、脑肿瘤、过量应用镇静剂或麻醉药、代谢性碱中毒、原发性肺泡低通气综合征等都可因呼吸中枢受损或功能被抑制而使中枢驱动作用减弱，抑制呼吸运动，导致限制性低通气。

（2)神经–肌肉功能障碍: 高位颈髓外伤、脊髓灰质炎、急性传染性多发性神经炎、Guillain Barre 综合征、重症肌无力、呼吸肌疾病、呼吸肌疲劳、低钾血症等可引起神经传导受阻或呼吸肌收缩功能障碍，导致限制性低通气。

（3）胸腔积液或气胸：胸腔大量积液或张力性气胸都可压迫肺，使肺泡扩张受限而引起通气不足。

（4）胸廓或肺的顺应性降低：呼吸肌收缩使胸廓与肺扩张时，需克服组织的弹性阻力。肺的弹性阻力使肺趋向萎陷，胸廓的弹性在静息呼气末是使胸廓扩大的力量，但当吸气至肺活量的 75% 以上时，胸廓对吸气也构成弹性阻力。故弹性阻力的大小直接影响肺与胸廓在吸气时是否易于扩张。肺与胸廓扩张的难易程度通常以顺应性表示，它是弹性阻力的倒数。

①胸廓顺应性（thorax compliance）降低可见于严重的胸廓畸形（如脊柱后侧凸、强直性脊柱炎）、胸膜粘连增厚或纤维化，上述原因以及肥胖低通气都可以因增加吸气的弹性阻力而限制通气。

②正常两肺的顺应性约为 200 mL/cm H_2O。肺顺应性（lung compliance）降低可见于下列情况。

A.肺总容量减小：肺总容量减小，如肺不张、肺叶切除时，因为通气的肺泡减少，一定量的气体进入肺，肺泡扩张越大，弹性阻力也就越大，因此顺应性低。

B.肺组织硬化：肺泡壁中交织的胶原与弹性蛋白决定了肺组织弹性，在不充气时这些纤维呈部分收缩和纽结绞缠状态，肺膨胀时纤维伸展，部分纽结解开拉长。间质淤血水肿或广泛纤维化使肺组织变硬，顺应性降低。肺气肿时，弹力纤维被破坏尚未被胶原取代时，其顺应性是增大的，后期发生纤维化则使肺顺应性降低。

C.肺泡表面张力增大：肺泡表面张力构成的回缩力正常时约占肺弹性阻力的 2/3，因此是影响肺顺应性的一个重要因素。生理情况下肺泡、肺泡管和呼吸性细支气管表面都覆盖有由 Ⅱ 型肺泡上皮细胞生成的肺表面活性物质（pulmonary surfactant，PS），其主要功能为降低肺泡表面张力，降低肺泡回缩力，提高肺顺应性，维持肺泡膨胀的稳定性，与维持肺泡干燥也有关。现已知肺表面活性物质的作用需要表面活性物质蛋白（surfactant protein，SP）的辅助，表面活性物质蛋白促进肺泡表面活性物质吸附于气 – 液面，并扩展为单分子膜，以利于其作用。Ⅱ 型肺泡上皮细胞发育不全（早产儿、新生儿呼吸窘迫综合征），Ⅱ 型肺泡上皮细胞受损使表面活性物质合成与分泌减少，或者表面活性物质被大量消耗、破坏、稀释、功能降低（如急性肺损伤、肺部炎症、肺水肿、过度通气）等，都可使表面活性物质和（或）表面活性物质蛋白不足，肺泡表面张力增大，肺顺应性降低，甚至发生肺不张，从而导致限制性低通气。肺泡回缩力加大还可降低肺泡壁毛细血管周围压力，促进肺水肿的形成。

2）肺功能变化

限制性通气不足患者的肺总量（TLC）、肺活量（VC）、残气量（RV）、功能残气量（FRC）均明显减少；肺泡通气量（VA）减少，引起二氧化碳排出量减少，导致肺泡气二氧化碳分压增高和氧分压降低；最大自主通气量减少；第一秒用力呼气量（FEV_1）随肺活量减少而减少，但其占用力呼气肺活量的百分数（FEV_1/FVC）正常，甚至大于正常值；最大呼气中期流速（MMFR）在肺、胸廓顺应性降低时可减小或变化不大；最大呼气流速（MEF）因肺活量减少，肺不能扩展到正常容量，故不能达

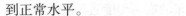

到正常水平。

2.阻塞性低通气

病因、发病机制

通气过程除了需克服胸廓与肺的弹性阻力外，尚需克服非弹性阻力，包括呼吸器官位移时的惰性阻力和气体在呼吸道中流动的阻力，后者即气道阻力，是通气过程主要的非弹性阻力。健康成人气道阻力为 0.1 ~ 0.3 kPa·s/L，呼气时略高于吸气时。平静呼吸时，气道阻力 80% 以上发生于直径大于 2 mm 的支气管和气管，20% 以下发生于直径小于 2 mm 的外周小气道。因小气道总横截面积较大气道的大得多，故阻力较小，其变化早期难以从气道总阻力反映出来。影响气道阻力的因素有气道内径、长度与形态、气道壁表面光滑程度、气流速度与形式，以及气体的密度和黏度等，其中最重要的是气道内径。气道内外压力的改变，管壁痉挛、肿胀或纤维化，渗出物、异物或肿瘤等堵塞管腔，肺组织弹性降低对气道壁牵引力减弱等，均可使气道内径变窄或变形，从而增加气流阻力，导致阻塞性低通气（obstructive hypoven-tilation）。

呼吸道阻塞最常发生于声门以下的气道，但也可发生在声门以上的部位。急性阻塞较慢性阻塞多见。阻塞发生在内径小于 2 mm 的小支气管和细支气管称外周气道阻塞，又称小气道阻塞。较大的呼吸道阻塞可因气道原发性恶性肿瘤、转移癌、气道邻近器官（如食管、纵隔、甲状腺、胸腺等）的恶性肿瘤等引起，也可以是非恶性的原因（如声带麻痹或炎症、气管炎症、气管软化、吸入异物、黏液栓子或血块、肉芽组织、多发性软骨炎、结节病等）。小儿还可因后鼻孔闭锁、扁桃体肿大和增殖腺肥大引起上气道阻塞，以及先天性心脏、血管、气管支气管树结构异常导致气道受压等。阻塞性睡眠呼吸暂停综合征主要也是因为鼻咽部阻塞而引起睡眠时通气障碍的。一般而言，阻塞如发生在胸外，吸气时气流经病灶引起的压力降低，可使气道内压明显低于大气压，跨壁压增加，故可加重气道狭窄，呼气时则因气道内压大于大气压而可使阻塞减轻，故此类患者吸气更为困难，表现为吸气性呼吸困难；气道阻塞若位于胸内，由于吸气时胸内压下降可使阻塞减轻，用力呼气时则可因胸内压升高压迫气道而使阻塞加重，患者表现为呼气性呼吸困难。

小气道阻塞最常见于支气管哮喘、慢性支气管炎、阻塞性肺气肿。内径小于 2 mm 的小支气管壁仅有不规则的软骨片，细支气管则壁薄无软骨支撑，与管周的肺泡结构紧密相连，因此随着呼吸，由于跨壁压的改变，其内径也发生动力学变化。吸气时胸内压降低，肺泡扩张，细支气管受到周围弹性组织的牵拉，其口径可变大、管道可伸长；呼气时小气道缩短变窄。慢性阻塞性肺疾病主要侵犯这些小气道，不仅可使管壁增厚或平滑肌紧张性增高和管壁顺应性降低，而且管腔还可因分泌物潴留而发生狭窄、阻塞；小气道阻力增加还可因气道动力性压缩引起。用力呼气时胸膜腔内压升高到大于气道内压而引起支气管被压缩的现象称动力性压缩（dynamic compression）。呼气时肺泡内压大于大气压，气体流过气道需不断克服气道阻力，因而气道内压从小气道至大气道进行性下降，以致在气道上出现一部位，其气道内压与外压相等，称等压点（equal pressure point）。从等压点到鼻、口腔的气道（下游端），因气道内压小于胸膜腔内压而可能被压缩。然而，正常人因肺泡弹性回缩压大，小气道阻力小，用力呼气到肺容量为 10% ~ 20% 肺活量时，小气道内压仍高于胸膜腔内压，等压点主要位于管壁较硬、有软骨的大气道，其下游端不致被压缩；但肺底部的胸膜腔内压较高，故等压点可能位于小气道而导致动力性压缩，然而对整个肺的通气影响不大。慢性支气管炎、肺气肿时，因细支气管狭窄变形，肺组织因破坏而对细支气管的牵拉扩张作用减弱，所以气道阻力增大，使呼气时气流通过狭窄的气道，压力迅速下降，加上肺泡弹性回缩力减小，使肺泡内压减小，气道内压也随之降低，导致等压点向小气道（肺泡端）移动。结果，在用力呼气肺容量还比较大（如大于 75% 肺活量）时，小气道就已被压缩甚至闭合，成为阻塞性通气障碍的重要原因。上述因素导致患者常发生呼气性呼吸困难。

3. 肺功能变化

阻塞性肺通气不足患者的 TLC、FRC 和 RV 一般都增加，也可不变，VC 和 Vr 可减少，FEV_1 明显减少，更重要的是 FEV_1/FVC 明显减小（不大于 70%），MMFR 减慢。动态流量－容积环检查，在可变性胸外气道阻塞时，主要表现为吸气流速受限而出现吸气平台；在可变性胸内气管分叉以上的气道阻塞时，表现为呼气流速受限而呈现呼气平台；在固定性阻塞时，表现为吸气、呼气流速均受限而呈现吸气与呼气平台。

小气道阻塞时，闭合气量增大，是由于用力呼气时等压点移向小气道，导致小气道过早闭合所致。动态肺顺应性降低，因肺泡排空时间延长，时间常数不一致（图 2-3-1），如某肺区（图 2-3-1A、B 肺区 2）气道受阻，其吸气膨大落后于肺区 1，当后者开始排空时（图 2-3-1C）肺区 2 仍在充气，这样其毗邻的肺单位的气体将排入其中。尽管口腔的气流停止了，肺内气流仍存在，呼吸越快则潮气中进入肺区 2 的量越少，因此参与潮气量交换的肺泡越来越少，出现动态顺应性降低。动态顺应性与相同潮气量时的静态顺应性之比值（Cdyn/Cst）减小，肺气肿时肺泡壁破坏，弹性组织减少，因此静态顺应性增大，但因对支气管牵拉扩张作用减弱了，病变部位支气管常易塌陷，肺单位充气不均，故其动态顺应性是降低的。小气道阻塞时最大呼气流速－容量曲线示最大流速（V_{max}）降低，尤其肺活量为 50%（V_{50}）和 25%（V_{25}）时的流速明显低于正常。

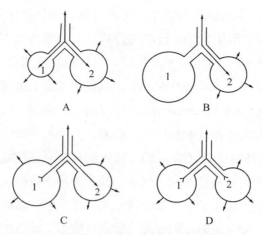

图 2-3-1　肺泡时间常数不同对通气的影响

无论是限制性低通气还是阻塞性低通气，当总的肺泡通气量降低时，必然会引起 CO_2 排出量减少，导致肺泡气二氧化碳分压（$PaCO_2$）增高和氧分压（PaO_2）降低，使流经肺泡毛细血管的血液得不到充分的气体交换，加上机体为克服弹性阻力或气道阻力，呼吸肌做功明显增强，耗氧量和生成二氧化碳随之增多，因此患者将出现 PaO_2 降低和 $PaCO_2$ 升高。

二、感染性肺疾病的病理生理

炎症反应（inflammatory response）主要是机体对损伤或感染的防御反应，一般为局部组织反应，以变质、渗出、增生为基本病理特征。但是，即使是有益的反应也难免有正常组织受损，如果炎症反应失衡或失控，则可导致过度或持续的组织损伤，或因炎症反应本身引起疾病。

目前对炎症的发生发展过程及其机制有了更深入的了解，它涉及复杂的细胞、体液、分子与免疫机制，以及细胞 – 细胞、细胞 – 组织、体液 – 细胞、体液 – 体液相互作用的网络，患有肺炎性疾病时，绝非只有一种炎症细胞或一种炎症介质在起作用。迄今为止，对于感染性肺疾病时炎症反应基本规律的研究多以细菌性尤其是化脓性细菌感染为对象。除了有共同的基本特征外，肺部不同的炎性疾病的病变、病程、结局和特异性均不同，同一疾病在不同的个体也可表现不同。这一方面取决于病原体的特异性、毒力、侵入途径等，也与参与的发病因素不同有关（如主要的反应细胞、产生的细胞因子或趋化因子、表达的受体或黏附分子等）；另一方面受制于机体免疫功能、机体反应性以及个体的基因多态性等。因此，除了对病原体特性、作用及其机制加强认识外，对炎症复杂而精细调节的反应和机制进行研究，从而充分发挥机体的防御作

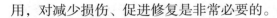

用，对减少损伤、促进修复是非常必要的。

（一）炎症细胞

参与炎症反应的细胞称为炎症细胞（inflammatory cell），它们与消灭入侵病原体有关。不同的呼吸系统炎性疾病中主要的炎症细胞有中性粒细胞（neutrophil，NE）、嗜酸性粒细胞（eosinophil，Eos）、嗜碱性粒细胞（basophil，Baso）、淋巴细胞（lymphocyte，LY）、单核细胞（monocyte，MD）、巨噬细胞（macrophage，Mϕ）、肥大细胞（mast cell，MC）、树突状细胞（dendritic cell，DC）、Langerhans 细胞，此外还有血小板（platelet，PLT）等。

1. 主要的炎症细胞

1）肺巨噬细胞

肺巨噬细胞广泛存在于气道、肺泡腔、肺间质、血管床和胸膜腔内。大多来源于血液中的单核细胞，后者离开血液循环在组织中分化为 Mϕ，一部分在局部增殖。肺巨噬细胞包括肺泡巨噬细胞（alveolar macrophage，AM）、肺间质巨噬细胞（interstitial macrophage，IM）和肺血管内巨噬细胞（pulmonary intravascular macrop-hage，PIM），DC 也是巨噬细胞样细胞。

（1）肺巨噬细胞的功能：正常肺中 AM 占实质细胞的 2% ~ 5%，表达细菌毒素受体、调理素抗体受体、补体片段受体、细胞因子受体、植物血凝素受体和介导结合卡氏肺孢子虫和结核分枝杆菌的受体等，位于清除吸入的病原体及颗粒的第一线；IM 的免疫辅助功能比 AM 强，但吞噬和释放介质的能力比 AM 弱，生理或炎症情况下 IM 可补充 AM，它与基质及间质内成分直接接触，释放的介质和酶可能会引起更大的生物活性或损害；肺血管内巨噬细胞在人体内的量很少，含大量吞噬性溶酶体，它们位于毛细血管后微静脉中，与内皮细胞（endothelial cell，EC）形成细胞间黏附斑，可能有助于其定位于肺，细菌毒素进入肺循环首先由其识别吞噬，并可被激活释放介质而引起损伤。DC 属于抗原提呈细胞（antigen presenting cell，APC）。Mϕ 在呼吸道的防御免疫功能中起着重要作用，肺急、慢性炎症时常可增加。

体内的 Mϕ 一般处于静止状态，当受到病原体或细胞因子等刺激后活化，此时功能明显增强。AM 作为非特异性免疫系统的卫士，吞噬吸入的颗粒特别是经过调理者，借黏液纤毛运走或转运至局部淋巴结；吞噬、杀灭微生物；提呈抗原，辅助T、B 细胞致敏，但作用较弱；可释放花生四烯酸产物、酶类、细胞因子和纤溶酶原活化物抑制剂等。肺内 M 激活是炎性级联反应的一个关键环节，活化的 Mϕ 含更多的线粒体和溶酶体、更强的胞饮和吞噬能力，并可合成与释放脂类介质（如 PGD2、PGF2、LTBa、TXA2）、酶类介质、活性氧、活性氮、细胞因子（如 IL-1、IL-6、

IL-10、IL-12、IL-15、IL-18、TNF-α）和生长因子等；可表达多种受体，如 C5α 受体，Fc 受体，白介素 -1（interleukin-1，IL-1）、IL-2、粒细胞巨噬细胞 – 集落刺激因子（granulocyte-macrophage colony stimulatory factor，GM-CSF）、干扰素（interferon，IFN）等细胞因子的受体，趋化物的受体，基质成分的受体，植物凝集素受体，介导与结核杆菌结合的甘露糖受体，以及细菌成分的受体等，包括对变化或损害了的蛋白质的受体，有利于细胞 – 细胞、细胞 – 微生物、细胞 – 基质间相互作用。肺巨噬细胞杀菌、促凝、吞噬和清除异物与微生物或破坏的细胞、抗原提呈的作用，以及所产蛋白酶、酶抑制物的调节作用，可促进炎症消退与损伤修复。但有的被吞噬的病原有抵抗力，不易被杀死，其继续生存可使 Mφ 呈慢性活化状态，持续损伤周围组织。

此外，Mφ 分泌的多种细胞因子和生长因子（如 TGF、IGF）可促进成纤维细胞增殖、胶原沉着。因此，Mφ 的功能与决定炎症是消退，还是发展为慢性，或者形成病理性瘢痕有关。

（2）巨噬细胞的激活：C-C 家族趋化因子单核细胞趋化蛋白（monocyte chemoattractant protein，MCP）、C5a、纤维蛋白片段、脂类介质、TGF-β、GM-CSF、PDGF 等可诱导单核细胞游走，在炎症灶周围聚集后，在促生长因子作用下向 Mφ 分化，生存期延长。Mφ 的激活过程可分为三个阶段：第一阶段为触发应答阶段，当病原体与 M 表面受体接触后，Mφ 胞内发生生理生化反应，获得增殖、趋化、吞噬的能力；第二阶段为启动兴奋阶段，在淋巴因子作用下获得抗原提呈功能；第三阶段为激活发展阶段，在受脂多糖（lipopolysaccharide，LPS）、IFN 等刺激后充分激活，成为活化的 Mφ。此时不仅有细胞变大、细胞膜皱褶增多和伪足伸出增多等形态的变化，还有代谢加快，各种功能也被上调，如吞噬增强，活性氧、活性氮与细胞因子生成增加，以及表达主要组织相容性复合体 Ⅱ（major histocompatibility complex Ⅱ，MHC Ⅱ）上调，从而增强与 T 细胞相互作用和抗原提呈作用。

2）中性粒细胞

中性粒细胞是急性炎症的主要炎性细胞。与巨噬细胞不同，中性粒细胞很少见于正常肺泡和间质中，而可大量存在于肺血管中。当其流经肺微血管床时，由于毛细血管直径小、血压低、血流速度慢，中性粒细胞几乎停留在其中，需变形并历时 1 秒至数分钟才能通过。在肺急性炎症尤其是由化脓菌引起者，肺间质和（或）肺泡内可有大量中性粒细胞浸润。

（1）中性粒细胞的功能：中性粒细胞具有趋化、游走、吞噬、杀菌的能力，尤其是对化脓菌的杀伤作用是炎性细胞中最强者。与巨噬细胞需活化后才合成与释放活性物不同，巨噬细胞生成并储存多种活性物于其细胞内颗粒中。早幼粒阶段发育的嗜天青颗粒（初级颗粒），功能类似溶酶体，其中含多种杀菌酶，如细菌通透性增加蛋白、防御素、溶菌酶。中幼粒开始生成的特殊颗粒（次级颗粒）主要含中性金属蛋白酶。还有含有酸性水解酶及明胶酶的小颗粒。此外，中性粒细胞也能生成和分泌其他炎性介质。

（2）中性粒细胞的激活：有人提出中性粒细胞的激活需经致敏（priming）和刺激（stimulation）两个步骤。未经致敏的中性粒细胞在趋化物作用下可游走，但不能清除病原体或引起组织受损。当遇到细菌/LPS和低浓度的肿瘤坏死因子（tumor necrosis factor，TNF-α）、IL-1或血小板活化因子（platelet activating factor，PAF）等，被致敏而反应性提高，并获得清除感染源的能力。致敏的中性粒细胞对后继的刺激反应加大，可大量分泌、释放具有损伤性的介质。IL-8、C5a有强刺激分泌的作用，LPS、TNF-α、PAF在高浓度时只有中度刺激分泌作用。据报道M和巨噬细胞在肺内的聚集发生在中性粒细胞聚集之后；在中性粒细胞缺乏的动物C5a不引起M聚集。

趋化移行的吞噬细胞遇到细菌或其他小颗粒，尤其是已被调理者，将其吞噬后与细胞内颗粒或溶酶体融合，形成吞噬溶酶体，并释放颗粒中的酶直接杀伤或抑制吞噬溶酶体中的细菌或消化降解异物；或者在吞噬过程中发生呼吸爆发产生活性氧而杀菌。然而，这些活性物中很多对健康组织也有毒性作用，可导致炎性损伤。

如果被吞噬的颗粒较大，吞噬细胞无法将其包围，或细胞损伤崩解，则颗粒内容物将逸出而损伤邻近正常组织。

3）淋巴细胞

淋巴细胞在肺和气道的炎症及免疫反应中和巨噬细胞、中性粒细胞一样起着重要的作用。它更能识别自我与非我，而且具有抗原特异性，是产生和调节特异性免疫反应的关键。

（1）肺内淋巴细胞组分与功能：正常肺内淋巴细胞（L）根据分布可分为四个组分：上皮表面淋巴细胞（lympho-cytes at the epithelial surface，LES）、支气管相关淋巴样组织（bronchus-associatedlymphoid tissue，BALT）、间质淋巴细胞（interstitial lymphocyte，IL）和血管池淋巴细胞。每个组分淋巴细胞的类别、比例、表型与功能不同，目前对前两者了解较多。支气管肺泡上皮表面的淋巴细胞易在支气管肺泡洗出液（bronchoalveolar lavage fluid，BALF）中收集到，正常值占回收的BALF中细胞的5%~15%，炎症反应时可明显增加，其中约70%为T细胞，$CD4^+$和$CD8^+$比值与血液中者相似，另外还有B细胞和不定量的NK细胞。90%以上的LES的T细胞为已被激活的记忆型。LES可能来自血液循环，在局部增殖并进一步分化，然后再进入间质或淋巴组织，或者死亡。它可能参与监视气道并与上皮细胞相互作用，受刺激后增殖，产生细胞因子及抗体或执行溶细胞作用。但其反应较血中 T 细胞或间质内记忆 T 细胞弱，可能因 AM 所产生的转化生长因子 -β1（transforming growth factor-β1，TGF-β1）、前列腺素 E2（prostaglandin E2，PGE2）以及表面活性物质对其活化增殖有抑制作用。

BALT 为气道上皮下淋巴细胞的集合体，无生发中心，主要含 B 细胞和散在的 T 细胞，后者主要为 CD4$^+$ 辅助性 T 细胞，可能是气道局部对免疫性刺激反应产生抗体的中心。但目前认为正常人不常见或无 BALT 结构，在感染或炎症时由于抗原、感染诱导产生的细胞因子等刺激才出现与增殖。IL 中 90% 以上为记忆 T 细胞，CD4$^+$ 和 CD8$^+$ 比值低于 LES，有大量 NK 细胞。

简言之，肺内 CD4$^+$T 细胞主要辅助 B 细胞产生抗体和 CD8$^+$ 细胞毒性 T 细胞的成熟。Th1 分泌的细胞因子主要有 IL-2、IFN-Y、TNF-α、TNF-β、IL-3、GM-CSF，Th2 分泌的细胞因子主要有 IL-4、IL-5、IL-6、IL-10、IL-13、IL-3、GM-CSF、TNF-α；CD8$^+$T 细胞则介导细胞毒作用或抑制其他免疫反应，分泌细胞因子产生保护性或破坏性免疫反应；B 细胞主要生成抗体，也分泌细胞因子，也可作为记忆 T 细胞的抗原提呈细胞；NK 细胞属天然免疫系统，无须先激活介导其细胞毒性和产细胞因子的功能。

（2）淋巴细胞的活化：T 细胞和 B 细胞的活化需特异抗原信号，肺内 T 细胞的抗原受体绝大多数为 α、β 链异二聚体。在一定的淋巴细胞克隆有精细的特异抗原受体，识别表达于 APC 表面并与 MHC 结合成复合物的抗原，此即 T 细胞活化的第一信号。在 APC 及 T 细胞表面黏附分子所提供的协同刺激信号即第二信号参与下，激活 T 细胞并增殖分化成效应细胞。B 细胞受体识别抗原不需 APC 对抗原处理加工，也无 MHC 限制性，它不仅能识别蛋白质抗原，还能识别肽、核酸、多糖、脂类和小分子化合物。B 细胞被胸腺依赖性抗原活化也需要两个信号，第一信号包括 B 细胞受体识别抗原产生的信号和 B 细胞表面 CD19、CD21、CD81、Leu13 形成的 B 细胞共受体的作用，并需要 Th 细胞的辅助；第二信号由多个黏附分子对相互作用所提供。B 细胞活化产生抗体，T 细胞活化或可产生细胞毒性 T 细胞，或产生细胞因子活化其他细胞，或引起纤维化，

参与变应性反应、迟发超敏反应和肉芽肿性反应。淋巴细胞活化和产细胞因子需要巨噬细胞提呈抗原；M 的杀菌功能以及释放花生四烯酸（arachidonic acid, AA）和氧化代谢物又受活化的 T 细胞所产的细胞因子的影响，其吞噬作用在 B 细胞产生的调理性免疫球蛋白作用下明显增强。所以，淋巴细胞与巨噬细胞的作用有着相互依赖性。

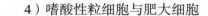

4）嗜酸性粒细胞与肥大细胞

嗜酸性粒细胞来源于骨髓 CD34$^+$ 干细胞，GM-CSF、IL-3、IL-5 诱导其在骨髓中增殖分化成熟，并可使其活化，循环中的 Eos 无分裂增殖能力。IL-5 促使其从骨髓中释放。生理情况下 Eos 可在呼吸道黏膜下层结缔组织定居，过敏性炎症时增多。细胞膜表面表达多种免疫球蛋白受体、补体片段受体、细胞因子和趋化因子受体、黏附分子。C5a、脂类介质、多种 C-C 家族的趋化因子（如 MIP-1β、RANTES、MCP-3、eotaxin 等，其中 eotaxin 对 Eos 有选择性）和 CXC 家族的 IL-8，以及多种细胞因子（多数是产自 Th2）都有趋化 Eos 的作用。Eos 可被多种细胞因子活化，其 Ig 受体和补体受体对调理化的微生物特异反应或其 sIgA 受体与 sIgA 结合也可使之活化。活化的 Eos 可出现脱颗粒，释出其中含有的颗粒蛋白，具有相当强的细胞毒作用，主要有主要碱性蛋白（major basic Protein，MBP）、嗜酸性细胞过氧化酶、嗜酸性粒细胞阳离子蛋白和嗜酸性粒细胞源性神经毒素。MBP 不仅可直接损伤上皮细胞，还可激活 Baso、MC、NE 和 PLT，可能也可阻断 M2 胆碱能受体而加重气道高反应性。此外，活化的 Eos 还可生成释放多种介质，如 LTC、活性氧、IL-3、IL-4、IL-5、IL-6、IL-8、GM-CSF、TNF-α、TGF-β1、PDGF、VEDF 和 MIP-1、RANTES 等。

肺内有丰富的肥大细胞（MC），主要分布在小血管和淋巴管附近、黏膜上皮细胞下，肺周边部、支气管壁深部、小气道、肺泡间隔内也可有。MC 来源于多功能造血干细胞，在结缔组织或黏膜进一步分化成熟，有不同亚群。Th2 产生的 IL-3、IL-4、IL-9 促其增殖。它不仅在速发型变态反应中起重要作用，也参与后期炎症反应（late phase reaction）。其活化机制研究最充分的是 IgE 和抗原介导的活化，活化后不同时期可释放不同介质，最早释放组胺，随后可释放白三烯（leukotriene，LTs）和 PGD2、PAF 等。还可分泌 IL-3、IL-4、IL-5、IL-6、IL-8、IL-10、IL-12、IL-13、TNF-α、IFN-γ、MIP-1α、bFGF、VEGF、TGF-β 等，其中有的在后期炎症反应及慢性过敏性炎症中很重要，在纤维化发病中也有重要作用。MC 的颗粒中含有蛋白酶（糜蛋白酶、类胰蛋白酶）、羧肽酶等，还有组胺、肝素、硫酸软骨素等。3a、C5a、MBP 或 P 物质也可触发其脱颗粒。

2. 炎症细胞的游出

炎症细胞除部分在炎症区增殖外，大多需从血液补充。炎症细胞的游出募集是一个复杂的现象，它需要趋化物的作用，吸引炎症细胞沿化学刺激梯度向炎症区方向移动，是涉及细胞 – 细胞、细胞 – 基质相互作用及体液因子和黏附分子参与的过程。

1）黏附分子表达

白细胞从血管内移出并进入组织向炎症区聚集以及对靶细胞发挥作用，是白细胞与血管内皮细胞、基质成分、其他靶细胞相互作用的过程，黏附分子（adhesion molecule）的表达及其作为受体与配体的互相作用是此过程的重要环节。目前已知表面黏附分子按结构特征主要分为五类：整合素家族、免疫球蛋白超家族、选择素家族、钙黏附素、黏蛋白样家族。此外，CD44为尚未归类者。前三者在炎症反应中最为重要。细胞在静息情况下不表达或只少量表达黏附分子，激活时才大量表达。一种细胞可表达不同的黏附分子，同一种黏附分子可表达于不同的细胞。

选择素为凝集素样细胞黏附分子，其配体是位于细胞膜上的sLe及其相关的寡糖、磷酸化的单糖和多糖、硫酸化的多糖，高度选择性介导细胞–细胞黏附。其中P-选择素储存于EC的Weibel Palde小体中，细胞激活时转位到质膜上。整合素家族的基本结构为α、β两个亚单位的异二聚体，已知8种α亚单位和14种β亚单位，β1亚族主要介导细胞–基质间黏附，也介导细胞间黏附；β2亚族主要介导PMN和M的黏附。β亚单位的细胞质内结构域可与肌动蛋白骨架直接作用，从而形成由配体–整合素–细胞骨架跨膜系统构成的局部黏附装置。整合素家族的配体多数具有精氨酸–甘氨酸–天冬氨酸三肽链结构，细胞外基质也多含此序列。有些病毒结构中也有此序列，所以整合素家族中有的成员可能是某些病毒借以入侵的中介。免疫球蛋白超家族是一类与免疫球蛋白结构相似的跨膜物质，主要表达于血管EC、免疫系统和神经系统，多数介导Ca^{2+}非依赖性同种细胞和异种细胞间的黏附反应。

2）白细胞游出过程

炎症细胞在炎症区募集是一个复杂的现象，一般将此过程分为四个阶段：滚动、触发、紧密黏附和穿出血管游走。炎症初期在炎性介质等作用下，局部微血管扩张，血流变慢，白细胞着边。此阶段由选择素介导，EC含有P-选择素的Weibel-Palade小体移至质膜，与白细胞表面的寡糖配体结合而捕获之。白细胞表面的L-选择素表达增加与EC的sLex相互作用。由于P-选择素表达时间短暂，以及L选择素的细胞外部分在白细胞活化后很快会脱落，因此白细胞不是牢固黏着于内皮细胞，而是呈滚动状态。M、TL还可借VLA.和VCAM-1的疏松地黏附而滚动。但是与体循环中PMN附壁移动发生于微静脉者不同，在肺循环是在毛细血管中进行的，由于PMN的直径大于大多节段的毛细血管，须变形才能通过，正常就与EC紧贴，因此目前有人认为在肺微循环中初期无滚动阶段，其附壁不一定依赖选择素介导。在C5a、LPS等影响下其变形能力降低，就更容易被扣押在肺毛细血管中。随后在趋化物作用下EC表达E-选择素也增加，与PMN或TL、M等结合而初步黏附，在细胞因子和趋化因子触发下，PMN、TL、M的细胞膜上整合素受体LFA-1、Mac-1表达增加，EC表达其配体ICAM-1也增加，整合素与细胞内骨架蛋白结合使后者构象发生变化，从而使白细胞牢固黏附。白细胞也由球形转为阿米巴样活动的细胞，顺趋化物梯度移行，在整合素的亲和力衰减情况下及 PE-CAM-1 同型黏附分子相互作用下，白细胞可穿过 EC 间连接。同时还可释放蛋白酶，水解基膜而游出血管至细胞外基质。虽然 CD11、CD18 整合素在白细胞黏附游出中起很重要的作用，但还存在非 CD11、CD18 依赖性游出途径。

（二）炎症介质

炎症介质（inflammatory mediator）是机体受到损伤性刺激时参与炎症反应的活性物，主要作用于炎症细胞，有的还具有血管活性作用，或作用于肝细胞生成急性期反应蛋白，或作用于造血细胞引起白细胞生成释放，或作用于下丘脑引起发热，出现炎症的局部反应与全身反应。有的炎症介质可直接损伤、破坏组织细胞。炎症介质按其作用有促炎介质（proinflammatory mediator）与抑炎介质（anti-in-flammatory mediator）两大类。正常机体内，促炎介质和抑炎介质处于动态平衡状态，其变化适量时对机体有利，过多时两者均可对机体不利，甚至可引起全身性炎性反应综合征（systemic inflammatory response syndrome，SIRS）导致失控性炎症，或引起代偿性抗炎反应综合征（compensatory anti-inflammatory response syndrome，CARS）而导致免疫功能低下。现已发现有的介质兼有抑炎和促炎作用。

促炎介质根据其来源及化学性质可分为血浆源性的促炎介质和细胞源性的促炎介质，前者包括补体、凝血、纤维蛋白溶解（简称纤溶）、激肽等系统激活的产物，后者包括生物胺类、蛋白质/肽类、脂类介质、活性氧和 NO 等。

1. 血浆源性促炎介质

血浆源性促炎介质主要有补体系统活化过程产生的 C3a、C4a、C5a（称为过敏毒素），可激发相应细胞脱颗粒、释放组胺等介质，增加血管通透性，或刺激平滑肌收缩。C5a 还对 NE 有强趋化作用。C3b、C4b、iC3b 是重要的调理素。攻膜复合体 C5b ~ 9 可直接损伤细胞。凝血酶可刺激细胞因子表达、调节 EC 收缩与通透性、促炎性细胞趋化聚集。纤溶生成的纤维蛋白肽、纤维蛋白降解产物（fibrin degradation product，FDP）有血管活性或增加血管通透性及趋化作用。激肽系统激活生成的激肽类有舒张血管、增加血管通透性、促进 NE 游出的作用。凝血、纤溶、补体、激肽系统间又有相互激活作用，可进一步放大炎症反应。

2. 细胞源性促炎介质

细胞源性促炎介质包括生物胺类、蛋白质/肽类、脂类介质、活性氧和 NO 等。Mϕ、NE、Eos、Baso、MC、TL、DC 和 PLT 等炎症细胞以及 EC、上皮细胞（epithelial cell，Ep）、成纤维细胞（fibroblast，F）、平滑肌细胞都能合成并释放炎症介质。

1）生物胺类

在人类的炎症反应中最重要的胺类介质是组胺，它是速发型超敏反应的重要介质。主要储存在 MC 和 Baso 的颗粒中，致炎因子引起脱颗粒时从中释放出来。

组胺主要有血管活性和影响血管通透性以及收缩支气管平滑肌的作用，近年发现还有调节细胞因子网络、参与细胞增殖、促进组织生长修复、调节免疫应答，以及经 H2 受体抑制炎症的作用。组胺的促炎作用有自限性，它释放后可经 H2 受体反馈性抑制 MC 和 Baso 释放组胺，以及经 H3 受体抑制组胺的生成和释放。

2）脂类

（1）花生四烯酸代谢产物

①环加氧酶作用产物：花生四烯酸（AA）经环加氧酶（COX）作用生成前列腺素类（PGs）、血栓素类（TXs）和前列环素（PGI2），其中 PGE2 和 PGI2 有扩血管和升高微血管通透性的作用，PGE2 还有致热作用。TXA2 是一个强血管收缩剂，并可增高血管通透性。肺内多类细胞都能合成 PGs。LPS 刺激 M 中后可诱导 COX-2 表达，产生 PGE2、TXA2，促进 PMN 聚集和微血管收缩，可成为引起肺动脉高压和肺水肿的因素。

②脂加氧酶作用产物：AA 在 5- 脂加氧酶催化下生成的 LTB4 对 PMN 有极强的趋化、激活和致脱颗粒作用；生成的 LTC1、LTD，有强缩血管和支气管以及增加微血管通透性的作用；LTs 和脂加氧酶作用生成的羟花生四烯酸（HETE）也可引起 Eos 浸润。肺内各种细胞都能合成 LTs。

（2）血小板活化因子：血小板活化因子（PAF）主要来自 PMN、Mϕ、P1 和 EC，是由 PLA2 裂解醚连磷脂产生的溶血 PAF 乙酰化而生成的。PAF 能增加 EC 的 Ca^{2+}；而改变细胞内骨架蛋白排列，使 EC 间出现裂隙而增高血管通透性；能激活血小板，趋化激活 PMN 和 Eos，促使释放更多介质；也可刺激 M 中分泌 IL-1 和 TNF。

3）蛋白质 / 肽类

这一类炎症介质中最重要的是细胞因子和蛋白酶类。

（1）促炎细胞因子：细胞因子（cytokine）是由多种细胞产生的具有广泛生物活性的小分子多肽或蛋白，具有多向性细胞调节作用，主要介导和调节免疫应答和炎症反应，促进细胞增殖，参与组织修复，刺激造血功能等。一种细胞可分泌多种细胞因子，而一种细胞因子又可由多种细胞产生，每一种细胞因子可有多种生物效应，主要以自分泌和旁分泌方式发挥作用。疾病时其作用可呈两面性，既可以有利于机体抵御疾病，又可以促进疾病的发生发展。细胞因子介导的信号转导机制包括 Ras-Raf-MAPK、

JAK、PI3K、NF-KB、AP-1、GATA 和 cAMP 依赖的途径等。众多细胞因子间可相互诱生、相互调节分泌、相互调控受体表达，其生物效应也相互影响，可协同、叠加，或起拮抗作用，因此形成了复杂的细胞因子网络。重要的促炎细胞因子如下。

①趋化因子：炎症反应过程中有许多物质对不同类型的白细胞有强化学趋化作用，称为趋化物（chemoattractant），它们可以是细菌的成分、补体、凝血纤溶的中间产物、脂质代谢产物、细胞因子和生长因子等。其中有一系列结构类似、分子量小于 10 kDa、具有强趋化功能的细胞因子，统称为趋化因子（chemo-kine），它还具有影响血管新生的作用。目前已发现的趋化因子有 40 多种，根据其分子 N 端半胱氨酸残基的位置可分为 CXC、C-C、C、CXgC 四个亚族。CXC 趋化因子根据含谷氨酸 – 亮氨酸 – 精氨酸与否分为 ELR+、ELR– 两类，前一类如 IL-8、生长调节癌基因（growth-regulated oncogene，GRO）、上皮中性粒细胞活化蛋白（epithelial neutrophil-activating protein，ENA-78），后一类如 γ- 干扰素诱导蛋白 -10（γ-IFN inducible protein-10）、血小板因子 -4（PF4）。不同的趋化因子主要趋化对象可能不同，这与不同的炎性疾病或炎症不同时期主要募集的炎性细胞不同有关。

肺内多种细胞可产生趋化因子，包括 PMN、AM、M、L、MC、Eos、EC、Ep、F 和 P1。病毒或细菌产物、IL-1、TNF-α、IFN、C5a、LTBa 等都可促趋化因子生成。目前认为 IL-8 是 NE 趋化与激活的最重要的趋化因子，它可以是病因（如 LPS）直接作用于 M/M 中生成的，EC、Ep 和 F 也可表达；也可由 IL-1、TNF-α 或 ConA 诱导产生，它不被血清灭活，所以在炎症区可持续作用。不仅在肺急性炎性疾病时，而且在囊性纤维化、支气管扩张、慢性支气管炎和肺气肿时，IL-8 都是使 NE 募集的主要介质。

②早期反应细胞因子：TNF-α 和 IL-1β 主要由单个核细胞产生，NE、Ep、F 也可生成。因为在炎症早期出现，由其刺激其他细胞生成更多的细胞因子，引起级联反应，故称为早期反应细胞因子。适当浓度的早期反应细胞因子有调节细胞识别、募集、移动功能和组织修复的作用，大量或全身释放则具有毒性，可引起多器官损伤。

肿瘤坏死因子 -α：正常 Mφ 内含有少量 TNF-α 及其 mRNA，受 LPS 或病毒作用可很快合成和释放。EC、PMN 也可合成 TNF-α，活化的 TL 可合成 TNF-β。TNF-α 的生物效应可能有：A. 引起 EC 内肌动蛋白丝重新排列，细胞间重叠增加，间隙增宽，直接增加肺血管内皮细胞的通透性；持续作用可使 FN 丢失；可直接杀伤 EC，破坏其完整性，影响 EC 细胞间及其与基膜间"锚连"作用，因此可增加肺泡 – 毛细血管膜通透性。B. 增强 EC 表达组织因子（tissue factor，TF）；抑制组织型纤溶酶原激活物（tissue plasminogen activator，tPA）的释放；诱导纤溶酶原激活物抑制物（plasminogen activator inhibitor, PAI）的分泌，从而抑制纤溶反应；下调血管 EC 血栓调节蛋白的表达，后者是凝血酶活化蛋白 C 的辅因子，而蛋白 C 具有抗凝血作用，因此 TNF-α 可促进凝血。C. 诱导 EC 产生 IL-1、IL-8 和 PAF，以及增加其黏附分子的表达。D. 降低 PMN 的膜流动性，致敏 PMN 引发其对激活因子反应，增加 PMN 黏附分子的表达，增强其趋化吞噬能力，以及刺激其脱颗粒与释放炎症介质和活性氧。E. 激活 M/Mφ，增强其吞噬功能与细胞毒作用；促进其合成 IL-1、IL-8、IL-6 和 PGE2 等。F. 激活 PLA2 作用于膜磷脂生成 AA，可代谢生成 TX、PGs、LTs 等介质，进一步放大炎症反应。G. 致热，促急性期蛋白合成。H. 静脉注射 TNF 可引起血中白细胞减少、低血压休克、DIC、代谢性酸中毒、多器官功能障碍等。

白介素 -1β：IL-1β 主要是 Mφ 对细菌产生反应或因吞噬其他颗粒反应而分泌的，在其影响下 EC 和 F 也可产生。IL-β 有很多类似 TNF-α 的作用，但无直接的细胞毒作用。它还具有如下作用：A. 促使骨髓释放 NE 至血液循环；B. 促使 MC 和 Baso 脱颗粒，释放组胺等介质；C. 趋化 L，促进增殖，促使 B 细胞生成抗体、T 细胞产生淋巴因子；D. 诱导血管新生和纤维化，局部持续分泌可成为肉芽肿形成的重要因素。

③白介素 -6：IL-6 主要由 M/Mφ、L、F 和 EC 产生，常与 TNF-α 和 IL-1β 重叠或协同作用，如促进 T 细胞、B 细胞增殖分化，诱导急性反应期蛋白和致热；它还可诱导干细胞进入细胞周期，与 L-3 协同刺激造血；近年有人提出 IL-6 既有促炎特性，也有抑炎特性。

④粒细胞巨噬细胞集落刺激因子：GM-CSF 主要由活化的 T 细胞与 Mφ、F 和 EC 产生。其主要作用：A. 刺激粒细胞和 M 的前体生长，增强其吞噬、杀菌、抗寄生虫作用；B. 上调黏附分子的表达；C. 促进 PMN、Mφ 释放细胞因子；D. 抑制 PMN 游走，使其停留于炎症区，抑制吞噬细胞凋亡，延长其在炎症区的寿命。

⑤白介素 -2：IL-2 主要由 Th1 产生，是 L 的生长因子，也可增强 M/Mφ 的细胞毒活性；IL-2 量较大时可损伤 EC。

⑥白介素 -3：IL-3 主要由 Th1 和 Th2 产生，是多种造血细胞系前体和 MC 的生长因子，可调节成熟的 M 和 Eos 的功能。

⑦白介素 -4 与白介素 -5：IL-4 与 IL-5 由 Th2 细胞和 MC 分泌，是 B 细胞、T 细胞生长与分化因子，影响多种细胞而调节变态反应。IL-4 可诱导 MHCI Ⅱ 表达，刺激 F 产生 I、Ⅲ型胶原和 FN。IL-5 可趋化 Eos，支持其生长和分化，阻止其凋亡而延长其在组织中存活的时间；可促使 Baso 释放组胺和 LTs；还可调节 TH2 的功能及其生成 IL-13，抑制 Eos 表达趋化因子 CXCR4 受体。

⑧干扰素 -γ：IFN-γ 主要由 Th1 生成，可增加 AM 表达 Fc 受体，增强吞噬能力；

增强 EC 与 L 黏附；诱导 M 中和 EC 表达 MHC Ⅱ分子；抑制成纤维细胞产胶原和 FN，减少Ⅰ、Ⅲ型前胶原 mRNA 表达；抑制 Th2 细胞生长。慢性肺部炎症时细胞因子呈序贯性表达：早期 TNF-α、TNF-β 和 IL-1α、IL-1β 增加，活化其他细胞；随后趋化因子如 MCP-1、MIP-1α、MIP-1β 增加；然后 IFN、CSF、FGF、TGF 增加，有促进细胞生长分化的作用；后期血小板源性生长因子（platelet-derived growth factor，PDGF）、TGF 等增加则在组织重塑中起作用。

（2）蛋白酶类：炎症细胞聚集和激活可释放各种蛋白酶，有利于溶菌、杀菌和水解清除已破坏或衰老的细胞组分，以及调节组织修复。但是，有些蛋白酶大量释放与抗蛋白酶（如 a1- 抗胰蛋白酶）失去平衡时，将造成组织损伤，尤其对血管基膜、EC 和基质成分。与肺炎性疾病关系密切的蛋白酶如下。

①中性粒细胞弹性蛋白酶是 NE 嗜天青颗粒中主要的蛋白酶，M、MC、Baso 等细胞中也有。能降解弹性蛋白、Ⅰ～Ⅳ型胶原蛋白、FN、LN、蛋白聚糖、免疫球蛋白、多种凝血因子、C3a、C5a 等；还可活化胶原酶、明胶酶。

②组织蛋白酶 G 存在于 NE、M 和 Eos 等细胞中。其作用与弹性蛋白酶类似。

③蛋白酶 -3 存在于 NE 嗜天青颗粒中。能降解Ⅳ型胶原蛋白、FN、LN；有强抑制细菌和真菌的作用。

④髓过氧化物酶存在于嗜天青颗粒中，由 NE 脱颗粒释放；O₂ 与 Cl₂、H₂O₂ 在髓过氧化物酶（myeloperoxidase，MPO）作用下形成次氯酸（HCLD），后者为强氧化剂，可破坏组织细胞成分。

⑤NE、M 中、F 和 Eso 等细胞都含胶原酶，以酶原形式释放，活化后可降解Ⅰ、Ⅱ、Ⅲ、Ⅶ、Ⅹ型胶原和明胶、蛋白多糖。

⑥明胶酶存在于 NE、M 中、F 等细胞中，可降解Ⅳ、Ⅴ、Ⅶ、Ⅹ、Ⅺ型胶原、FN、蛋白多糖、明胶和弹性蛋白。

⑦基质溶素（stromelysin）和胶原酶、明胶酶都属于基质金属蛋白酶（matrix metalloprotease，MMP）家族，它是由成纤维细胞和角化细胞表达的。可降解 FN、LN、蛋白多糖、弹性蛋白、胶原和明胶。

⑧嗜酸性粒细胞过氧化物酶存在于嗜酸性粒细胞颗粒中，与 H₂O₂ 和卤族元素协同具有杀伤某些细菌、真菌、病毒和寄生虫的作用。

（3）其他非酶性蛋白：NE 和 Eos 释放的阳离子蛋白（碱性蛋白）能使 MC 脱颗粒释放组胺，增高血管通透性，吸引白细胞向炎症区集中，还可损伤肺泡上皮细胞。阴离子蛋白也能刺激 MC 释放组胺和增加血管通透性。

4）活性氧与活性氮

（1）活性氧：超氧阴离子（D_2^-）、过氧化氢（H_2O_2）、羟自由基（OH^-）、单线态氧（$^1O_2$）等都属于活性氧（reactive oxygen species，ROS），后三者可以说都来自 O_2。ROS 的来源有：线粒体中氧单价还原；黄嘌呤氧化酶催化黄嘌呤与次黄嘌呤氧化的反应；NADPH 氧化酶催化的反应；儿茶酚胺自氧化；脂氧合酶催化的反应等。吞噬细胞激活时以细胞膜上 NADPH 氧化酶催化的反应为 O 主要生成途径。但其产生最多和最强的氧化剂为 $HOCl/OCl^-$，可使蛋白质芳香族氨基酸氯化，生成氯化酪氨酸。

活性氧中间物可氧化蛋白质、酶；改变肌动蛋白与调节蛋白的氧化还原状态，使肌动蛋白多聚，影响细胞骨架；可氧化膜脂质、DNA 碱基和细胞外基质成分；可诱导细胞凋亡或死亡；H_2O_2 和 O_2^- 还可作为第二信使介导白细胞趋化，并经活化 NF-κB 介导的整合素基因转录，诱导白细胞黏附，激活白细胞释放介质；活性氧还可作用于 a1- 蛋白酶抑制物，或可增加细胞内 PLA2 活性，催化 AA 生成，并可作用于血浆成分或 AA 等生成强趋化物，放大炎症细胞的损伤作用。ROS 还可引起脂质过氧化反应，形成新的脂质过氧化物或脂质自由基和丙二醛，引起更大的损害。

（2）活性氮：炎症反应部位有一氧化氮（NO）增加，肺内多种细胞可合成 NO。NO 在炎症反应中的作用有相反的报道。近年来有人提出 NO 可生成活性氮（reactive nitrogenspecies，RNS），包括过氧化亚硝酸盐（$ONOO^-$）、$ONOO^-$*（* 表示高能态）、ONOOH、ONOOH*、$NO_2 \cdot$ 等引起损伤，目前研究较多的是 $ONOO^-$。PMN、AM 活化可产生大量 $ONOO^-$；炎症组织的蛋白中可测得 3- 硝基酪氨酸，常与 iN-OS 诱导表达及 NO 产生增加相关联。由于 NO 本身不能使酪氨酸硝基化，所以人们认为是更活泼的 $NO_2 \cdot$ 和 $ONOO^-$ 的作用。

$ONOO^-$ 能跨膜弥散，具有强氧化和硝基化作用，可介导巯基和蛋氨酸氧化、酪氨酸硝基化生成 3- 硝基酪氨酸。虽然炎性疾病时有 3- 硝基酪氨酸、3,3'- 酪氨酸二聚体形成，但其与组织损伤的直接关系很少报道。其后果可能有：使酶蛋白丧失功能；抑制酪氨酸磷酸化而影响信号转导途径，如受体酪氨酸激酶途径；损伤细胞骨架蛋白如肌动蛋白、神经细丝；氧化膜脂，以及使核酸戊糖脱氢裂解，诱导凋亡；使表面活性物质蛋白（surfactant protein，SP）的酪氨酸硝基化，失去其降低表面张力和促进吞噬杀菌的作用等。

3. 抑炎介质

不同的促炎介质在体内大多有相应的物质清除或拮抗抑制，抑炎介质可以是促炎物相应的抑制物（如 a- 抗胰蛋白酶、C1INH、过敏毒素灭活物、纤溶酶抑制物、抗氧化剂）或代谢酶（如组胺酶、激肽酶、15- 羟 PG 脱氢酶）；内源性皮质醇、急性期反应蛋白（如 LPS 结合蛋白）；细胞因子等。近年研究较多的是抑炎细胞因子。

1）抑炎细胞因子及相关物质

IL-4、IL-10、IL-11、IL-13 是主要的抑炎细胞因子，在人类以 IL-10 最为重要。

（1）白细胞介素 -10：IL-10 主要由 Th2 和 M/Mφ 产生，肺上皮细胞也可生成。IL-10 可增加抑制性 κB-α（IκB-α）表达，抑制 NF-κB 的核移位，从而抑制 M/Mφ、NE、NK 细胞产 TNF-α、IL-1α、IL-1β、IL-8、MIP、CSF 等细胞因子；减少 MHCI Ⅱ 表达；可抑制 Th1 产 IL-2、IL-3、IFN-Y、TNF-β；使 IL-8、MIP、CSF 的 mRNA 不稳定；增加 IL-1α、IL-1β、TNF-α 的 mRNA 降解，在转录与转录后水平影响促炎细胞因子的水平；它还可促进 M 产 IL-1 受体拮抗物（interleukin-1 receptor antagonist，IL-1Ra）；抑制 Mφ 产 ROS、MMP 和抑制 iNOS 产生，增加组织金属蛋白酶抑制物（tissue inhibitor of metalloprotease，TIMP）；抑制识别 LPS 的 CD1 表达；抑制 TNF 受体（TNF-R）表达及促使其从细胞表面脱下。此外，它还可下调 EC 的黏附蛋白表达，有促进 PMN 凋亡，抑制血小板聚集、黏附、释放，促进 tPA 释放，以及增加纤溶酶和抗凝血酶等作用。

（2）白细胞介素 -4：IL-4 主由 Th2 细胞产生，有抑制 M、Mφ 产 TNF、IL-1、IL-6、IL-8，抑制 Mφ NF-kB 转位，以及抑制 Ⅱ 型 IL-1 受体表达的作用；但也抑制抗炎介质 PGE2、IL-10 分泌。

（3）白细胞介素 -13：IL-13 主由 Th2 细胞分泌；可抑制 M、Mφ 合成促炎因子，抑制 IL-6、IL-8 和 TNF-α 等 mRNA 的表达，促进 M 中产 IL-1Rα，抑制 M 表达 CD14 等；但是，IL-13 可增高支气管对致痉物的反应性，增加黏液分泌阻塞气道，参与诱导 Eos 募集、活化脱颗粒过程。

（4）白细胞介素 -6：近年有人提出 IL-6 既有促炎特性，也有抑炎特性，根据对 IL-6 基因敲除的小鼠进行研究，显示 IL-6 主要具有抑炎作用。其抑炎作用有：诱导急性期反应蛋白的生成；下调 IL-1 和 TNF 合成，抑制 GM-CSF、IFN-γ、MIP-2 生成，但不影响 IL-10、TGF-β 的合成；诱导合成糖皮质激素；促 IL-1Ra 合成与可溶性 TNF 受体（soluble TNF receptor，sTNF-γ）释放；调节成纤维细胞增殖和胶原产生等。

（5）其他：IL-lRa 由 M、Mφ 生成，因竞争性拮抗 IL-1 而起抑炎作用。与细胞因子有关的内源性抗炎介质还有 sTNF-α、IL-1 拮抗物、sIL-1R、sTNF-γ，它们与 TNF 或 IL-1 结合而阻止其作用于细胞。此外，TGF-β 也可抑制 TNF、IL-1 的作用。

2）皮质醇

皮质醇可诱导生成巨皮素，抑制 PLA2 而减少 TX、PG、LT 的生成；可刺激 IrB 家族合成，与 NF-κB 结合使之失活，阻止细胞因子的基因转录；还可诱导人凋亡抑

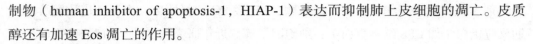

制物（human inhibitor of apoptosis-1，HIAP-1）表达而抑制肺上皮细胞的凋亡。皮质醇还有加速 Eos 凋亡的作用。

3）一氧化氮

NO 可形成活性氮，成为损伤细胞的原因。然而，也有发现 NO 可减弱 NF-κB 的 DNA 结合活性，阻断 NF-κB 调节细胞因子基因转录的作用，从而下调巨噬细胞产生 IL-1、IL-6、IL-8、TNF-α 等；可干扰 CD11、CD18 作用；抑制血小板聚集；因此，NO 被认为具有抗炎作用。

4. NF-κB 与炎症介质

NF-κB 是很多炎症介质表达的关键的转录因子，其活化和调节受复杂的信号级联反应调控，它又与其他转录因子相互作用而使转录具有选择性。NF-κB 是由两个 Rel 家族蛋白构成的二聚体 Pso/Pss，或称 NF-κB1/RelA。在静息细胞，它们在细胞质中与 IkB-α 结合而无活性。细胞受刺激后，IkB-α 被磷酸化、多泛素化而降解，暴露 NF-κB 的核定位肽序列（nuclear localization sequence，NLS），使其可转入核内与靶基因 DNA 接触，其亚基 RelA 上有激活转录的作用区，启动基因转录及炎性介质表达与合成。NF-κB 诱导激酶（NIK）可激活 IkB 激酶（IKK）而促进 IkB-α 磷酸化。相反，NF-κB 在核内也可与 IkB-α 启动子上位点结合而上调 IkB-amRNA，合成新的 IkB-α，终止上述反应，下调细胞内信号级联反应，起负反馈作用。

由 NF-κB 调控的参与炎症反应的因子有：IL-8、MIP-1、MCP、GRO；TNF-a、TNF-β、IL-1β、IL-2、GM-CSF、G-CSF、IFN-β；ICAM-1、VCAM-1、E- 选择素；NOS、环氧合酶（COX-2）、PLA2、组织因子（TF）；NF-κB 前体 P105、前体 P100 和 IkB-α 等。NF-κB 还调节与细胞死亡有关的基因表达，还可活化 Mφ 发生的组织因子依赖性凝血活性、增加 PAI、减少 PA。有些抑炎因子如 IL-10、IL-13、糖皮质激素则可上调 AM 表达 IkB-α、抑制 IKK 活性、防止 IkB-α 降解，从而抑制 NF-κB 活化，发挥抑炎作用。抗氧化剂也可抑制 NF-κB 活化，从而减少促炎介质。虽然 NF-κB 在炎症发展中起着很重要的作用，由于炎症有关基因启动子是复杂的启动子序列，包含很多不同的反应序列元件，现已知 NF-κB 是与相邻的启动子结合转录因子协同作用，加上其他非 DNA 结合的核辅助活化物，才驱动炎症基因表达的。

（三）损伤修复

炎症反应过程随着损伤的发生，修复也立即开始，受损坏死细胞、组织碎片等被处理、清除后，由损伤部位周围的健康细胞增殖修复。由同种细胞再生修复则肺可完全康复，如由纤维结缔组织增生则将形成纤维性修复，甚至纤维化。除 I 型肺泡上皮细胞为终末细胞外，肺内多数细胞属于扩展型细胞群，损伤和刺激可使其进入细胞周

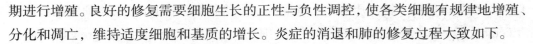

期进行增殖。良好的修复需要细胞生长的正性与负性调控，使各类细胞有规律地增殖、分化和凋亡，维持适度细胞和基质的增长。炎症的消退和肺的修复过程大致如下。

1. 减少促炎介质及减弱其作用

严格控制最终停止产生与分泌细胞毒性物质及促炎介质，对限制损伤和促进炎症消退具有重要意义，在体内如何调控尚未阐明，可能的影响因素有：①致病刺激物被消除。②寿命短的已分化细胞如 PMN 经凋亡而失去分泌能力，以及产介质的其他细胞死亡或被移除。③受体下调，如高浓度介质可下调受体使炎症细胞脱敏。④炎症细胞内部能量供应耗竭而终止分泌。已有的促炎介质可通过不同途径清除，如 TXA2、NO 本身不稳定易失活，C5a、PAF、PGs、LTs 等则由酶分解，抗氧化酶基因表达增加、活性增高促进活性氧的清除。炎性水肿稀释、降低局部浓度，减少靶细胞上受体，生成抑制剂、拮抗剂如 IL-1Ra 等，均可减弱促炎介质的作用。

2. 终止游出及清除血管外的炎症细胞

静脉注射放射性标记的 NE 实验显示，PMN 很早就停止游出至炎症区；实验性链球菌肺炎也观察到 NE 在 24 h 时已停止游出；有人给急性大叶性肺炎患者入院时静脉注射标记的 NE 也不能证明其由血液入肺组织。这种早期游出停止是急性炎症的早期消退征象。阻止炎症细胞游走的调控因素尚不太明了，推测其机制可能有：①趋化物逸散移除或局部产生趋化物抑制物。②在高浓度介质作用下，NE 脱敏或灭活。③ EC、Ep 变化形成屏障，阻止更多游出。但其阻止黏附穿越是可逆的，若再给予刺激仍可游出。

血管外粒细胞的清除可能有不同的途径：①返回至血液或淋巴引流，一般认为不重要。②在炎症区大量死亡、裂解为碎片后由 Mϕ 移走，这种情况大多不属于自限性炎症，粒细胞的内容物将会损害健康组织。③目前认为细胞凋亡很快被炎性 M 中识别吞噬，是清除血管外粒细胞、限制炎症组织损伤、促进消退的重要途径。急性肺损伤、细菌性肺炎消退期的肺组织中都已证明有颗粒细胞的凋亡。凋亡细胞的膜完整，趋化、分泌等许多功能丧失，因此，外来刺激不能激发反应而损伤组织。如凋亡的 PMN 不能很快被 Mϕ 吞噬，则最终可崩解而释出其内容物。至于组织中的 M 可因停止 M 游出血管和成熟而减少，但完成任务的 M 的清除机制尚不明了。

3. 清除血管外液体、蛋白及碎片

间质中大部分渗出的液体经淋巴管移除。重建正常的血流动力学，恢复静水压和渗透压的平衡，也有利于毛细血管静脉端吸收。肺泡内渗出液需借 II 型肺泡上皮细胞顶部的钠通道、Na^+–H^+ 交换、Na^+– 葡萄糖协同转运、细胞底部的 Na^+–K^+ATP 酶，以及水通道蛋白共同作用，主动吸收。儿茶酚胺（经 β2- 肾上腺素能受体或 D1 受体）、低钾、细胞内低钠、糖皮质激素、醛固酮、甲状腺素、TGF-α、角化细胞生长因子（keratinocyte growth factor，KGF）、肝细胞生长因子（hepatocyte growth factor，HGF）、TNF-α、内毒素等，可提高 Na^+–K^+–ATP 酶活性和（或）上调钠通道，增加 II 型细胞对钠的吸收。近年发现 I 型上皮细胞也有钠、水转运的功能。

肺泡腔内损伤的上皮细胞与炎性细胞碎片部分随痰咳出，部分由 Mϕ 清除；可溶性蛋白可经肺泡上皮细胞间弥散移除，不可溶性蛋白可经上皮细胞胞吞（endocytosis）和胞转（transcytosis）以及 Mϕ 吞噬移除；纤维蛋白清除则需经纤溶，正常肺泡 Ep 和 AM 产尿激酶型纤溶酶原激活物（urokinase-type plasminogen activator，uPA），促使纤维蛋白降解。组织中形成的纤维蛋白素和凝块可由渗出物中的蛋白水解酶及炎症细胞分泌的酶裂解，然后由淋巴引流运走。炎性 Mϕ 可表达针对许多改变了的细胞和蛋白的细胞表面受体，显著提高其识别和吞噬能力，可通过吞噬、胞饮摄取颗粒、纤维蛋白片段及其他蛋白；它分泌的纤溶酶原及纤溶酶原活化物是纤维蛋白片段降解所必需的。所以 Mϕ 在此过程中起了很关键的作用。

4.修复损伤的细胞层与基质

1）上皮细胞

气道上皮和肺泡上皮细胞都是炎性损伤首要的靶细胞，气道上皮可丧失纤毛、上皮鳞状变性，严重时坏死，甚至脱落暴露基膜。气道上皮内各种黏液细胞也是柱状上皮的前体细胞，在适宜刺激下分裂形成新的黏液细胞和纤毛上皮细胞。肺泡上皮中 I 型细胞对损伤敏感，首先死亡，它不能进行分裂，由 II 型上皮细胞增殖覆盖基膜，并可分化为终末的 I 型上皮细胞。如果损伤区广泛则将有支气管上皮样细胞再生。损伤极严重尤其是基膜失去完整性时，会形成纤维化而不能重建上皮细胞层愈合。上皮细胞的再生更新不仅修复肺结构，还可防止肺纤维化；II 型上皮增殖还可增加肺泡液的清除，增加表面活性物，表达血管内皮生长因子（vascular endothelial growth factor，VEGF）而促进血管再建。IL-1β、KGF、HGF、EGF、FGF 和 TGF-β 都有促进上皮细胞增殖的作用。

2）内皮细胞

炎症区血管通透性增高开始无结构受损，可因细胞骨架的变化在 EC 间连接出现暂时的间隙，是可逆性的。损伤轻的细胞可恢复。EC 层受损后，可通过趋化募集以及邻近的 EC 局部增殖再生而复原。新的毛细血管生成也是始于 EC 增殖，通过与 FN 结合，游走增殖，在基质中形成血管样结构。EC 还可合成细胞外基质成分，如胶原、FN、血小板反应素、弹性蛋白原、硫酸肝素、硫酸软骨素等，受刺激的 EC 可释放胶原酶与抑制胶原酶的蛋白，从而影响基质与基膜的重建。ELR+ 和 ELR– 类 CXC

趋化因子有调节血管新生和纤维增生的作用；TNF-α 和由 M、Mφ、间质细胞及 EC 自身产生的一些生长因子如 FGF、VEGF、TGF-β 也有调控 EC 增殖及其功能的作用。

3）成纤维细胞与细胞外基质

肺间质中的常驻细胞以成纤维细胞（F）最多，在损伤修复中也有重要作用，它通过合成新基质和分泌基质降解酶参与损伤后基质的重建。损伤修复过程中 F 表现极高的增殖反应，移行、增殖、在损伤处聚集，产生新的间质，并常出现表型转化成为肌成纤维细胞，合成可与细胞表面结合的 I 型胶原。细胞外基质（extracellular matrix，ECM）维持生物结构的完整性，是气道和肺泡的支架，对细胞生长、分化、黏附和移行具有调节作用。F 合成胶原蛋白、弹性蛋白、蛋白多糖、FN、LN 等 ECM 成分。FN 可与纤维蛋白共同构成初始基膜，并吸引 EC、F 和平滑肌细胞移行至损伤区，进而形成肉芽组织，刺激 Ep 移行、生长、被覆。此外，FN 和 LN 还可促进细胞黏附于基质或促进细胞间的黏合，从而促使损伤的细胞层愈合。

IL-1、TNF、MCP-1 可促使 F 增殖与分泌细胞因子（IL-1、IL-6、IL-8、TNF-α、MCP-1、TGF-β）；PDGF、TGF-β 对其有趋化作用，它们和 EGF、IGF 可能都促进其增殖；IL-1、IGF 可增加其胶原合成，特别是 TGF-β1 不但刺激 F 合成 ECM 成分，还可抑制蛋白水解酶表达并增加其抑制物，以及抑制纤溶酶原等，减少 ECM 的降解。TGF-β 由 TL、M/Mφ、PI、F、Ep 产生，其作用有双向性，对间质细胞生长和 ECM 的产生有明显促进作用，另外却抑制 EC、Ep、L 的生长。在修复过程中 TGF-β 表达的高峰出现较晚，可能在扩展型敏感细胞群（如 EC、Ep）增殖反应关闭后才打开基质合成的机器，这反映了修复过程中细胞因子作用的有序性。与上述增殖反应相反，F 又可分泌胶原酶、蛋白多糖酶类及其他蛋白酶，以及合成 PGE2 等调节其功能。PGE2 主要由 F 生成，可下调其自身的增殖，抑制胶原合成并促进其降解。II 型肺泡上皮细胞增殖修复除了可提供上皮屏障，也可减少纤维化反应，并可促使肺泡内肉芽组织消退。适度的正性与负性调节作用才能保证间质的康复。如果局部区域广泛受损、基膜破坏，尤其是正常肺泡结构已经丧失，而成纤维细胞增殖与胶原沉着瘢痕形成的反应过强，则将导致广泛的肺纤维化。

三、间质性肺疾病的病理生理

肺间质广泛存在于肺内，环绕着血管、淋巴管、气道小叶间隔，以及充填于肺泡上皮细胞与肺泡毛细血管内皮细胞之间的腔隙，是肺的支持结构，其中包含结缔组织成分（如胶原纤维、弹性纤维和网状纤维）、细胞外基质（如蛋白多糖、糖蛋白）和非胶原性蛋白质（如纤维连接蛋白、层黏蛋白）。正常情况下，肺间质中也有少量的常驻细胞，如巨噬细胞（macrophage）、肥大细胞、浆细胞和成纤维细胞（fibroblast）等。肺泡巨噬细胞游走于肺泡壁与肺泡腔内，吞噬、清除外来颗粒和细菌。成纤维细胞合成胶原纤维和弹性纤维等，构成肺结缔组织、细胞外基质的主要成分。一些成纤维细胞的细胞质中含有细肌丝，此种细胞除有成纤维细胞的功能外，尚有平滑肌的收缩功能，因此称其为肌成纤维细胞（myofibroblast）。肺泡周围的间质在某些部位很薄，仅含上皮细胞与内皮细胞融合的基膜，有 2 ~ 3 个细胞；而在某些部位较厚，含有胶原纤维。薄部有利于气体交换，而厚部则有利于液体交换。肺泡壁的间质连续地充填于血管旁间隙，是液体从毛细血管流至淋巴管的通道（图 2-3-2）。

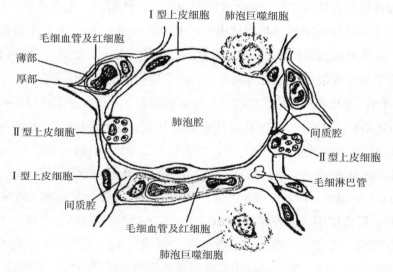

图 2-3-2　正常肺泡结构示意图

间质性肺疾病（interstitial lung diseases，ILD）是一大组不同类型的下呼吸道弥漫性疾病的统称，主要影响肺泡壁的结构与功能，但也常波及肺实质的小气道与血管。间质性肺疾病包括 200 多种独立的疾病。这些疾病之所以归为一大类，是因为它们具有相似的临床、影像学、病理学和肺功能表现。

不同的间质性肺疾病的好发年龄不同，如结节病、嗜酸性粒细胞性肉芽肿、与胶原血管疾病相关联的间质性肺疾病、淋巴血管平滑肌瘤病、遗传性间质性肺疾病（如 Gaucher 病、肺泡小结石病以及家族性特发性肺纤维化）多发生于 20 ~ 40 岁，而特发性肺纤维化、隐源性机化性肺炎等则多发生于 50 岁以上。根据 Coultas 等 1988—1990 年在美国新墨西哥州所做的一项流行病学调查，间质性肺疾病的发病率为女性 26.1 人 /10 万人，男性 31.5 人 /10 万人，而感染率为女性 67.2 人 /10 万人，男性 80.9 人 /10 万人。在英国，每 3 000 ~ 4 000 人中有 1 人患间质性肺疾病，每年约 3 000 人

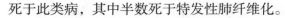

死于此类病，其中半数死于特发性肺纤维化。

（一）间质性肺疾病的分类

由于间质性肺疾病种类繁多且多数病因不明，有些为原发病，而有些则为全身性疾病的肺部表现，所以分类比较困难，迄今为止缺乏统一的分类。有的按病因将之分为原因已明和原因不明两大类；有的根据组织学与对治疗的反应，将之分为对治疗反应类、对治疗部分反应类及对治疗无反应类三大类，组织学上炎症细胞反应强者倾向于对治疗更有反应，纤维组织增生反应强者则对治疗反应差或无反应；有的根据放射学影像分类；有的按肺纤维化累及部位与病理学分类；以及按肺生理功能分类。此外，间质性肺疾病还可根据临床分为以下五类：①特发性间质性肺炎。②与胶原血管疾病及自身免疫性疾病相关联的间质性肺疾病。③药物与治疗引起的间质性肺疾病。④与原发病及无类别（unclassified）的疾病有关的间质性肺疾病。⑤与职业或环境有关的间质性肺疾病。

与胶原血管疾病及自身免疫性疾病相关联的间质性肺疾病见于硬皮病、多发性肌炎、皮肌炎、系统性红斑狼疮、风湿性关节炎、僵硬性脊椎炎、混合性结缔组织病、原发性干燥综合征、贝赫切特综合征、自身免疫性溶血性贫血、特发性血小板减少性紫癜、冷球蛋白血症、炎症性肠病、乳糜泻、Whipple病、原发性胆汁性肝硬化、慢性活动性肝炎、隐源性肝硬化等。

与原发病及无类别的疾病有关的间质性肺疾病见于结节病、肺嗜酸性粒细胞性肉芽肿（肺组织细胞增生症X）、淀粉样变性病、淋巴血管平滑肌瘤病、结节性硬化症、多发性神经性纤维瘤、淋巴结转移癌（癌性淋巴管炎）、Gaucher病、Niemann-Pick病、Hermansky-Pudlak综合征、急性呼吸窘迫综合征、骨髓移植、获得性免疫缺陷综合征、肺血管炎、呼吸性细支气管炎、间质性心源性肺水肿、肺静脉闭塞症、特发性髓外化生、家族性嗜血细胞性淋巴组织细胞增生症、糖尿病、赖氨酸尿性蛋白缺乏症、肺泡充填性疾病（肺泡蛋白沉积症、弥散性肺泡出血综合征、脂性肺炎、细支气管肺泡癌、肺淋巴瘤、慢性吸入性肺炎、嗜酸性粒细胞性肺炎、肺泡小结石病、肺泡结节病、细支气管闭塞性机化性肺炎）、转移性肺钙化等。

与职业或环境有关的间质性肺疾病可见于由无机粉尘引起的肺尘埃沉着病，如硅肺、石棉沉着病等；也可见于由有机粉尘引起的过敏性肺炎，如农民肺等。

（二）间质性肺疾病的一般临床表现

间质性肺疾病起病隐匿，常表现为进行性呼吸困难，起初在活动时出现，继而也可见于静息时。可出现刺激性干咳。严重的患者可能有发绀，活动时加重，也可见杵状指。两肺可闻及高调的爆裂音（crepitant Velcro-like rales），以吸气末为明显。杵状指和捻发音常见于特发性肺纤维化（IPF）、石棉沉着病以及与胶原血管疾病相关联的间质性肺疾病，而在肉芽肿性间质性肺疾病（如结节病、过敏性肺炎、硅肺、嗜酸性粒细胞性肉芽肿）则不常见。X 线检查可见网状或结节网状阴影，尤其在肺底部较为明显。

间质性肺疾病时，由于肺间质纤维化，肺顺应性降低，使肺泡扩张的弹性阻力增大，从而导致吸气时肺泡的扩张受限，可因限制性通气不足而引起肺通气功能障碍；另外，因气体弥散障碍及通气/血流比例失调，又可导致肺换气功能障碍。气体弥散障碍是因为肺间质纤维化使肺泡呼吸膜增厚，气体弥散距离增大而导致弥散速度减慢。这种情况在活动时加剧，因为此时肺血流加快，红细胞流经肺泡的时间缩短，因而与肺泡间的气体交换不足。间质性肺疾病患者的高分辨 CT（HRCT）影像中常可见遍布全肺的斑片状分布（patchy distribution），该分布导致肺顺应性及气流时间常数（time constant for airflow）的区域差异，进而引起不均匀的通气分布；放射性核素肺扫描以及最新的多项惰性气体排除（multiple inert gas elimination）技术也证实间质性肺疾病患者具有显著的区域间通气/血流分布差异，由于通气/血流比例失调导致不能有效地换气。

间质性肺疾病时，血气的变化通常是动脉血氧分压（PaO_2）和二氧化碳分压（$PaCO_2$,）降低，而 pH 值正常。静息时低氧血症通常较轻微，活动时 PaO_2 可极度降低，并可出现发绀。静息时 PaO_2 的降低可能主要由通气/血流比例失调所致，而弥散障碍可能仅参与活动时的低氧血症。间质性肺疾病患者肺内可有 2% ~ 5% 的分流，该右－左短路对静息时的低氧血症影响极小。然而，在某些患者患病的某些阶段，由于支气管循环与肺循环出现吻合支，或肺动脉压的增高，或由于心内右－左短路，伴发严重的肺动脉高压、右心肥厚等，此时该短路具有较重要的临床意义。

间质性肺疾病患者发生 $PaCO_2$ 降低可能是由于肺泡通气增加。通气增加的原因不明，研究提示肺内受体（肺刺激性感受器或 J 感受器）的刺激可导致通气调节的异常。此外，低氧血症刺激外周化学感受器也可能发挥一定的作用。动脉血 pH 值在静息时通常正常，而在活动时，由于通气增加及其所致的呼吸性碱中毒，可使 pH 值增高。若发生呼吸衰竭，则 pH 值可降低。

（三）间质性肺疾病的基本病变与发病机制

不同的间质性肺疾病共同的病理变化是弥散性肺泡壁破坏、肺间质不同程度的炎性细胞浸润、肺间质纤维化（包括胶原蛋白、弹性蛋白和平滑肌成分增多）、肺间质结构重建、肺泡－毛细血管单位功能丧失。疾病晚期常可见蜂窝样变（honey-comb change），这是由多个肺泡囊被增厚的结缔组织环绕而形成的。这种病变既可反映在组织病理学上（显微性蜂窝样变），又可反映在放射影像上（影像性蜂窝样变）。

间质性肺疾病发病的基本机制可能是：首先由致病因子直接作用于肺上皮细胞或血管内皮细胞，或通过激活肺的炎性细胞或免疫细胞继而损伤肺上皮细胞或血管内皮细胞。这些损伤既可源于由气道吸入的矿物纤维或尘粒，也可能是对吸入性抗原敏感所致，还可由血源性物质引起。这种损伤导致肺泡上皮细胞脱落，基膜完整性丧失，从而引起血液成分渗出到损伤部位，炎性细胞积聚，成纤维细胞增生，进而启动了该损伤的修复过程。如果肺泡内的渗出物被及时清除，缺损的肺泡表面通过上皮细胞的迁移、增生和分化而迅速地再上皮化，则损伤得以修复。反之，若致病因子持续作用于肺，则炎性细胞、上皮细胞以及成纤维细胞释放多种致炎和致纤维化细胞因子，这些细胞因子可引起成纤维细胞增殖、胶原沉着以及间质毛细血管闭塞，导致该修复反应过度发展。这一过程导致损伤部位成纤维细胞灶的形成，纤维化在肺间质开始发生，间质性肺疾病的名称由之而来。间质性肺疾病有时也被称为间质性肺纤维化（interstitial pulmonary fibrosis）。间质性肺疾病的发生与发展大致是损伤－炎症－纤维化的过程，这一过程类似于皮肤伤口的愈合，肺纤维化即愈合过度而致的搬痕形成。然而，近年的研究表明，特发性肺纤维化（IPF）发病的基本机制有别于此，其发生是肺对损伤的一种异常的修复反应，是肺上皮的再上皮化障碍及成纤维细胞行为异常而导致的纤维化性疾病。

（曾鸿辑　丁　瑜　张芳权）

参考文献

［1］迪浔，金惠铭.人体病理生理学［M］.2版.北京：人民卫生出版社，2002: 930-936.

［2］朱元珏，陈文彬.呼吸病学［M］.北京：人民卫生出版社，2003: 1220-1228.

［3］GARDNER W N. The pathophysiology of hyperventilation disorders［J］. Chest, 1996, 109: 516.

［4］SINHA S, PAPP L A, GORMAN J M. How study of respiratory physiology aided our understanding of abnormal brain function in panic disorder［J］. J Affect Disord, 2000, 61: 191.

［5］PRABHAKAR N R,PENG Y J. Peripheral chemoreceptors in health and disease［J］. J Appl Physiol, 2004, 96: 359.

［6］MILSOM W K, ABE A S, ANDRADE D V, et al. Evolutionary trends in airway CO_2/H^+ chemoreception［J］. Respir Physiol Neurobiol, 2004, 144 (2-3): 191.

［7］FOSTER G T, VAZIRI N D, SASSOON C S. Respiratory alkalosis［J］. RespirCare, 2001, 46: 384.

［8］DRATCU L. Panic, hyperventilation and perpetuation of anxiety［J］. ProgNeuropsychopharmacol Biol Psychiatry, 2000, 24: 1069.

［9］朱元珏，陈文彬 . 呼吸病学［M］. 北京：人民卫生出版社，2003: 167-210.

［10］王迪浔，金惠铭 . 人体病理生理学［M］. 2 版 . 北京：人民卫生出版社，2002: 330-359.

［11］JOHN G G, GEDDES D M, COSTABEL U, et al. Respiratory Medicine［M］. 3rd ed. Saunders, 2003: 233-254.

［12］FISHMAN A P, ELIAS J A, FISHMAN J A, et al. Fishman's Pulmonary Diseasesand Disorders［M］. 3rd ed. XiAn, 1988: 275-287.

［13］BAUM G L, CRAPO J D, CELLI B R, et al. Textbook of pulmonary diseases(6th ed)［M］. Philadelphia: Lippincott-Raven Publishers, 1998:367-379.

［14］ALCON A, FABREGAS N, TORRES A. Pathophysiology of pneumonia［J］. ClinChest Med, 2005, 26(1): 39.

［15］Ye R D. Leukocyte inflammatory mediators and lung pathophysiology:an update［J］. Am J Physiol Lung Cell Mol Physiol, 2004, 286(3): l461.

［16］REYNOLD H Y. Lung inflammation and fibrosis: an alveolar macrophage-centered perspective from the 1970s to 1980s［J］. Am J Respir Crit Care Med, 2005, 171(2): 98.

［17］HAEGEMAN G. Inhibition of signal transduction pathways involved in inflammation［J］. Eur Respir J Suppl, 2003, 44: 16.

第三章 呼吸功能评定

第一节 临床评定

一、病史采集

呼吸系统疾病病史采集的基本原则与内容和一般病史采集大体相同，但仍需特别注意以下内容。

（一）主诉

呼吸系统疾病通常病程较长、病情复杂、症状较多，应结合病史，综合归纳出最能反映患者病情特点的主诉。

（二）现病史

（1）主要症状出现的部位、性质、持续时间和程度、缓解及加重因素。

（2）病因（如感染、外伤等）和诱因（如气候变化、环境污染、劳累、情绪激动等）。

（3）症状的发展与演变。

（4）伴随症状。

（5）诊治经过、用药与效果。

（6）病程中的一般情况，如精神、食欲、睡眠与大小便等。

（三）既往史

（1）一般健康状况。

（2）既往有无结核、肺炎、上呼吸道感染、寄生虫感染、支气管炎、哮喘及其他呼吸系统疾病病史。

（3）过敏史。

（四）个人史

（1）社会经历：出生地、居住地、环境接触史。

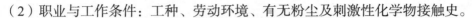

（2）职业与工作条件：工种、劳动环境、有无粉尘及刺激性化学物接触史。

（3）习惯与嗜好：如烟酒嗜好的时间与摄入量。

（五）家族史

家族有无与患者类似的疾病，如结核、哮喘、支气管炎、肿瘤等。

二、呼吸系统疾病常见症状

呼吸系统疾病常见的咳嗽、咳痰、咯血、胸痛、呼吸困难等症状，虽为呼吸系统疾病所共有，但仍各有一定的特点，可为诊断提供参考。

（一）咳嗽

急性发作的刺激性干咳常为上呼吸道炎症引起，若伴有发热、声嘶，常提示急性病毒性咽、喉、气管、支气管炎。慢性支气管炎，咳嗽多在寒冷天气发作，气候转暖时缓解。体位改变时咳痰加剧，常见于肺脓肿、支气管扩张。支气管癌初期出现干咳，当肿瘤增大阻塞气道，出现高音调的阻塞性咳嗽。阵发性咳嗽为支气管哮喘的一种表现，晚间阵发性咳嗽可见于左心衰竭的患者。

（二）咳痰

痰的性质（浆液、黏液、黏液脓性、脓性）、量、气味，对诊断有一定帮助。痰由白色泡沫或黏液状转为脓性多见于细菌性感染；大量黄脓痰常见于肺脓肿或支气管扩张；铁锈样痰可能是肺炎链球菌感染；红棕色胶冻样痰可能是肺炎克雷伯菌感染；伴大肠埃希菌感染时，脓痰有恶臭；肺阿米巴病呈咖啡样痰；肺吸虫病为果酱样痰。痰量的增减，反映感染的加剧或炎症的缓解，若痰量突然减少，且出现体温升高，可能与支气管引流不畅有关。肺水肿时，则可能咳粉红色稀薄泡沫痰。

（三）咯血

肺结核、支气管肺癌以痰血或少量咯血为多见；支气管扩张的细支气管动脉形成小动脉瘤（体循环）或肺结核空洞壁动脉瘤破裂可引起反复、大量咯血，24 h 达300 mL 以上。此外，咯血应与口鼻喉和上消化道出血相鉴别。

（四）胸痛

肺和脏层胸膜对痛觉不敏感，肺炎、肺结核、肺梗死、肺脓肿等病变累及壁层胸膜时，方发生胸痛。胸痛伴高热，考虑肺炎。肺癌侵及壁层胸膜或骨，出现隐痛，持续加剧，乃至刀割样痛。突发性胸痛伴咯血和（或）呼吸困难，应考虑肺血栓栓塞症。胸膜炎常在胸廓活动较大的双（单）侧下胸痛，与咳嗽、深吸气有关。自发性气胸可在剧烈咳嗽或屏气时突然发生剧痛，应注意与非呼吸系统疾病引起的胸痛相鉴别，如心绞痛、纵隔、食管、膈和腹腔疾患所致的胸痛。

（五）呼吸困难

呼吸困难可表现为呼吸频率、深度及节律的改变。按其发作快慢分为急性、慢性和反复发作性；按呼吸周期可分吸气性、呼气性和混合性三种。急性气促伴胸痛常提示肺炎、气胸、胸腔积液。肺栓塞常表现为不明原因的呼吸困难。左心衰竭患者常出现夜间阵发性呼吸困难。慢性进行性气促见于慢性阻塞性肺病、弥散性肺间质纤维化疾病。支气管哮喘发作时，出现呼气性呼吸困难，且伴哮鸣音，缓解时可消失，下次发作时又复现。喉头水肿、喉气管炎症、肿瘤或异物引起上气道狭窄，出现吸气性呼吸困难。此外，气管、支气管结核亦可产生不同程度的吸气相或双相呼吸困难，并呈进行性加重。

三、呼吸系统体格检查

呼吸系统疾病的体格检查主要内容和原则与一般疾病大体相同，但其特征性的检查内容与方法在相关疾病的诊断中具有重要价值。

（一）一般体格检查

1. 性别

不良生活习惯及烟酒嗜好的男性患者更常见，这些不良习惯可加重症状，影响疗效。

2. 年龄

儿童及青少年多为急性支气管炎、先天性心脏病等因素导致的肺部疾病；中老年人多以 COPD、肺气肿、肺心病等慢性消耗性疾病为主。

3. 生命体征

呼吸系统疾病可导致循环系统异常，呼吸困难会导致交感神经兴奋，导致心率、血压、脉搏改变。

4. 发育与体型

发育与地区、种族遗传、年龄、性别、内分泌、营养代谢、生活条件、环境状况及体育锻炼等多种因素密切相关。发育正常时，年龄、智力和体格成长变化相称。体型是身体各部发育的外观表现，包括骨骼肌肉的成长与脂肪分布状态等，分为无力型、超力型和正力型。

5. 营养状态

与食物的摄入、消化、吸收和代谢密切相关，其好坏可作为鉴定健康和疾病程度的标准之一，通常用良好、中等、不良三个等级对营养状态进行描述。

6. 意识状态

意识状态包括意识水平和意识内容。意识水平障碍包括嗜睡、昏睡、昏迷（浅昏迷、中昏迷、深昏迷）；意识内容障碍包括意识模糊、谵妄状态、精神错乱、朦胧状态等。可用 Glasgow 昏迷评分表进行量化评估。

7. 语调和语态

语调指语言过程中的语音和声调，发音器官及其支配的神经病变可引起语调异常。语态是指语言的速度和节律。

8. 面容和表情

某些疾病呈现出特征性面容，是诊断的重要线索。如急性面容，面颊潮红，兴奋不安，呼吸急促，痛苦呻吟等，见于急性感染性疾病；慢性面容，面容憔悴，面色苍白或灰暗，精神萎靡、瘦弱无力，见于慢性消耗性疾病；病危面容，面容枯槁，面色灰白或发绀，表情淡漠、眼眶凹陷，目光无神，皮肤湿冷，甚至大汗淋漓，见于严重脱水、出血、休克等患者。

9. 体位与姿态

体位是指身体所处的状态，包括自主体位、被动体位、强迫体位。强迫坐位（端坐呼吸），多见于严重心衰患者以及肺功能不全的患者。强迫侧卧位，可使健侧的呼吸肌及肺部代偿性地呼吸以减轻呼吸困难，见于一侧胸膜炎和一侧大量胸腔积液的患者。

（二）呼吸系统体格检查

包括视诊、触诊、叩诊和听诊四个部分，检查应在合适的温度和光线充足的环境中进行。尽可能暴露全部胸廓，患者视病情或检查需要采取坐位或卧位，全面系统地按视、触、叩、听顺序进行检查。

1. 视诊

1）胸廓

正常胸廓的大小和外形个体间具有一些差异。一般来说两侧大致对称，呈椭圆形。双肩基本在同一水平上。锁骨稍突出，锁骨上、下稍下陷。但惯用右手者右侧胸大肌常较左侧发达，惯用左手者则相反。成人胸廓的前后径较左右径为短，两者的比例约为1∶1.5；小儿和老年人胸廓的前后径略小于左右径或几乎相等，呈圆柱形。

（1）扁平胸：胸廓呈扁平状，其前后径不及左右径的一半。见于瘦长体型者，亦可见于慢性消耗性疾病，如肺结核等。

（2）桶状胸：胸廓前后径增加，有时与左右径几乎相等，甚或超过左右径，故呈圆桶状。肋骨的斜度变小，其与脊柱的夹角常大于45°。肋间隙增宽且饱满。腹上角增大，且呼吸时改变不明显。见于严重肺气肿的患者，亦可发生于老年人或矮胖体型者。

（3）佝偻病胸：为佝偻病所致的胸廓改变，多见于儿童。沿胸骨两侧各肋软骨与肋骨交界处常隆起，形成串珠状，谓之佝偻病串珠。下胸部前面的肋骨常外翻，沿膈附着的部位其胸壁向内凹陷形成的沟状带，称为肋膈沟。若胸骨剑突处显著内陷，形似漏斗，谓之漏斗胸。胸廓的前后径略长于左右径，其上下距离较短，胸骨下端常前突，胸廓前侧壁肋骨凹陷，称为鸡胸。

（4）胸廓一侧变形：胸廓一侧膨隆多见于大量胸腔积液、气胸、或一侧严重代偿性肺气肿。胸廓一侧平坦或下陷常见于肺不张、肺纤维化、广泛性胸膜增厚和粘连等。

（5）胸廓局部隆起：见于心脏明显肿大、心包大量积液、主动脉瘤及胸内或胸壁肿瘤等。此外，还见于肋软骨炎和肋骨骨折等，前者于肋软骨突起处常有压痛，后者于前后挤压胸廓时，局部常出现剧痛，还可于骨折断端处查到骨摩擦音。

（6）脊柱畸形引起的胸廓改变：严重者因脊柱前凸、后凸或侧凸，导致胸廓两侧不对称，肋间隙增宽或变窄。胸腔内器官与表面标志的关系发生改变。严重脊柱畸形所致的胸廓外形改变可引起呼吸、循环功能障碍。常见于脊柱结核等。

2）呼吸运动

健康人在静息状态下呼吸运动稳定而有节律，此系通过中枢神经和神经反射的调节予以实现。呼吸运动是借膈肌和肋间肌的收缩和松弛来完成的，胸廓随呼吸运动的扩大或缩小，从而带动肺的扩张或收缩。正常情况下吸气为主动运动，此时胸廓增大，胸膜腔内负压增高，肺扩张，空气经上呼吸道进入肺内。呼气为被动运动，此时肺脏弹力回缩，胸廓缩小，胸膜腔内负压降低，肺内气体随之呼出。吸气时可见胸廓前部肋骨向上外方移动，膈肌收缩使腹部向外隆起，而呼气时则前部肋骨向下内方移动，膈肌松弛，腹部回缩。

正常男性和儿童的呼吸以膈肌运动为主，胸廓下部及上腹部的动作较大，而形成腹式呼吸；女性的呼吸则以肋间肌的运动为主，故形成胸式呼吸。实际上该两种呼吸运动均不同程度同时存在。某些疾病可使呼吸运动发生改变，肺或胸膜疾病如肺炎、重症肺结核和胸膜炎等，或胸壁疾病如肋间神经痛，肋骨骨折等，均可使胸式呼吸减弱而腹式呼吸增强。腹膜炎、大量腹水，肝脾极度肿大，腹腔内巨大肿瘤及妊娠晚期时，膈肌向下运动受限，则腹式呼吸减弱，而代之以胸式呼吸。

上呼吸道部分阻塞患者，因气流不能顺利进入肺，故当吸气时呼吸肌收缩，造成肺内负压极度增高，从而引起胸骨上窝、锁骨上窝及肋间隙向内凹陷，称为"三凹征"。因吸气时间延长，又称为吸气性呼吸困难，常见于气管阻塞，如气管肿瘤、异物等。

反之，下呼吸道阻塞患者，因气流呼出不畅，呼气需要用力，从而引起肋间隙膨隆，因呼气时间延长，又称为呼气性呼吸困难，常见于支气管哮喘和阻塞性肺气肿。

呼吸困难的体位可随引起呼吸困难的病因而不同。常见的有端坐呼吸，转卧或折身呼吸和平卧呼吸三种，其可能的病因见表 3-1-1。

表 3-1-1 呼吸困难的体位

类型	可能病因
端坐呼吸	充血性心衰
	二尖瓣狭窄
	重症哮喘（少见）
	肺气肿（少见）
	慢性支气管炎（少见）
转卧或折身呼吸	神经性疾病（少见）
	充血性心衰
平卧呼吸	肺叶切除术后
	神经性疾病
	肝硬化（肺内分流）
	低血容量

引起呼吸困难的疾病很多，了解各种疾病引起呼吸困难的特点及其伴随症状，有助于诊断和鉴别诊断。引起呼吸困难的常见疾病及其呼吸困难的表现特点和其他伴随症状见表 3-1-2。

表 3-1-2 呼吸困难的常见疾病、特点和伴随症状

常见疾病	呼吸困难	其他伴随症状
哮喘	发作性，两次发作期间无症状	喘息，胸闷，咳嗽，咳痰
肺炎	起病逐渐，劳力性	咳嗽，咳痰，胸膜炎性疼痛
肺水肿	突发	呼吸增快，咳嗽，端坐呼吸和阵发性夜间呼吸困难
肺纤维化	进行性	呼吸增快，干咳
气胸	突然发作，中至重度呼吸困难	突感胸痛
慢性阻塞性肺疾病	起病逐渐，重度呼吸困难	当疾病进展时可出现咳嗽
肺栓塞	突发或逐渐、中至重度呼吸困难	胸痛、咯血、静脉血栓征象
肥胖	劳力性	—

3）呼吸频率

正常成人静息状态下，呼吸为 12 ~ 20 次 / 分，呼吸与脉搏之比为 1∶4。新生

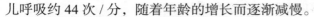

儿呼吸约 44 次 / 分，随着年龄的增长而逐渐减慢。

（1）呼吸过速：指呼吸频率超过 20 次 / 分。见于发热、疼痛、贫血、甲状腺功能亢进及心力衰竭等。一般体温升高 1℃，呼吸大约增加 4 次 / 分。

（2）呼吸过缓：指呼吸频率低于 12 次 / 分。呼吸浅慢见于麻醉剂或镇静剂过量和颅内压增高等。

（3）呼吸深度的变化：呼吸浅快，见于呼吸肌麻痹、严重鼓肠、腹水和肥胖，以及肺部疾病，如肺炎、胸膜炎、胸腔积液和气胸等。呼吸深快，见于剧烈运动时，因机体供氧量增加需要增加肺内气体交换。此外，当情绪激动或过度紧张时，也可出现呼吸深快，并有过度通气的现象，此时动脉血二氧化碳分压降低，引起呼吸性碱中毒，患者常感口周及肢端发麻，严重者可发生手足搐搦及呼吸暂停。当严重代谢性酸中毒时，亦出现深而慢的呼吸，此因细胞外液碳酸氢根离子不足，pH 降低，通过肺脏排出 CO_2，进行代偿，以调节细胞外酸碱平衡之故，见于糖尿病酮中毒和尿毒症酸中毒等，此种深长的呼吸又称之为库斯莫尔（Kussmaul）呼吸。影响呼吸频率和深度的常见因素见表 3-1-3。

表 3-1-3　影响呼吸频率和深度的常见因素

增加	减少
酸中毒（代谢性）	碱中毒（代谢性）
中枢神经系统病变（脑桥）	中枢神经系统病变（大脑）
焦虑	重症肌无力
阿司匹林中毒	麻醉药过量
低氧血症	重度肥胖
疼痛	

4）呼吸节律

正常成人静息状态下，呼吸的节律基本上是均匀而整齐的。当病理状态下，往往会出现各种呼吸节律的变化。表 3-1-4 为常见异常呼吸类型的病因和特点。

2. 触诊

（1）胸廓扩张度：胸廓扩张度即呼吸时的胸廓动度，于胸廓前下部检查较易获得，因该处胸廓呼吸时动度较大。若一侧胸廓扩张受限，见于大量胸腔积液、气胸、胸膜增厚和肺不张等。

（2）语音震颤：语音震颤为被检查者发出语音时，声波起源于喉部，沿气管、支气管及肺泡，传到胸壁所引起共鸣的振动，可由检查者的手触及，故又称触觉震颤。根据其振动的增强或减弱，可判断胸内病变的性质。

表 3-1-4　常见异常呼吸类型的病因和特点

类型	特色	病因
呼吸停止	呼吸消失	心脏停搏
Biots 呼吸	规则呼吸后出现长周期呼吸停止又开始呼吸	颅内压增高，药物引起呼吸抑制，大脑损害（通常于延髓水平）
Cheyne-Stokes 呼吸	呼吸不规则，呼吸呈周期性，呼吸频率和深度逐渐增加和逐渐减少，以致呼吸暂停相交替出现	药物引起的呼吸抑制，充血性心力衰竭，大脑损伤（通常于脑皮质水平）
Kussmaul 呼吸	呼吸深快	代谢性酸中毒

语音震颤的强弱主要取决于气管、支气管是否通畅，胸壁传导是否良好而定。语音震颤减弱或消失，主要见于：①肺泡内含气量过多，如肺气肿。②支气管阻塞，如阻塞性肺不张。③大量胸腔积液或气胸；④胸膜高度增厚粘连；⑤胸壁皮下气肿。

语音震颤增强，主要见于：①肺泡内有炎症浸润，因肺组织实变使语颤传导良好，如大叶性肺炎实变期、大片肺梗死等。②接近胸膜的肺内巨大空腔，声波在空洞内产生共鸣，尤其是当空洞周围有炎性浸润并与胸壁粘连时，则更有利于声波传导，使语音震颤增强，如空洞型肺结核、肺脓肿等。

（3）胸膜摩擦感：胸膜摩擦感指当急性胸膜炎时，因纤维蛋白沉着于两层胸膜，使其表面变为粗糙，呼吸时脏层和壁层胸膜相互摩擦，可由检查者的手感觉到，故称为胸膜摩擦感。通常于呼、吸两相均可触及，但有时只能在吸气相末触到，有如皮革相互摩擦的感觉。该征象常于胸廓的下前侧部触及，因该处为呼吸时胸廓动度最大的区域。

必须注意，当空气通过呼吸道内的黏稠渗出物或狭窄的气管、支气管时，亦可产生一种震颤传至胸壁，应与胸膜摩擦感予以鉴别，一般前者可由患者咳嗽后而消失，而后者则否。

3.叩诊

胸部叩诊音可分为清音、过清音、鼓音、浊音和实音，其类型和特点见表 3-1-5。

表 3-1-5　胸部叩诊音的类型和特点

类型	强度	音调	时限	性质
清音	响亮	低	长	空响
过清音	极响亮	极低	较长	回响
鼓音	响亮	高	中等	鼓响样
浊音	中等	中~高	中等	重击声样
实音	弱	高	短	极钝

正常胸部叩诊为清音，其音响强弱和高低与肺脏的含气量的多寡、胸壁的厚薄以及邻近器官的影响有关。肺上界即肺尖的上界，其内侧为颈肌，外侧为肩胛带。肺上界变狭或叩诊浊音，常见于肺结核所致的肺尖浸润、纤维变性及萎缩。肺上界变宽，叩诊稍呈过清音，则常见于肺气肿患者。正常的肺前界相当于心脏的绝对浊音界。右肺前界相当于胸骨线的位置。左肺前界则相当于胸骨旁线自第 4～6 肋间隙的位置。当心脏扩大、心肌肥厚、心包积液、主动脉瘤、肺门淋巴结明显肿大时，可使左、右两肺前界间的浊音区扩大；反之，肺气肿时则可使其缩小。两侧肺下界大致相同，平静呼吸时位于锁骨中线第 6 肋间隙上，腋中线第 8 肋间隙上，肩胛线第 10 肋间隙上。正常肺下界的位置可因体型、发育情况的不同而有所差异。病理情况下，肺下界降低见于肺气肿、腹腔内脏下垂；肺下界上升见于肺不张、腹内压升高使膈上升，如鼓肠、腹水、气腹、肝脾肿大、腹腔内巨大肿瘤及膈肌麻痹等。正常人肺下界的移动范围为 6～8 cm。肺下界移动度减弱见于：①肺组织弹性消失，如肺气肿等；②肺组织萎缩，如肺不张和肺纤维化等；③肺组织炎症和水肿。当胸腔大量积液、积气及广泛胸膜增厚粘连时肺下界及其移动度不能叩得。膈神经麻痹患者，肺下界移动度亦消失。

正常肺脏的清音区范围内，如出现浊音、实音、过清音或鼓音时则为异常叩诊音，提示肺、胸膜、膈或胸壁具有病理改变存在。肺部大面积含气量减少的病变，如肺炎、肺不张、肺结核、肺梗死、肺水肿及肺硬化等；肺内不含气的占位病变，如肺肿瘤、肺包虫或囊虫病、未液化的肺脓肿等；胸腔积液，胸膜增厚等病变，叩诊均为浊音或实音。肺张力减弱而含气量增多时，如肺气肿等，叩诊呈过清音。肺内空腔性病变，其腔径大于 3 cm，且靠近胸壁时，如空洞型肺结核、液化肺脓肿和肺囊肿等叩诊可呈鼓音。胸膜腔积气，如气胸时，叩诊亦可为鼓音。若空洞巨大，位置表浅且腔壁光滑或张力性气胸的患者，叩诊时局部虽呈鼓音，但因具有金属性回响，故又称为空瓮音。当肺泡壁松弛，肺泡含气量减少的情况下，如肺不张，肺炎充血期或消散期和肺水肿等，局部叩诊时可呈现一种兼有浊音和鼓音特点的混合性叩诊音，称为浊鼓音。

4. 听诊

（1）正常呼吸音：正常呼吸音包括气管呼吸音、支气管呼吸音、支气管肺泡呼吸音和肺泡呼吸音，其特征及比较见表3-1-6。

（2）异常呼吸音：肺泡呼吸音减弱或消失见于胸廓活动受限，如胸痛、肋软骨骨化和肋骨切除等；呼吸肌疾病，如重症肌无力、膈肌瘫痪和膈肌升高等；支气管阻塞，如阻塞性肺气肿、支气管狭窄等；压迫性肺膨胀不全，如胸腔积液或气胸等；腹部疾病，如大量腹水、腹部巨大肿瘤等。

表 3-1-6 4 种正常呼吸音特征及比较

特征	气管呼吸音	支气管呼吸音	支气管肺泡呼吸音	肺泡呼吸音
强度	极响亮	响亮	中等	柔和
音调	极高	高	中等	低
吸∶呼	1∶1	1∶3	1∶1	3∶1
性质	粗糙	管样	沙沙声，但管样	轻柔的沙沙声
正常听诊区域	胸外气管	胸骨柄	主支气管	大部分肺野

肺泡呼吸音增强见于机体需氧量增加，引起呼吸深长和增快，如运动、发热或代谢亢进等；缺氧兴奋呼吸中枢，导致呼吸运动增强，如贫血等；血液酸度增高，刺激呼吸中枢，使呼吸深长，如酸中毒等。一侧肺泡呼吸音增强，见于一侧肺胸病变引起肺泡呼吸音减弱，此时健侧肺可发生代偿性肺泡呼吸音增强。

呼气音延长见于下呼吸道部分阻塞、痉挛或狭窄，如支气管炎、支气管哮喘等，或肺组织弹性减退，如慢性阻塞性肺气肿等。

断续性呼吸音常见于肺结核和肺炎等。当寒冷、疼痛和精神紧张时，亦可听及断续性肌肉收缩的附加音，但与呼吸运动无关，应予鉴别。

粗糙性呼吸音见于支气管或肺部炎症的早期。

异常支气管呼吸音为在正常肺泡呼吸音部位听到支气管呼吸音，见于肺组织实变、肺内大空腔、压迫性肺不张等。

异常支气管肺泡呼吸音为在正常肺泡呼吸音的区域内听到的支气管肺泡呼吸音。常见于支气管肺炎、肺结核、大叶性肺炎初期，或在胸腔积液上方肺膨胀不全的区域听及。

（3）啰音：啰音是呼吸音以外的附加音，正常情况下并不存在，按性质的不同可分为下列几种。

湿啰音系由于吸气时气体通过呼吸道内的分泌物，如渗出液、痰液、血液、黏液和脓液等，形成的水泡破裂所产生的声音，又称水泡音。断续而短暂，一次常连续多个出现，于吸气时或吸气终末较为明显，有时也出现于呼气早期，部位较恒定，性质不易变，中、小湿啰音可同时存在，咳嗽后可减轻或消失。按音响强度可分为响亮性和非响亮性两种：①响亮性湿啰音，啰音响亮，是由于周围具有良好的传导介质，如实变，或因空洞共鸣作用的结果，见于肺炎、肺脓肿或空洞型肺结核。若空洞内壁光滑，响亮性湿啰音还可带有金属调。②非响亮性湿啰音，声音较低，是由于病变周围有较多的正常肺泡组织，传导过程中声波逐渐减弱，听诊时感觉遥远。按呼吸道腔径大小和腔内渗出物的多寡分粗、中、细湿啰音和捻发音：①粗湿啰音，又称大水泡音。发生于气管、主支气管或空洞部位，多出现在吸气早期。见于支气管扩张、肺水肿及肺结核或肺脓肿空洞。昏迷或濒死的患者因无力排出呼吸道分泌物，于气管处可听及粗湿啰音，有时不用听诊器亦可听到，谓之痰鸣。②中湿啰音，又称中水泡音，发生于中等大小的支气管，多出现于吸气的中期，见于支气管炎、支气管肺炎等。③细湿啰音，又称小水泡音，发生于小支气管，多在吸气后期出现，常见于细支气管炎、支气管肺炎、肺淤血和肺梗死等。弥漫性肺间质纤维化患者吸气后期出现的细湿啰音，其音调高，近耳颇似撕开尼龙扣带时发出的声音，谓之 Velcro 啰音。④捻发音是一种极细而均匀一致的湿啰音，多在吸气的终末听及，颇似在耳边用手指捻搓一束头发时所发出的声音。常见于细支气管和肺泡炎症或充血，如肺淤血、肺炎早期和肺泡炎等。但正常老年人或长期卧床的患者，于肺底亦可听及捻发音，在数次深呼吸或咳嗽后可消失，一般无临床意义。

　　干啰音是由于气管、支气管或细支气管狭窄或部分阻塞，空气吸入或呼出时发生湍流所产生的声音。音调较高，持续时间较长，吸气及呼气时均可听及，但呼气时更为明显。根据音调的高低可分为高调和低调两种：①高调干啰音又称哨笛音，音调高，其基音频率可达 500 Hz 以上，呈短促的"zhi-zhi"声或带音乐性，用力呼气时其音质常呈上升性，多起源于较小的支气管或细支气管。②低调干啰音又称鼾音，音调低，其基音频率为 100～200 Hz，呈呻吟声或鼾声的性质，多发生于气管或主支气管。发生于双侧肺部的干啰音，常见于支气管哮喘、慢性支气管炎和心源性哮喘等。局限性干啰音常见于支气管内膜结核或肿瘤等。

　　（4）语音共振：语音共振的产生方式与语音震颤基本相同。嘱被检查者用一般的声音强度重复发"yi"长音，由听诊器听及。正常情况下，听到的语音共振言词并响亮清晰，音节亦含糊难辨。病理情况下，语音共振的性质发生变化，根据听诊音的差异可分为以下几种。①支气管语音，为语音共振的强度和清晰度均增加，常同时伴有语音震颤增强，叩诊浊音和听及病理性支气管呼吸音，见于肺实变的患者。②胸语音，是一种更强、更响亮和较近耳的支气管语音，言辞清晰可辨，容易听及。见于大范围的肺实变区域。有时在支气管语音尚未出现之前，即可查出。③羊鸣音，不仅语音的强度增加，而且其性质也发生改变，带有鼻音性质，颇似"羊叫声"。常在中等量胸腔积液的上方肺受压的区域听到，亦可在肺实变伴有少量胸腔积液的部位听及。④耳语音，嘱被检查者用耳语声调发"yi、yi、yi"音，在胸壁上听诊时，正常人在能听到肺泡呼吸音的部位，仅能听及极微弱的音响，但当肺实变时，则可清楚地听到增强的音调较高的耳语音，故对诊断肺实变具有重要的价值。

　　（5）胸膜摩擦音：正常胸膜表面光滑，胸膜腔内有微量液体存在，因此，呼吸时胸膜脏层和壁层之间相互滑动并无音响发生。当胸膜面由于炎症、纤维素渗出而变得粗糙时，随着呼吸便可出现胸膜摩擦音，其特征颇似用一手掩耳，以另一手指在其手背上摩擦时所听到的声音。胸膜摩擦音通常于呼吸两相均可听到，而且十分近耳，一般于吸气末或呼气初较为明显，屏气时即消失。深呼吸或在听诊器体件上加压时，摩擦音的强度可增加。胸膜摩擦音最常听到的部位是前下侧胸壁，因呼吸时该区域的呼吸动度最大。反之，肺尖部的呼吸动度较胸廓下部为小，故胸膜摩擦音很少在肺尖听及。胸膜摩擦音可随体位的变动而消失或复现。当胸腔积液较多时，因两层胸膜被分开，摩擦音可消失，在积液吸收过程中当两层胸膜又接触时，可再出现。当纵隔胸膜发炎时，于呼吸及心脏搏动时均可听到胸膜摩擦音。胸膜摩擦音常发生于纤维素性胸膜炎、肺梗死、胸膜肿瘤及尿毒症等患者。

四、心功能评估

呼吸系统和循环系统有着密切的联系，长期呼吸系统疾病会导致肺部功能和结构的改变，导致肺动脉压力升高，心脏负担增加，进一步导致心功能异常，而心功能下降会继续导致呼吸系统不适症状，如心功能下降后会出现夜间呼吸困难、下肢水肿、肢体无力等症状，因此，心功能评估对呼吸系统疾病的康复是必不可少的。

（一）简易心功能分级

NYHA 心功能 I ~ IV 分级：于 1928 年由纽约心脏病协会（NYHA）提出，几经更新，逐步完善，临床上沿用至今。该分级适用于单纯左心衰竭、收缩性心力衰竭患者的心功能分级。

I 级：患有心脏病，但体力活动不受限制。一般体力活动不引起过度疲劳、心悸、气喘或心绞痛。

II 级：患有心脏病，以致体力活动轻度受限制。休息时无症状，一般体力活动引起过度疲劳、心悸、气喘或心绞痛。

III 级：患有心脏病，以致体力活动明显受限制。休息时无症状，但小于一般体力活动即可引起过度疲劳、心悸、气喘或心绞痛。

IV 级：患有心脏病，休息时也有心功能不全或心绞痛症状，进行任何体力活动均使不适增加。

（二）心肺运动试验

心肺运动试验利用人体外呼吸与内呼吸偶联原理，通过运动激发受试者增加 O_2 吸入和 CO_2 排出，同时应用含有 O_2 和 CO_2 快速反应传感器检测静息、运动和恢复状态下每次呼吸的 O_2 耗量和 CO_2 呼出量等气体代谢测试技术，精确测定运动状态下外呼吸与内呼吸的气体代谢异常。其详细方法见本章第二节。心肺运动试验中获得的最大摄氧量 VO_{2max} 及无氧阈（AT）是评价心功能的客观指标，根据 VO_{2max} 可将心功能分为 4 级。

A 级：$VO_{2max} > 20$ mL/（min·kg），无或轻度心功能不全。

B 级：$VO_{2max}=16 \sim 20$ mL/（min·kg），轻–中度心功能不全。

C 级：$VO_{2max}=10 \sim 15$ mL/（min·kg），中–重度心功能不全。

D 级：$VO_{2max} < 10$ mL/（min·kg），重度心功能不全。

根据 AT 也可将心功能分为 4 级。

A 级：AT > 14 mL/（min·kg），无或轻度心功能不全。

B 级：AT $= 11 \sim 14$ mL/（min·kg），轻–中度心功能不全。

C 级：AT $= 8 \sim 10$ mL/（min·kg），中–重度心功能不全。

D 级：AT < 8 mL/（min·kg），重度心功能不全。

（三）超声心动图

超声心动图有一系列的指标可分别评价左、右室收缩及舒张功能。

1. 反映左室收缩功能的指标

（1）每搏输出量（SV）：指左心室在每次心动周期排出的血量，正常值 $60 \sim 120$ mL。

（2）心排血量（CO）：指每分钟左心室收缩排出的血流量，正常值 $3.5 \sim 8.0$ L/min。

（3）心脏指数（CI）：为心排血量与体表面积的比值，正常值 $2.2 \sim 5.0$ L/（min·m²）。

（4）射血分数（EF）：指每搏输出量占左室舒张末期容积的百分比，正常值 $\geq 50\%$。

（5）左室短轴缩短率（EF）：指左室舒张末期直径和左室收缩末期直径的差值与左室舒张末期直径的百分比，正常值 $\geq 25\%$。

（6）平均周径缩短率（MVCF）：左室舒张末期直径和左室收缩末直径的差值除以左室舒张末期直径与左室射血时间两者的乘积，正常值 ≥ 1.1 周/秒。

（7）左室后壁增厚率（ΔT%）及室间隔增厚率（ΔIVST%）：前者为收缩期左室后壁厚度与其舒张厚度的差值与舒张期左室后壁厚度的比值，后者是指收缩期室间隔厚度与其舒张期的差值与舒张期室间隔厚度的比值，正常值均 $> 30\%$。

2. 反映左室舒张功能的指标

（1）左室等容舒张时间（IVRT）：指从主动脉瓣关闭到二尖瓣开放所经历的时间，反映左室心肌的松弛率，但受心率、主动脉压及左房压力等因素的影响，正常值＜ 40 岁者为（69 ± 12）ms；＞40 岁者为（76 ± 13）ms。

（2）二尖瓣血流舒张早期最大流速（E）：指左室充盈早期所产生的峰值流速，正常值为（0.86 ± 0.16）m/s。

（3）二尖瓣血流心房收缩期最大流速（A）：指左室舒张末期由于心房收缩所产生的峰值流速，正常值为（0.56 ± 0.13）m/s。

（4）E/A：如 A 峰高于 E 峰，说明心房的血液向心室排出时由于心室舒张功能欠佳，排出受阻，但要排除由于主动脉瓣关闭不全引起的二尖瓣 A 峰高于 E 峰，正常值 1.6 ± 0.5。

（5）E 波减速时间（EDT）：指左室充盈早期减速过程（E 峰下降支）所经历的时间，正常值（199 ± 32）ms。

（6）左房收缩期肺静脉反流速度（AR）：正常值＜ 0.2 m/s。

（7）二尖瓣前叶 E 峰至室间隔左室面的距离（EPSS）：正常值 0 ～ 5mm。

（8）A 波时限：除反映出左室的顺应性以外，还可反映出左房自主收缩的射血量。

3. 反映右室收缩功能的指标

（1）室间隔运动方向：正常情况下室间隔与左室壁呈同向运动，当右心室收缩功能增强或占优势时，室间隔与右心室壁呈同向运动。

（2）右室前壁增厚率：正常值≥ 30%。

（3）肺动脉血流速：成人正常值范围为 0.6 ～ 0.9 m/s，儿童 0.7 ～ 1.7 m/s。

（4）时间间期指标：①右心室射血前期（RVPEP）：心电图 QRS 起点至 M 型肺动脉瓣开放点，心衰或肺动脉高压时升高。②右心室射血时间（RVET）。③ RVPEP/RVET：正常值范围为 0.16 ～ 0.30。

（5）肺动脉压力（PAG）：PAG = 4VTR+RA，正常值＜ 20 mmHg，肺动脉平均压 = −0.45PAT+79（PAT 为加速时间）。

（6）肺动脉血流量。

4. 反映右室舒张功能的指标

（1）等容舒张时间（IVRT）：肺动脉瓣关闭至三尖瓣开放的时间间期，正常值 40 ～ 90 ms。

（2）三尖瓣血流舒张早期最大流速（E）：正常值（0.57 ± 0.08）m/s。

（3）三尖瓣血流心房收缩期最大流速（A）：正常值（0.39 ± 0.06）m/s，E、A 均随吸气升高，呼气降低。

（4）E/A：正常值 1.50 ± 0.30。

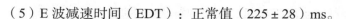

（5）E 波减速时间（EDT）：正常值（225±28）ms。

（6）左房收缩期上腔静脉反流速度（AR）：正常值（0.15±0.05）m/s。

在上述反映心肌收缩功能的指标中，左室射血分数是评价左室收缩功能的比较稳定的指标，临床应用最为广泛。对左室功能不同的患者，EF 的重叠最小，其测量方法简便。在心脏病患者的长期随访中，EF 具有较高的预后估测价值。然而 EF 受左室后负荷的影响，因此不适于左室后负荷急性改变（如动脉压急剧升高）时左室收缩功能的评价。但对绝大多数患者左室功能的动态观察和长期随访，EF 仍是首选的指标。EF：40%～50% 为轻度降低；30%～40% 为中度降低；＜30% 为重度降低。

（四）核素心肌显像

正常心肌细胞可摄取某正一价放射性阳离子，以这类物质为显像剂可使心肌显影，并且心肌聚集放射性的多少与心肌血流灌注量正相关。常规用 SPECT 进行心肌断层采集。图像经处理重建成短轴、水平长轴、垂直长轴断层影像。

放射性核素心血池显像，除有助于判断心室腔大小外，以收缩末期和舒张末期的心室影像的差别计算 EF 值，同时还可通过记录放射活性时间曲线计算左心室最大充盈速率反映心室舒张功能。

五、神经功能评估

呼吸功能受到中枢神经与神经反射的调节，神经系统疾病会影响呼吸功能，甚至造成呼吸衰竭，成为威胁生命的主要原因。周围性神经系统病变，如周围神经、神经肌肉接头和肌肉病变，常可表现为急性呼吸困难，甚至在明确诊断前就需要气管切开和机械通气治疗，如吉兰-巴雷综合征、重症肌无力、多发性肌炎等。中枢性病变，如运动神经元病、脊髓损伤，常会导致呼吸肌无力而影响呼吸功能。脑卒中患者由于长期卧床、误吸等也会出现肺部感染的风险。此外，呼吸系统疾病也会直接或间接地影响神经功能，如慢性肺部疾病合并呼吸功能衰竭导致肺性脑病，会出现意识障碍，神经、精神症状和神经定位体征。因此，神经功能的评定对于呼吸系统疾病康复的评估也是必不可少的。神经系统体格检查在此不做赘述，仅将与呼吸功能密切相关的加以强调。

（一）颅神经

呼吸运动受到面部感觉、运动，口腔器官感觉运动以及辅助呼吸肌功能的影响，因此颅神经中的三叉神经、面神经、舌咽、迷走神经、副神经、舌下神经等功能会影响呼吸功能。

1. 三叉神经

三叉神经为第 5 对脑神经，是混合性神经。感觉神经纤维分布于面部皮肤、眼、

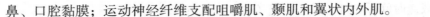

鼻、口腔黏膜；运动神经纤维支配咀嚼肌、颞肌和翼状内外肌。

（1）面部感觉：嘱患者闭眼，以针刺检查痛觉、棉絮检查触觉和盛有冷水或热水的试管检查温度觉。两侧及内外对比，观察患者的感觉反应，同时确定感觉障碍区域。注意区分周围性与核性感觉障碍，前者为患侧患支（眼支、上颌支、下颌支）分布区各种感觉缺失，后者呈葱皮样感觉障碍。

（2）角膜反射：嘱患者睁眼向内侧注视，以捻成细束的棉絮从患者视野外接近并轻触外侧角膜，避免触及睫毛，正常反应为被刺激侧迅速闭眼和对侧也出现眼睑闭合反应，前者称为直接角膜反射，而后者称为间接角膜反射。直接与间接角膜反射均消失见于三叉神经病变（传入障碍）；直接反射消失，间接反射存在，见于患侧面神经瘫痪（传出障碍）。

（3）运动功能：检查者双手触按患者颞肌、咀嚼肌，嘱患者做咀嚼动作，对比双侧肌力强弱；再嘱患者做张口或露齿动作，以上下门齿中缝为标准，观察张口时下颌有无偏斜。当一侧三叉神经运动纤维受损时，病侧咀嚼肌肌力减弱或出现萎缩，张口时由于翼状肌瘫痪，下颌偏向病侧。

2. 面神经

面神经为第7对脑神经，主要支配面部表情肌和具有舌前2/3味觉功能。

（1）运动功能：当检查面部表情肌时，首先观察双侧额纹、眼裂、鼻唇沟和口角是否对称；然后，嘱患者做皱额、闭眼、露齿、微笑、鼓腮或吹哨动作。面神经受损可分为周围性和中枢性损害两种，一侧面神经周围性（核或核下性）损害时，病侧额纹减少、眼裂增大、鼻唇沟变浅，不能皱额、闭眼，微笑或露齿时口角歪向健侧，鼓腮及吹口哨时病变侧漏气；中枢性（核上的皮质脑干束或皮质运动区）损害时，由于上半部面肌受双侧皮质运动区的支配，皱额、闭眼无明显影响，只出现病灶对侧下半部面部表情肌的瘫痪。

（2）味觉检查：嘱患者伸舌，将少量不同味感的物质（食糖、食盐、醋或奎宁溶液）以棉签涂于一侧舌面测试味觉，患者不能讲话、缩舌和吞咽，用手指指出事先写在纸上的甜、咸、酸或苦四个字之一。先试可疑侧，再试另一侧。每种味觉试验完成后，用水漱口，再测试下一种味觉。面神经损害者则舌前2/3味觉丧失。

3. 舌咽、迷走神经

舌咽、迷走神经为第9、第10对脑神经，两者在解剖与功能上关系密切，常同时受损。

（1）运动：检查时注意患者有无发音嘶哑、带鼻音或完全失音，是否呛咳，有无吞咽困难。观察患者张口发"啊"音时悬雍垂是否居中，两侧软腭上抬是否一致。

当一侧神经受损时，该侧软腭上抬减弱，悬雍垂偏向健侧；双侧神经麻痹时，悬雍垂虽居中，但双侧软腭上抬受限，甚至完全不能上抬。

（2）咽反射：用压舌板轻触左侧或右侧咽后壁，正常者出现咽部肌肉收缩和舌后缩。

（3）感觉：可用棉签轻触两侧软腭和咽后壁，观察感觉。

4. 副神经

副神经为第 11 对脑神经，支配胸锁乳突肌及斜方肌。检查时注意肌肉有无萎缩，嘱患者做耸肩及转头运动时，检查者给予一定的阻力，比较两侧肌力。副神经受损时，向对侧转头及同侧耸肩无力或不能，同侧胸锁乳突肌及斜方肌萎缩。

5. 舌下神经

舌下神经为第 12 对脑神经。检查时嘱患者伸舌，注意观察有无伸舌偏斜、舌肌萎缩及肌束颤动。单侧舌下神经麻痹时伸舌舌尖偏向病侧，双侧麻痹者则不能伸舌。

（二）肌力

呼吸相关的肌肉主要包括膈肌、肋间肌、腹肌、胸锁乳突肌、背部肌群、胸部肌群腹肌等。平静呼吸时，吸气主要以膈肌的收缩为主；呼气则是通过膈肌和胸廓的弹性回缩。用力吸气时，肋间外肌、胸锁乳突肌、背部肌群、胸部肌群等发生收缩，参与扩张胸廓；用力呼气时，肋间内肌、腹肌等发生收缩，参与收缩胸廓。因此，呼吸肌功能的评定对于呼吸系统疾病康复至关重要。由于呼吸运动的特殊性，呼吸肌功能通过一般的肌力评定难以实现，因此需要特殊的评定方法，详见本章第二节。

（三）反射

神经系统病变会导致反射的改变，而一些反射的变化会导致误吸的发生，产生误吸性肺炎。

1. 咽反射

用棉签轻触硬腭与软腭交界处或软腭和腭垂的下缘，引起软腭的向上向后运动。咽反射的减弱或消失会引起误吸，导致误吸性肺炎。

2. 咳嗽反射

咳嗽反射是由于气管、咽黏膜受刺激而做出的一种应激性的咳嗽反应，观察患者自主咳嗽以及受刺激后的咳嗽反应。如果咳嗽反射减弱或消失，则气管内的异物难以清除，容易产生误吸性肺炎。

六、营养状态

呼吸系统疾病患者常伴发营养不良，尤其是呼吸危重症患者，常面临能量摄取与

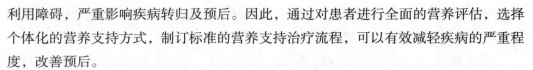

利用障碍，严重影响疾病转归及预后。因此，通过对患者进行全面的营养评估，选择个体化的营养支持方式，制订标准的营养支持治疗流程，可以有效减轻疾病的严重程度，改善预后。

营养状态的评估包括营养风险筛查、人体测量及实验室检查。

1. 营养风险筛查

通过询问病史，了解患者近一周以来的饮食情况（包括进食方式、进食时间、进食结构、进食量等），对评价其营养状况极为重要。对于有营养不良风险的患者，建议入院 24 ~ 48 h 内采用营养风险筛查量表（nutritional risk screening，NRS）或营养不良广泛筛查量表（malnutrition universal screening tool，MUST）进行筛查，经筛查无营养不良风险的患者，入院一周后再次筛查。

营养风险筛查（NRS）由欧洲肠外肠内营养学会（ESPEN）在 2002 年发布，该量表包括初筛表和最终筛查表两部分，用来判断患者是否存在营养风险及是否需要营养支持（表 3-1-7、表 3-1-8）。

表 3-1-7　NRS-2002 初筛表

问　题
1. 体重指数（BMI）＜ 20.5 kg/m2
2. 最近 3 个月内患者的体重有减轻吗？
3. 过去的 1 周有摄食量降低吗？
4. 患者的病情严重吗？（如在重症监护中接受治疗）

注：如果任何一个问题的答案"是"，则按照表 3-1-7 进行最终筛查；如果回答"否"，每周重新进行一次筛查；如果患者需安排大手术，则要考虑预防性的营养治疗计划，以避免大手术伴随的风险。

表 3-1-8　NRS-2002 最终筛查表

营养状态受损评分	营养状态	疾病严重程度评分	相应疾病患者的营养要求
无（0 分）	正常营养状态	无（0 分）	正常营养需要量
轻度（1 分）	3 个月内体重减轻大于 5%；或食物摄入量比正常需要量低 25% ~ 50%	轻度（1 分）	髋关节骨折、慢性疾病（肝硬化[a]、慢性阻塞性肺疾病[a]、糖尿病、一般肿瘤患者）发生急性并发症及血液透析者，不需卧床，蛋白质需要量略有增加，但可通过口服和补充满足
中度（2 分）	一般情况差，或 2 个月内体重减轻大于 5%；或食物摄入量比正常需要量低 50% ~ 75%	中度（2 分）	腹部大手术[a]、卒中[a]、重症肺炎、血液系统恶性肿瘤患者，需要卧床，蛋白质需要量增加，但多数通过人工喂养可满足

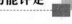

续表

营养状态 受损评分	营养状态	疾病严重 程度评分	相应疾病患者的营养要求
严重 （3分）	BMI < 18.5 kg/m² 且一般情况差，或 1 个月内体重减轻大于 5%（或 3 个月内 > 15%）；或前 1 周的食物摄入量比正常需要量降低 75% ～ 100%	严重 （3分）	颅脑损伤[a]、骨髓移植、APACHE > 10、重症监护病房靠机械通气支持者，蛋白质需要量增加，不能通过人工喂养满足（但通过人工喂养，蛋白质分解和氮丢失明显减少）

注：[a] 表示经过循证医学验证，年龄 ≥ 70 岁者加 1 分。营养状态受损评分、疾病严重程度评分和年龄评分相加 = 总分。总分 ≥ 3 分，提示患者存在营养风险，应立即开始营养支持；总分 < 3 分，应每周用此法复查营养风险。APACHE：急性生理学和慢性健康状况评估。

营养不良通用筛查工具（MUST）适用于对住院和社区人群的营养不良筛查，主要用于评定因功能受损所致的营养不良（图 3-1-1）。

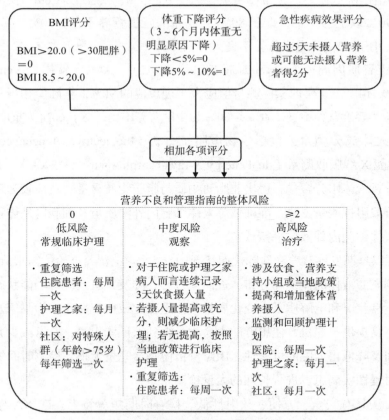

图 3-1-1　营养不良广泛筛查工具

2. 人体测量

（1）体重：最简单、直接而又可靠的指标，可从总体上反映人体营养状况。在急性期，建议每 2 天测量 1 次体重，在康复期，建议每周测量 1 次体重。第一次评估时应了解患者平时的体重、体重的变化、近期是否正在减肥等；评定标准：体重是理想体重的 80% ~ 90% 为轻度营养不良；70% ~ 79% 中度营养不良；69% 以下为重度营养不良。

体质指数（body mass index，BMI）：BMI= 体重（kg）/［身高（m）］²，是反映蛋白质热量营养不良的可靠指标。评价标准：①正常：BMI 20 ~ 25 kg/m²。②潜在营养不良：BMI 18 ~ 20 kg/m²。③营养不良：BMI < 18 kg/m²。

（2）肱三头肌皮褶厚度（triceps skinfold thickness，TSF）：以右侧为例，测量时首先定位右上臂从肩峰到尺骨鹰嘴连线的中点，然后用左手拇指、示指和中指将被测部位皮肤和皮下组织提起，在该皮褶提起点的下方用皮褶计测量其厚度，连续测量 3 次取平均值以降低误差。正常参考值：男性 0.83 cm，女性 1.53 cm。实测值相当于正常值的 90% 以上为正常；介于 80% ~ 90% 为轻度营养不良；60% ~ 80% 为中度营养不良；小于 60% 为重度营养不良。

（3）上臂肌肉周径（arm muscle circle，AMC）：AMC= 臂周径（cm）–［TSF（mm）× 0.314］。正常时实际测量值应大于理想值的 90%；实际值相当于正常值的 80% ~ 90% 为轻度营养不良；60% ~ 80% 为中度营养不良；小于 60% 为重度营养不良。

（4）人体成分测量：包括生物电阻抗分析（bioelectrical impedance analysis，BIA）和双能 X 线吸收测量（dual energy X-ray absorptiometry，DEXA）。BIA：通过电阻抗值分析人体水分含量，得出非脂肪物质与脂肪物质含量。目前较为理想的是采用多频率分段阻抗测量方法，准确估算人体细胞内外液质量及细胞内外体积等数据，用于分析人体细胞内外液体平衡状态。

BIA 可以早期发现营养和新陈代谢状况的异常，确定营养补给的需求量及其效果，还可以估测淤滞液体的体积和分布，进而评价心、肺及肾脏系统的功能状态。BIA 显示的营养不良状况和电解质平衡变化要早于体重变化或血气变化，为临床及早发现并处理营养不良提供了先机，使患者的生命质量得到保证和提高，并可减少并发症、缩短住院时间及降低再入院的可能性。BIA 价格便宜、完全无损、检测时间短而且操作方便，可对慢性疾病患者进行长期的大量检测。

DEXA 法具有安全、方便、放射性低、检查时间短等特点。DEXA 与 BIA 身体成分测量值相关性好，BIA 与 DEXA 相比，可低估脂肪组织含量和脂肪百分比，高估肌肉组织含量和骨矿含量。

3.实验室检查

（1）血清蛋白水平测定：包括白蛋白、前白蛋白、转铁蛋白和视黄醇结合蛋白等。

血清蛋白水平是判断营养状况的可靠指标。白蛋白的半衰期为20天，急性蛋白质丢失或短期内蛋白质摄入不足，白蛋白可以维持正常。如果白蛋白下降，说明蛋白摄入不足已持续较长时间，机体通过肌肉蛋白质分解，释放氨基酸，供合成白蛋白的需求。与白蛋白相比，前白蛋白的生物半衰期短，血清含量少且贮存量较少，故在判断蛋白质急性改变方面较白蛋白更敏感，但前白蛋白是负性急性期反应蛋白，受应激、感染等影响，因此推荐同时监测C反应蛋白，如果C反应蛋白在正常范围内，用前白蛋白的结果反映蛋白营养状况则较可靠。临床上，有时顽固性电解质紊乱也提示为营养不良。

（2）血钠和血尿素氮：存在脱水时血钠和血尿素氮水平升高，轻至中度的脱水可掩盖低白蛋白血症，甚至出现白蛋白水平的假性升高。

（3）免疫功能：全淋巴细胞计数，皮肤迟发超敏反应。

（4）血清氨基酸比值：血清氨基酸比值＝甘氨酸＋丝氨酸＋谷氨酸＋牛氨酸／（亮氨酸＋异亮氨酸＋蛋氨酸＋缬氨酸）＞3，提示其蛋白质营养不良。

七、实验室检查

实验室检查包括糖、脂肪、蛋白质及其代谢产物和衍生物的检验；血液和体液中电解质和微量元素的检验；血气和酸碱平衡的检验；免疫功能检查、临床血清学检查、肿瘤标志物等的临床免疫学检测以及病原体检查、细菌耐药性检查等。其中血液气体分析（血气分析）可以了解O_2的供应及酸碱平衡状况，是抢救危重患者和手术中监护的重要指标之一，对于呼吸系统疾病的病情判断有着重要意义，因此，本节将对其进行阐述。血气分析的标本有采自动脉和静脉血两种，临床上常用动脉血。两者的差别能更准确地判断组织气体代谢及其伴随的酸碱失调的状况以及准确地解释结果，例如采血对结果的影响等。

（一）血气分析的指标

在动脉血气分析指标中，血气分析仪可直接测定动脉氧分压、动脉二氧化碳分压及动脉氢离子浓度，然后根据相关的方程式由上述三个测定值计算出其他多项指标，从而判断肺换气功能及酸碱平衡的状况。

1.动脉血氧分压

动脉血氧分压（PaO_2）是指血液中物理溶解的氧分子所产生的压力。健康成人随年龄增大而降低，年龄预计公式为PaO_2=100 mmHg–（年龄×0.33）±5 mmHg。

参考值：95 ~ 100 mmHg（12.6 ~ 13.3 kPa）。

临床意义：①判断有无缺氧和缺氧的程度。造成低氧血症的原因有肺泡通气不足、通气血流（V/Q）比例失调、分流及弥散功能障碍等。低氧血症分为轻、中、重三型：轻度为 80 ~ 60 mmHg（10.7 ~ 8.0 kPa）；中度为 60 ~ 40 mmHg（8.0 ~ 5.3 kPa）；重度为 < 40 mmHg（5.3 kPa）。②判断有无呼吸衰竭的指标。若在海平面附近、安静状态下呼吸空气时 PaO_2 测定值 < 60 mmHg（8 kPa），并可除外其他因素（如心脏内分流等）所致的低氧血症，即可诊断为呼吸衰竭。呼吸衰竭根据动脉血气分为 Ⅰ 型和 Ⅱ 型。Ⅰ 型是指缺氧而无 CO_2 潴留（PaO_2 < 60 mmHg，$PaCO_2$ 降低或正常）；Ⅱ 型是指缺氧伴有 CO_2 潴留（PaO_2 < 60 mmHg，$PaCO_2$ > 50 mmHg）。

2.肺泡 – 动脉血氧分压差

肺泡 – 动脉血氧分压差是指肺泡氧分压（PAO_2）与动脉血氧分压（PaO_2）之差 $[P_{(A-a)}O_2]$。$P_{(A-a)}O_2 = PAO_2 - PaO_2$，是反映肺换气功能的指标，有时较 PaO_2 更为敏感，能较早地反映肺部氧摄取状况。PAO_2 不能直接测取，是通过简化的肺泡气方程式计算得出：

$$PAO_2 = P_I O_2 - \frac{PaCO_2}{R} = (PB - PH_2O) \times F_I O_2 \frac{PaCO_2}{R}$$

式中，$P_I O_2$ 为吸入气氧分压、$PaCO_2$ 为动脉血二氧化碳分压、R 为呼吸交换率、PB 为大气压、PH_2O 为水蒸气压、$F_I O_2$ 为吸入气氧浓度。

参考值：正常青年人为 15 ~ 20 mmHg（2 ~ 2.7 kPa），随年龄增加而增大，但最大不超过 30 mmHg（4.0 kPa）。

临床意义：① $P_{(A-a)}O_2$ 增大伴有 PaO_2 降低提示肺本身受累所致氧合障碍，主要见于：左右分流或肺血管病变使肺内动 – 静脉解剖分流增加致静脉血掺杂；弥漫性间质性肺病、肺水肿、急性呼吸窘迫综合征等所致的弥散障碍；V/Q 比例严重失调，如阻塞性肺气肿、肺不张或肺栓塞。② $P_{(A-a)}O_2$ 增大无 PaO_2 降低见于肺泡通气量明显增加，而大气压、吸入气氧浓度与机体耗氧量不变时。

3.动脉血氧饱和度

动脉血氧饱和度（SaO_2）是指动脉血中氧与血红蛋白（Hb）结合的程度，是单位 Hb 含氧百分数，即

$$SaO_2 = \frac{HbO_2}{全部\ Hb} \times 100\% = \frac{血氧含量}{血氧结合律} \times 100\%$$

参考值：95% ~ 98%。

临床意义：SaO_2 可作为判断机体是否缺氧的一个指标，但是反映缺氧并不敏感，而且有掩盖缺氧的潜在危险。主要原因是由于血红蛋白离解曲线（ODC）呈 S 形的特性，即 PaO_2 在 60 mmHg 以上，曲线平坦，在此段即使 PaO_2 有大幅度变化，SaO_2 的增减变化很小，即使 PaO_2 降至 57 mmHg，SaO_2 仍可接近 90%；只有 PaO_2 在 57 mmHg 以下，曲线呈陡直，PaO_2 稍降低，SaO_2 即明显下降。因此，SaO_2 在较轻度的缺氧时尽管 PaO_2 已有明显下降，SaO_2 可无明显变化。

4. 混合静脉血氧分压

混合静脉血氧分压（PVO_2）是指物理溶解于混合静脉血中的氧产生的压力。$P（a\text{-}V）DO_2$ 是指动脉氧分压与混合静脉血氧分压之差。

参考值：PVO_2 35 ~ 45 mmHg（4.7 ~ 6.0 kPa），平均 40 mmHg（5.33 kPa）；$P（a\text{-}V）DO_2$ 60 mmHg（8.0 kPa）。

临床意义：① PVO_2 常作为判断组织缺氧程度的一个指标。该指标存在生理变异，老年人或健康青壮年剧烈运动后均可降低。② $P（a\text{-}V）DO_2$ 是反映组织摄氧的状况。$P（a\text{-}V）DO_2$ 值变小，表明组织摄氧受阻；$P（a\text{-}V）DO_2$ 值增大，表明组织需氧量增加。

5. 动脉血氧含量

动脉血氧含量（CaO_2）是指单位容积（每升）的动脉血液中所含氧的总量（mmol）或每分升动脉血含氧的毫升数，包括与血红蛋白结合的氧和物理溶解的氧两个部分。

参考值：8.55 ~ 9.45 mmol/L（19 ~ 21 ml/dl）。

临床意义：CaO_2 是反映动脉血携氧量的综合性指标。高原缺氧、慢性阻塞肺疾病缺氧的患者，CaO_2 随 PaO_2 降低而降低，但 Hb 正常或升高；贫血、CO 中毒、高铁血红蛋白血症的患者，PaO_2 正常，而 CaO_2 随 Hb 的降低而降低。

6. 动脉血二氧化碳分压

动脉血二氧化碳分压（$PaCO_2$）是指物理溶解在动脉血中的 CO_2（正常时每 100 mL 中溶解 2.7 mL）分子所产生的张力。CO_2 是有氧代谢的最终产物，经血液运输至肺排出。

参考值：35 ~ 45 mmHg（4.7 ~ 6.0 kPa），平均值 40 mmHg（5.33 kPa）。

临床意义：①判断呼吸衰竭类型与程度的指标：Ⅰ型呼吸衰竭，$PaCO_2$ 可正常或略降低；Ⅱ型呼吸衰竭，$PaCO_2 > 50$ mmHg（6.67 kPa）；肺性脑病时，$PaCO_2$ 一般应 > 70 mmHg（9.93 kPa）。②判断呼吸性酸碱平衡失调的指标：$PaCO_2 > 45$ mmHg（6.0 kPa）提示呼吸性酸中毒；$PaCO_2 < 35$ mmHg（4.7 kPa）提示呼吸性碱中毒。$PaCO_2$ 升高可由通气量不足引起，如慢阻肺、哮喘、呼吸肌麻痹等疾病；呼吸性碱中毒表示通气量增加，见于各种原因所致的通气增加。③判断代谢性酸碱失调的

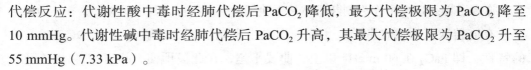

代偿反应：代谢性酸中毒时经肺代偿后 $PaCO_2$ 降低，最大代偿极限为 $PaCO_2$ 降至 10 mmHg。代谢性碱中毒时经肺代偿后 $PaCO_2$ 升高，其最大代偿极限为 $PaCO_2$ 升至 55 mmHg（7.33 kPa）。

7. pH 值

pH 值是表示体液氢离子浓度的指标或酸碱度。

参考值：pH 7.35 ~ 7.45，平均 7.40；［H^+］35 ~ 45 mmol/L，平均 40 mmol/L。

临床意义：可作为判断酸碱失调中机体代偿程度的重要指标。pH < 7.35 为失代偿性酸中毒，存在酸血症；pH > 7.45 为失代偿性碱中毒，有碱血症；pH 值正常可有三种情况：无酸碱失衡、代偿性酸碱失衡、混合性酸碱失衡。临床上不能单用 pH 值区别代谢性与呼吸性酸碱失衡，尚需结合其他指标进行判断。

8. 标准碳酸氢盐

标准碳酸氢盐（standard bicarbonate，SB）是指在 37℃，血红蛋白完全饱和，经 $PaCO_2$ 为 40 mmHg 的气体平衡后的标准状态下所测得的血浆 HCO_3^- 浓度。

参考值：22 ~ 27 mmol/L，平均 24 mmol/L。

临床意义：SB 是准确反映代谢性酸碱平衡的指标，一般不受呼吸的影响。

9. 实际碳酸氢盐

实际碳酸氢盐（actual bicarbonate，AB）是指在实际 $PaCO_2$ 和血氧饱和度条件下所测得血浆 HCO_3^- 真实含量。

参考值：22 ~ 27 mmol/L。

临床意义：① AB 同样反映酸碱平衡中的代谢性因素，与 SB 的不同之处在于 AB 尚在一定程度上受呼吸因素的影响。② AB 增高可见于代谢性碱中毒，亦可见于呼吸性酸中毒经肾脏代偿时的反映，慢性呼吸性酸中毒时，AB 最大代偿可升至 45 mmol/L；AB 降低既见于代谢性酸中毒，亦见于呼吸性碱中毒经肾脏代偿的结果。③ AB 与 SB 的差值，反映呼吸因素对血浆 HCO_3^- 影响的程度。当呼吸性酸中毒时，AB > SB；当呼吸性碱中毒时，AB < SB；相反，代谢性酸中毒时，AB=SB <正常值；代谢性碱中毒时，AB=SB >正常值。

10. 缓冲碱

缓冲碱（buffer bases，BB）是指血液（全血或血浆）中一切具有缓冲作用的碱性物质（负离子）的总和，包括 HCO_3^-、Hb^- 和血浆蛋白（Pr^-）和 HPO_4^{2-}，是反映代谢性因素的指标。

参考值：45 ~ 55 mmol/L，平均 50 mmol/L。

临床意义：①反映机体对酸碱平衡失调时总的缓冲能力，不受呼吸因素、CO_2 改

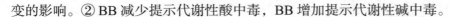

变的影响。②BB 减少提示代谢性酸中毒，BB 增加提示代谢性碱中毒。

11. 剩余碱

剩余碱（bases excess，BE）是指在 37℃，血红蛋白完全饱和，$PaCO_2$ 为 40 mmHg 的气体平衡后的标准状态下，将血液标本滴定至 pH 等于 7.40 所需要的酸或碱的量，表示全血或血浆中碱储备增加或减少的情况。需加酸者表示血中有多余的碱，BE 为正值；相反，需加碱者表明血中碱缺失，BE 为负值。

参考值：0 ± 2.3 mmol/L。

临床意义：BE 只反映代谢性因素的指标，与 SB 的意义大致相同。

12. 血浆 CO_2 含量

血浆 CO_2 含量（total plasma CO_2，$T\text{-}CO_2$）是指血浆中结合的和物理溶解的 CO_2 总含量。

参考值：25.2 mmol/L。

临床意义：$T\text{-}CO_2$ 因受呼吸影响，故在判断混合性酸碱失调时，其应用受到限制。例如 CO_2 潴留和代谢性碱中毒时 $T\text{-}CO_2$ 增加；而过度通气和代谢性酸中毒时 $T\text{-}CO_2$ 降低。

13. 阴离子间隙

阴离子间隙（anion gap，AG）是指血浆中的未测定阴离子（UA）与未测定阳离子（UC）的差值，即 AG=UA-UC。AG 计算公式：$AG=Na^+-（Cl^-+HCO_3^-）$。AG 升高数 =HCO_3^- 下降数。

参考值：8 ～ 16 mmol/L。

临床意义：①高 AG 代谢性酸中毒以产生过多酸为特征，常见于乳酸酸中毒、尿毒症、酮症酸中毒。②正常 AG 代谢性酸中毒，又称为高氯型酸中毒，可由 HCO_3^- 减少（如腹泻）、酸排泄衰竭（如肾小管酸中毒）或过多使用含氯的酸（如盐酸精氨酸）所致。③判断三重酸碱失衡中，AG 增大的代谢性酸中毒＞ 30 mmol/L 时肯定酸中毒；20 ～ 30 mmol/L 时酸中毒可能性很大；17 ～ 19 mmol/L 时只有 20% 有酸中毒的可能。

（二）酸碱平衡失调类型及血气特点

机体通过酸碱平衡调节机制调节体内酸碱物质含量及其比例，维持血液 pH 值在正常范围内的过程，称为酸碱平衡。如果动脉血气 pH ＜ 7.35 称为酸血症；pH ＞ 7.45 称为碱血症。酸血症和碱血症是酸碱平衡失调所致血液 pH 变化的最终结果。有酸血症或碱血症必定有酸中毒或碱中毒，有酸中毒或碱中毒不一定有酸血症或碱血症；也就是说在单纯性酸碱平衡失调时，酸中毒导致酸血症，碱中毒导致碱血症。但在混合性酸碱失调（两种或两种以上的酸碱失调同时存在）时，动脉血 pH 值取决于各种酸

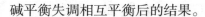
碱平衡失调相互平衡后的结果。

酸中毒或碱中毒是指机体内以 HCO_3^-、$PaCO_2$ 为原发改变，引起 pH 值变化的病理生理过程。以 HCO_3^- 下降为原发改变称为代谢性酸中毒，以 HCO_3^- 升高为原发改变称为代谢性碱中毒；以 $PaCO_2$ 升高为原发改变称为呼吸性酸中毒；以 $PaCO_2$ 下降为原发改变称为呼吸性碱中毒。在以上这些单纯性酸碱平衡失调时体内的调节机制必定会加强，以恢复［HCO_3^-］/［H_2CO_3］达到正常水平，这种过程即为代偿过程。代偿后，如果［HCO_3^-］/［H_2CO_3］比值恢复到 20 ∶ 1，血浆 pH 则可维持在正常范围，称为代偿性酸碱平衡失调；若代偿后［HCO_3^-］/［H_2CO_3］比值不能达到 20 ∶ 1，则称为失代偿性酸碱平衡失调。常见的酸碱平衡失调类型可见于下列几种。

1. 代谢性酸中毒

代谢性酸中毒是指以 HCO_3^- 下降为原发改变而引起的一系列病理生理过程。引起代谢性酸中毒主要由于机体产酸过多、排酸障碍和碱性物质损失过多等所致。临床上机体产酸过多可见于糖尿病、禁食时间过长、急慢性酒精中毒所致的酮症酸中毒；高热、外伤、严重感染与休克、缺氧、大量使用水杨酸类药物等可出现乳酸酸中毒；肾脏疾病所致尿毒症和碱的丢失以及酸摄入过多等导致酸中毒。

血气改变的特点：AB、SB、BB 下降，pH 接近或达到正常，BE 负值增大，$PaCO_2$ 下降。当机体不能代偿时，$PaCO_2$ 正常或增高，pH 下降。

2. 呼吸性酸中毒

呼吸性酸中毒是指因呼吸功能障碍导致原发的血浆中 $PaCO_2$ 升高所致 H^+ 浓度增加，pH 下降的病理生理过程。常见于多种呼吸系疾病如慢性阻塞性肺病、哮喘、胸廓畸形、呼吸肌麻痹、异物阻塞以及其他可以累及呼吸系统的疾病均可降低肺泡通气量，致 CO_2 潴留，产生呼吸性酸中毒。

血气改变的特点：急性呼吸性酸中毒时，$PaCO_2$ 增高，pH 下降，AB 正常或略升高，BE 基本正常。肾脏代偿时，$PaCO_2$ 每升高 1.0 mmHg（0.133 kPa），HCO_3^- 约可增加 0.07 mmol/L；慢性呼吸性酸中毒时，$PaCO_2$ 增高，pH 正常或降低，AB 升高，AB > SB，BE 正值增大。$PaCO_2$ 每升高 1.0 mmHg（0.133 kPa），HCO_3^- 经代偿后可增加 0.3 ~ 0.4 mmol/L（平均 0.35 mmol/L）。但肾脏代偿有一定的限度，急性呼吸性酸中毒时，HCO_3^- 不超过 32 mmol/L。慢性呼吸性酸中毒时 HCO_3^- 不超过 45 mmol/L。

3. 代谢性碱中毒

代谢性碱中毒是指原发的血浆 HCO_3^- 升高而引起的一系列病理生理过程。当体液中 H^+ 和 Cl^- 丧失或 HCO_3^- 含量增加，均可引起代谢性碱中毒。临床常见的原因包括

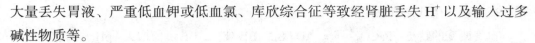

大量丢失胃液、严重低血钾或低血氯、库欣综合征等致经肾脏丢失 H^+ 以及输入过多碱性物质等。

血气改变的特点：AB、SB、BB 增高，pH 接近正常，BE 正值增大，$PaCO_2$ 上升。机体失代偿时，$PaCO_2$ 反而降低或正常，pH 上升。

4. 呼吸性碱中毒

呼吸性碱中毒是指由于过度通气使血浆 $PaCO_2$ 下降引起的一系列病理生理过程。各种导致肺泡通气增加，体内 CO_2 排出减少的疾病，如癔症、颅脑损伤、脑炎、脑肿瘤以及缺氧等，均可发生呼吸性碱中毒。机械通气应用不当亦易引起呼吸性碱中毒。

血气改变的特点：$PaCO_2$ 下降，pH 正常或升高，AB 在急性呼吸性碱中毒时正常或轻度下降，慢性呼吸性碱中毒时下降明显，AB < SB，BE 负值增大。肾脏代偿反应效率在急、慢性期不同。急性呼吸性碱中毒时 $PaCO_2$ 每下降 0.133 kPa（1.0 mmHg），HCO_3^- 减少 0.2 mmol/L；慢性呼吸性碱中毒时 $PaCO_2$ 每下降 0.133 kPa（1.0 mmHg），HCO_3^- 减少 0.5 mmol/L，Cl^- 内移，血清 Ca^{2+} 降低。

5. 呼吸性酸中毒合并代谢性酸中毒

呼吸性酸中毒合并代谢性酸中毒是指急、慢性呼吸性酸中毒合并不适当的 HCO_3^- 下降，或者代谢性酸中毒合并不适当的 $PaCO_2$ 增加所致呼吸性酸中毒合并代谢性酸中毒。多见于因呼吸道阻塞，肺泡通气量下降，CO_2 潴留，导致呼吸性酸中毒以及因缺氧，体内乳酸堆积，导致代谢性酸中毒的慢性阻塞性肺疾病患者。

血气改变的特点：$PaCO_2$ 上升、正常或轻度下降，pH 明显降低，AB、SB、BB 减少、正常或轻度升高，BE 负值增大。

6. 呼吸性酸中毒合并代谢性碱中毒

呼吸性酸中毒合并代谢性碱中毒是指急、慢性呼吸性酸中毒合并不适当的 HCO_3^- 升高，或者代谢性碱中毒合并不适当的 $PaCO_2$ 增加所致呼吸性酸中毒合并代谢性碱中毒。见于除有 CO_2 潴留、呼吸性酸中毒外，还可因利尿不当、低血钾、低血氯等引起代谢性碱中毒的慢性阻塞性肺疾病患者。

血气变化的特点：$PaCO_2$ 上升，pH 值升高、正常或下降，AB 明显增加，并超过预计代偿的限度；急性呼吸性酸中毒时 HCO_3^- 的增加不超过 3 ~ 4 mmol/L，BE 正值增大。

7. 呼吸性碱中毒合并代谢性酸中毒

呼吸性碱中毒合并代谢性酸中毒是指为呼吸性碱中毒伴有不适当下降的 HCO_3^- 下降或代谢性酸中毒伴有不适当的 $PaCO_2$ 减少。各种引起肺泡通气量增加的疾病，如肺炎、肺间质性疾病、感染性发热等可产生呼吸性碱中毒，同时因肾功能障碍、机体排酸减少而产生代谢性酸中毒。

血气改变的特点：$PaCO_2$ 下降，AB、SB、BB 减少，BE 负值增大，pH 升高或大致正常。并可根据公式计算机体的代偿限度以区别呼吸性碱中毒机体发挥代偿功能。慢性呼吸性碱中毒代偿最大范围 12 ~ 15 mmol/L；急性呼吸性碱中毒代偿最大范围 18 mmol/L。若 HCO_3^- 的减少量在上述范围内则属机体代偿功能，若超出上述范围则有代谢性酸中毒同时存在。

8. 呼吸性碱中毒合并代谢性碱中毒

呼吸性碱中毒合并代谢性碱中毒是指血浆 HCO_3^- 增加同时合并 $PaCO_2$ 减少，为呼吸性碱中毒合并代谢性碱中毒。两者并存使 pH 值增高明显，可引起严重碱血症，预后极差。各种引起肺泡通气量增加的疾病，如肝硬化患者并肝肺综合征时，因肺内分流、低氧血症致通气量增加、体内 CO_2 减少而发生呼吸性碱中毒，同时又因利尿剂治疗而发生代谢性碱中毒。

血气改变的特点：$PaCO_2$ 下降、正常或轻度升高，pH 明显上升，AB 增加、正常或轻度下降，BE 正值增大。

三重酸碱失衡是指在代谢性酸中毒合并代谢性碱中毒的基础上同时又伴有呼吸性酸中毒或呼吸性碱中毒。三重酸碱失衡有两种类型：①呼吸性酸中毒合并高 AG 型代谢性酸中毒和代谢性碱中毒。②呼吸性碱中毒合并高 AG 型代谢性酸中毒和代谢性碱中毒。

（三）酸碱平衡失调的判断方法

1. 酸碱平衡诊断卡

查阅此卡时，先将临床实测血气结果 pH、$PaCO_2$ 值分别与图中 pH、$PaCO_2$ 值相对应，然后依据实测 HCO_3^- 值与图中相应 HCO_3^- 值范围来判断是单纯性酸碱失调或混合性酸碱失调（图 3-1-2）。

2. 临床应用动脉血气判断酸碱失调的步骤

1）据 pH 判断酸中毒或碱中毒

pH 在正常范围内通常表示不存在酸碱平衡失调或存在代偿性的酸碱平衡失调。pH > 7.45 说明存在碱中毒，pH < 7.35 说明存在酸中毒。单纯看 pH 不能明确是否存在代偿性酸碱平衡失调，也不能明确原发因素为代谢性还是呼吸性因素。

2）查找原发因素确定代谢性或呼吸性酸碱平衡失调

①代谢性因素：原发性 HCO_3^- 增多或减少为代谢性碱中毒或代谢性酸中毒的因素。代谢性碱中毒的常见原因为低氯或低钾，而代谢性酸中毒的原因多为产酸增多如乳酸或酮体、排酸障碍如肾脏疾病及失碱增多如腹泻等。②呼吸性因素：原发性 H_2CO_3

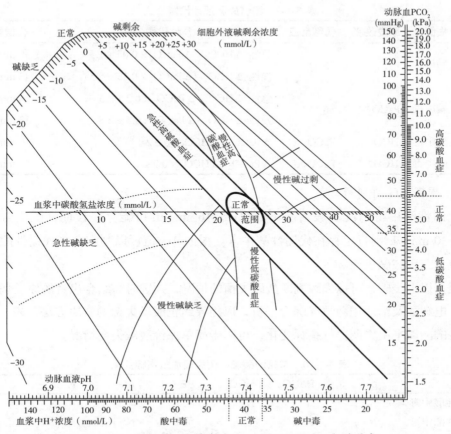

图 3-1-2　西加德 - 安德森（Siggaard-Andersen）酸碱卡

增多或减少为呼吸性酸中毒或呼吸性碱中毒的因素。呼吸性酸中毒的因素多为呼吸系统疾病如慢性阻塞性肺疾病、哮喘、胸廓畸形、呼吸肌麻痹、异物阻塞等，而呼吸性碱中毒多为过度通气所致如癔症、颅脑损伤等。③通过确定代偿情况明确是否为单纯性或混合性酸碱平衡失调。在单纯性酸碱紊乱时，$[HCO_3^- / H_2CO_3]$ 其中一个因素确定为原发性因素后，另一个因素即为继发性代偿性反应。

机体的代偿反应有一定的规律，包括代偿方向、时间、代偿预计值与代偿极限。①代偿方向：一般与原发因素改变方向一致，即一个变量增高另一个变量也随之增高以保证 pH 在正常范围内。②代偿时间：代谢性酸碱失调引起呼吸性完全代偿需要12～24小时，呼吸性酸碱失调引起代谢性完全代偿急性者最短需要数分钟，慢性者需3～5天。③代偿预计值：继发性改变在代偿预计值范围内为单纯性酸碱失衡，如果代偿不足或代偿过度都为混合性酸碱失衡。④代偿极限：当超出了机体（肺及肾脏）代偿极限就会发生混合性酸碱失衡（表3-1-9）。

表 3-1-9　酸碱失调预计代偿公式

原发失衡	原发改变	代偿反应	预计代偿公式	代偿极限
呼吸性酸中毒	$PaCO_2 \uparrow$	$HCO_3^- \uparrow$	急性 $\Delta HCO_3^- = \Delta PaCO_2 \times 0.07 \pm 1.5$	30 mmol/L
			慢性 $\Delta HCO_3^- = \Delta PaCO_2 \times 0.35 \pm 5.58$	45 mmol/L
呼吸性碱中毒	$PaCO_2 \downarrow$	$HCO_3^- \downarrow$	急性 $\Delta HCO_3^- = \Delta PaCO_2 \times 0.2 \pm 2.5$	18 mmol/L
			慢性 $\Delta HCO_3^- = \Delta PaCO_2 \times 0.5 \pm 2.5$	12 mmol/L
代谢性酸中毒	$HCO_3^- \downarrow$	$PaCO_2 \downarrow$	$\Delta PaCO_2 = \Delta HCO_3^- + 8 \pm 2$	10 mmol/L
代谢性碱中毒	$HCO_3^- \uparrow$	$PaCO_2 \uparrow$	$\Delta PaCO_2 = \Delta HCO_3^- \times 0.9 \pm 1.5$	55 mmol/L

3）根据 AG 值判断

代谢性酸中毒情况一般情况下，AG > 16 mmo/L 可能存在代谢性酸中毒，若 AG > 30 mmo/L 则肯定存在代谢性酸中毒。根据 AG 值可以判定合并代谢性酸中毒的二重及三重酸碱失衡。

根据以上步骤，可以大致判断酸碱失衡的情况，判定时需结合患者的原发病、并发症、电解质及治疗用药情况综合分析，以指导纠正酸碱失衡的解决方法，表 3-1-10 是常见的酸碱平衡失调血气指标变化，可用于简单评价酸碱失衡情况。

表 3-1-10　常见的酸碱平衡失调血气指标变化

	pH	$PaCO_2$	HCO_3^-	BE	AG	K^+	CL^-
呼吸性酸中毒	N/ ↓	↑	N/ ↑	N/ 正 ↑		↑ /N	N/ ↓
代谢性酸中毒	N/ ↓	N/ ↓	↓	负 ↑	N/ ↑	↑	↑
呼吸性碱中毒	↑	↓	N/ ↓	N/ 负 ↑		↓	N/ ↑
代谢性碱中毒	N/ ↑	N/ ↑	↑	正 ↑		↓	↓
呼吸性酸中毒 + 代谢性酸中毒	↓ ↓	↑	N/ ↓	N			N/ ↑
呼吸性酸中毒 + 代谢性碱中毒	N/ ↑ / ↓	↑	↑ ↑	正 ↑			↓

八、影像学检查

（一）X 线检查

1. 常用方法

（1）胸部摄片：胸部能很好地自然对比，是最常用、最基本的影像检查方法。

（2）胸部透视：方法简单，可观察膈肌和心脏大血管的运动情况。

（3）造影检查：肺动脉、支气管动脉造影，随着 CTA、MRA 技术的进步，现已很少应用，目前仅用于介入治疗中。

2.优点和限制

（1）优点：胸部天然对比好，是 X 线检查的有利条件。胸部透视可进行功能观察。

（2）限制：①分辨率不足。X 线对比分辨率较低，对小病变和病变细节的显示不好。②敏感性不足。有些病变如大叶性肺炎的充血期，尽管临床症状表现明显，但 X 线并不能显示异常。③特异性不足。不同疾病在 X 线上会出现相似表现，而相同疾病也会存在不同表现。

（二）CT 检查

CT 是呼吸系统疾病诊断最有价值的影像检查方法。

1.常用方法

（1）CT 平扫：密度分辨率高，对小病变的发现及显示病变的细节优于胸片。

（2）增强扫描：动脉期、静脉期有利于血管病变的诊断，区别肺门增大的原因以及纵隔病变与心脏大血管的关系。

（3）高分辨率扫描：用于观察细微结构，对弥漫性肺间质病变及支气管扩张有突出效果。

（4）CTA：用于血管性病变的诊断。

2.优点

CT 密度分辨率高，可通过肺窗和纵隔窗分辨软组织和肺组织，并能够显示肺门、纵隔、心脏、横膈处病灶。

（三）MRI 检查

MRI 对纵隔肿瘤的定位、定性价值较大，根据流空效应有利于了解肿瘤与心脏大血管的关系；对于囊肿性病变可以明确诊断；对纵隔、肺内较大结节或团块病变是 CT 检查的重要补充；对含脂肪病变如畸胎瘤，能提供有价值的信息。

MRA 具有无创伤性、无电离辐射、无碘对比剂影响、避免骨骼伪影等优点，但存在显影效果不及 CTA、检查时间长、有呼吸要求等缺点。

（四）呼吸系统基本病变的影像学表现

1.气管、支气管狭窄

气管、支气管狭窄主要由于肿瘤、异物、炎症和结核等病因引起。

（1）X 线表现：继发阻塞性改变——阻塞性肺炎、阻塞性肺气肿、阻塞性肺不张。

（2）CT 表现：除了显示继发阻塞性改变外，可直接显示狭窄的支气管。

2. 气管、支气管扩张

气管、支气管扩张少数为先天性，多数为慢性感染的继发改变。可分为囊状、柱状和混合型。

3. 肺实变

肺泡内气体被渗出物、蛋白、细胞或病理组织代替后形成实变，见于各种急性炎症、结核、肺水肿、肺出血等，以炎性渗出最常见。肺实变范围可以为肺泡、肺小叶、肺叶的实变，当实变扩展至肺门附近，较大的含气支气管与实变的肺组织形成对比，在实变区中可见含气的支气管影，称为支气管气象。

4. 肺不张

根据病因不同分为阻塞性肺不张、压迫性肺不张和瘢痕性肺不张。

1）X 线表现

（1）一侧性肺不张：患侧肺野均匀致密，肋间隙变窄，纵隔向患侧移位，横膈升高，健侧肺代偿性肺气肿。

（2）肺叶不张：肺叶缩小，密度增高，叶间裂向心性移位，邻近肺叶代偿性肺气肿。

（3）肺段不张：尖端指向肺门的三角影。

（4）小叶不张：小斑片状影。

2）CT

CT 与 X 线相似，可显示阻塞部位和原因。

5. 肺气肿

终末细支气管以外的含气腔隙过度充气和异常扩大，可伴有或不伴有肺泡壁的破坏，分为局限性和弥漫性肺气肿。

1）X 线表现

（1）弥漫性阻塞性肺气肿：表现为肺透明度增加，肺纹理稀疏，肋间隙增宽，肋骨呈水平位，胸廓前后径增大。膈低平，活动度下降，可呈波浪膈。

（2）局限性阻塞性肺气肿：肺内表现同上；纵隔向健侧移位或移位不明显。

2）CT

（1）小叶中央型肺气肿：为小叶中央部分呼吸细支气管及其壁上肺泡扩张，其他上叶周边部肺泡无扩张。早期多见于肺上部。

（2）全小叶型肺气肿：病变累及整个小叶，在两肺形成较大范围无壁低密度区，好发生在两中下肺，常合并肺大疱形成。

（3）间隔旁型肺气肿：病变累及小叶边缘部分，多于胸膜下，沿胸膜、叶间裂、纵隔旁分布。表现为胸膜下小气泡，常合并有胸膜下肺大疱形成、瘢痕旁肺气肿。

6. 肿块和结节

最大直径＞ 3 cm 的为肿块，直径≤ 3 cm 的称为结节。

（1）良性肿块：形态为圆形或椭圆形、无分叶，较小；边缘多光整、无毛刺；内部密度较均匀、常见钙化；邻近肺出现结核球卫星灶、厚壁引流支气管；邻近病灶胸膜增厚、粘连带；生长缓慢、随诊 2 年以上无变化。

（2）恶性肿块：形态为分叶状或切迹，大小可以很大；边缘为放射状、短细毛刺；内部密度不均，可出现空泡征、空气支气管征、偏心性空洞、内缘不齐、壁结节；近肺门侧紊乱聚拢索条影，支气管壁不规则增厚、变窄、截断；有胸膜凹陷征；纵隔淋巴结肿大，侵犯邻近结构。

7. 钙化

肺内的钙化为钙盐在肺内沉积，一般发生在退行性变或坏死的组织中。

（1）X 线：边缘锐利高密度影，斑点状、块状、球状。

（2）CT：对钙化敏感，CT 值大于 100 HU。

8. 空洞和空腔

（1）空洞：为肺部病变组织发生坏死、液化，坏死组织经引流支气管排出而形成。常见于结核、炎症、肿瘤。

厚壁空洞：洞壁厚度≥ 3 mm，干酪性肺炎形成的空洞常小而多发，如虫蚀样，又称虫蚀样空洞；化脓性肺炎、肺脓肿形成的空洞周围常有明显的炎性浸润；癌性空洞发生于肿块的基础上；空洞如液化快，支气管排出不畅常可见液平面。

薄壁空洞：洞壁厚度＜ 3 mm，常见于肺结核慢性阶段。

（2）空腔：肺内生理性腔隙的病理性扩大，如肺大泡、含气支气管囊肿。

9. 胸腔积液

（1）游离性胸腔积液：分为少量、中量、大量积液，可压迫邻近的肺组织引起压迫性肺不张。少量（300 mL）表现为肋膈角变钝；中等量形成外长高内低之渗液曲线；大量表现为上缘超过第二前肋间，纵隔向对侧移位。

（2）局限性积液：①包裹性积液：胸壁向肺野突出的半圆形致密影。②叶间积液：梭形或三角形致密影，两端与叶间裂相连。③肺底积液：积液位于肺底和膈肌之间，X 线表现为膈肌抬高，最高点外移。

10. 气胸和液气胸

各种原因导致气体进入胸膜腔内形成气胸。X 线、CT 表现为沿胸壁内的透明含气区、无肺纹理，肺边缘呈纤细线状影，肺完全压缩呈肺门区软组织影，纵隔健侧移位。液气胸表现为在气胸的基础上，见一横贯胸腔的气液平。

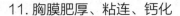

11.胸膜肥厚、粘连、钙化

（1）胸膜肥厚、粘连：肋膈角变平，肋运动受限。膈胸膜粘连呈幕状突起。广泛的胸膜增厚可致肺野密度增高，肋间隙变窄，纵隔移位。叶间裂厚度大于 1 mm，视为叶间裂增厚。

（2）胸膜钙化：为片状、条状、斑块状致密影。与骨性胸壁间常有一透亮间隙，为增厚之胸膜。

12.胸膜肿块

胸膜肿块见于胸膜间皮瘤、孤立纤维性肿瘤、转移瘤等，X 线不易与胸膜其他病变及肺病变鉴别，CT 易于发现、定位、定性和鉴别。

九、其他检查

（一）纤维支气管镜检查

纤维支气管镜检查是呼吸系统疾病诊疗的重要方法之一。纤维支气管镜因管径细，可弯曲，易插入段支气管和亚段支气管。同时，可在直视下作活检或刷检，亦可作支气管灌洗和支气管肺泡灌洗，行细胞学或液性成分检查，并可摄影或录像作为科研或教学资料，现已成为支气管、肺和胸腔疾病诊断、治疗和抢救中的一种重要手段。

（二）放射性核素检查

放射性核素检查是应用放射性核素对肺部疾病、肺的灌注及通气功能进行检查的一种方法。呼吸系统放射性核素检查主要包括肺灌注显像（pulmonary perfusion imaging）、肺通气显像（pulmonary ventilation imaging）和肺肿瘤显像。

1.肺灌注显像

肺灌注显像是将放射性颗粒［大颗粒聚合清蛋白（^{99m}Tc-MAA）］注入静脉，其与静脉血充分混合后运输至肺部，根据颗粒直径的不同而一过性嵌顿在肺血管内，通过 SPECT、CT 显像观察肺血管的灌注情况；显像剂的分布与肺内局部血流灌注量呈正比，引起肺血管狭窄或阻塞的病变均可引起局部肺血流灌注减少或缺乏，因此通过 SPECT、CT 可有效地判断肺内各部血流分布、肺血管狭窄或栓塞等情况，对肺部疾病的诊断有较高的灵敏度和特异度。

2.肺通气显像

肺通气显像是患者经呼吸道吸入一定量的放射性微粒或气体［如 ^{99m}Tc-DTPA、或 ^{99m}TcSC 和（或）锝气体］后，不同直径的微粒分别沉降在喉部、气管、支气管、细支气管及肺泡壁等不同组织部位，后采用 γ 相机或 SPECT 观察呼吸道阻塞情况的显像方法。当呼吸道病变导致气道阻塞后，雾化颗粒无法通过，阻塞以下部位出现放

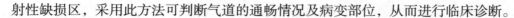

射性缺损区，采用此方法可判断气道的通畅情况及病变部位，从而进行临床诊断。

3.肺肿瘤显像

肺肿瘤显像是使用在正常肺组织浓聚较少但可浓聚于肺癌细胞内的显像剂，如Tc-葡萄糖盐酸或Ca等，经静脉注射后可以使肺癌病灶明显显像。良性肿瘤也有轻度浓聚，但聚集量低于恶性肿瘤。肺肿瘤显像对那些X线片诊断困难、支气管镜难以达到的周围型肺癌有独特的诊断价值。肺癌病灶直接压迫或浸润邻近肺血管可导致灌注区血流减少，术前进行肺灌注显像可根据放射性减低区的大小估计肿块浸润的范围和肺血管受累程度，决定是否手术。

（三）肺活体组织检查

肺活体组织检查用于肺周边部病变或弥散性肺病变的诊断和鉴别诊断。

1.适应证和禁忌证

（1）适应证：①适用于对通过纤维支气管镜、X线、痰液、微生物血等检查不能定性的肺内肿块性病变，特别适用于诊断位于周边部位的肿块。②原因不明的肺部弥漫性病变，在有胸膜粘连的条件下可做经皮肺活检。③局限性肺浸润。④原因不明的纵隔肿块。

（2）不适宜人群：①严重的心肺功能不全者。②肺血管性病变。③伴有出血倾向者。④呼吸道急性感染、发热者。⑤患者不合作或有控制不住的咳嗽。

2.临床意义

（1）肺活检组织病理检查见肿瘤细胞，可确诊为肿瘤。

（2）肺活检组织病理检查见结核肉芽肿，可确诊为结核。

（3）肺活检组织病理检查见炎性病变，考虑为肺部感染。

3.注意事项

（1）尽量不在中叶或舌段进行，以免损伤叶间胸膜，发生气胸。

（2）麻醉要求比常规纤维支气管镜检查高，要求保证患者能安静地接受检查，因此，术前一般应使用哌替啶，而不用苯巴比妥。

（3）指导患者配合检查，如深吸气、呼气、屏气等，并保持手术的安全进行。

（4）一旦活检钳抵达周边部位，患者诉疼痛时，要立刻停止操作，改变活检方向，避免损伤胸膜。

（5）术后密切观察，及时处理出血、气胸等并发症。

第二节 其他评定

一、肺功能评估

肺功能检查一般包括肺通气和肺换气功能的检查，通过医学计量测试技术对呼吸容量、流量、压力进行测定，对呼吸气体成分进行分析，从而判断肺通气和肺换气功能。

（一）通气功能检查

1. 肺容积

肺通气功能检查包括肺泡的含气量、气流在气道中的流速及其影响。肺泡内含气量受肺与胸部扩张或回缩的影响而发生相应改变，形成四种基础肺容积和四种基础肺容量。肺容积指在安静情况下，测定一次呼吸所出现的容积变化，不受时间限制，具有静态解剖学意义。四种基础肺容积由潮气容积、补吸气容积、补呼气容积和残气容积组成，它们之间彼此互不重叠，包括深吸气量、功能残气量、肺活量、肺总量（图 3-2-1）。肺容量是由两个或两个以上的基础肺容积组成，肺容量与年龄、性别和体表面积有关。肺容量大小对气体交换有一定影响。

（1）潮气容积（tidal volume，VT）：是指平静呼吸时，一次吸入和呼出的气量。正常成人参考值约为 500 mL。VT 受吸气肌功能的影响，尤其是膈肌的运动，呼吸肌功能不全时 VT 降低。

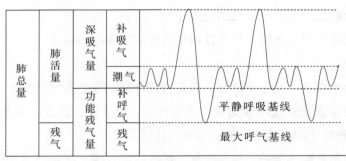

图 3-2-1 肺容积及其组成

（2）补呼气容积（expiratory reserve volume，ERV）：是指平静呼气末再尽最大力量呼气所呼出的气量。正常成人参考值：男性（1 609±492）mL、女性（1 126±338）mL。ERV 可随呼气肌功能的改变而发生变化。

（3）补吸气容积（inspiratory reserve volume，IRV）：是指平静吸气末再尽最大力量吸气所吸入的气量。正常成人参考值：男性约 2 160 mL、女性约 1 400 mL。IRV

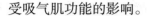

受吸气肌功能的影响。

（4）深吸气量（inspiratory capacity，IC）：是指平静呼气末尽最大力量吸气所吸入的最大气量，即潮气容积加补吸气容积（VT + IRV）。正常成人参考值：男性为（2 617±548）mL，女性为（1 970±381）mL。一般情况下，正常 IC 应占肺活量的2/3 或 4/5。当呼吸功能不全时，尤其是吸气肌肌力障碍以及胸廓、肺活动度减弱和气道阻塞时 IC 均降低。

（5）肺活量（vital capacity，VC）：是指尽力吸气后缓慢而又完全呼出的最大气量，即深吸气量加补呼气容积（IC + ERV）或潮气容积加补吸气容积加补呼气容积（VT + IRV + ERV）。右肺肺活量占全肺肺活量的 55%。正常成人参考值：男性（4 217±690）mL、女性（3 105±452）mL；实测值占预计值的百分比，< 80% 时为减低，其中 60% ~ 79% 为轻度，40% ~ 59% 为中度，< 40% 为重度。肺活量是肺功能检测中简单易行而又最有价值的参数之一。肺活量减低提示有限制性通气功能障碍，亦可提示有严重的阻塞性通气功能障碍。临床上常见于胸廓畸形、广泛胸膜增厚、大量胸腔积液、气胸、肺不张、弥漫性肺间质纤维化和大量腹腔积液、腹腔巨大肿瘤等，以及重症肌无力、膈肌麻痹、传染性多发性神经根炎和严重的慢性阻塞性肺病及支气管哮喘等疾病。

（6）功能残气量（functional residual capacity，FRC）：是指平静呼气末肺内所含气量，即补呼气量加残气量（RV）。FRC、RV 均不能由肺量计直接测得，需应用气体（氦气或氮气）分析方法间接测定。正常成人参考值：男性（3 112±611）mL、女性（2 348±479）mL。FRC 在生理上接近于正常呼吸模式，反映胸廓弹性回缩和肺弹性回缩力之间的关系。肺弹性回缩力下降，可使 FRC 增高，如阻塞性肺气肿、气道部分阻塞。反之，FRC 下降，如肺间质纤维化、急性呼吸窘迫综合征（ARDS）。另外，当胸廓畸形致肺泡扩张受限，或肥胖伴腹压增高使胸廓弹性回缩力下降时，FRC亦下降。

（7）残气量（residual volume，RV）：是指最大呼气末肺内所含气量，这些气量足够继续进行气体交换（弥散呼吸）。正常成人参考值：男性（1 615±397）mL、女性（1 245±336）mL，其临床意义同 FRC。临床上残气量常以其占肺总量（TLC）百分比（即 RV/TLC%）作为判断指标，正常情况下，RV/TLC < 35%，当超过 40%提示肺气肿。

（8）肺总量（totallung capacity，TLC）：是指最大限度吸气后肺内所含气量，即肺活量加残气量。正常成人参考值：男性约 5 020 mL、女性约 3 460 mL。肺总量减少见于广泛肺部疾病，如肺水肿、肺不张、肺间质性疾病、胸腔积液、气胸等。在

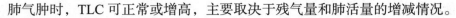

肺气肿时，TLC 可正常或增高，主要取决于残气量和肺活量的增减情况。

2. 通气功能

通气功能又称为动态肺容积，是指单位时间内随呼吸运动进出肺的气量和流速。

（1）肺通气量：每分钟静息通气量（minute ventilation，VE）：指静息状态下每分钟呼出气的量，等于潮气容积（VT）× 每分钟呼吸频率（RR/min）。正常成人参考值：男性（6 663 ± 200）mL、女性（4 217 ± 160）mL。VE > 10 L/min 提示通气过度，可造成呼吸性碱中毒。VE < 3 L/min 提示通气不足，可造成呼吸性酸中毒。在平静呼吸的潮气容积中，约 25% 来自肋间肌的收缩，75% 依赖膈肌运动完成。故潮气容积的大小不仅与性别、年龄、身高、体表面积有关，且受胸廓与膈肌运动的影响。

最大自主通气量（maximal voluntary ventilation，MVV）：是指在 1 min 内以最大的呼吸幅度和最快的呼吸频率呼吸所得的通气量。可用来评估肺组织弹性、气道阻力、胸廓弹性和呼吸肌的力量，是临床上常用作通气功能障碍、通气功能储备能力考核的指标。成人正常参考值：男性（104 ± 2.71）L、女性（82.5 ± 2.17）L。作为通气功能障碍考核指标时常以实测值占预计值百分比进行判定，< 80% 为异常。无论是阻塞性或限制性通气障碍均可使 MVV 降低，临床常见于阻塞性肺气肿、呼吸肌功能障碍、胸廓、胸膜、弥漫性肺间质疾病和大面积肺实变等。MVV 还作为通气储备能力考核指标：常以通气储备百分比表示，计算公式为：

$$通气储量 \% = \frac{每分钟最大通气量 - 每分钟静息通气量}{每分钟最大通气量} \times 100\%$$

通气储备百分比被认为是胸部手术术前判断肺功能状况、预计肺合并症发生风险的预测指标以及职业病劳动能力鉴定的指标。正常值 > 95%，低于 86% 提示通气储备不足，气急阈为 60% ~ 70%。

（2）用力肺活量：用力肺活量（forced vital capacity，FVC）是指深吸气至肺总量位后以最大力量、最快的速度所能呼出的全部气量。第 1 秒用力呼气容积（forced expiratory volume in one second，FEV_1）是指最大吸气至肺总量位后，开始呼气第 1 秒钟内的呼出气量。正常人 3 秒内可将肺活量全部呼出，第 1、2、3 秒所呼出气量各占 FVC 的百分率正常分别为 83%、96%、99%。FEV_1 既是容积测定，亦为 1 秒钟内的平均呼气流量测定，临床应用非常广泛，并常以 FEV_1 和 $FEV_1/FVC\%$ 表示（简称 1 秒率）。正常成人参考值：男性（3 179 ± 117）mL、女性（2 314 ± 48）mL；$FEV_1/FVC\%$ 均大于 80%。FVC 是测定呼吸道有无阻力的重要指标。阻塞性通气障碍患者，如慢性阻塞性肺病、支气管哮喘急性发作的患者，由于气道阻塞、呼气延长，其 FEV_1 和 $FEV_1/FVC\%$ 均降低，但在可逆性气道阻塞中，如支气管哮喘，在应用支

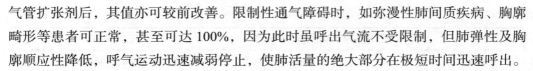

气管扩张剂后，其值亦可较前改善。限制性通气障碍时，如弥漫性肺间质疾病、胸廓畸形等患者可正常，甚至可达100%，因为此时虽呼出气流不受限制，但肺弹性及胸廓顺应性降低，呼气运动迅速减弱停止，使肺活量的绝大部分在极短时间迅速呼出。

（3）最大呼气中段流量：最大呼气中段流量（maximal mid-expiratory flow，MMEF、MMF）是根据用力肺活量曲线而计算得出用力呼出25%～75%的平均流量。正常成人男性为（3 452±1 160）mL/s、女性为（2 836±946）mL/s。MMF可作为评价早期小气道阻塞的指标。因为MMF主要取决于FVC非用力依赖部分，包括MMF在内的低肺容量位流量改变仅受小气道直径影响。有研究发现，当小气道疾患FEV_1和FEV_1/FVC%及气道阻力均正常时，MMF即可降低，表明MMF比FEV_1和FEV_1/FVC%能更好地反映小气道阻塞情况。

（4）肺泡通气量：肺泡通气量（alveolar ventilation，VA）是指安静状态下每分钟进入呼吸性细支气管及肺泡与气体交换的有效通气量。正常成人潮气容积为500 mL，其中150 mL为无效腔气。无效腔气不参与气体交换，仅在呼吸细支气管以上气道中起传导作用，亦称为解剖无效腔。若按呼吸频率为15次/分计算，其静息通气量为7.5 L/min，减去无效腔气，即肺泡通气量为5.25 L/min。但进入肺泡中气体，若无相应肺泡毛细血管血流与之进行气体交换，也同样会产生无效腔效应，称肺泡无效腔。解剖无效腔加肺泡无效腔称生理无效腔（dead space ventilation，VD）。正常情况下因通气/血流比值正常，肺泡无效腔量小至可忽略不计，故生理无效腔基本等于解剖无效腔。VA=（VT–VD）×RR或VA=VT×（1–VD/VT）×RR，由此可见肺泡通气量受无效腔与潮气容积比率（VD/VT）的影响，正常VD/VT=0.3～0.4，比值小则有效肺泡通气量增加；反之则减少，如VD/VT=0.7时，VT仍为500 mL，RR为15次/分，则VA=500 mL×（1–7/10）×15次/分=2.25 L/min。故浅速呼吸的通气效率逊于深缓呼吸。

（5）临床应用：临床上通气功能测定是肺功能测定的基本内容，是一系列肺功能检查中的初筛项目。根据上述各项指标，并结合气速指数（正常为1），可对通气功能做出初步判断，并判断肺功能状况和通气功能障碍类型（表3-2-1、表3-2-2）。

$$气速指数 = \frac{MVV 实测值／预计值\%}{VC实测值／预计值\%}$$

表3-2-1 肺功能不全分级

	VC或MVV实测值／预计值	FEV_1/FVC
基本正常	＞80%	大于70%
轻度减退	80%～71%	70%～61%

	VC 或 MVV 实测值 / 预计值	FEV₁/FVC
显著减退	70% ~ 51%	60% ~ 41%
严重减退	50% ~ 21%	≤ 40%
呼吸衰竭	≤ 20%	

表 3-2-2　通气功能障碍分型

	FEV₁/FVC	MVV	VC	气速指数	RV	TLC
阻塞性	↓↓	↓↓	正常或↓	小于 1.0	↑	正常或↑
限制性	正常或↑	↓或正常	↓↓	大于 1.0	正常或↓	↓
混合性	↓	↓	↓	等于 1.0	不定	不定

　　阻塞性肺气肿的判断：可根据 RV/TLC 结合肺泡氮浓度的测定，对阻塞性肺气肿的程度做出判断（表 3-2-3）。

表 3-2-3　阻塞性肺气肿程度判断

程度	RV/TLC	平均肺泡氮浓度
无肺气肿	≤ 35%	2.47%
轻度肺气肿	36% ~ 45%	4.43%
中度肺气肿	46% ~ 55%	6.15%
重度肺气肿	≥ 56%	8.40%

　　气道阻塞的可逆性判断及药物疗效的判断：可通过支气管舒张试验来判断有无可逆性及药物疗效。测定前 24 h 患者停用支气管舒张药，再行常规肺功能测定。当结果提示 FEV₁ 或 FEV₁/FVC% 降低时，给患者吸入沙丁胺醇 0.2 mg 后 15 ~ 20 min，重复测定 FEV₁ 与 FEV₁/FVC%，然后按下列公式计算通气改善率来进行判断。

$$通气改善率 = \frac{用药后测定值 - 用药前测定值}{用药前测定值} \times 100\%$$

　　改善率＞ 15%，判定为阳性。15% ~ 24% 为轻度可逆，25% ~ 40% 为中度可逆，＞ 40% 为高度可逆。支气管哮喘患者改善率至少应达 15%，COPD 患者改善率不明显。

　　最大呼气流量（peak expiratory flow，PEF）：是指用力肺活量测定过程中，呼气流速最快时的瞬间流速，亦称峰值呼气流速，主要反映呼吸肌的力量及气道有无阻塞。正常人一日内不同时间点的 PEF 值可有差异，称为日变异率或昼夜波动率。这种变异率的测定，可用微型峰流速仪于每日清晨及下午（或傍晚）测 PEF，连续测一周后计算：

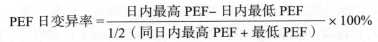

$$PEF\ 日变异率 = \frac{日内最高\ PEF - 日内最低\ PEF}{1/2\ (同日内最高\ PEF + 最低\ PEF)} \times 100\%$$

正常值一般 < 20%，≥ 20% 对支气管哮喘诊断有意义。

支气管激发试验：气道高反应性是支气管哮喘的特征，而支气管激发试验是测定气道反应性的一种方法。该试验是用某种刺激，使支气管平滑肌收缩，再行肺功能检查，依据检查结果的相关指标判定支气管狭窄的程度，借以判定气道反应性。对于无症状、体征，或有可疑哮喘病史，或在症状缓解期，肺功能正常者，或仅以咳嗽为主要表现的咳嗽变异性哮喘者。若支气管激发试验阳性可确定诊断。

（二）换气功能检查

外呼吸进入肺泡的氧通过肺泡毛细血管进入血液循环，而血中的二氧化碳通过弥散排到肺泡，这个过程称为"换气"，也称为"内呼吸"。肺有效的气体交换与通气量、血流量、吸入气体的分布和通气 / 血流比值以及气体的弥散有密切关系。

1. 气体分布

肺泡是气体交换的基本单位，只有吸入的气体能均匀地分布于每个肺泡，才能发挥最大的气体交换效率。但是，即使是健康人，肺内气体分布也存在区域性差异，导致气体分布的不均一性，其原因与气道阻力、顺应性和胸内压的不一致有关。例如在直立位时肺尖部胸腔负压最高，并以 0.26 cm H_2O/cm 的梯度向肺底部递减，结果引起上肺区扩张程度大于下肺区。在此基础上再深吸气时，上肺区肺泡先扩张，气体亦先进入上肺区，继而上、下肺区肺泡同时充气，充气时间和数量也基本相同。当吸气至肺总量位（TLC）时，上肺区先终止扩张充气（属快肺泡），而下肺区肺泡继续充气（属慢肺泡）。另外，有阻塞性气道病变时，由于气道阻力不一致，吸入气体容易进入气道阻力低的肺内。呼气过程中肺泡压不能达到平衡和呼吸频率增加均会加重气体分布不均。气体分布的测定方法常用单次呼吸法即一口气氮稀释法。

临床意义：吸入气体分布不均匀主要是由于不均匀的气流阻力和顺应性。临床上支气管痉挛、受压可出现不均匀的气流阻力，间质性肺炎、肺纤维化、肺气肿、肺淤血、肺水肿等可降低肺顺应性。

2. 通气 / 血流比值

肺有效的气体交换不仅要求有足够的通气量和血流量，而且要求通气与血流灌注即通气 / 血流比值（ventilation/perfusion ratio，V/Q）在数量上比例适当。在静息状态下，健康成人每分钟肺泡通气量（VA）约 4 L，血流量（Q）约 5 L，V/Q 比值为 0.8。但是肺内不同肺间区的 V/Q 比值存在很大差异，其原因是 V/Q 比值受重力、体位和肺容积的影响，其中重力和体位的影响最大。直立位时单位肺容积的通气肺底部最多，肺尖部最少；而肺血流亦同样为肺底部最多，肺尖部最少，结果导致 V/Q 比值从肺底向肺尖进行性增高，但通过生理上的调节，使整个肺的 V/Q 取得适当的比值，以保证最有效的气体交换。在病理情况下，局部血流障碍时，进入肺泡的气体，由于未能和充足血流交换，V/Q 比值＞0.8，出现无效腔气增加；反之，局部气道阻塞，V/Q 比值＜0.8，成为无效灌注，而导致静－动脉分流效应。这两种异常状况，都可造成换气功能障碍，导致缺氧（动脉氧分压，PaO_2 降低），一般并无 CO_2 潴留，但可出现动脉二氧化碳分压（$PaCO_2$）降低。

临床意义：V/Q 比值失调是肺部疾病产生缺氧的主要原因。临床上见于肺实质、肺血管疾病，如肺炎、肺不张、呼吸窘迫综合征、肺栓塞和肺水肿等。

3. 肺泡弥散功能

肺泡弥散是肺泡内气体中和肺泡壁毛细血管中的氧和二氧化碳，通过肺泡壁毛细血管膜进行气体交换的过程。以弥散量（diffusing capacity，DL）作为判定指标。肺泡弥散量是指肺泡膜两侧气体分压差为 1 mmHg 条件下，气体在单位时间（1 min）所能通过的气体量（mL）。影响肺泡毛细血管弥散的因素有弥散面积、弥散距离（厚度）、肺泡与毛细血管的氧分压差、气体分子量、气体在介质中的溶解度、肺泡毛细血管血流以及气体与血红蛋白的结合力。O_2 与 CO_2 在肺内的弥散过程不同，相同温度下，两种气体弥散的相对速率与该气体分子量平方根成反比、与气体在介质中的溶解度成正比，计算结果，CO_2 的弥散速率为 O_2 的 21 倍，实际上不存在 CO_2 弥散功能的障碍，故临床上弥散障碍是针对氧而言，其后果是缺氧。由于 CO 有与氧分子相类似特性，临床上测定时则通常采用 CO 气体。

测定方法有单次呼吸法、恒定状态法和重复呼吸法三种。临床上较常用单次呼吸法。正常值为：男性 18.23 ～ 38.41 mL/（mmHg·min）［187.52 ～ 288.8 mL/（kPa·min）］；女性 20.85 ～ 23.9 mL/（mmHg·min）［156.77 ～ 179.7 mL/（kPa·min）］。

临床意义：DL 值与年龄、性别、体位、身材等相关，男性大于女性，青年人大于老年人。弥散量若小于正常预计值的 80%，则提示有弥散功能障碍。弥散量降低，常见于肺间质纤维化、石棉肺、肺气肿、肺结核、气胸、肺部感染、肺水肿、先天性心脏病、风湿性心脏病、贫血等。弥散量增加可见于红细胞增多症、肺出血等。

（三）小气道功能检查

小气道功能（small airway function）为区域性肺功能（regional lung function）的一种。小气道是指吸气状态下内径≤2 mm 的细支气管（相当于第 6 级支气管分支以下），包括全部细支气管和终末细支气管，是许多 COPD 早期容易受累的部位。由于呼吸道阻力与气管的横截面积成反比，而小气道的总横截面积比直径大于 2 mm 的气道的

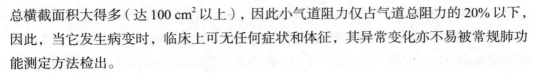

总横截面积大得多（达 100 cm² 以上），因此小气道阻力仅占气道总阻力的 20% 以下，因此，当它发生病变时，临床上可无任何症状和体征，其异常变化亦不易被常规肺功能测定方法检出。

1. 闭合容积（closing volume，CV）

闭合容积原称闭合气量，是指平静呼气至残气位时，肺下垂部小气道开始闭合时所能继续呼出的气体量；而小气道开始闭合时肺内留存的气体量则称为闭合总量（closing capacity，CC），CC = CV+RV。

2. 最大呼气流量 – 容积曲线（maximum expiratory flow-volume curve，MEFV）

受试者在做最大用力呼气过程中，将呼出的气体容积与相应的呼气流量所记录的曲线，或称流量 – 容积曲线（V-V 曲线）。

临床上常用 VC50% 和 VC25% 时的呼气瞬时流量（V_{max50} 和 V_{max25}）作为检测小气道阻塞的指标，凡两指标的实测值 / 预计值小于 70%，且 $V_{50}/V_{25} < 2.5$ 即认为有小气道功能障碍。通过观察 MEFV 曲线的下降支斜率的形状可判断气道阻塞的部位。

3. 频率依赖性肺顺应性

肺顺应性是指单位压力改变时所引起的容积变化，用以反映肺组织的弹性，通常包括肺顺应性、胸壁顺应性和总顺应性。肺顺应性分为静态顺应性（Cstat）和动态顺应性（Cdyn）两种，静态顺应性指在呼吸周期中气流被短暂阻断时测得的肺顺应性，它反映肺组织的弹性；动态顺应性则是在呼吸周期中气流未被阻断时测得的肺顺应性，它受气道阻力的影响，并根据呼气和吸气末肺容量与不同胸内压改变来确定。动态顺应性又分为正常呼吸频率（20 次 / 分）和快速呼吸频率（约 60 次 / 分）两种，后者又称为频率依赖性顺应性（frequency dependence of dynamic compliance，FDC），它比前者更敏感。正常情况下 Cdyn 与 Cstat 接近，且呼吸频率增加时改变亦很小，但当小气道病变患者呼吸频率增加时，随特定肺容量的改变而胸内压增加，动态顺应性降低。除此以外，肺顺应性还与弹性回缩力有关，弹性回缩力是指保持肺脏于某容积所要求的压力。弹性回缩力增加，则顺应性降低，反之则顺应性增加。正常值：Cstat 为 2.0 L/kPa，Cdyn 为 1.5 ～ 3.5 L/kPa。肺静态弹性回缩力增加和 Cstat 降低，见于肺纤维化等疾病，肺静态弹性回缩力降低和 Cstat 增加，见于肺气肿。

二、运动能力评估

（一）心肺运动试验

心肺运动试验（cardiopulmonary exercise test，CPET）可以通过同步纪录个体在额定运动应激过程中心血管、呼吸等系统参数变化情况，进而评估其运动整体及相关各器官系统的功能水平。测试过程中需要心脏、肺、外周循环、肺循环、细胞内氧化等系统共同协作，满足运动应激时能量需求变化，因此，心肺运动试验可以同步了解在额定运动应激下细胞、心血管、呼吸与骨骼肌等系统的反应情况，协助鉴别异常运动储备，评价心－肺耦联机制，定位异常功能器官，是目前无创性心肺功能评估的"金标准"。

1. 心肺运动试验的应用范畴

（1）辅助临床诊断评价。①辅助诊断冠心病：心电运动试验的灵敏性为60% ~ 80%，特异性为71% ~ 97%。试验中发生心肌缺血的运动负荷越低、心肌耗氧水平越低，ST 段下移程度越大患冠心病的危险性就越高，诊断冠心病的可靠程度越大。②鉴定心律失常：运动中诱发或加剧的心律失常提示器质性心脏病，应该注意休息，避免运动，康复治疗时应暂时停止运动或调整运动量。而在运动时减轻甚至消失的心律失常多属"良性"，平时不一定要限制或停止运动。③鉴定呼吸困难或胸闷的性质：器质性疾病在运动试验中诱发呼吸困难，并与相应的心血管异常一致。④对慢性心衰患者预后的评价：最大吸氧量（VO_{2max}）≥ 18 mL/（min·kg）为低危患者；10 ~ 18 mL/（min·kg），同时分钟通气量/二氧化碳输出量（VE/VCO_2）< 35 为中危患者；10 ~ 18 mL/（min·kg）且 VE/VCO_2 ≥ 35 的为高危患者；≤ 10 mL/（min·kg）的均为高危患者，其中若呼吸商（RER）≥ 1.15 的为极高危患者。凡处于高危或极高危的患者都应积极治疗或行心脏移植。⑤判断心脏移植时机：美国心脏协会（ACC/AHA）用心肺运动试验推荐行心脏移植的时机为 VO_{2max} ≤ 14 mL·（min·kg）。⑥大型术前危险性评估：若 VO_{2max} > 15 mL/（min·kg）可行手术，< 15 mL/（min·kg）则属手术高危，< 10 mL/（min·kg）则为手术禁忌。

（2）确定功能状态。①判定心肺病变严重程度及预后：运动中发生心肌缺血的运动负荷越低、心肌耗氧水平越低、ST 段下移的程度越大，冠状动脉病变就越严重，预后也越差，运动试验阳性的无症状患者发生冠心病的危险性增大。②判定肺功能：对肺功能减退患者的分级加以补充，有文献提出 CPET 中所测得的 VO_{2max} 更能反映患者肺功能的实际情况，VO_{2max}/kg 按< 15 m/（min·kg）；15 ~ 20 m/（min·kg）；20 ~ 25 m/（min·kg）；> 25 m/（min·kg）分为4级，认为若 VO_{2max}/kg < 15 m/（min·kg）；则属于严重的肺功能的减退。③判定心功能、体力活动能力和残疾程度：运动能力过低可作为评判残疾的依据。世界卫生组织专家组制订的标准是：最大 MET < 5 可以作为判定残疾的指标。④评定康复治疗效果：运动试验时的心率、血压、运动时间、运动量、吸氧量、心肌耗氧量、心肌缺血的症状和心电图表现，以及患者的主观感受均可以作为康复治疗效果定量评判的依据。

（3）指导康复治疗。①确定患者运动的安全性：运动试验中诱发的各种异常均提示患者运动危险性增大。例如，低水平运动时出现心肌缺血、运动诱发严重心律失常、运动诱发循环不良相关症状或心衰症状等。②为制订运动处方提供定量依据：运动试验可以确定患者心肌缺血阈或最大运动能力、运动安全系数或靶运动强度，也有助于发现运动中可能诱发的心律失常，有助于提高运动训练效果和安全性。③协助患者选择必要的临床治疗。④使患者感受自身的实际活动能力，去除顾虑，增强参加日常活动的信心。

2. 适应证和禁忌证

凡是有上述应用需求，同时病情稳定，无明显步态和骨关节异常，无感染及活动性疾病，患者精神正常以及主观上愿意接受检查，并能主动配合者均为适应证。

病情不稳定者均属于禁忌证。临床上稳定与不稳定是相对的，取决于医师和技师的经验和水平，以及实验室的设备和设施条件。

（1）绝对禁忌证：①未控制的心力衰竭或急性心衰。②严重的左心功能障碍。③血流动力学不稳的严重心律失常（室性或室上性心动过速、多源性室性期前收缩、快速型房颤、Ⅲ度房室传导阻滞等）。④不稳定型心绞痛。⑤近期心肌梗死后非稳定期。⑥急性心包炎、心肌炎及心内膜炎。⑦严重未控制的高血压。⑧急性肺动脉栓塞或梗死。⑨全身急性炎症或传染病。⑩下肢功能障碍。⑪确诊或怀疑主动脉瘤。⑫严重主动脉瓣狭窄。⑬血栓性脉管炎或心脏血栓。⑭精神疾病发作期间或严重神经征。

（2）相对禁忌证：①严重高血压（收缩压 ≥ 200 mmHg 或舒张压 ≥ 120 mmHg）。②肺动脉高压。③中度瓣膜病变。④心肌病。⑤明显心动过速或过缓。⑥中度至重度主动脉瓣狭窄或严重阻塞型心肌病。⑦心脏明显扩大。⑧高度房室传导阻滞及高度窦房阻滞。⑨严重冠状动脉左主干狭窄或类似病变。⑩严重肝肾疾病。⑪严重贫血。⑫未能控制的糖尿病、甲亢、骨关节病。⑬水、电解质紊乱。⑭慢性感染性疾病。⑮运动会导致恶化的神经肌肉疾病、骨骼肌肉疾病或风湿性疾病。⑯晚期妊娠或妊娠有合并症。⑰病情稳定的心衰。⑱明显骨关节功能障碍，运动受限或可能由于运动而使病情恶化。

3. 心肺运动试验的安全性

心肺运动试验诱发死亡率平均为1/万次试验，诱发心肌梗死率为4/万次试验，必须住院治疗者（包括心肌梗死）的发生率为5/万次试验，一般心血管异常者为1/万次试验。心血管意外主要与病例选择不当有关，与运动试验本身一般无明显关联。因此严格掌握适应证和禁忌证极为重要。

4. 检查方法

1）实验室准备

（1）测试环境：房间一般不少于 30 m^2，可以容纳进行试验用的各类检查设备，包括急救设备及药品，同时应保证通畅的急救通道及应急出口。应该具有良好的采光和通风，有温度和湿度控制系统。一般温度控制在 20 ～ 22℃，相对湿度在 40% ～ 50%。应注意人性化布置和保护患者隐私，比如配置拉帘、悬挂风景画等。为了评估患者主观努力的程度，应在室内墙面上悬挂大小适中的"主观感觉用力评分表（Borg 评分）"。

（2）测试设备

①心电图记录仪：常规使用 12 导联心电图记录仪。要求能够满足：识别心脏节律、心率，准确反映 ST 段的变化。为了保证心电图波形的标准化和可重复性，更好地区分室性或室上性心律失常，心电记录仪必须具备良好的抗干扰能力，可以与运动装置联合使用。

②血压监测仪：在运动检查过程中推荐手测血压。目前大多使用自动血压检测仪，但应注意在高强度的运动中测量结果有可能不准确，尤其是对舒张压的测量。因此，测试中如果发现血压过高或过低等异常情况应手动复测，并在每次使用前进行校对。同时应备好不同型号的气囊袖带。

③运动装置：活动平板（跑台）应该由电驱动，并能根据患者体重调整运动方案，最大承重达 157.5 kg。同时应该有一个较宽的速度调节范围，如 1.6 ～ 12.8 km/h，坡度调节可 0° ～ 20°。平板长度至少为 127 cm，宽度为 40.64 cm。为了安全起见，跑台的前部应该有扶手，两侧有保护装置。紧急停止按钮应该醒目，并能够在患者要求停止时迅速起到作用。

下肢功率车（踏车）：目前主要有两种类型的固定自行车用于测试，即机械刹车制动和电子刹车制动。两种踏车都必须可以自动或手动调整工作率，能够满足精确量化外加功率，并包括可以调整高度的把手和座椅。在理想的座椅高度下，应使患者的膝部有充分的弯曲和伸展空间。此外，自行车上的米表、转速表或数字显示器，应设置在便于读数的位置，并且大小合适。一般而言，踏车试验中患者的最大氧耗量会较平板运动试验减少 5% ～ 20%。

上臂功率车：对于有下肢血栓性静脉炎、神经异常等因素导致下肢运动障碍或经常以半身运动为主的患者，选择上臂运动试验是比较好的方式。

④气体代谢测定系统：该系统要求采用开放式每口气法技术（breath by breath），能够满足准确测定最大运动量或亚极量时的耗氧量，能够获得运动气体代谢的各个主

要参数，如通气量（VE）、二氧化碳排出量（VCO_2）、呼吸熵（RQ）等，准确评估心肺功能。

（3）急救设备和药品

①急救设备：包括除颤仪（便携式）、氧气筒（便携式，便于转运）、鼻面罩、储氧面罩、氧气面罩、气管插管（经口）、简易呼吸器、注射器及针头、静脉输液架、静脉输液器、生理盐水、胶带、吸引器及手套等。

②急救药品：包括阿托品、利多卡因、腺苷、硝酸甘油（片剂）、地尔硫草、美托洛尔（注射制剂）、肾上腺素、胺碘酮、多巴酚丁胺、多巴胺、维拉帕米、加压素、阿司匹林，生理盐水、5% 葡萄糖溶液等。

2）试验分类

（1）极量运动试验（maximal exercise test）：指运动到筋疲力尽或主观最大运动强度的试验，一般用于正常人和运动员最大运动能力的研究。

（2）症状限制性运动试验（symptom limited exercise test）：是主观和客观指标结合的最大运动试验，以运动诱发呼吸或循环不良的症状和体征、心电图异常及心血管运动反应异常作为运动终点，用于诊断冠心病、评估心功能和体力活动能力、制订运动处方等。

（3）低水平运动试验（low level exercise test）：以预定较低水平的运动负荷、心率、血压和症状为终止指标的试验方法，适用于急性心肌梗死或病情较重者的出院前评定，通常以患者可耐受的速度连续步行 200 m 或者 6 min 步行作为试验方法。

3）操作程序

（1）电极安放：常规 12 导联电极全部移至躯干，位置是两上肢电极分别移至锁骨下胸大肌与三角肌交界处或锁骨上，两下肢电极移至两季肋部或两髂前上棘内侧，胸导联的位置不变（图 3-2-2）。

（2）皮肤处理：贴电极前用 75% 乙醇或细砂纸擦皮肤至微红，以尽可能降低电阻，减少干扰。

（3）试戴面罩及鼻夹：做静态肺功能测定，获得最大通气量及第 1 秒用力呼气容积等呼吸参数。

（4）运动中监测：运动前测定安静时心电图、血压及相关呼吸参数，运动中连续以心电图监护，每级运动末 30 秒记录心电图，并测血压及相关呼吸参数。

（5）运动后记录：达到运动终点或出现终止试验的指征而终止运动后，于坐位或立位记录即刻和 2、4、6 分钟后的心电图，并测血压及呼吸参数。如有特殊情况可将观察的时间延长到 8 ~ 10 分钟，直到受试者的症状或异常表现消失为止。

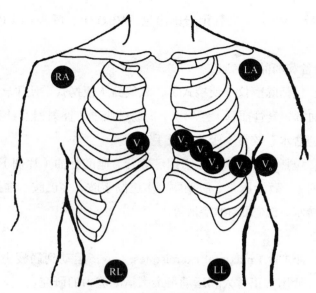

图 3-2-2　心电运动试验电极安放

（6）常用试验方案

①活动平板试验：Bruce 方案（表 3-2-4）应用最广泛，以增加速度和坡度来增加运动强度。Naughton 方案运动起始负荷低，每级负荷增量均为安静代谢量的 1 倍。Balke 方案坡度增加，速度固定。STEEP 方案不同时地增加速度和坡度。

表 3-2-4　改良 Bruce 方案

分级	时间（min）	速度（km/h）	坡度（%）
0	3	2.7	0
1/2	3	2.7	5
1	3	2.7	10
2	3	4.0	12
3	3	5.5	14
4	3	6.8	16
5	3	8.0	18
6	3	8.9	20
7	3	9.7	22

注：坡度 1° =1.75%

②踏车试验：运动负荷男性从 300（kg·m）/min 起始，每 3min 增加 300（kg·m）/min；女性从 200（kg·m）/min 起始，每 3 min 增加 200（kg·m）/min。

③手摇车试验：用于下肢功能障碍者。运动起始负荷 150～200（kg·m）/min，每级负荷增量 100～150（kg·m）/min，时间 3～6 min。

（7）运动试验终点：①达到目标心率。②出现典型心绞痛。③出现明显症状和体征：呼吸困难、面色苍白或发绀、头晕、眼花、步态不稳、运动失调、缺血性跛行。④随运动而增加的下肢不适感或疼痛。⑤出现 ST 段水平型或下斜型下降 > 0.15 mV 或损伤型 ST 段抬高 ≥ 2.0 mV。⑥出现恶性或严重心律失常，如室性心动过速、心室颤动、RonT 室性期前收缩、室上性心动过速、频发多源性室性期前收缩、心房颤动等。⑦运动中收缩压不升或降低 > 10 mmHg；血压过高，收缩压 > 220 mmHg。⑧运动引起室内传导阻滞。⑨最大摄氧量大于 85% 预计值，通气量大于 75% 最大预计通气量。⑩此外，出现仪器故障应该作为试验终止的指标。实验室内应备有急救药品和设备，并对出现的严重并发症进行及时处理。

（8）主观用力计分：主观用力计分（rate of perceived exertion，RPE）是根据运动者自我感觉用力程度衡量相对运动水平的半定量指标（表 3-2-5）。一般症状限制性运动试验要求达到 15 ~ 17 分，分值乘以 10 约相当于运动时的正常心率反应。

表 3-2-5 主观用力程度计分

分值	7	9	11	13	15	17	19
表现	轻微用力	稍用力	轻度用力	中度用力	明显用力	非常用力	极度用力

5. 注意事项

（1）试验者在试验前必须用最通俗、扼要的方式向受试者介绍心电运动试验的方法，取得受试者的合作。

（2）试验前 2 h 禁止吸烟、饮酒，适当休息（0.5h），不可饱餐或空腹。

（3）试验前 1 天内不参加重体力活动，停用影响试验结果的药物，包括洋地黄制剂、硝酸甘油、双嘧达莫（潘生丁）、咖啡因、麻黄碱、普鲁卡因胺、奎尼丁、钙拮抗药、血管紧张素转换酶抑制药、普萘洛尔（心得安）、吩噻嗪类等。

（4）感冒或其他病毒、细菌性感染者 1 周内不宜参加试验。

6. 心肺运动试验中的主要代表性变量及其临床意义

1）综合反映心肺功能和肌细胞摄氧能力的指标

（1）最大耗氧量（VO_{2max}）及峰值耗氧量（VO_{2peak}）是心肺功能联合评价金标准。摄氧量（VO_2）为每分钟摄取氧气值，即机体消耗氧气量，根据 Fick 公式：氧耗量 = 心排血量 × 动静脉血氧含量差。运动时机体需氧量增多，气体交换和心排血量随之增多，当运动负荷增大至氧摄取量不再增加时，所测得的摄氧量为 VO_{2max}。VO_{2max} 标准：①主观筋疲力尽，不能继续运动或不能维持原先的速度。②递增负荷后，测得的 VO_{2max} 增加 ≤ 5% 或 ≤ 2 ml/（kg·min）。③呼吸熵大于 1.10（成人）或 1.00（儿童）。④血乳酸浓度水平超过 8 mmol/L（接近安静水平的 8 倍）。

VO_{2max} 是一综合性指标，受参与有氧代谢的呼吸、循环、神经、肌肉等各系统整体功能共同制约，反映人体最大有氧代谢能力和心肺储备能力，是 CPET 评价的核心指标。目前公认将 VO_{2max} 作为评价心肺联合功能的金标准。生理条件下，肺通气代偿能力大于心排血量代偿能力，因此正常人于最大活动量下，通过肺血管床扩张和通气加速，仍可提供足够的氧气满足需要，而心排血量增加则有限，运动量增加到一定程度时常达一平台不再上升，所以于该运动量时所测得的 VO_{2max} 可用于估计心排血量。若患者存在较严重肺部疾病，则 VO_{2max} 主要受呼吸功能限制。VO_{2max} 应占其预计值的 84% 以上，且图形上出现平台，这是诠释 CPET 的主要依据。

由于心血管疾病及肺疾病患者在做 CPET 时，临床早期出现的无法忍受的症状限制了运动，所以当测定到峰值运动水平的 VO_2 时（VO_{2peak}），就很难获得清晰的平台期，其结果 VO_{2peak} 经常被作为 VO_{2max} 的估计值。

（2）无氧代谢阈值（anaerobic threshold，AT）：运动中当有氧代谢已无法满足机体能量需求时，细胞动用无氧代谢，引起乳酸堆积，至机体缓冲系统失代偿时，乳酸浓度急骤增加，其急骤增加起点时的 VO_2 称为 AT，即尚未发生乳酸酸中毒时的最高 VO_2 值。AT 和 VO_{2max} 有关，是反映心肺功能、最大有氧运动能力、运动耐力的良好指标。

对未经训练的健康人，AT 为 45% ~ 65%VO_{2max}，经过耐力训练的人会更高一些。CPET 可通过气体代谢各指标在运动负荷试验中的变化来测定无氧阈。常用气体代谢指标有肺通气量（VE）、摄氧量（VO_2）、二氧化碳排出量（VCO_2）、呼吸熵（RQ）、终末潮气氧分压（$PETO_2$）及终末潮气二氧化碳分压（$PETCO_2$）。判定 VT 的标准：①运动负荷增加至一定功率后，VE/VCO_2 出现非线性增加的拐点。②运动负荷增加至一定功率后，VE/VO_2 出现陡峭升高点，同时 VE/VCO_2 未见明显降低。③$PETO_2$（或 PaO_2）开始增加，而 $PETCO_2$（或 $PaCO_2$）仍未下降时。

AT 划分了几乎完全有氧代谢的运动强度的上限范围，在 AT 以下的功率完全可以维持在有氧代谢范围内，随着 AT 以上的功率增加，将伴有运动耐力的下降，AT 值大小受年龄、运动形式、特殊的运动方案所影响。在 AT 以下的活动包含日常生活的大部分活动。大部分心血管疾病患者活动减少，增加 AT 负荷的运动训练可增加个体的耐力以完成亚极量活动，最终改善患者的生活质量。AT 的判定有利于运动处方的制订和监测运动训练的效果。未达到 AT，可能是由于严重的慢性阻塞性肺疾病，或是因为震荡呼吸的模式不能从通气反应上判定，但仍可从峰值功率、VO_{2max} 或 HR 作为参考来制订运动处方。

（3）代谢当量：代谢当量（MET）音译为梅脱，是以安静、坐位时的能量消耗为基础，表达各种活动时相对能量代谢水平的常用指标，是评估心肺功能的重要指标。

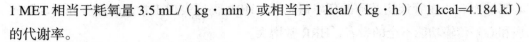

1 MET 相当于耗氧量 3.5 mL/（kg·min）或相当于 1 kcal/（kg·h）（1 kcal=4.184 kJ）的代谢率。

（4）最大呼吸交换率（respiratory exchange ratio，RER）：在 CPET 中，达到年龄预计最大心率的 85% 为公认的达到极量的预测指标。但由于最大心率在人群中变异比较大，且易受 β 受体阻滞药等药物的影响，采用 RER（定义为 VCO_2/VO_2 的比值）可以避免采用心率决定患者是否达到极量。随着 CPET 中运动强度的提升，VCO_2 增加，且这样的反应不管在健康人还是患者都是恒定的。因此最大 RER 是最正确及可靠地评价患者极量的指标。当最大 RER ≥ 1.1 时是心肺运动试验中患者达到极量的指标，但不是停止试验的指标。CPET 中患者自行要求终止，最大 RER < 1.0，且没有心电图及血流动力学异常指标，则反映患者达到亚极量水平。

2）反映肺功能的指标

（1）肺通气指标：常用的有潮气量（VT）、极量运动时的分钟通气量（VE_{max}）、呼吸频率（f）、通气储备（VR）等，一般在最大通气量时 VT 不超过肺活量（VC）的 60%。VR 则反映最大运动时的呼吸储备能力，一般用最大通气量（MVV）– VE_{max} > 11 L 表示，也用 VE_{max}/MVV 表示，常为 30% < VR < 85%，正常范围为72% ± 15%。

（2）肺换气指标：换气效率可用 A VE/VCO_2 斜率（VE/VCO_2 slope）来表示。VE/VCO_2 斜率 < 30 为正常值，在一些特殊人群，如心衰、慢阻肺及肺高压患者，VE/VCO_2 斜率可大于 60，VE/VCO_2 斜率有较好的信度，且不受运动方式及运动试验方案的影响。VE/VCO_2 斜率增加意味着通气灌血流比例的失调（通气充分而灌注不足）。VE/VCO_2 斜率异常变化也与心排血量下降、肺动脉压增加及肺泡毛细血管膜的传导性下降有关。VE/VCO_2 斜率可以在某种程度上反映心衰患者、肺动脉高压患者及慢阻肺患者病情的严重度。

生理死腔量与潮气量比率：往往随着运动量的增加而减少。正常比值< 0.28（年龄< 40）或 < 0.3（年龄> 40 岁）；若增高，则提示存在通气血流比不匹配或由右向左分流。

肺泡与动脉氧分差［P（A-a）O_2］：休息状态下，肺泡与动脉氧分差< 10 mmHg。其随运动量的增加而增加，但不超过 35 mmHg。

3）反映心功能的指标

（1）心率（heart rate，HR）及心率储备（heart rate reserve，HRR）：心率储备是指运动后心率的可增加程度，心率储备 = 最大预测心率 – 运动时测得的心率，最大预测心率 = 220– 年龄（岁）。正常情况下，HRR ≤ 15 次 / 分，在临床症状较轻的心肌缺血、心血管疾病及肺循环障碍患者，HRR 仍可表现正常，而在有外周动脉疾病和心脏传输功能不全的患者，HRR 常增大。

（2）心电图：运动时心电图动态改变，包括 ST 段的水平和下斜型的压低（≥ 0.1 mV 持续 80 ms）以及 ST 段的提高均提示运动诱发心肌缺血的出现，有助于疾病的危险分层。

（3）血压反应：运动血压反应的异常包括血压过度升高、升高幅度减少或血压下降。运动时血压过度升高常见于休息时高血压患者，但如果休息时血压正常，而运动时血压过度升高则预示血压控制得异常，是将要发生高血压的一个早期表现。如果休息时血压正常，运动时血压 ≥ 29.9/12 kPa（220/95 mmHg）则被称为运动性高血压。这类人群中有 1/3 将在 5 年内发展为原发性高血压。

运动诱发的血压降低强烈提示血压的交感神经调控异常或心脏原因。运动性低血压的诊断标准尚未统一，一般把运动时的收缩压低于运动前血压水平的称作运动性低血压。如果随着运动强度的增加，血压下降，运动试验要立即终止，该反应预示着严重的异常，可能是心力衰竭、缺血或血流限制（即主动脉瓣狭窄、肺动脉疾病或中央静脉阻塞）。

（二）简易运动评估

简易运动试验是采用定量步行（定时间或定距离）的方式，进行心血管功能评定的方法，试验过程中可以没有心电监护的条件。

1. 定时间行走试验

主要包括 6 分钟或 12 分钟步行试验，对重症患者也可采用 2 分钟步行试验

（1）适应证：6 分钟步行试验适用于心功能 Ⅱ ~ Ⅲ 级的患者，12 分钟步行试验适用于心功能 Ⅲ ~ Ⅳ 级的患者。其他系统疾病患者可以根据心血管功能情况和患者的肢体活动能力选择。

（2）禁忌证：重症和病情不稳定（参照心电运动试验的禁忌证），受试者不能理解运动方式或不配合。

（3）操作方法：选择平坦无障碍的场地，嘱患者在主观安全和无症状的前提下，尽力行走 6 分钟或 12 分钟，测定行走的距离。

6 分钟步行试验主要适用于测量中到重度心脏或肺疾病患者对于医疗干预的反应，用于评价患者功能状态或预测发病率和死亡率。它评价了运动过程中所有系统全面完整的反应。具体方法为在地面上画出一段长达 30 m 的直线距离，两端各置一椅子作为标志。患者在其间往返走动，步急由患者根据自己的体能决定，在旁监测人员每 2 分钟报时 1 次，并记录患者可能发生的气促、胸痛等不适，如患者体力难支可暂

时休息或中止试验。6分钟后试验结束，监测人员统计患者的步行距离进行结果评估。

测定结果即为6分钟步行试验总距离，按距离分为4个等级，1级<300 m，2级为300～374.9 m，3级为375～449.9 m，4级≥450 m，级别越低表明心功能越差，达到3级与4级，说明心脏功能接近或已达到正常。

（4）注意事项：行走的场地路程不应该过短，以尽量减少转身动作对行走距离的影响。测试的环境应该固定，以减少不同场地对结果的影响。心血管疾病患者或心血管疾病高危者测试时可以采用心电监护以将运动时的心率作为观测指标。

2. 定距离行走试验

主要包括10 m、20 m和200 m行走试验。

（1）适应证：10 m和20 m行走试验适用于心功能Ⅰ～Ⅱ级病情稳定的患者评定运动能力，或者用于评定神经瘫痪患者的行走能力；200 m行走试验适用于评定患者的体能是否可以完成社区活动，通常作为心血管疾病（例如急性心肌梗死）或其他疾病患者出院的体力标准。

（2）禁忌证：重症和病情不稳定（参照心电运动试验的禁忌证）者，受试者不能理解运动方式或不配合。

（3）操作方法：选择平坦无障碍的场地，测定场地距离。如果场地短于预定距离，则需要确定折返次数。

患者在主观安全和无症状的前提下，尽力完成额定距离的行走，测定行走的时间。

（4）注意事项：行走的场地路程不应该过短，以尽量减少转身动作对行走距离的影响。测试的环境应该固定，以减少不同场地对结果的影响。心血管疾病患者或心血管疾病高危者测试时可以采用心电监护以将运动时的心率作为观测指标。

3. 台阶试验

台阶试验是反映人体心血管系统功能状况的重要指数。台阶试验指数值越大，则反映心血管系统的功能水平越高，反之亦然。男性台阶高度为30 cm，女性台阶高度是25 cm，根据男女身高的不同，台阶还可做适当的调整。台阶试验节奏为每分钟踏30次（上下），共3分钟，在测试时左右腿轮换做。测试后，立即坐下，测量运动后1分钟至1分30秒，2分钟至2分30秒，3分钟至3分30秒3个恢复期的心率。

$$评定指数=\frac{登台阶运动持续事件（s）\times 100}{2\times 恢复期3次心率之和}$$

根据评定指数确定适应能力分级（表3-2-6）。

表 3-2-6　适应能力分级

适应能力等级	男（岁）	女（岁）
1分（差）	45～48.5	44.6～48.5
2分（较差）	48.6～53.5	48.6～53.2
3分（一般）	53.6～62.4	53.3～62.4
4分（较强）	62.5～70.8	62.5～70.2
5分（强）	＞70.9	＞70.3

三、呼吸肌功能评估

呼吸肌功能测定指用于评价呼吸肌疲劳或呼吸功能衰竭，协助诊断及指导治疗的一种肺功能检查项目。

1. 适应证

（1）呼吸肌功能状态的评价。

（2）人工通气时判断能否撤机的参考指标。

（3）其他：神经传导功能等。

（4）慢性阻塞性肺疾病、神经肌肉疾病等。

2. 禁忌证

（1）需要最大用力的检查，不宜用于气胸、颅内高压和颅内出血的患者。

（2）需要放置食管和胃囊管的检查，不宜用于食管梗阻、胃穿孔、上消化道出血和吞咽障碍者。

（3）磁波刺激膈神经法不宜应用于有癫痫发作、颅内损伤和安装心脏起搏器或其他起搏器者。

3. 测试方法

常用的测定方法：①最大口腔吸气压和呼气压。②跨膈肌压与最大跨膈肌压。③电或磁波刺激膈神经诱发的跨膈肌压。④耐力试验。⑤膈肌肌电图等。

1）最大吸气压（maximal inspiratory pressure，MIP）

最大吸气压是指在功能残气量位（FRC），气流阻断状态下，用最大努力吸气所能产生的最大吸气口腔压。

（1）检测方法：受试者口含连接三通阀的咬口器，三通阀先通空气，夹上鼻夹，注意口角勿漏气。受试者先做几次自然呼吸，然后在平静呼气过程中旋转三通阀，通向单向呼气活瓣（只允许呼气，吸气时则阻断气管），在呼气末嘱受试者做最大努力吸气，持续1.5～3s。记录最大的吸气负压。

（2）正常值：成年男性为（11.8±3.63）kPa［（118.4±37.2）cmH_2O］，成年女

性为（8.00±2.94）kPa［（84.5±30.3）cmH_2O］。MIP变异较大，临床上做粗略估计时，以最低值为标准，男性≥7.36 kPa（75 cmH_2O），女性≥4.90 kPa（50 cmH_2O），属于正常范围。

（3）临床意义：由于MIP的检测简易、无创，所以MIP是常用的吸气肌功能检测的指标。MIP值<−5.88 kPa（−60 cmH_2O）［即绝对值>5.88 kPa（60 cmH_2O）］时，可排除呼吸肌无力引起的呼吸困难。当MIP<正常预计值的30%，易出现呼吸衰竭。对于人工通气患者，MIP值<−2.94 kPa（−30 cmH_2O）［即绝对值>2.94 kPa（30 cmH_2O）］脱机容易成功，MIP值>−1.96 kPa（−20 cmH_2O）［即绝对值<1.96 kPa（20 cmH_2O）］时，多数脱机失败。

（4）注意事项：①MIP测定时，对用力的依赖性强，受患者努力程度和操作人员的影响。容易低估患者的MIP值，在危重症患者的检测中尤为明显。所以强调反复多次检查，其误差应<20%。重复性好的结果的可靠性较大，临床应用时需要综合分析结果的可靠性。②为保证吸气时声门开放和避免颊面肌肉对MIP测定的影响，连接咬口器的管壁上需要有一个内径为1.5～2.0 mm的小孔与大气相通。③MIP与肺容积有密切关系，在残气量时测定值最大，在肺总量时则近于零。所以，要注意控制在平静呼气末功能残气位测定。

2）最大呼气压（maximal expiratory pressure，MEP）

最大呼气压是指在肺总量位（TLC），气管阻断条件下，用最大努力呼气能产生的最大口腔压，它反映全部呼气肌的综合呼气力量。

（1）检测方法：与MIP测定基本类似。主要区别：①要求受试者吸气至肺总量位后阻断气管状态下，嘱受试者做最大努力呼气，持续1～2 s。②亦可测定咳嗽时食管压来推算MEP。

（2）正常值：健康成年男性为（13.2±2.94）kPa［（139.8±30.2）cmH_2O］，健康成年女性为（9.11±1.96）kPa［（95.3±20.1）cmH_2O］。临床上简易判断，通常在男性MEP>9.81 kPa（100 cmH_2O），女性MEP>7.85 kPa（80 cmH_2O），即表示在正常范围，再高亦无更多的临床意义。

（3）临床意义：可用于评价神经肌肉疾病患者的呼气肌功能，也可用于评价患者的咳嗽及排痰能力。

3）最大跨膈肌压（maximal transdiaphragmatic pressure，Pdimax）

跨膈肌压（transdiaphragmatic pressure，Pdi）为腹内压（abdominal pressure，Pab）与胸内压（pleural pressure，Ppl）的差值（Pdi=Pab–Ppl）。在实际测定中，常用胃内压（gastric pressure，Pga）来代表Pab，用食管压（esophageal pressure，Peso）来代

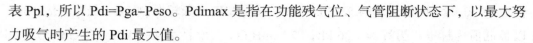

表 Ppl，所以 Pdi=Pga−Peso。Pdimax 是指在功能残气位、气管阻断状态下，以最大努力吸气时产生的 Pdi 最大值。

（1）检测方法：鼻腔及咽部表面麻醉和用 1% 的麻黄碱收缩鼻黏膜后，经鼻孔插入两条末端带有气囊的聚乙烯导管（气囊预先抽空，压力接近大气压）放置到胃（深度约 60 cm）。分别从两条导管注入 6 mL 气体，再回抽气体使胃气囊保留 1.5 ml，食管气囊保留 0.5 ml 气体。让受试者间断吸鼻和监测压力变化的同时，逐渐将食管囊管从胃往回拉，当压力从正压变为负压时，代表囊管到达食管贲门。再将囊管往上拉 10 cm，使囊管位于食管中下 1/3 交界处（深度 40 ~ 45 cm）。正常情况下，当气囊位置适中时，压力波形应显示两个相反的波形（吸气时食管内为负压；胃内为正压）。测定时，受试者口含连接三通阀的咬口器，三通阀先通空气，夹上鼻夹，注意口角勿漏气。让受试者平静呼气至功能残气位时，转动三通阀阻断气管，立即嘱受试者做最大努力吸气，记录的 Pdi 最大值为 Pdimax。另一测定方法为最大吸鼻跨膈肌压（Pdi sniff）。受试者呼气至功能残气位，嘱其以最大的力量吸鼻，记录 Pdi 值。不同方法测量的结果有一定的差异。通常建议测定 5 ~ 10 次，起码有 3 次的变异< 15%。

（2）正常值：至今尚无公认的 Pdimax 正常预计值公式。由于 Pdimax 在正常人群中的变异较大，所以比正常平均值降低 40% 以上才能肯定为异常。在同一病例的动态观察中，Pdimax 降低 20% 代表膈肌疲劳。

（3）临床意义：Pdimax 特异性地反映膈肌做最大收缩时所能产生的压力。当 Pdimax 明显下降代表有膈肌无力或疲劳的存在，多见于重度慢性阻塞性肺疾病、神经肌肉疾病及膈神经麻痹等患者。在动态观察中 Pdimax 明显降低是膈肌疲劳的直接依据。

（4）注意事项：①当胃囊和食管囊放置合适后，要在鼻孔处加以固定，防止位置移动。②肺容量对 Pdimax 有明显的影响，一般统一在功能残气位测定。③通常宜同时测定 Pdimax 和 Pdi sniff，取最大值作为 Pdimax。

4）膈神经刺激诱发的跨膈肌压（$Pdi_{(t)}$）

用电或磁刺激颈部膈神经诱发膈肌收缩时产生的跨膈肌压为诱发跨膈肌压。通常采用足够的（超强）刺激强度使所有的神经纤维兴奋；用单次、短时（0.1 ~ 0.2 ms）刺激（颤搐性刺激）。此法可避免主观用力程度的影响，也有助于鉴别膈肌疲劳的类型（中枢性和外周性）和检查膈神经功能，是临床上比较容易应用和比较可靠的检测膈肌功能的方法。

（1）检测方法：检查时受试者口含阻断阀上的咬口器做安静自然呼吸。在平静呼气末（FRC 位）阻断气管（阻断的方法与 MIP 测定类似），并给予单次颤搐性刺激，记录诱发的 Pdi 即为诱发跨膈肌压（$Pdi_{(t)}$）。刺激方法可采用电或磁刺激。

（2）正常值：目前缺乏正常预计值。电刺激和磁刺激诱发的 Pdi（t）结果有很好的相关性，多数的报道磁刺激法的 Pdi$_{(t)}$ 略高于电刺激法。多数的报道正常志愿者的 Pdi$_{(t)}$ 为 1.77 ~ 3.33 kPa（18 ~ 34 cmH$_2$O）。当 Pdi（t）< 1.47 kPa（15 cmH$_2$O）时，提示膈肌功能下降。动态监测其变化，Pdi$_{(t)}$ 下降 20% 即可反映膈肌疲劳。Pdi$_{(t)}$ 与 Pdimax 之间存在一定的比率。电刺激法 Pdi$_{(t)}$ 占 Pdimax 的 17% ~ 21%。磁刺激法 Pdi$_{(t)}$ 占 Pdimax 的 24% ± 6%。

（3）临床意义：①可以较客观地测定膈肌力量，不受自主努力程度或呼吸方式的影响。②反映外周性疲劳，不受中枢的影响，因而有利于对外周性与中枢性疲劳的鉴别诊断。③测得的 Pdi$_{(t)}$ 可反过来推算 Pdimax 的大小。④判断膈神经功能和神经传导时间。

（4）注意事项：①采用经皮电刺激时，易由于肩颈部肌肉收缩使电极移位，影响刺激的效果。所以，应选用合适的电极，同时注意刺激点与柱状电极压按的角度，保证有效的膈神经刺激。监测诱发的膈肌 AP，一旦 AP 下降则代表膈神经兴奋不完全，要对电极位置进行调整。②自主努力呼吸对 Pdi$_{(t)}$ 的测定有一定的影响，应在平静呼气末放松状态下给予刺激。③肺容量的改变对 Pdi$_{(t)}$ 有明显的影响。因此，动态监测时要在相同体位和肺容量位（FRC 位）下测定，才有较好的可比性。

5）呼吸肌耐力时间

呼吸肌耐受时间（Tlim）是指呼吸肌在特定强度的吸气负荷下收缩所能维持而不发生疲劳的时间，Tlim 越长代表耐力越好。

（1）检测方法：Tlim 测定时首先要测定 Pdimax 或 MIP。然后按照一定的百分比给予吸气负荷。受试者在负荷下用力呼吸，直至出现疲劳的表现。检测时，调节好给予的吸气负荷、吸气时间和呼吸频率（常用 15 次 / 分），观察可以耐受的呼吸时间。采用节拍器指导受试者按节奏呼吸，通过示波器上的压力波形进行自我调整，控制潮气量在正常水平。保证每次吸气的负荷恒定。通常用平均 Pdi（mPdi）与 Pdimax 的比值或平均气管负压与 MIP 的比值（常选用 50% ~ 60%）作为设定的负荷指标。直到受试者即使尽最大努力亦不能达到设定的压力水平并连续 3 个呼吸周期以上时，即表示呼吸肌出现疲劳，记录疲劳出现的时间，即为 Tlim。

（2）正常值：因不同实验室的实验条件而异。广州呼吸疾病研究所采用 mPdi 为 Pdimax 的 50%，吸气时间占呼吸周期时间的 50% 的条件，在 40 ~ 65 岁的正常男性中测得 Tlim 为 9 ~ 12 min，而中、重度慢性阻塞性肺疾患者的 Tlim 为 2 ~ 5 min。

（3）临床意义：Tlim 是反映呼吸肌耐力的重要指标。

（4）注意事项：①对负荷条件的标化。为了使 Tlim 在不同的人群或疾病中具有可比性，需要在相同的负荷的状态下检测 Tlim。由于受试者的基础的呼吸肌力量和呼吸周期不一致，所以，有必要采用标化的指标。对于膈肌，可用每次吸气产生的 mPdi 和 Pdimax 的比值作为标化的膈肌收缩强度；用吸气时间（Ti）与呼吸周期总时间（Ttot）的比值作为标化的收缩持续时间。两者综合得出膈肌张力时间指数（TTdi）= mPdi/Pdimax × Ti/Ttot。根据 TTdi 的原理，也可用口腔压来计算张力时间指数（TTI），即用平均吸气口腔压（mPm）和 MIP 代替 mPdi 和 Pdimax，可以计算 TTI（TTI = mPm/MIP × Ti/Ttot）。TTdi 反映膈肌的负荷，而 TTI 反映吸气肌的整体负荷。②为了保证在吸气阻力条件下还能维持正常潮气量，可采用潮气量监测和呼气末二氧化碳浓度监测。

6）膈肌肌电图（eletromyography，EMG）

EMG 可通过食管电极、体表电极和经皮穿刺肌肉内电极测定，目前多数用食管电极检测。EMG 由不同的频率组成，其频率主要在 20 ~ 350 Hz。根据频率分布规律的变化可发现早期呼吸肌疲劳。

（1）检测方法：常用食管电极法。EMG 测定一般是与跨膈肌压测定同时进行。膈肌 EMG 结果的分析方法包括活动强度的分析和频率组成（功率谱）的分析。活动强度的分析可以采用滤波后的平均信号强度（FRA）或信号平方均值的根（root mean square，RMS）作为评价指标。将最大吸气努力时的 FRA 或 RMS 作为最大活动强度参考值。实际的数据占最大参考值的百分比作为膈肌活动强度的指标。跨膈压与膈肌肌电活动强度的比值反映膈肌活动的效能。功率谱的分析可以通过快速傅里叶转换（FFT）分析，测定在不同频率范围的肌电强度。膈肌疲劳时其 EMG 频谱的低频成分（L: 30 ~ 50 Hz）增加，高频成分（H: 130 ~ 250 Hz）减少；相应地，中位频谱（centroid frequency，Fc，即全部功率谱分隔成高低各 50% 的频率数值）降低。

（2）正常值：膈肌 EMG 的正常值受到不同的实验室条件及个体差异的影响，Fc 和 H/L 的正常值差异甚大。根据多个实验室的报道，Fc 为 70 ~ 120 Hz，而 H/L 多为 0.5 ~ 1.2。动态监测较有意义。在吸气阻力或运动试验中，当 Fc 或 H/L 较试验前降低 20%，即表示有显著性改变，提示存在早期的膈肌疲劳。此改变先于肌力的下降。膈肌活动强度和活动效能的指标目前缺乏正常参考值，主要用于比较前后的变化。

（3）临床意义：膈肌 EMG 是预测膈肌疲劳和反映呼吸中枢驱动的常用指标。在人工通气撤机、吸气阻力试验或运动试验中，均可观察到在出现膈肌力量下降之前，先有 EMG 的改变。

7）呼吸肌功能测定的临床意义

① COPD 患者 MIP 较正常人低，MEP 测定可无明显变化，RME 测定减低，且较 RMS 减低更为明显。② MIP 可作为慢性阻塞性肺疾病呼吸衰竭患者是否进行机械

通气以及能否脱机的一项指标。一般认为当 MIP 小于正常预计值的 30% 时，易出现呼吸衰竭。MIP 不能达到 −1.96 kPa（−20 mmHg）时需机械通气辅助，而对已应用机械通气患者，若 MIP 不能达到上述指标，则常难成功脱机。③ Pdi 和 Pdimax 均明显下降时，考虑有膈肌疲劳，多见于重度 COPD 及神经肌肉疾病患者。④呼吸肌功能测定并可作为评价呼吸肌锻炼以及药物治疗对呼吸肌功能影响的客观指标。

四、呼吸困难的评估

（一）改良的英国医学研究委员会呼吸困难量表（modified British medical research council, mMRC）

mMRC 主要用来评估 COPD 患者呼吸困难的严重程度，根据患者出现气短时的活动程度分为 0 ~ 4 个等级，4 级表示患者在最轻微的活动时即出现呼吸困难（表 3-2-7）。

表 3-2-7　mMRC 量表

0 级	只有在剧烈运动时才会感到呼吸困难
1 级	平地快步行走或走缓坡的时候会感到呼吸困难
2 级	由于气短，平地行走时比同龄人慢或必须停下来休息
3 级	平地步行 100 米左右或数分钟后就要停下来休息
4 级	呼吸困难以致不能离家，或穿衣脱衣时呼吸困难

（二）Borg 量表

Borg 量表由 0 ~ 10 级构成，患者在运动时被要求选择最能描述他们呼吸努力程度的等级，此量表一般配合 6 分钟步行试验（6MWT）应用。6MWT 开始前让患者阅读量表并询问患者说出呼吸困难级别，运动后重新评价呼吸困难的级别（表 3-2-8）。

表 3-2-8　Borg 量表

0 分	一点也不觉得呼吸困难或疲劳
0.5 分	非常非常轻微的呼吸困难或疲劳，几乎难以察觉
1 分	非常轻微的呼吸困难或疲劳
2 分	轻度的呼吸困难或疲劳
3 分	中度的呼吸困难或疲劳
4 分	略严重的呼吸困难或疲劳
5 分	严重的呼吸困难或疲劳
6 ~ 8 分	非常严重的呼吸困难或疲劳
9 分	非常非常严重的呼吸困难或疲劳
10 分	极度的呼吸困难或疲劳，达到极限

（三）视觉类比呼吸困难评分法（VAS）

VAS 是由一条 100 mm 长的水平线或垂直线构成，有关呼吸困难严重性的描述被排列在线的不同位置，测量量表一端（无呼吸困难端）和患者标记点之间的距离来表示患者呼吸困难的得分（图 3-2-3）。0 cm：0 分，无呼吸困难。1 ~ 3 cm：1 ~ 3 分，轻度呼吸困难，不影响工作生活。4 ~ 6 cm：4 ~ 6 分，中度呼吸困难，影响工作，不影响生活。7 ~ 10 cm：7 ~ 10 分，重度呼吸困难，影响工作及生活。

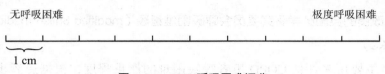

图 3-2-3　VAS 呼吸困难评分

（四）基线呼吸困难指数和变化期呼吸困难指数

包括三部分任务、努力及功能损害测量呼吸困难的多维量表。基线呼吸困难指数（BDI）在单一状态下评估呼吸困难的严重程度，而变化期呼吸困难指数（TDI）显示基线的变化。多相关分析说明 BDI 是最重要的生存质量测量量表。TDI 是在 BDI 的基础上改良过来的用于和 BDI 做对比，每一部分又分为 7 个等级，TDI 的效度和反应度均好，但难于用在需要多种量表的临床研究中（表 3-2-9、表 3-2-10）。

表 3-2-9　基线呼吸困难指数

4级	特别严重。只有极大的活动量时如携带非常重物体，负荷上斜坡，或者跑步才会出现呼吸困难。普通的工作没有出现气促
3级	重度。只有活动如爬陡坡，上楼梯超过三层楼，或举起中等量重物时才会出现呼吸困难
2级	中度。适度的或者一般活动如走陡坡，上不到三层楼或拿起很轻的东西都会气促
1级	轻度。轻微活动如走平地，洗衣服或者站立，都会出现气促
0级	没有任务。静息状态，做或躺下都会出现气促
W	程度不确定。患者受损因呼吸急促，而不能完成相应的检查工作,病损程度难以明确评估。收集的数据不足以划分呼吸困难的程度
X	不知道。收集的信息不足以评估患者最大的工作极限能力
Y	除呼吸困难以外的损伤原因，如骨骼肌问题或胸痛

表 3-2-10　变化期呼吸困难指数

−3	严重恶化。与基础水平相比恶化两个以上等级
−2	中度恶化。与基础水平比加重至少一个但不足两个等级
−1	轻微恶化。加重不足一级。患者与基础相比同级范围内明显加重，但并没有改变等级
0	没有变化
1	轻度改善。改善了不到一级别。患者于等级范围内明显改善，但并没有改变等级

续表

2	中度改善。改善了至少一个等级，但少于两个基准等级
3	重大改善。改善了两个等级，或更多
z	除了气促以外的其他所致的生活功能障碍。患者有运动能力降低，但与气促无关。例如肌肉骨骼问题或胸痛

（五）肺功能状况和呼吸困难问卷（pulmonary functional status and dyspnea questionnaire，PFSDQ）

PFSDQ 中共包括 6 个方面的 89 种活动，其中有自我照料（15 种活动）、活动性（14 种活动）、进餐（18 种活动）、家务劳动（22 种活动）、社会活动（10 种活动）、娱乐（10 种活动），这些活动指的是患者独立完成时的状况，并且与呼吸困难相关联。研究发现这个问卷在测定呼吸困难和活动之间的变化时敏感。

（六）圣地亚哥加利福尼亚大学呼吸缩短问卷（The University of California at San Diego Shortness of breath questionnaire，UCSDQ）

UCSDQ 的特点是患者容易理解，包括 21 种日常生活活动，而且都与不同水平的用力活动相关。同时问卷也包括引起呼吸困难的原因和患者对呼吸困难及机体受到损害的担心。

（七）慢性呼吸病问卷（chronic respiratory questionnair，CRQ）

CRQ 共有 20 个问题，覆盖 4 个方面的内容，有呼吸困难、疲劳、情感功能和关于呼吸的知识。这些问题评估了患者呼吸困难的水平，可以用来评价康复或药物治疗的效果，它的可靠性得到了大多数研究者的认可。

（八）圣·乔治医院呼吸问卷（St.George's Respiratory questionnaire，SGRQ）

SGRQ 是疾病特异性生活质量问卷，共有 53 个问题，包括疾病的 3 个方面，即症状、活动能力和疾病对日常生活的影响。症状条目包括咳嗽、咳痰、喘息和呼吸困难。这个问卷的优点是患者可以自己完成，计算机记分，缺点是呼吸困难不能作为单独的症状测定，因此不能单独测定呼吸困难对治疗和康复的反应。

（李和平 范杰诚 罗 斌）

参考文献

［1］万学红,卢雪峰.诊断学［M］.9 版.北京：人民卫生出版社,2018.
［2］张鸣生.呼吸康复［M］.北京：人民卫生出版社,2018.
［3］李玉生,曾西,许予明,等.实用吞咽障碍治疗技术［M］.北京：人民卫生出版社,2014.

［4］SPRUIT M A, SINGH S J, GARVEY C, et al. An Official American Thoracic Society/European Respiratory Society Statement： key concepts and advances in pulmonary rehabilitation［J］. American Journal of Respiratory and Critical Care Medicine, 2013, 188(8): 1011-1027.

［5］RIES A L, BAULDOFF G S, CARLIN B W, et al. Pulmonary rehabilitation: joint ACCP/AACVPR evidence-based clinical practice guidelines［J］. Chest, 2007, 131(5 Suppl): 4S-42S.

［6］GARVEY C, BAYLES M P, HAMM L F, et al. Pulmonary rehabilitation exercise prescription in chronic obstructive pulmonary disease: review of selected Guidelines an official statement from the american association of cardiovascular and pulmonary rehabilition［J］. J Cardiopulm Rehabil Prev, 2016, 36(2): 75-83.

［7］BOLTON C E, SINGH S J, WALKER P P. British thoracic society guideline on pulmonary rehabilitation in adults： accredited by NICE［J］. Thorax, 2013, 68(9): 887-888.

［8］KARLMAN WASSERMAN. 心肺运动试验的原理和解读：病理生理及临床应用［M］. 5版. 孙兴国，译. 北京：北京大学医学出版社, 2018.

［9］美国运动医学会编. 体育学精品教材 ACSM 运动测试与运动处方指南［M］. 10版. 王正珍，译. 北京：北京体育大学出版社, 2019.

［10］韩萍，徐克龚，启勇. 医学影像学［M］. 8版. 北京：人民卫生出版社.

第四章 呼吸系统疾病康复治疗技术

第一节 运动疗法

一、运动训练对机体的影响

运动训练的目标是遵循机体的生理变化,通过不同的运动强度、运动方式使处于不同疾病状态下的患者达到既定的治疗效果。运动训练被认为是肺康复计划的基石,已经成为呼吸康复中不可或缺的一部分。呼吸康复之前一般都采用耐力训练,近年来力量训练越来越受到重视。力量训练改善肌肉功能已成为呼吸康复的重点。一项纳入了大量的对照试验的系统评价发现,力量训练与耐力训练相比,能更好地改善健康相关生活质量。另外,力量训练与全身耐力训练相比,最主要的优点在于降低心肺系统的应激,减少症状。COPD 的最新肺康复指南中也推荐力量和耐力训练相结合,因为它可以有多重获益而且具有更好的耐受性。

骨骼肌消耗、功能障碍以及心肺功能下降是慢性肺部疾病患者活动能力和运动耐力逐渐下降的主要原因;而由于呼吸困难和一些其他重要症状,外周肌力(也包括呼吸肌)无力是导致患者运动减少的主要原因,使得呼吸及循环系统对运动的适应能力下降,上、下肢出现失用性肌力下降,患者的肌力和运动耐力下降。因此,通过上、下肢及全身的力量训练,使全身肌力增强,呼吸及心血管功能得到改善,患者的肌力及运动耐力提高。2007 年美国胸科医师学会、美国心肺康复协会(ACCP/AACVPR)肺康复指南推荐,运动训练是肺康复的核心内容。

(一)对骨骼肌的影响

(1)耐力训练:耐力训练使线粒体蛋白和许多有氧氧化酶活性提高,从而提高了骨骼肌的有氧代谢能力。在持续运动时,代谢性酸中毒延迟,氧化自由脂肪酸和其他燃料的能力提高,糖利用减少。耐力训练后,亚极量运动时,参与运动单位的肌肉血流量没有明显改变,甚至下降。毛细血管血流量增加 5%～10%。红细胞通过肌肉

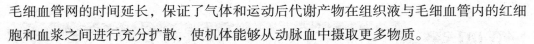

毛细血管网的时间延长，保证了气体和运动后代谢产物在组织液与毛细血管内的红细胞和血浆之间进行充分扩散，使机体能够从动脉血中摄取更多物质。

（2）抗阻训练：肌肉横断面积增大，肌肉产生最大力的能力增大。大阻力训练使Ⅰ型纤维和Ⅱ型纤维的横断面积增大。大阻力训练使细胞容积增大，线粒体容积密度和毛细血管密度实际下降，仅进行抗阻训练的人有耐力下降的风险。

（二）对呼吸系统的影响

（1）肺通气量的反应：运动时机体表现为呼吸加快加深，肺通气量增加。运动过程中肺通气量的典型变化过程：运动开始前，肺通气量已经开始上升；运动开始后，肺通气量先突然升高，进而再缓慢升高，随后达到平稳水平；运动停止后，肺通气量先骤减，继而缓慢下降到运动前水平。中等强度运动，肺通气量增加主要靠呼吸的加深；剧烈运动时，肺通气量增加主要靠呼吸频率的增多。

（2）氧通气当量的反应：氧通气当量即每分通气量与摄氧量的比值。人体在从事不超过50%最大摄氧量的运动时，氧通气当量保持恒定不变；超过50%时，每分通气量的增加明显大于摄氧量，即摄氧的效率降低。

（3）换气功能的变化：人体各器官组织代谢增强，使流向肺部的静脉血中PO_2比安静时低，从而使呼吸膜两侧的PO_2差增大，O_2在肺部的扩散速度加快。血液中儿茶酚胺含量增多，导致呼吸细支气管扩张，使通气肺泡数量增多。肺泡毛细血管前括约肌扩张，开放的毛细血管增多，使呼吸膜面积增大。右心室泵血量增多使肺血量增多，使得通气血流比值仍维持在0.84左右。剧烈运动会造成过度通气，使通气血流比值增大。

运动训练后引起的肺容积和肺容量变化很小；运动训练后呼吸频率通常降低；运动训练后，在安静时，肺通气量不变或稍下降。标准亚极量运动时肺通气量升高的幅度较小，但最大通气量（maximum ventilation，MMV）的升高较为明显。仅在极量运动训练后，肺扩散增大的幅度提高，运动训练后动脉血氧含量变化较小。

（三）对心血管系统的影响

（1）心输出量：运动时随着运动强度的增加，每搏输出量会增加，但当运动强度达到40%～70% VO_{2max}时会达到平台期，超过一定运动强度后出现每搏输出量下降。运动开始前由于交感肾上腺素能神经的激活，出现心率加快；运动开始后，心率的增加与运动强度成正比。

（2）血流和血压：运动时通过交感神经的活动，血液从需要相对较少的胃、肝、肾、肠等部位流入参与活动的肌群。同时皮肤血流增加，利于散热。运动导致动脉血压的收缩压显著增高，而舒张压变化不大。在耐力性运动时，无论运动的强度如何，

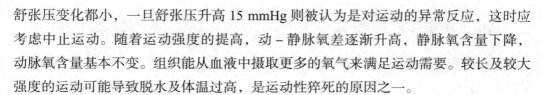

舒张压变化都小，一旦舒张压升高 15 mmHg 则被认为是对运动的异常反应，这时应考虑中止运动。随着运动强度的提高，动 – 静脉氧差逐渐升高，静脉氧含量下降，动脉氧含量基本不变。组织能从血液中摄取更多的氧气来满足运动需要。较长及较大强度的运动可能导致脱水及体温过高，是运动性猝死的原因之一。

（3）心血管系统的适应结果：在长期耐力训练后，心脏的重量和容量，以及左心室的厚度和心腔的容积都增大。经过耐力训练后，机体在静息状态时，每搏输出量增加，同时心率下降；在亚极量运动状态时，心率比之前降低。在耐力训练后，运动后心率恢复时间缩短；肌肉中的血液供应增加，受训者的肌肉毛细血管增多，毛细血管的开放数增多，血液的重新分配更有效。训练前临界高血压或中度高血压者，训练后安静血压通常下降；耐力训练使血量增加，血量的增加主要是由于血浆量的增加所致，而血浆容量的增高是训练引起的每搏输出量升高的主要因素，血浆容量增大导致每搏输出量增大，从而 VO_{2max} 增大。

二、运动训练原则

1. 个体化原则

在运动处方制订过程中，须充分考虑到疾病的病理生理特点、具体情况及康复需求、个体差异，体现个体的特殊需求，制订个体化运动训练方案，并根据治疗进度及功能恢复情况及时调整方案。

2. 整体化原则

人体是多器官、多组织、多系统的综合，因此在制订运动方案时，要防止运动过分集中在某一部位，以免产生疲劳，既要重点突出，又要注重与全身运动相结合，全面锻炼。

3. 循序渐进原则

运动训练的目的在于提高患者的运动适应能力，从而改善功能，因此，所采用的负荷应略高于患者现有能力水平，使患者通过努力才能完成。采用的运动强度和运动量要由小到大，动作和内容要求要由易到难，使身体逐渐适应。随着病情好转，也要不断加大负荷和难度，对患者提出更高要求，以增强其适应能力，使功能得到更大程度的改善。

4. 持之以恒原则

运动训练需要持续一定的时间才能获得显著疗效，并能维持一段时间，但停止训练后效应将逐步消退，因此运动训练需要长期性、系统性，掌握操作内容，反复强化巩固，通过长期训练，逐步积累效果。

三、适应证和禁忌证

运动训练是呼吸系统疾病康复中不可或缺的内容，适应证广泛，运动训练相对安全的。

（一）适应证

（1）阻塞性肺疾病：COPD、哮喘、支气管扩张、肺泡纤维化、阻塞性毛细支气管炎。

（2）限制性肺疾病：肺间质纤维化、硅沉着病、肺结节病、脊柱侧弯、强直性脊柱炎、帕金森病（综合征）、脊髓灰质炎后综合征、肌萎缩性脊髓侧索硬化症、膈肌功能障碍、多发性硬化、肺结核。

（3）其他情况：肺癌、原发性肺动脉高压、胸部手术、肺移植手术、肺容积缩减术、小儿肺疾病、肥胖相关的呼吸障碍以及其他导致患者长期卧床而影响呼吸功能的疾病。

（二）禁忌证

（1）绝对禁忌证：心肌缺血、心肌梗死等近期急性冠脉事件（2d内），不稳定型心绞痛、失代偿期的心衰、未控制的心律失常、严重肺动脉高压（平均肺动脉压＞55 mmHg）、急性肺栓塞、急性肺梗死、严重的症状性主动脉狭窄、未处理的主动脉夹层、马方综合征、急性心肌炎、心包炎、心内膜炎、脓毒血症。

（2）相对适应证：冠脉轻中度狭窄、轻中度狭窄的瓣膜病、电解质紊乱、心动过速、心动过缓、肥厚型心肌病、重度房室传导阻滞、室壁瘤、未控制的高血压、植入起搏器或除颤仪的个体、未控制的代谢性疾病（糖尿病、甲亢、甲减）、严重的神经肌肉疾病及骨关节疾病、慢性感染性疾病（单核细胞增多症、肝炎）。

四、运动处方

运动处方是保证患者安全有效治疗的前提。运动处方的制订应保证患者安全、有效地进行运动训练，制订处方前要对患者进行全面的评估，充分考虑患者的身体状况，按照个体的不同情况制订出个体化的运动康复处方。运动处方包括运动强度、运动频率、运动时间、运动类型四个方面。

（一）运动强度

运动强度指单位时间内的运动量，是运动处方中最重要的一个环节，也是运动处方定量化与科学性的核心，它直接关系到运动疗效和安全。可以根据不同的训练目的选择合适的运动强度。评定运动强度的指标比较多，制订处方时常依据最大摄氧量、代谢当量、主观疲劳程度分级及最大心率作为参考指标来确定患者需要的靶强度。换言之，靶强度也就是目标强度，可以通过耗氧量、代谢当量、靶心率和主观疲劳程度这几种方式来呈现。运动强度和运动持续时间相互关联。运动强度增加可以适当降低持续时间以达到合适的运动水平，同时可以降低运动中的损伤风险。

（1）摄氧量：一般患者的运动强度在 50% ~ 70% VO_{2max}。并要制订运动强度的上限和下限，下限是激发患者增加体能功能贮备的最低运动强度，上限是保证患者安全的限度。可根据心电运动试验结果或在运动试验中采用直接或间接法检测最大摄氧量的值，然后取 50% ~ 70% 的量作为运动处方适宜范围。< 50% VO_{2max} 量，持续运动训练效果不明显；< 70% VO_{2max} 量，持续运动乳酸不增高，血液中肾上腺素、去甲肾上腺素保持较低水平；> 80% VO_{2max} 量，对体质较弱者、老年疾病患者危险性增加。在临床应用中，长期静坐者、老年患者、心血管疾病患者宜采用低强度作为初始治疗。

最大摄氧量（VO_{2max}）也称为"氧极限"。当运动强度增加到一定限度后，人体的摄氧和用氧能力不再继续增加。此时的摄氧量就是最大摄氧量。一般人的 VO_{2max} 的相对值为 45mL/（kg·min），即每公斤体重每分钟的摄氧量。需要注意的是，康复处方制定时我们不能直接用此公式直接计算患者的 VO_{2max} 值。往往采用心电运动试验（症状限制性）确定 VO_{2max} 值，然后以此值的 50% ~ 70% 来定靶强度。以这种方法测定靶强度值更为客观，指导性更强，运动强度更为安全，然而往往需要专门设备来进行评定，所以基层医院开展有一定的难度。

（2）靶心率：运动中安全有效的应当达到的心率。运动处方中常以靶心率来控制运动强度。

Jungman 法：靶心率 =180（170）– 年龄（岁）。其中 180 适用于年龄在 60 岁以下，无确切心血管系统疾病，既往有劳动或运动习惯者。170 适用于曾患有心血管疾病，无劳动或运动习惯者。

Karvonen 法：靶心率 =（220– 年龄 – 安静时心率）×（60% ~ 80%）+ 安静时心率。此法考虑到了患者训练前疾病及心肺功能状态。

心电运动试验法：采用症状限制性心电运动试验得出来的最大心率（PHR），取 60% ~ 80% 的值作为靶心率。

（3）代谢当量：是一种表示相对能力代谢水平和运动强度的重要指标。代谢当量（MET）是以安静且坐位时的能量消耗为基础，表达各种活动时相对能量代谢水平的常用指标。1 MET ＝耗氧量 3.5 mL/（kg·min）。运动处方制订靶强度时可以通过患者耗氧量的强度换算得到 METs 值，也就是要确定合适的 METs 值的前提是先计算出来患者以耗氧量方式表达的靶强度。利用代谢当量最大的好处是指导便于患者

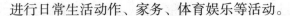

进行日常生活动作、家务、体育娱乐等活动。

（4）自感劳累分级表：自感劳累分级表（rating of perceived exertion，RPE）是指人在运动时，机体对运动强度等感受的整体疲劳性情况所做的主观性评价。运动中随着心率、呼吸等生理指标的改变，人体还会出现自主身体感觉的变化，因此可根据患者运动时的主观感受疲劳程度，判定其运动强度是否适宜。最初由瑞典 Gunnar Borg 提出 15 个级别，于 1980 年提出 10 级别。实际日常运动训练中患者很难进行心率和代谢当量的自我监测，所以自我感觉是比较适用的简易判别指标，特别适用于家庭和社区康复锻炼。

（二）运动频率

运动频率是指在一周内的运动次数。这可能会根据运动强度以及运动时间的不同而不同，同时也跟个人身体功能水平有关系。一般 3 ~ 5 次 / 周，或隔日 1 次即可。患者运动目的不同，运动频率也会有相应的变化。患者在进行肌力增强运动时，可采用高强度、低频率的运动；进行耐力性运动时，采用低强度、高频率的运动。

（三）运动时间

运动持续时间是指在适当的靶心率适应活动训练的时间。运动持续的时间长短与运动强度成反比，强度大，持续时间则可相应缩短，强度小，运动时间可相应延长。最开始的运动持续时间是由个人的健康水平以及运动负荷测试的结果决定。

运动时间一般为每天 30 ~ 60 min。运动负荷在 70% 最大心率时，以 20 ~ 30 min 为宜。有研究表明，在达到靶心率的状态下，持续运动 15 ~ 20 min，才能有效地改善患者的心肺功能及关节肌肉状态，对人体机能的改善产生良好的影响。身体状况较差的患者，应从低强度运动开始，逐渐增加运动强度和运动时间；一般情况较好的患者可选择较大的运动强度，运动量也应由小到大；身体状况特别不好的患者应该限制在家庭低强度的活动，以此来避免活动能力的丧失以及其他耐力问题的出现。在没有医学监护的情况下，采用减小运动强度，延长运动时间的方法，提高训练的安全性。健康的个体在感到肌肉疲劳或者有心肺功能限制，导致他们停止运动一般是持续性的 10 ~ 20 min 的训练。在开始运用保护性的运动模式来达到持续时间和强度的增加对预防超负荷的骨骼肌肉疲劳甚至损伤，并且让心血管系统慢慢适应增加性的生理学变化是很有利的。这样的群体通常进步速度比较快，一般每天增加 1 ~ 2 min 的运动时间，目的是能在没有疲劳和损伤的情况下达到持续 30 min 的运动时间。在增加运动强度之前，要依据患者的实际目标而定。比如，如果患者的目标是减肥，那么运动持续时间理想的是 45 ~ 60 min，从中度到高强度的运动训练，每周的运动时间加起来至少 150 min，多的可至 200 ~ 300 min。有时持续性地运动 30 ~ 40 min 不太现实，在

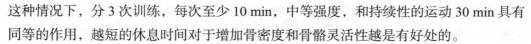

这种情况下，分 3 次训练，每次至少 10 min，中等强度，和持续性的运动 30 min 具有同等的作用，越短的休息时间对于增加骨密度和骨骼灵活性越是有好处的。

（四）运动类型

运动类型是指患者运动训练时的运动方式，比如可以选择步行、慢跑、骑自行车、游泳、手摇车、功率自行车等，主要的选择原则是根据患者实际情况选择患者最易于接受和完成的运动方式。患者力所能及的运动方式，根据患者功能水平选择患者可以完成的方式；患者感兴趣的运动方式，对这种运动方式患者积极性高，能够专注完成训练任务；患者周边环境允许的运动方式，比如游泳，如果居所附近没有游泳池，患者当然不可以完成；患者熟悉的运动方式，比如骑自行车，不会骑自行车的患者只能选择室内静止的功率自行车训练。

五、注意事项

运动中监测患者的生命体征，包括呼吸、脉搏、心率、血压、血氧饱和度，甚至可考虑完善心电图、血气分析等检查。如血液氧含量不足，可予以辅助氧气处方治疗，帮助患者提升运动训练强度；如运动中出现气短，可采取间歇性运动；患者发热、感染或一般感冒时，避免剧烈运动。患者运动计划中断后，应从低强度重新开始。饱食后不可立即做运动，运动环境要舒适，不可过冷或过热。呼吸困难的患者运动前可使用支气管扩张剂。

每一位呼吸康复治疗人员都需要熟悉并掌握这些急救处理措施。如果出现恶性心律失常等情况时，需立即予以电除颤，改善大脑等重要脏器血流灌注。尽可能快速地给予高级生命支持，并请相关科室协助处理。

第二节　呼吸训练

呼吸训练的目的是帮助患者缓解、控制其呼吸困难症状，消除异常因素。本节主要涵盖呼吸控制和呼吸肌训练两个部分。由于呼吸控制和膈肌呼吸在患者中的利弊关系，不同学者持有不同观点。Pryor 认为呼吸控制是运用下胸部完成呼吸活动，同时放松上胸部和肩部。从字面定义来看，呼吸控制似乎等同于膈肌呼吸。但从我们之前文章中提到的生理学角度来看，除非进行相应运动神经的功能性主观处理，否则，人体在呼吸运动过程中颈部呼吸肌群及肋间肌的参与活动是呼吸不同阶段的生理过程，而不存在单纯、绝对的"膈肌呼吸"。因此 Bott 等对此持反对意见，他提出呼吸控制是使用最低程度的主观用力、轻柔地呼吸，同时使上臂得到支撑、肩及双手得到放松。强调治疗师引导患者重新获得对呼吸的控制，并以一种轻柔、放松、平静的方式完成呼吸活动，而不是将关注点放在完成呼吸活动的部位；而膈肌呼吸则强调吸气时腹壁向外扩张，同时使胸腔活动最小化。另外，过度强调膈肌活动在呼吸运动中的运用将有可能适得其反。研究观察了膈肌呼吸训练效果发现在腹部活动度至少增加 2 倍的"有效患者"中，进行膈肌呼吸反而降低了呼吸的机械效能、增加了胸腹矛盾运动，而且没有显著地降低患者的呼吸氧耗量。本节呼吸控制侧重于异常呼吸方式的纠正。

一、呼吸控制

正常人在平静呼吸时，呼吸肌消耗的氧气约占全身耗氧量的 5%，或者是其肺活量的 10%，因此，平静呼吸不易被察觉、不费力，此时的呼吸方式也是其个人的最有效的呼吸方式。即便是处于运动或应激状态时所体验的呼吸急促，健康人的主观感觉也并不难受。当受到各种疾病或情绪影响时，呼吸耗氧量增加、肺活量下降，通气效率降低，呼吸方式出现异常，个人则以呼吸困难来形容这一过程，如濒死感、憋喘等。

呼吸控制的目标是使患者重新获得对呼吸的控制，并以一种轻柔、放松、平静的方式完成呼吸活动，同时避免使用屏气、Valsalva 动作完成各种日常生活活动和体力活动。

具体策略上，可以根据患者导致呼吸方式异常的原发疾病将其分为两类：原发呼吸异常和继发呼吸异常。前者以慢阻肺最为典型，患者因气短、咳嗽无力等导致辅助呼吸肌过度使用，呼吸频率加快，呼气时间缩短，气体排空受限，患者常常抱怨胸闷、有气出不来，肺功能提示呼气气流受限、动态过度充气、呼吸做功增加。治疗策略应为指导患者放松颈部及上胸部来辅助呼吸肌，并增加膈肌收缩，同时采用缩唇呼吸改善肺泡排空。治疗的重点在于能量保留、放松、胸腹协同性等方面。继发性呼吸异常则以脊髓损伤最为典型，表现为限制性通气功能障碍，患者的辅助呼吸肌使用偏少，而膈肌使用则较多，导致吸气相上胸部塌陷。治疗策略应为指导患者使用辅助呼吸肌恢复上下胸部的协同舒缩，从而增加肺活量，避免肺不张，改善咳嗽有效性。

（一）体位调整

卧床患者的日间护理中，常采用6种体位进行相互变换，分别是仰卧位、半仰卧位、俯卧位、半俯卧位、左侧卧位和右侧卧位。

1. 仰卧位

仰卧位时整个胸部都将受到重力的影响，患者需要克服重力才能完成胸廓的扩张及吸气活动。此时，可以采用毛巾卷或小枕头来改善其通气能力与深度。如移除患者枕头可加强颈部辅助呼吸肌群（斜角肌与胸锁乳突肌）被动牵拉，进而增加上部肋腔

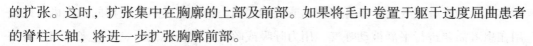

的扩张。这时，扩张集中在胸廓的上部及前部。如果将毛巾卷置于躯干过度屈曲患者的脊柱长轴，将进一步扩张胸廓前部。

2. 侧卧位

侧卧位时重力的影响将有所减轻，特别是在上侧，而胸部的前后扩张、膈肌活动将得到改善，但侧卧位也能造成用力肺活量、用力肺容积等参数的降低，增加患者的心肺不良事件发生风险。这种体位可能特别适合于肺炎及肺不张患者，当患者采取对侧卧位时患侧的氧供将得到改善，且有利于肺复张及分泌物排出。

3. 俯卧位

俯卧位能改善重症患者的氧合过程、增加肺泡通气量，如急性呼吸窘迫综合征、Ⅰ型呼吸衰竭等。相关研究结果显示俯卧位能使严重低氧血症的急性呼吸窘迫综合征患者的死亡率降低 10%，并增加其氧饱和度 27% ~ 39%。但是进行这种体位时需要注意前胸部受压所引起的低血压现象，特别是在胸廓畸形患者中。此外，俯卧位还能增加机械通气患者气管插管移位及误吸概率。

4. 直立位

直立位对患者呼吸功能的改善效应更加明显，另外直立体位还能有效减少坠积性肺炎的发生。在直立体位时，腹内容物下降，膈肌活动度扩张，潮气量将显著增加，患者的浅促呼吸方式将得到有效缓解。对于高位截瘫患者，由于腹壁肌群张力性募集的协同效应缺失，直立体位将导致潮气量显著下降，这时可采用腹带部分替代腹壁肌群的作用，避免潮气量过度减少。

对于卧床患者或者呼吸功能障碍患者，可以采用电动起立床对患者体位进行被动适应性训练，以达到安全下的被动直立的目的，视情况每次训练 20 ~ 40 min，一天可以给予多次，训练中需要确定患者是否存在体位性低血压及出现体位性低血压的站立角度，安全情况下给予患者短暂数秒的低血压刺激，训练中需要密切观察心率、氧合、呼吸等指标。

每次体位调整视患者通气和身体（压力性损伤、血压）情况而定，一般情况下一次以维持 30 min 以上为宜。对重点部位增加体位变换频次。

（二）活动技巧

活动技巧依据呼吸中肌肉收缩的特点（具体可见第二章第五节内容）。当吸气时，可指导患者同步进行节律性前臂旋前（或肩内旋）运动；当呼气时，同步进行前臂旋后（肩外旋）运动，呼吸运动与上肢活动的协调配合可使患者在平顺、轻松的呼吸中完成肢体活动。同样地，当上肢前屈上举或外展上举时，患者吸气，双眼追随上肢朝上看，或者当患者需向前上方伸手取物时，指导其进行吸气，从而避免屏气等异常呼吸方式；当患者呼气时，患者应被动或主动屈曲、内收肩关节，同样的动作也可以应用在患者需要进行平静被动呼气、用力呼吸或咳嗽、发音说话时。反过来，当患者需要屈曲、内收肩关节或取物后上肢回缩，患者也可采用缓慢呼气的方式促进肺内气体排空。如果患者未能掌握其节律，可指导其从 0 ~ 10 缓慢报数。除上肢的协同活动外，也可以尝试进行躯干及下肢的屈伸运动。如呼气时弯曲躯干及膝关节，反之亦然。

在进行功能性活动时，呼吸周期控制的配合也能促使两者协同一致，即吸气与躯干伸展相互促进，呼气与躯干屈曲相互促进。当患者需要进行以屈曲躯干为主的功能性活动时，如弯腰拾物，可指导其先缓慢吸气，然后在弯腰俯身时缓慢深呼气，反之亦然。当患者更倾向于通过伸展躯干来完成坐起动作时，我们应指导其同步进行吸气，并双眼朝上方看、头向后仰伸展；若患者倾向于通过屈曲躯干来完成坐起动作时，则指导其同步进行呼气，并内收下颌。当患者穿衣时，也可以套用这种模式。值得注意的是，上肢的功能活动可能会对呼吸活动造成一定的干扰，操作者需密切观察患者的呼吸方式变化。穿衣前，患者可端坐在椅子上或在床上取长坐位，以减少躯干的控制需要。当穿裤子或袜子时，患者应缓慢吸气后再缓慢深呼气，并同步屈曲躯干。穿上衣时，可选择宽松舒适的开胸衫，在穿衣袖时上举一侧上肢，并同步缓慢吸气，然后缓慢呼气并内收肩关节，再缓慢穿另一侧衣袖，最后双侧肩关节内收并呼气，完成穿上衣行为。坐站姿势转换涉及躯干的屈伸变换过程，患者可分三步走：首先，进行缓慢深吸气；其次，身体前屈、深呼气，重心前移；最后，下肢用力支撑、躯干伸展，并再次吸气。在这一系列过程中，患者还可以充分利用颈部的协同伸展活动，增加吸气幅度，并诱导紧张性迷走反射，促进躯干及髋关节伸展。

（三）放松技术

杰克布森渐进式放松练习（Jacobsen's progressive relaxation exercises）理论认为肌肉在最大用力收缩后出现最大限度的放松，这一理论可用于患者上胸部及肩部肌群的放松训练。治疗师将手放于患者一侧肩部，向下施力，同时要求患者进行耸肩对抗，持续数秒后停止对抗，并要求患者平静缓慢呼吸、放松肩部及上胸部。除此之外，治疗师还可指导患者水平外展双上肢、掌心向上进行肩部肌群的收缩 - 放松活动，这样将进一步提高放松效应。另外，治疗师也可指导患者进行肩关节内旋或外旋放松活动。患者也能通过自学掌握这一技巧，并在日常生活中灵活应用。在其他形式训练过程中，治疗师可将这一技巧作为其他训练项目的准备活动，或在发现患者出现上胸部肌群过度使用时附加应用。

（四）膈肌呼吸

膈肌呼吸是一种生理性呼吸形式，其表现是吸气时腹部缓慢膨隆，呼气时腹部慢慢回缩。取仰卧位或舒适坐位，放松全身。先自然呼吸一段时间。右手放在腹部肚脐，左手放在胸部。吸气时用鼻吸气，深长而缓慢，最大限度地向外扩张腹部，胸部保持不动。呼气时用口呼气，并最大限度地向内收缩腹部，胸部保持不动。循环往复，保持每一次呼吸的节奏一致。正确的膈肌呼吸是吸气时横膈肌开始收缩，呼气时吸气肌处于放松迟缓状态。

原发性或继发性呼吸功能障碍可导致患者出现呼吸方式的异常，指导患者重新掌握这一呼吸方式显得尤其重要。一般来说，指导的最终目标是患者在不同体位或活动形式变换过程中，仍能熟练地使用膈肌呼吸形式，并能避免不必要的呼吸肌群异常募集。因此，在指导过程中，治疗师可先引导患者在侧卧位、仰卧位进行膈肌呼吸，然后转为辅助端坐位、独立坐位、站立位等，再将膈肌呼吸与步行、登梯等简单日常生活活动形式相结合，最后到各种复杂的功能性活动，由简到难。在指导过程中，应引导患者通过各种感觉信息全面地感受正确有效的膈肌呼吸形式，并掌握其中的技巧：患者应取舒适放松体位，如支持下半仰卧位或半侧卧位，膝关节屈曲，骨盆轻微后倾，腹部肌群放松；治疗师将手掌置于患者剑突下腹部，要求患者缓慢轻松地呼吸，手掌跟随腹部起伏上下活动数个呼吸周期，感受其呼吸方式；在患者自主呼气末期，治疗师的手向患者前胸部方向缓慢轻柔地挤压，再要求患者缓慢、轻松地向手掌挤压的方向吸气，并予同步减少挤压力量；在患者连续进行数个周期的引导呼吸后，可逐渐减少手部的挤压和放松动作，改为单纯使用言语指令继续引导患者完成膈肌呼吸活动；当患者能够比较熟练地完成正确的膈肌呼吸方式后，将患者双手置于治疗师手背上，要求患者自行感受膈肌呼吸时腹部肌肉群的募集方式，如果患者仍可以保持正确的呼吸方式，再将患者双手直接置于上腹部，强化其感受。早期引导每次以 5 ~ 10 min 为宜，每天多次。根据患者情况逐渐增加时间，直至呼吸趋于协调。膈肌活动范围的增加可以提高肺的伸缩性，进而增加通气量，膈肌每增加 1 cm，可增加通气量 250 ~ 300 mL，同时使浅快呼吸逐渐变为深慢呼吸。膈肌较薄，活动时耗氧不多，可减少辅助呼吸肌不必要的使用，提高呼吸效率。

特别要强调的是，在引导"吸气时腹部缓慢膨隆，呼气时腹部慢慢回缩"膈肌呼吸期间，不要强调深呼吸或用力呼吸，避免患者过度关注腹壁的上下活动，而造成不必要的肌群募集和呼吸氧耗增加。同时，还要注意呼吸过程中颈部肌群的募集、上胸部的起伏与躯干位置的变化。另外，还要注意在各种功能活动时，提醒患者将吸呼比保持在 1 :（1 ~ 2），原发性呼吸功能障碍，如慢阻肺者，可延长至 1 : 3 或 4。

（五）缩唇呼吸

经鼻吸气，呼气时将嘴唇缩紧，如"吹口哨样"，在 4 ~ 6 s 内将气体缓慢呼出。

这种方法可增加呼气时的阻力，这种阻力可向内传至支气管，使支气管内保持一定压力，防止气管过早压瘪，减少肺内残气量。

在部分重度或极重度慢阻肺患者中，常常可发现部分患者在呼吸困难发作时自发做缩唇呼吸来缓解症状。这一技巧能有效地延长呼气时间，增加气道内压，使气道等压点前移，避免小气道过早关闭，增加呼气量。在实际应用中，治疗师应强调避免用力过快地呼气，而应采用缓慢、平静、不费力的形式完成这一活动，并保持颈部、胸部及口周肌群的放松。

（六）抑制上胸部活动

患者取侧卧位、半坐卧位或仰卧位，治疗师在使用一只手引导患者继续尝试膈肌呼吸的同时，将另一只手置于患者胸骨角水平，并与胸骨走向垂直，并随其自发呼吸活动而上下起伏，注意感受呼吸周期中上胸部的活动特点；在患者呼气末即将转为吸气时，治疗师保持手掌位置，并给予少量的阻力或压力阻碍上胸部的吸气相扩张，施加的压力在每一次吸气启动时逐渐增大，但不应引起患者的明显不适感，直至患者在无意识下逐渐增加下胸部的扩张程度；当患者成功减少吸气相的上胸部活动，增加膈肌活动度，治疗师需提醒患者感受且维持这一变化，并在保持上腹部手法引导力度的同时，逐渐减少对上胸部的压力或阻力。如果患者对这一技巧掌握得并不熟练，可对其重复进行，直至其熟练掌握为止；如果患者在引导过程中出现不适感或抵触，可适量降低对上胸部的施力程度，维持在其舒适范围内。

为避免加重诱导颈胸部呼吸肌参与呼吸活动，在呼吸技巧指导后，患者仍未能熟练掌握膈肌呼吸方式，特别是仍出现显著的吸气相颈胸部辅助呼吸肌肉募集的时候采用此法。

（七）胸廓松动技巧

在部分呼吸功能异常的患者中，除膈肌功能异常外，还合并不同程度的胸廓活动障碍，表现为胸廓僵硬、活动度与顺应性下降等，这种情况常见于辅助呼吸肌长期过度募集的慢阻肺患者，或见于胸部手术后合并疼痛时，也见于各种神经肌肉病。这些病理改变不仅使呼吸周期中胸廓自身扩张受限，还能阻碍胸 - 腹间协同呼吸活动，降低呼吸效率，增加呼吸氧耗及不适感。

实施前应注意使患者获得良好的支撑体位，并适量使用薄枕或毛巾圈提高舒适度。如患者取仰卧位，在背部沿脊柱长轴垫以条形毛巾卷可加强两侧胸部外展，增加前侧胸壁活动度，加强肋间肌与胸大肌等牵拉，促进上胸部的扩张。在侧卧位下，可在患者下侧胸壁尾侧（第 8 ~ 10 肋）区域给予软枕支撑，从而被动增加上侧胸壁活动度。

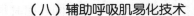

（八）辅助呼吸肌易化技术

继发性呼吸功能障碍，特别是神经肌肉疾病患者，单纯的膈肌舒缩并不能满足患者的通气需求，这时，如何进一步提高辅助呼吸肌的舒缩活动是呼吸控制的另一项重要内容。治疗师不仅要指导患者加强膈肌呼吸运动，还要对其辅助呼吸肌进行易化引导，促进两者间平衡协调，改善患者症状。

在实施指导前，需强调患者的体位摆放与小枕的支撑作用。在每次指导前详细评估患者的头、上肢、躯干、骨盆及下肢体位，务必使患者处于舒适体位，并得到良好的支持。

1. 胸大肌易化技术

胸大肌的主要作用是扩张上胸腔的前部与两侧，在一定的训练后可有效地替代上胸部瘫痪的肋间肌。患者取仰卧位或支撑下的侧卧位，治疗师将双手置于患者胸大肌表面，并与其肌纤维收缩方向平行（手掌根部置于近胸骨侧，手指朝外，指向同侧肩峰处），患者吸气相给予向胸骨及尾侧方向的快速手法牵拉，即 PNF 手法中的重复收缩技术。这将引出肌肉的快速牵拉反射，并同时提供更强烈的本体感觉输入，引导出更强有力的特定肌肉收缩。为进一步诱导出胸腔两侧的扩张，手法牵拉的施力位置可由手掌根部逐渐转移至手指处。相比之前的膈肌呼吸引导，胸大肌易化操作需要更强力的言语指令，并要求患者更多的主观用力配合。

2. 胸锁乳突肌与斜角肌易化技术

仰卧位，治疗师双手置于患者上胸部，手掌纵轴与胸骨相平行，指尖朝上，指向头部，与胸大肌易化技术类同，治疗师在患者吸气相施加向胸骨及尾侧方向的快速手法牵拉，并同步给予适当的言语指令。胸锁乳突肌与斜角肌易化技术将增强胸腔上部的扩张。

3. 斜方肌易化技术

斜方肌主要参与胸腔上部的扩张。患者取仰卧位或支持下侧卧位，治疗师将双手置于患者肩部，在患者吸气时施加向下的快速手法牵拉，从而诱导出更强烈的肩部上提。增加重复收缩技巧能进一步易化整个关节活动范围的肌肉收缩。在实施过程中患者应同步进行双侧耸肩运动，双眼向上运动以使这一技术效应最大化。当患者比较熟练地掌握时，可尝试在坐位下进行操作。

（九）膈肌抑制技术

膈肌抑制技术用于抑制吸气相膈肌过度募集。通常来说，治疗师需要平衡辅助呼吸肌，如肋间肌、胸锁乳突肌、斜角肌等与膈肌间的收缩，这样才能预防胸部的矛盾运动。

　　适应证包括两类：一类是患者的膈肌过于衰弱，在没有辅助呼吸肌协同收缩时很难产生足够的潮气量或分钟通气量。在这种情况下，使用膈肌抑制技术可以诱导和加强辅助呼吸肌的使用，并与膈肌协同收缩，增加潮气量，同时使各肺叶获得更好的通气，也能使整个胸廓得到更好的活动。另一类是过于强有力的膈肌，这时膈肌往往得不到周围肌肉系统的支持、协同，特别是肋间肌与腹部肌群。如截瘫或低位四肢瘫患者，其具有完整的膈肌功能，但无法完成腹部和肋间肌群的协同收缩运动，这将可能导致矛盾呼吸方式出现。在这种情况下，强化辅助呼吸肌收缩的治疗目标是通过平衡募集胸腔上下部肌群来抑制吸气相胸腔上部的矛盾呼吸，限制膈肌的过度募集，避免漏斗胸，并增加潮气量，从而更大范围地松动胸腔。

　　患者取仰卧位或半坐卧位、支持下侧卧位，上肢高举过头或置于腰部后方，充分暴露胸腔上部，骨盆前倾，同时确保患者能保持平顺呼吸。治疗师手掌根部轻轻置于患者脐水平上方的腹部，在患者呼气时将手掌根部缓慢轻柔地推向膈肌中心腱方向，并予保持，使患者在吸气相感受到妨碍膈肌下移的阻力。在下一呼气相，重复这一操作，并小心地增加施加的力度，维持更大的吸气相抑制。在 2 ~ 3 个呼吸周期后，患者一般都能改变其呼吸方式，诱导出更多的胸腔上部扩张，来弥补膈肌抑制带来的潮气量下降。此时，治疗师需小心观察患者的辅助呼吸肌募集情况，确保不同肌群间的同步、平顺收缩，观察是否出现肌肉收缩疲劳或协同不良。

（十）呼吸频率调节技巧

　　减慢呼吸频率也是改善呼吸方式的一个重要内容。这项技术的适应人群包括部分神经肌肉疾病患者，他们往往合并神经肌肉张力升高、潮气量下降，必须通过增加呼吸频率来满足机体活动需求；另一类患者是合并神经精神异常者，如合并焦虑症的支气管哮喘患者、胸部手术术后者等。

1. 反向旋转技术

　　患者取侧卧位，膝关节屈曲，上肢置于头肩部上外方，保持舒适。在这一技术中，上肢在保持舒适的情况下上举位置越高，其作用效果越明显，但前提是患者必须保持体位的舒适性，从而减少因体位不适导致的神经肌肉张力与呼吸频率的进一步升高。治疗师站立于患者躯干后方，与其躯干相垂直。若患者取左侧侧卧位，治疗师应将左手置于患者肩部上方环握肩关节，另一只手置于髋部，并随着患者的自主呼吸感受患者呼吸的频率与节律活动、整体的神经肌肉张力情况。在熟悉患者呼吸情况后，治疗师左手使用 PNF 技术中的节律性启动，引导患者在侧卧位下进行小范围的轻柔的躯干来回滚木头样运动，使患者躯干在侧卧位与俯卧位间来回变换，并逐渐增加滚动范围以抑制患者的神经肌肉张力。在这一过程中，治疗师可通过声音模拟患者的呼吸频率：一旦患者出现躯干滚动范围的增加、呼吸频率的下降，治疗师需要使用声音作为一种暗示诱导患者更缓慢的呼吸频率；在数个周期后，患者逐渐建立充分的呼吸频率听觉暗示，治疗师可逐渐减少施力力度。

随后，治疗师逐渐缓慢变换体位，改为站立或半跪在患者髋关节后面，并与患者的躯干呈大概 45°。在患者开始呼气时，治疗师将其左手移至肩关节与胸部连接处，并避免使用拇指和指尖，同时将右手移至患者右髋关节臀沟处。此时，治疗师可在患者呼气末通过轻柔地向背侧、下侧牵拉肩关节，同时向头侧、上侧推髋关节，使患者胸腔的三条轴线同时受到挤压，增加其呼气量。当患者进行下一次吸气前，治疗师再次变换手掌位置，将左手移至患者右侧胸部，右手向前移至其右侧髂前上棘，随着患者进行吸气时，治疗师双手向不同方向缓慢牵伸患者胸部，即左手向上、向侧方挤推肩胛骨，右手同时向后、向下牵拉骨盆，使胸腔的三条轴线同时受到牵伸，吸气最大化。

在操作初始阶段，治疗师应根据患者的呼吸频率对其呼吸进行引导，随着患者神经肌肉张力的下降和潮气量的增加，治疗师应逐渐减慢操作频率，并给予患者充分的听觉暗示，引导其进一步减慢呼吸频率。在操作起效后，治疗师可逐渐减少手掌的感觉输入，而将减少听觉暗示放在后期。另外，如果患者呼吸频率极快（50～60次/分），可考虑在每 2～3 个呼吸周期间进行一次反向旋转技术操作，避免患者和治疗师的疲劳。

反向旋转技术可特异性减慢呼吸频率和增加胸廓的活动度，有助于降低升高的神经肌肉张力、增加胸廓扩张度及潮气量，尤其适合神经损伤或手术后合并觉醒功能下降者、婴幼儿、神经肌肉张力升高者。另外，这项技术还可作为一种非常有效的咳嗽辅助技术。但由于该项技术涉及旋转运动，因此禁用于脊柱不稳定的患者。

2. 蝴蝶样呼吸技术

如果患者具备较好的运动控制能力，可以尝试使用蝴蝶样呼吸技术。首先，患者取独立端坐位，双手抱头，十指交叉，呈蝴蝶状，根据患者的平衡能力，治疗师可站立在患者后方或前方，双手握住患者双侧肘关节。当患者吸气时，治疗师引导患者躯干向后伸张、双上肢外展，呼气时，躯干向前屈曲、双上肢内收，同时给予患者听觉暗示，引导患者逐渐减慢呼吸频率。

除这种躯干直立上下屈伸式蝴蝶样呼吸技术外，还可以采用对角线屈伸式呼吸技术，以进一步强化肋间肌和腹部肌群的易化诱导。

这些减慢呼吸频率的技巧多是通过增加潮气量来改善整个呼吸方式，从而减慢呼吸频率，常用的措施也包括前述的缩唇呼吸、胸廓松动技巧、胸腔上部松动技巧等。

二、呼吸肌力量训练

胸腔是肌肉和骨性结构的复合体，像其他骨骼肌一样，呼吸肌肉的收缩产生张力并维持胸腔内负压。呼吸肌训练是呼吸系统疾病康复中的重要组成部分，不同的肺源性与非肺源性呼吸功能障碍都可能导致呼吸肌功能的绝对和（或）相对不足，导致呼吸困难、运动耐力下降，生活质量降低。

（一）训练原则

1. 功能性超负荷原则

呼吸肌训练时，首先应考虑功能超负荷原则，涉及训练的时长、强度与频率，也就是受训者需要完成更长时间、更高强度和（或）更高呼吸频率的呼吸负荷训练。

就健康人群而言，功能超负荷训练的操作方式包括经口的外加呼吸负荷（训练强度）和在相对更长的时间内进行的自发性用力呼吸，并进行每天或至少每周 3 次的训练频率。现有的临床研究大部分采用不低于 50% 的个人最大吸气压作为外加训练负荷，训练频率为每天 1 ~ 2 次，每周 5 ~ 7 d。显著性肌肉功能性改变出现在训练的第 3 周，并逐渐强化直至 6 周后出现平台，而进一步的训练负荷的增加并不能引起功能的进一步强化。传统上认为训练 2 周后出现的肌肉力量提高是神经适应性改变的结果，即肌群间协同收缩改善的结果。4 周的吸气肌训练已经可引起膈肌厚度增加与 II 型肌纤维肥厚，并伴随着最大吸气压改善。以 15% 个人最大吸气压为训练阻力，重复 30 ~ 60 个呼吸周期的吸气肌训练并不能提供足够的功能性超负荷。因此，健康人的吸气肌训练负荷应设置在 50% ~ 70% 个人最大吸气压，并连续进行 3 ~ 4 周以上。

以自主用力呼吸的形式进行呼吸肌耐力训练时，一般以 70% 的最大分钟通气量作为功能性超负荷的强度，并要求受训者每天进行 15 ~ 40 min 的训练，每天 1 次，每周 4 ~ 5 d。在这种形式下，肌肉负荷主要通过增加吸气流速、吸气肌对抗自身呼吸系统阻力与惯性做功来实现。一般在训练 4 周左右出现吸气肌耐力增强，而现有资料未显示受训者在随后的训练后功能改善出现明显的平台期。

制订健康人的呼吸肌训练处方时，需要注意强度与频率间的平衡，避免过度训练导致肌肉疲劳。大部分研究均使用中等强度吸气肌训练（负荷为 50% ~ 70% 个人最大吸气压），但吸气训练频率尚有统一的意见。

2. 个体化原则

力量训练时，除了考虑到训练强度的个体化，还需要考虑气流流速，两者由于肌肉的力量 – 收缩速度曲线而相互影响，即肌肉不可能在克服高强度阻力下以快速收缩的形式对外做功，要么以高强度至低速度的处方增加最大吸气压，要么以低强度至高速度的处方增加肌肉收缩速度，而折中的方案是中等强度负荷－中等收缩速度的处方则可以同时增加最大吸气压与收缩速度。

在耐力训练时，除选用传统的自主性用力呼吸处方外，还可以考虑通过力量训练来增加耐力，更强健的肌肉在应对同样的呼吸阻力时可表现出更显著的抗疲劳性。也就是说，吸气肌力量训练可诱导双重作用，而自主性用力呼吸训练等特异性耐力训练则不能改善其肌肉力量。

3. 重复性原则

吸气肌训练终止后，其原有获益的持续时间与范围上没有统一的定论。有研究表明，这一过程与外周肌肉相似，因为日常的呼吸活动并不足以提供足够的训练负荷。Romer 等发现，在健康成年人中，9 周的吸气肌训练获益将在终止训练后 18 周内逐渐消失，而耐力训练的获益则在终止后 9～18 周内消失。Weiner 等将经过 3 个月吸气肌训练的慢阻肺患者随机分为对照组（给予 7 cm H_2O 的无效负荷吸气肌训练）与实验组（继续原负荷吸气肌训练），并随访 12 个月，结果提示终止训练 3 个月后，治疗组的吸气肌耐力与最大吸气压仍高于训练前，而在 12 个月后，两项指标均回归至训练前。

相反地，Romer 与 Weiner 等都证实即使将训练频率降低至原 2/3，受训者也能维持原有的吸气肌训练获益，即健康成年人为每周 2 天，而慢阻肺患者为每周 3 天。

（二）训练方式

1. 吸气气流阻力负荷型抗阻训练

吸气气流阻力负荷型（inspiratory flow resistive load，IFRL）抗阻训练，受训者通过小管径的气流通道完成吸气活动，借助管径的大小调节吸气阻力，管径越小，阻力越大。但除管径大小外，受训者的吸气流速也是影响吸气阻力的重要因素。因此，这种训练方式存在阻力负荷不恒定的缺点，在训练时，治疗师需要密切监视受训者的呼吸方式，以取得较好的训练效果。部分临床研究发现使用该方法可使受训者吸气肌力量增加 18%～54%，但 Smith 等对慢阻肺患者训练效果进行了 meta 分析，结果显示，如果不控制受训者的吸气流速，受训者将不能从中获益，而通过控制流速来调整吸气阻力本身需要较丰富的经验，造成了这种训练方式在推广应用中的困难。

2. 动态吸气气流阻力负荷型抗阻训练

采用一种新型的电子设备——动态吸气气流阻力负荷型（dynamic TFRL）抗阻训练仪。该设备的吸气负荷可在呼吸周期间或呼吸周期内进行调整，制造出不同的负荷水平，以符合事先设定的最大吸气压的百分比，即该仪器提供的吸气负荷将随着肺扩张而逐渐下降。Langer 等比较了两种吸气气流阻力负荷型抗阻训练对慢阻肺患者的影响，结果提示动态训练能更显著提高患者的吸气肌力量及功能表现。

3. 吸气压力阈值负荷型抗阻训练

在进行吸气压力阈值负荷型（inspiratory pressurethreshold loading，IPTL）抗阻训练时，受训者需要首先产生一种足够的吸气负压（压力阈值）才能完成吸气活动。在此期间，装置通过对吸气活动提供非流速依赖型、可变的、定量阻力来实现抗阻呼吸训练。阈值负荷训练能改善健康成年人、慢阻肺、心衰、神经肌肉疾病患者的吸气肌功能，包括吸气肌力量、最大收缩速度、对外做功与吸气肌耐力等。另外，由于该装置属于非吸气流速依赖型，对呼吸模式没有严格要求，大大地增加了其易用性。

4. 呼气压力阈值负荷型抗阻训练

呼气压力阈值负荷型（expiratory pressure threshold loading，EPTL）抗阻训练与IPTL相似，受训者在呼气时需先产生足够的呼气正压才能完成呼气活动。其阈值阻力也表现为非流速依赖型，并具有可变性与定量等特点。临床研究显示此类训练也能改善健康成年人与慢阻肺、多发性硬化患者的呼气肌力量，并提高其全身耐力运动表现。

5. 耐力训练

自主性非高碳酸血症性用力呼吸（voluntary isocapnic hyperpnoea training，VIH）是常用的耐力训练模式，需要受训者进行最长30 min的持续性高水平通气活动。为避免出现过度通气，一般要求受训者在同一密闭小空间内重复呼吸，并给予吸氧。训练处方一般设置为60% ~ 90%的个人最大分钟通气量，每周3 ~ 5次。

第三节　作业疗法

本节重点从作业治疗角度阐述呼吸系统疾病康复。作业治疗更适合于家庭、社区和工作场所，而不应限制于特定的治疗空间的医疗设备。因此，鼓励作业治疗师以丰富想象力、创造性、灵活性来为患者提供适当的方案。

作业治疗师可以根据治疗的目标、意义将患者存在的问题和活动能力相关的需求与治疗性活动相结合，制订目标导向的治疗计划，让不同患者在居家、学校、工作场所或社区等不同环境都能进行活动能力的提升。在医疗机构中，作业治疗师也可以利用康复厨房和公寓区域、餐厅、外面的公园和附近的餐馆、商店和公共交通站点周边环境，在保证患者安全的前提下进行作业治疗，而不仅仅是在患者房间内进行。高质量的作业干预还要求患者周围的相关人员一起参与患者的作业治疗，就如对患者进行评估时一样。此外，有效的治疗计划也要求将患者教育与经验学习相结合。

融合在呼吸康复中的作业治疗对整个康复项目意义重大，作业治疗师将患者的日常生活活动纳入作业治疗当中，如基本的自我护理任务、烹饪餐食、使用电脑、书写或者清洁房间等。作业治疗师也可以针对患者需求进行个体化的作业活动干预，如"家庭活动"以外需要在多种物理和社会环境中进行的活动，包括身体活动能力和（或）社会事件的准备和应对。作业活动本身具有治疗性，它应贯穿患者整个康复过程。

一、治疗原则

循序渐进是作业治疗师为了让患者逐渐适应作业治疗，以提高日常生活活动能力而使用的治疗性策略。循序渐进的目的是让患者接受逐渐增高的挑战，进而掌握作业技能而不至于被突然增高的作业活动量所击倒。为此，作业治疗师需根据患者所能承受的最大负荷，逐渐改变所选择的治疗性作业活动量和持续时间，关注是否需要为患者提供帮助支持。如严重虚弱需卧床的患者，可以先在床头抬高的情况下洗脸 1 min，患者可以重复完成这一活动一段时间，然后逐渐转换为更具挑战性的体位，从坐在有靠背的椅子上到坐在没有靠背的椅子上，最后可在站立位洗脸。除了对实际生活活动进行分级处理外，作业治疗师还可以对社会活动进行分级处理。

另外，患者独立性活动能力是随着进行活动的社会环境的变化而变化的。重要的是要根据不同的患者期望值、需求、耐心给予恰当的作业治疗，以实现患者活动能力长期提高的目标。

二、治疗措施

（一）呼吸技术

1. 缩唇呼吸

用于活动期间减少呼吸困难。①指导患者采取放松体位：坐位或仰卧位。②闭上嘴巴，缓慢地、深深地通过鼻子吸气。③缩唇将气体呼出，像吹口哨一样。④延长呼气相至吸气相的2倍。⑤边活动边练习缩唇呼吸，对于很虚弱的患者，可在洗脸时进行。⑥在进行劳务活动时采用缩唇呼吸，如举起重物或前屈身体时。⑦在各种日常活动中训练，包括在焦虑紧张时，直到能控制自如膈式呼吸。

2. 膈肌呼吸

用于训练呼吸肌肉以提高呼吸效率，有利于对患者的压力管理。①患者取坐位或仰卧位。②把一只手放在肋骨下方的腹部，另一只手放在胸廓。③让患者在呼气和吸气时感受腹壁的隆起和下降。④治疗师解释呼吸时腹壁的运动和膈肌的升降之间的关系，并且让患者学习控制这一运动。⑤让患者尝试在呼吸中有意识地放松腹壁扩张腹肌；训练可持续 1 h，每天可以训练几次，或是在需要放松时进行。⑥膈式呼吸可与其他肌肉放松训练同时进行或提前完成。⑦仰卧位时（理想体位），可以在上腹部置重物或加压来进行呼吸肌力量训练。⑧膈式呼吸可以结合缩唇呼吸进行。

（二）体能节约

1. 工作量限制

（1）确定活动的优先级别。

（2）取消不必要的活动。

（3）合理安排活动。

（4）请求帮助。

2. 提前计划并按计划行事

（1）留出充裕时间完成活动。

（2）将休息时间纳入计划。

（3）在开始活动前做好准备工作。

3. 环境安排

（1）将常用物品放在容易拿到的地方。

（2）按功能整理厨房。

（3）消除杂物。

4. 使自己处于舒适和高效率的体位

（1）尽可能采取坐位。

（2）使用适当的体位和身体力学。

（3）穿着舒适的服饰和鞋袜。

5. 时间控制

（1）调整节奏，避免匆忙。

（2）避免集中活动，将活动分散在 1 天或 1 周。

（3）有计划地休息。

（4）在疲惫之前休息。

6. 借助工具使用辅助设备

（1）使用微波炉和电子开瓶器等便利性日用品。

（2）保持刀具锋利。

7. 保持精神卫生

（1）保持放松。

（2）利用活动分散注意力。

（3）充足的睡眠。

（4）使用放松技巧。

（5）每天找一些乐趣。

（三）辅助器具

能够辅助活动的物理性器具包括从简单的长柄穿鞋器到复杂的电子化环境控制系统，如电子日历和计算机等可以增强患者认知能力。有些患者对节能辅助装置较为迷恋，而有些则不以为意。作业治疗师对辅助器具的专业知识可以指导患者选择实用并有效的器具，对不同患者、不同环境，需要考虑器具的重量、体积、抓握力或实际功能的差异。此外，也要考虑到作业治疗内容计划，患者的视力、学习能力和挫败承受力方面的问题，以及辅助器具赋予患者的意义。

总之，作业治疗师要根据患者的喜好和财务能力，以及身体活动能力、心理和认知能力，为患者推荐合适的辅助器具。

作业治疗在呼吸康复中的目的是帮助患者学习如何进行日常生活活动、改善精神心理状态，提高身体活动能力以及获得最佳生活满意度。作业治疗师通过帮助患者改善活动能力，增强其疾病症状的控制能力以及使疾病对其影响降低到最低限度，进而提高患者的健康相关的生活质量（HRQL）。

第四节　气道廓清技术

气道廓清技术（airway clearance therapy，ACT）利用物理或机械方式作用于气流，帮助气管、支气管内的痰液排出或诱发咳嗽使痰液排出。呼吸训练、体位引流、手法技术或机械装置都可以用于改变气流或诱发咳嗽或起到类似于咳嗽样的效果。很多疾病会导致纤毛功能受损，影响气道分泌物生成和黏液流变学（黏弹性）以及咳嗽反射。分泌物在气道聚集和滞留，为细菌定植感染提供了机会，激发炎症反应发生，造成气道及软组织损伤。因此，尽快将分泌物清除对肺炎等相关并发症的发生非常重要。

气道廓清包含两类：①辅助廓清，运用辅助手段，协助患者将远端气道的分泌物移动到中央气道，再通过用力呼气（咳嗽）来促进排痰。②自主廓清，运用一切自主手段使患者获得主动气道廓清的能力。包括自主引流、舌咽式化学、用力咳嗽等。

一、主动循环呼吸技术

主动循环呼吸技术（active cycle of breathing techniques，ACBT）可有效地清除支气管分泌物，并能改善肺功能而不加重低氧血症和气流阻塞。任何患者只要存在支

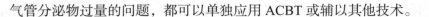

气管分泌物过量的问题，都可以单独应用 ACBT 或辅以其他技术。

ACBT 一周期分为三个部分：呼吸控制、胸廓扩张运动和用力呼气技术。

（一）呼吸控制

在主动循环呼吸中，介于两个主动部分之间的休息间歇为呼吸控制。患者按照自身的速度和深度进行潮式呼吸，并鼓励其放松胸部和肩部，尽可能地利用下胸部及膈肌呼吸模式来完成呼吸，这种呼吸模式使肺部和胸壁回复至静息位置。以此呼吸方式持续维持，直到患者开始进行胸廓扩张运动或用力呼气技术中的呵气动作。

（二）胸廓扩张运动

胸廓扩张运动是指着重于吸气的深呼吸运动。吸气是主动运动，在吸气末通常需屏气 3 s，这一策略可以减少肺组织的塌陷。在胸部疾病患者中，与病变和阻塞区域相比，气流可以更迅速地进入无阻塞的健康区域，引起通气不同步。对这类患者来说，"屏气"策略是有用的。在平行的呼吸单元之间，如果时间常数不同摆动时，气流就会随之发生。气流对气道清洁来说是非常重要的。

胸廓扩张运动有助于肺组织的重新扩张，并协助移除和清理过量的支气管分泌物，这效应由相邻肺泡之间的扩张力所致，也可以用相互依存的现象来解释。当肺容积增大时，肺泡之间的扩张力较潮式呼吸时更大，可能有助于肺组织的重新扩张。在每一主动循环呼吸中，完成 3 次左右的扩张运动后，需暂停几秒钟，然后再进行呼吸控制。多而深的呼吸能引起通气过度，导致患者疲乏，而且会使一定时间范围内所能完成的呵气次数减少。胸廓扩张运动可被连续使用，也可以在正常呼吸之间使用。

将患者或治疗师的手置于需要进行扩张运动的胸壁上，通过本体感受刺激引导患者胸廓主动扩张。

（三）用力呼气技术

用力呼气技术由 1 ~ 2 次用力呼气（呵气）（huff）组成，随后进行呼吸控制。呵气可以使低肺容积位的更多的外周分泌物移出，当分泌物到达更大的、更近端的上气道时，在高肺容积位的呵气或咳嗽可以将这些分泌物清除。用力呼气动作是在应用呵气或咳嗽以清理气道的机制中最有效的组成部分。

在无吸气动作干预的情况下，一连串的咳嗽可以清除支气管分泌物。在临床上，单独的持续呵气直至降低到相同的肺容积时，同样可以进行有效的咳嗽咳痰，而且较少引起患者疲劳。咳嗽与用力呼气技术（FET）在清除肺部分泌物方面，这两种方法都同样有效，但 FET 无须太大消耗。

呼吸控制、胸廓扩张运动和用力呼气技术可根据每个患者和每个治疗周期进行灵活调整。在完成一组胸廓扩张运动后，可能接着进行用力呼气技术。但是，在两组胸部扩张运动之间穿插一个呼吸控制周期，这种方案可能更适用于分泌物松动缓慢的患者。胸廓扩张运动中的3 s屏气策略将使大多数手术患者从中受益。

咳嗽训练属于用力呼气技术范畴，具体训练方法：第一步，先进行深吸气，以达到必要吸气容量；第二步，吸气后要有短暂闭气，以使气体在肺内得到最大分布，同时气管到肺泡的驱动压尽可能保持持久；第三步，关闭声门，当气体分布达到最大范围后再紧闭声门，以进一步增强气道中的压力；第四步，通过增加腹内压来增加胸膜腔内压，使呼气时产生高速气流；第五步，声门开放，当肺泡内压力明显增高时，突然将声门打开，即可形成由肺内冲出的高速气流，促使分泌物移动，随咳嗽排出体外。

二、自主引流

自主引流（autogenic drainage，AD）的目的是最大限度地增大气道内的气流，以改善通气功能并清除黏液。患者在潮气容积位呼吸，在每次吸气末屏气2～3 s，然后用咳嗽清除喉部黏液。自主引流时，通常采用坐位或仰卧位。

通过重力的作用对气道分泌物进行清除以改善通气功能的方法。根据肺支气管解剖位置给予患者摆位，在摆位下，其支气管与重力呈垂直状态。诱发分泌物引流到支气管，由咳嗽或抽吸排出。

引流前先评估患者以决定肺部哪一段要引流，病变部位在上，引流支气管开口在下，肺上叶引流可取坐位或半卧位，中下叶各肺段的引流取头低脚高位。将患者置于正确的引流姿势，并根据肺段位置的不同转动身体角度（图4-4-1）。

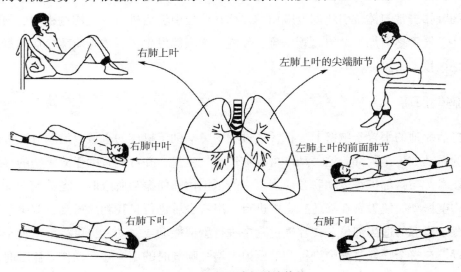

右肺上叶　　左肺上叶的尖端肺节　　右肺中叶　　左肺上叶的前面肺节　　右肺下叶　　右肺下叶

图4-4-1　不同肺段引流体位

引流时让患者轻松呼吸，不能过度换气或呼吸急促。体位引流过程中，可结合使用手法叩击等技巧。如有需要，应鼓励患者做深度、急剧的双重咳嗽。如果上述方法不能使患者自动咳嗽，则指导患者做几次深呼吸，并在呼气时给予振动，可诱发咳嗽。每次引流一个部位时间 3 ~ 5 min，如有数个部位，则总时间不超过 30 min，以免疲劳。每天进行 2 ~ 3 次，引流治疗结束后缓慢坐起并休息，防止体位性低血压。夜间分泌物容易滞留，故在清晨醒后行体位引流效果最好。引流后有意识地咳嗽或运用用力呼气技术，可将分泌物更好地从大气道排出。不宜在餐后、胃潴留时进行体位引流。

三、胸壁叩击

将手掌微曲成弓形，五指并拢，以腕部有节奏的屈伸运动拍打患者胸壁，利用手掌的拍击产生空气振动，使痰液松动易于排出。叩击部位由下往上，每个部位叩击 1 ~ 2 min。叩击时要避开胸骨、脊柱、肝脏、肾脏、乳房等位置，必要时可垫布片，以减轻胸壁不适。正确的叩拍会产生一个空而深的声响，在叩击的同时要鼓励患者做深呼吸和咳嗽。通常使用两手叩拍。

胸壁叩击应使患者感觉舒适。操作时隔一层衣服，避免对皮肤有异常感觉刺激。胸壁叩击的力度可根据不同的个体作出适当的调整。

对于神经肌肉无力或瘫痪的患者以及合并有智力障碍的患者来说，胸壁叩击是一种用以刺激咳嗽的有用技术，咳嗽可能由分泌物的松动所激发。

有力而快速的胸壁叩击能引起患者屏气，而且会诱发气道高反应性患者的支气管痉挛。胸壁叩击的频率应使患者和物理治疗师均感到舒适为宜。

胸壁扣击常与体位引流配合应用，往往在体位引流后进行。应用过程中要预防低氧血症、气管痉挛加重、胃食管反流、颅内压增高等发生。严重骨质疏松症和凝血障碍者是该技术禁忌证。

四、胸壁振动

将治疗师的手置于胸壁上。在呼气过程中，借助于机体的重量，沿肋骨正常运动方向的振动被传至胸部。这一动作可以加快呼气流量，并可能有助于分泌物的移除。这种技术常与胸部扩张运动联合应用，它能抵消由任何振动所致的气道关闭。

胸壁振动应使患者在舒适感觉中进行。患者也可进行自我胸部振动，双手掌交叉重叠置于胸廓的适当部位，在呼气过程中进行胸部振动或摇动，也可将手掌置于相应的位置，在整个呼气过程中进行胸部压迫来增强呵气时的用力呼气动作。侧卧时，可以利用同一侧的上臂和肘部以及另一侧的手掌共同完成对该侧的自我胸部压迫。当合并肋骨骨折和其他胸部创伤时，不适宜进行胸壁振动，但是，胸部压迫可能有助于分

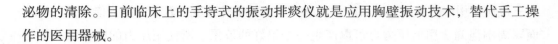

泌物的清除。目前临床上的手持式的振动排痰仪就是应用胸壁振动技术，替代手工操作的医用器械。

五、高频胸壁振荡

高频胸壁震荡是使用紧贴式无气背心通常以 5～20 Hz 的频率压迫胸壁。调整可充气背心以使其紧贴胸壁，使空气传送至背心内并产生一定的压力。通过与背心连接的气体脉冲发生器，提供间歇正压气流，引起气道内气流的"振荡"。

气体振荡和气道管壁的振动增强了黏液清除能力。黏液与气流相互作用增强，导致咳嗽样剪切力增加和黏液弹性降低。此外，振荡可引起呼气气流的偏流，这样可促进黏液向下游运动，移至咽部。也有学者认为高频胸壁振荡可增强纤毛运动能力。

六、辅助咳嗽技术

利用外力改变气道压力，增加咳嗽过程中气流动力，帮助分泌物清除。主要用于无法通过自主用力呼气技术廓清气道的患者，如呼气相气流动力差或者无法配合的认知、意识障碍患者。

（一）手法辅助咳嗽

将自身或者治疗师的手置于患者上腹部，患者先尽力深吸气，增加吸气容量；吸气后短暂闭气，以使气体在肺内得到最大分布，同时气管到肺泡的驱动压尽可能保持持久；关闭声门，当气体分布达到最大范围后再紧闭声门，以进一步增强气道中的压力；声门开放，突然将声门打开，随着呼气相的启动，置于上腹部的手用力向膈肌穹顶的方向快速施压，即可形成由肺内冲出的高速气流，促使分泌物移动，随咳嗽排出体外。对于无法配合的患者只需在呼气相启动之处，即用力在上腹部施加向膈肌穹顶方向的力即可。

还可以尝试把示指放在胸骨上窝，指腹轻轻按压气管并向胸骨上窝后缘方向移动 2～3 mm，此刻气管受到按压和牵拉刺激后可诱发咳嗽反射。重复 2 次若无法诱发咳嗽，需停止该方法。

（二）器械辅助咳嗽

1. 机械式吸入 / 呼出装置（mechanical insufflator/exsufflator）

能为上气道提供正压使肺脏最大限度地扩张，随后气道压力突然逆转为负压。气道压力从正到负的迅速改变，模拟咳嗽过程所出现的气流改变，协助痰液的清除。机械式吸入 / 呼出可增加神经肌肉疾病患者的峰值咳嗽流量。提高咳嗽效能，有助于分泌物的清除。

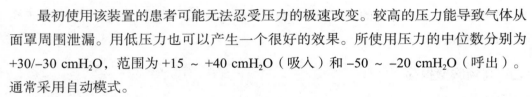

最初使用该装置的患者可能无法忍受压力的极速改变。较高的压力能导致气体从面罩周围泄漏。用低压力也可以产生一个很好的效果。所使用压力的中位数分别为 +30/-30 cmH$_2$O，范围为 +15 ~ +40 cmH$_2$O（吸入）和 –50 ~ –20 cmH$_2$O（呼出）。通常采用自动模式。

这种装置可在家庭环境中使用，无须训练有素的专业人员操作。在这种模式下，该装置在设定的负压和正压之间摆动，在规定时间内持续吹入，然后切换到呼出阶段，在一段预设的治疗时间后，进入暂停期。手动模式下，吸入和呼出之间没有任何停顿，该运动应该是一个连续的运动。

2. 振荡呼吸正压

振荡呼吸正压是一种小型的便携式装置。此装置结合呼气过程中气道内气体振荡技术与可变的呼气正压技术于一体。通过此装置在呼气过程中产生一种呼气正压，引起气道内气体的振荡。调整振荡的流量、压力和频率以满足不同个体的需求，清除气道分泌物。

此装置为一个管形结构，一端开口连接于口件，管的上方有一个有孔板盖覆盖。管碗内放置一个高密度不锈钢球于一小锥形结构上。呼气过程中，钢球沿锥形表面运动，产生呼气正压（PEP），引起气道内气体的振荡。此外，钢球运动导致间歇性的气流加速，调节该装置放置角度，达到最大的振荡效应时为最佳。使用过程中，患者通常取坐位或仰卧位。此装置可使痰液黏度、弹性降低。

将此置于口腔内，然后通过鼻子吸气或口腔周围的间隙从口腔吸气（通过此装置吸气是不可能的）。缓慢吸气，深度稍大于正常，屏气 3 ~ 5 s 后，然后以较正常稍快的速度呼气。这就是所谓的"黏液松动和移除"阶段。完成 4 ~ 8 次这样的呼吸后，深吸气后"屏气"，然后用力呼气。这可能需要重复 2 次，该阶段为"黏液排出"阶段。它可能引起痰液沉积，所以在呼气或咳嗽后，应该暂停一段时间以完成呼吸控制。

因为它的作用不依赖于重力，可在任何体位下使用。开始呼吸（5 ~ 8 次）的深度略大于正常，其间穿插 1 ~ 2 次更深更有力的呼吸，而且通常在吸气末屏气 2 ~ 3 s。呵气或咳嗽来清除已移至大气道的分泌物，随后进行呼吸控制。推荐的治疗时间为 10 ~ 15 min。

3. 呼气正压（positive expiratory pressure, PEP）

能增加痰液的排出并能改善经皮氧分压。接受 PEP 治疗时，肺容积的增加使得气体绕到阻塞小气道的分泌物之后以协助这些分泌物的移出。

最初的 PEP 仪器，包括一个面罩和一个连接呼气阻力器的单向活瓣。对于该装置，必须达到呼气中段所必需的压力。压力表装于活瓣和阻力器之间以监测压力。呼气中

段的压力通常在 $10 \sim 20\,cmH_2O$ 水平。

患者取坐位，身体前倾，肘部支撑于桌面，用面罩紧扣鼻子和口腔进行潮气呼吸，然后轻轻地主动呼气 $6 \sim 10$ 次。应避免进行完全彻底的呼气，以使肺容积得以保持。呼气正压呼吸之后，接着完成用力呼气技术以清除已松动的分泌物。治疗时间和频次应根据个体进行调整。在稳定期胸部疾病并伴有支气管分泌物过多的患者中，通常采用的治疗方案为每次约 15 分钟，每天 2 次。应根据患者的体征和症状做调整。

吸气阻力 – 呼气正压是将电阻器置于 PEFP 面罩的吸气开口处，以便在吸气和呼气时均能提供阻力。患者对着阻力器吸气和呼气，这有助于减慢流速，使吸气气流更平缓。

高压 PEP 由 PEP 面罩治疗改良而来，通过面罩进行潮式呼吸，同时，在进行充分用力呼气时也应佩戴面罩。当患者气道功能不稳定时，在用力呼气过程中施予呼气正压，分泌物将会更容易被移除。将面罩与肺活量计连接，指导患者完成用力肺活量动作，并对该技术进行评估。运用肺功能装置对呼气阻力定期评估，以选择适合于每一个体的阻力器，阻力不正确将导致肺功能恶化和呼吸道清除无效，因此使用该方法需谨慎。

治疗过程中，患者取直立坐位，将面罩紧扣于面部。$6 \sim 10$ 次节律性潮式呼吸后，吸气至肺总量位，然后对着阻力器用力呼气直至低肺容积位。在此过程中，所产生的压力为 $50 \sim 120\,cmH_2O$，这通常会导致痰液的排出。

七、气道抽吸

气道抽吸是对插管或未插管但伴有分泌物潴留的成人患者进行气道分泌物抽吸。

经鼻气管内吸引是一种刺激咳嗽的方法，此操作会引起患者不适，所以此方法只有在绝对必要的情况下才使用，其适应于气道分泌物潴留，但无法有效咳嗽和排痰时。在某些情况下，例如，慢性支气管炎急性发作致二氧化碳麻痹和呼吸衰竭，以及在神经系统疾病、术后并发症或喉部功能障碍时，抽吸是必要的。在进行气道抽吸之前，非常重要的一点是，应仔细、耐心地向患者解释该过程。

气道抽吸易导致喉痉挛或迷走神经反射（引起心律失常）。合并有喘鸣或严重支气管痉挛、头部外伤致脑脊液渗漏至鼻腔患者，禁用经鼻气管内吸引。当呼吸肌麻痹存在分泌物潴留时，患者气体容量降低，不足以协助分泌物的清除，应考虑运用其他技术，如机械式吸入 / 呼出、辅助性咳嗽、间歇正压呼吸、舌咽呼吸和重力辅助体位。

气道抽吸可损伤气道上皮，应选择合适的导管及细心操作，将损伤程度减少到最小。对成人患者通常选用内径为 12 FG 的弯曲导管，用水溶性凝胶润滑导管，然后轻轻地插入鼻腔弯曲进入咽部。当导管到达咽部可刺激咳嗽时，抽吸可以进行以吸出分泌物，随后拔出导管。很多情况下，有必要将导管经声门插入气管以刺激咳嗽。当患者头向后仰，或者患者能够合作并能将舌头伸出时，导管是不会进入食管内的。在吸气过程中插入导管，如果其进入气管，将会激发强有力的咳嗽。抽吸时，真空压力应保持在尽可能低的水平，通常为 60 ~ 150 mmH$_2$O，抽吸压力一般要根据黏液的黏度进行缓和地逐步调整。

在抽吸过程中，应该给予患者吸氧并观察其是否合并有低氧血症。如果一直难以插入而且患者出现发绀时，除从气管中撤出导管外，应停止抽吸并给予持续吸氧，直至患者的肤色有所改善；然后再次进行抽吸。

如果小心谨慎地吸引，而且供氧充足时，气道抽吸是一种非常有价值的技术，同时可避免进行侵入性更强的操作，如支气管镜、气管插管或微型气管切开术。然而，当所有的手段、尝试都未能获得有效咳嗽时，应该使用这些侵入性方法。

第五节　氧疗

氧气是维持人生命存在所必需的物质，人体自身储备的氧极少，维系机体代谢所需的氧全靠呼吸系统不断地从外界摄取，并借助循环和血液系统运往全身各个器官系统。因此，氧气从外界交换、转运进入组织细胞内的整个过程是一个多环节的复杂过程，其中任何一个环节出现问题均会导致缺氧，从而引起体内的代谢异常和生理紊乱，严重者可致使重要脏器的组织损害和功能障碍，甚至细胞死亡，危及生命。

氧疗是各种原因引起的低氧血症患者常规和必不可少的一种治疗方法。

一、氧疗的分类

（一）按氧浓度分类

1. 低浓度氧疗

低浓度氧疗又称控制性氧疗，吸氧浓度低于 35%。应用于低氧血症伴二氧化碳潴留的患者，如各种原因引起的Ⅱ型呼吸衰竭。对于慢性呼吸衰竭的患者，持续低浓度氧疗（1 ~ 2 L/min）能明显改善喘闷气急的症状、动脉血气值、肺功能等。机体发生Ⅱ型呼吸衰竭（高碳酸性呼吸衰竭）同时伴有低氧血症和高盐酸血症时，两者都可刺激呼吸，但长时间的二氧化碳潴留会造成中枢化学感受器的适应，此时的呼吸运动主要依靠低氧对外周化学感受器的刺激作用来维持。因此对这种患者进行氧疗时，如吸入高浓度氧，由于解除了低氧对呼吸中枢的刺激作用，可造成呼吸抑制，应注意避免。

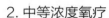

2. 中等浓度氧疗

中等浓度氧疗的吸氧浓度为 35% ~ 50%，主要用于有明显通气/灌流比例失调或显著弥散障碍的患者，特别是血红蛋白浓度很低或心输出量不足者，如肺水肿、心肌梗死、休克等。

3. 高浓度氧疗

高浓度氧疗是指吸氧浓度大于 50%，应用于以单纯缺氧为主而无二氧化碳潴留的患者，如成人呼吸窘迫综合征、心肺复苏后的生命支持阶段。慢阻肺患者家庭氧疗不适宜高浓度氧疗。

（二）按吸氧环境分类

1. 常压氧疗

常压氧疗也就是 1 个标准大气压强（地球纬度 45° 的海平面上，温度 0° 时，测出每平方厘米面积所承受的压强为 760 mmHg）下氧疗。临床常用的鼻导管氧疗、普通面罩吸氧等都是在常压下进行的，主要用于呼吸系统疾病。

2. 高压氧疗

高于常压（1 个标准大气压）的压力称为高气压。在高气压环境下吸高浓度氧称为高压氧疗。高压氧疗法是将患者置于高压环境中（高压氧舱内）吸氧以治疗疾病的方法。高压氧的临床应用已相当广泛，涉及内科学、外科学、妇科学、儿科学、传染病学、五官科、皮肤科等。例如，减压病与气体或者空气栓塞症；一氧化碳中毒伴昏迷或引起心搏呼吸骤停；通过抑制梭状芽孢杆菌的生长繁殖和毒素产生来治疗气性坏疽；挤压伤、间隔综合征和其他急性创伤出血、氯化物中毒、热烧伤等。

（三）按吸氧方式分类

1. 鼻塞和鼻导管法氧疗

鼻塞法分单孔、双孔两种类型，是将塑料制成的鼻塞置于鼻前庭，操作简单，局部刺激小，患者易接受。导管吸氧是传统的吸氧方法，是鼻咽部供氧，鼻塞吸氧法因简单轻便、氧疗效果肯定、不影响咳痰和进食、患者耐受性高等优点，成为临床常用的吸氧方式。鼻塞法持续用氧者，每周更换鼻导管 2 次，并及时清除鼻腔分泌物，阻止导管阻塞而失去用氧作用。临床研究发现，采用鼻导管吸氧时导管插入深度以 2 ~ 3 cm 为宜，此长度正好将鼻导管置入鼻前庭，这符合患者鼻腔的解剖生理特性，鼻腔具有温化吸入气的功能。鼻毛及黏液对吸入的氧气起过滤清洁作用，保护下呼吸道不受刺激或感染。鼻导管插入过深，刺激鼻腔分泌物增多很容易引起鼻导管堵塞，影响氧疗效果。

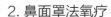

2. 鼻面罩法氧疗

使用面罩将患者口鼻全部罩上的供氧方式，此种氧疗方法对患者气道黏膜无刺激，易固定，氧流量大，氧浓度可达较高水平。对于呼吸衰竭患者，首先使用面罩吸氧法是临床的最佳选择，因为面罩吸氧可以在较短时间内改善缺氧状态。面罩吸氧在治疗过度换气综合征有着重要作用，可以缓解症状，同时可以改善心率、呼吸频率及二氧化碳分压。高流速气体可促使面罩中呼出的二氧化碳稀释排出，二氧化碳的重复吸入少。面罩吸氧对于鼻黏膜刺激小，缺点是对进食、饮水、吸痰等造成不便，这些操作需要频繁取下面罩，中断氧气吸入，不能保证持续供氧，造成患者严重缺氧。也有临床研究发现高流量的空气冲入面罩内导致氧气被稀释从而不能保证有效氧浓度。鼻塞法氧疗优于面罩吸氧之处是鼻塞法能保证持续供氧，不受饮食、吸痰等操作的影响。

二、氧疗的适应证

（一）通气障碍

通气是气流在气道内的出入运动，有赖于胸廓和肺的扩张和回缩为其提供动力。气体进出气道必须克服肺和胸廓的扩张产生的弹性阻力，气体在气道内流动时产生的摩擦力。呼吸肌收缩提供的原动力必须有效克服这些阻力，才能保证通气的正常进行。通气阻力过高和（或）呼吸肌收缩动力原发性或继发性地下降，将造成气体不能进入肺泡，即为通气功能障碍。

（二）弥散障碍

从氧摄取的角度来说，氧自气道进入肺泡后，通气即告完成。接着就是透过肺泡呼吸膜进入肺毛细血管的血液内，这一过程称为弥散。肺泡呼吸膜是氧气分子穿过的主要结构，由肺泡上皮及肺毛细血管内皮组成，其间含有一薄层间质液，在肺泡上皮的表面还覆盖一层含有表面活性物质的液层。氧气和二氧化碳穿过这一结构的动力都是弥散面两侧的压力差。一般情况下不会存在二氧化碳弥散障碍，弥散障碍也多指氧气的弥散障碍；有效弥散面积减少（如肺气肿、肺不张、肺实变等）也会影响氧气的弥散；弥散距离的增大可由肺泡扩大或呼吸膜增厚所致，肺气肿、肺大疱时，由于肺泡壁被破坏，数个肺泡融合，形成气囊，使氧分子从中心到肺泡壁的弥散距离自然增大；而肺水肿、肺纤维化时，肺泡膜与毛细血管之间由渗出液或纤维组织所填充，造成呼吸膜增厚。这些情况所致的低氧血症，提高吸入氧浓度只能在一定程度上改善症状。

关于膜两侧的氧分压差主要取决于肺泡内的氧分压，由于气道生理作用及气道内混合气体（如水蒸气、二氧化碳等）的相互作用，氧气作为吸入气体的一部分，其分压将发生一系列的变化。因此，氧气最终进入肺泡内的分压受到吸入气压力、氧浓度、

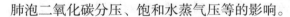

肺泡二氧化碳分压、饱和水蒸气压等的影响。

（三）通气／血流比例失调

不同的病理改变可造成不同形式的通气／血流比例失调。当肺动脉内的血流减少或者根本未流经肺泡毛细血管进行气体交换，部分未充分氧合的血液进入肺静脉，称为肺内分流。其中，在肺动静脉瘘，严重创伤、烧伤致肺微循环障碍，肺内动静脉短路开放等所致的未经肺泡交换的血液直接进入左心，称为真性分流；在肺气肿、肺纤维化、肺水肿等由于有效肺泡通气量降低，通气／血流比例下降所致的分流样效应称为功能性分流。两者的区别在于对吸氧的反应上，前者肺泡通气原本正常，真正流经肺毛细血管的少量血氧含量已近饱和，即使吸纯氧也难使其血氧含量增加，而肺不张、肺实变等所致的真性分流因气体完全不能进入那些失去通气的肺泡，故其单纯提高氧浓度也无法改善。后者仅由于通气欠佳，通过提高吸氧浓度，增大通气不良肺泡内的氧分压，可在一定程度上改善缺氧。此外，在肺栓塞、弥散性血管内凝血（DIC）患者，由于肺毛细血管血流量减少，肺泡内通气／血流比例增大，产生无效腔样通气，此时其他肺区血流量加大，而通气量不变，提高吸氧浓度可一定程度上提高这些肺区的毛细血管血氧含量。由于不同的病理改变造成缺氧的直接机制也不同，因而吸氧对纠正低氧血症的效果不同，了解这些机制对临床上不同病理情况所造成的缺氧进行氧疗的原则也会不同。

（四）血液运输障碍

氧进入肺毛细血管后，在血液中以物理溶解和化学结合两种方式存在。其中，物理溶解的氧仅为血液中所含氧气的极小部分，即血氧分压；而血液内绝大部分的氧则是以血红蛋白化学结合的形式来转运至组织的（结合氧的血红蛋白在总的血红蛋白中的比例即血氧饱和度）。前者虽少，却是后者的先决条件，氧要与血红蛋白结合，就必须先溶解在血浆及红细胞胞浆内。血红蛋白与氧灵敏地结合与解离是由其自身结构决定的。

每 1 g 血红蛋白最多能与 4 g 氧（1.34 mL 氧气）结合，然而其实际结合量受血浆氧分压的影响。当血氧分压在 60 mmHg 以上，即动脉内氧分压已较高时，较大幅度的氧分压变化并不伴有大幅度的氧饱和度变化，再增加肺泡内氧分压也不能增加血氧含量，此时进行氧疗意义不大；氧分压在 40 ～ 60 mmHg 时，氧分压的变化会使血红蛋白氧饱和度及血氧含量随之发生较大变化，故此时进行氧疗可显著改善氧供。除了血红蛋白本身的性质变化外，多种血浆及红细胞胞浆内的因素，如氧分压、二氧化碳分压、pH、温度以及红细胞内的有机磷化物等都会影响血红蛋白的氧合。当机体内二氧化碳分压、体温、2, 3-DPG 升高，pH 降低时，血红蛋白与氧的亲和力下降，不利于与氧在肺部的结合，但有利于氧在组织的释放。反之，则血红蛋白与氧的亲和力增加，不利于氧在组织的释放，而导致组织缺氧。因此碱中毒对组织缺氧的危害大于酸中毒，因而也有研究认为缺氧导致酸中毒是机体的保护性反应。同样，当血红蛋白结构异常时，如镰状红细胞贫血、亚硝酸盐中毒等均改变了血红蛋白的携氧能力，造成组织缺氧；一氧化碳中毒时，由于其与血红蛋白的亲和力为氧的 200 ~ 300 倍，结合后使血红蛋白失去携氧能力，也造成组织缺氧。因此，这类由血红蛋白的质和量所引起的缺氧，血氧分压及氧饱和度均正常，很难用一般氧疗来纠正。

（五）循环供给障碍

氧与血红蛋白结合后，须通过循环运送到各个器官组织，因此，心排血量以及外周循环同样也是决定全身组织氧供的重要因素。当机体氧耗增加时，其自身动脉血氧含量的代偿性增加是有限的，心排血量增加是其氧耗增加时的主要代偿方式。同时，动静脉氧含量差也反映了心排血量是否满足组织氧耗量的增加。当心排血量不能满足时，或伴有外周血流减缓或障碍时，动静脉氧含量差将增大。提高吸氧浓度可在一定程度上增加动脉血氧含量，保证组织氧供，可起到减轻心血管负荷的作用，特别有益于已经因心肺疾病而处于功能不全临界状态的患者。

三、注意事项

（一）通气抑制

当吸入中到高浓度氧气时，部分 COPD 患者和慢性高碳酸血症患者往往通气量下降，下降程度接近 20%，$PaCO_2$ 升高 20 ~ 23 mmHg。原因主要是低氧对呼吸的驱动受到抑制。这些患者对高 $PaCO_2$ 的正常反应减弱，主要刺激呼吸的是缺氧刺激外周化学感受器。在增加血氧水平时，外周化学感受器被抑制，抑制通气驱动，升高了 $PaCO_2$。高血氧水平可能会打乱正常的通气 / 血流比例，并导致无效腔增加和 $PaCO_2$ 的上升。

尽管氧疗可能会导致一些患者发生通气抑制，但不应该停止对需要氧疗患者的治疗，防止缺氧始终是第一位的。

（二）早产儿视网膜病变

早产儿视网膜病变又称为晶体后纤维增生，发生于接受氧疗的早产儿或低体重儿。高氧分压，引起视网膜血管收缩，导致血管坏死，新血管增生，引起视网膜后瘢痕，导致视网膜的剥离和失明，主要发生在从出生到 1 月龄患儿。过高的氧，不是早产儿发生视网膜病变的唯一因素，其他如高碳酸血症、低二氧化碳血症、脑室出血、感染、乳酸中毒、贫血、低血钙和低体温等都有可能导致早产儿视网膜病变。

（三）氧中毒

氧气主要的毒性表现在呼吸与中枢神经系统，主要取决于氧分压及暴露于氧气的时间。氧分压越高，暴露于氧气的时间越长，损害就越大。中枢神经系统受损的主要表现为震颤、抽搐与惊厥等。发生于肺的损害，血管内皮细胞最先受损，组织间隙水肿，肺泡毛细血管膜变厚；接着损伤Ⅰ型肺泡细胞，并影响Ⅲ型细胞的生成，肺泡内充满渗出液，导致气体交换障碍、通气/血流比例失调、低血氧，最终导致肺泡区的透明膜形成、肺纤维化及肺动脉高压。

第六节 无创正压通气

无创正压通气（noninvasive positive pressure ventilation，NPPV）是指通过鼻罩、面罩或接口器等方式连接患者，无须气管插管或气管切开的正压机械通气。目前NPPV已经成为治疗急慢性呼吸衰竭的重要方法之一。和有创通气相比，这种通气模式有显著的优点。在急诊患者，可保留正常的生理功能（咳嗽、吞咽、进食和说话），减少气道损伤，预防呼吸道感染；在门诊患者，它既可提供通气支持，又可保留正常生理功能，使患者在一定程度上可外出活动或在家治疗。

一、压力支持通气模式

无创通气模式取决于无创呼吸机性能及患者病情。大部分患者使用的是压力支持通气，最常用和基础的通气支持为 CPAP，用于充血性心力衰竭和阻塞性睡眠呼吸暂停综合征。BiPAP 是最常用的无创正压通气模式，提供不同水平的 PAP 和 EPAP，两者之间的差值反映了压力支持的水平，EPAP 是 PEEP 的同义词。PAV 在每个呼吸周期均提供流量和吸气容积辅助。临床研究发现，PAV 和 BiPAP 在治疗急性呼吸衰竭方面无明显差异。BiPAP 是最为普及和常用的无创通气模式，相比之下，PAV 使用较少。容量控制呼吸机也可提供无创通气支持，但前述通气模式更为普及，患者舒适度和同步性能更佳。

二、压力支持通气模式参数设置

参数设置主要目的是确保足够的通气和氧合、纠正呼吸衰竭，给予患者一定的舒适度，为患者所接受。初始呼吸机设置在于保证足够的潮气量，常为 5 ~ 7 mL/kg，可提供额外的呼吸支持，以使呼吸频率低于 25 次/分。调整吸氧流量使血氧饱和度大于90%以保证氧合。须动态监测动脉血气，观察疗效以指导进一步调节呼吸机参数。

在呼吸窘迫和从未使用过无创通气的患者，建议参照下列参数进行呼吸机初始设置。在长期进行无创通气支持的患者参数设置应参考原来的支持水平，如原有设置不适当可增加患者不耐受或治疗失败的可能性。如无法确定原有参数设置，需在床旁进行参数滴定，增加患者舒适度或呼出潮气量。

1. 初始 IPAP/EPAP 设置

（1）IPAP 10 cmH$_2$O/EPAP 5 cmH$_2$O。

（2）不建议 IPAP/EPAP 低于 8 cmH$_2$O/4 cmH$_2$O。

（3）初始调节应确保潮气量达到 5 ~ 7 mL/kg。

2. 依据动脉血气分析结果进行参数调节

（1）如存在持续高碳酸血症，可每次增加 IPAP 2 cmH$_2$O。

（2）如存在持续低氧血症，可每次分别增加 IPAP 和 EPAP 2 cmH$_2$O。

（3）IPAP 最大可至 20 ~ 25 cmH$_2$O（避免胃胀气，改善患者舒适度）。

（4）EPAP 最大可至 10 ~ 15 cmH$_2$O。

（5）吸氧 30 min 后根据血氧饱和度调节吸氧浓度。如血氧饱和度 < 90%，逐步提高吸氧浓度，直到血氧饱和度达到 90%。吸氧浓度应保持在确保血氧饱和度达到 90% 时的最低水平。

（6）备份呼吸频率为 12 ~ 16 次 / 分。

三、压力控制通气和 VAPS 通气

神经肌肉疾病患者（肌萎缩性脊髓侧索硬化症、脊髓灰质炎后综合征、肌肉营养不良症）、胸廓疾病（严重脊柱后侧凸）更适合压力控制通气或 VAPS 通气。在压力控制模式，需设定吸气压和吸气时间。而在 BiPAP，吸气时间由患者控制。神经肌肉疾病患者缺乏足够的呼吸肌力，不能产生适当的吸气压和吸气时间，所以这类患者尤其适合采用压力控制模式。在参数设置时，增加吸气时间可增加吸气容积；如果设置的吸气时间长于患者所需，也会增加人机不同步。另外，部分患者需设置备用呼吸频率，包括中枢性呼吸暂停相关的疾病（缺乏自主呼吸驱动）、持续性高碳酸血症（需增加分钟通气量）和神经肌肉疾病（自主呼吸微弱不能触发呼吸机）。

VAPS 通气是神经肌肉疾病患者的另一个选择，也用于严重的肥胖低通气综合征患者。已经注意到，VAPS 通气模式不能广泛用于急性呼吸窘迫患者，更适合于急性失代偿疾病已经恢复或正在恢复的患者。虽然 VAPS 模式大多用于治疗 COPD 慢性呼吸衰竭患者，但也有研究显示该模式用于治疗 COPD 急性失代偿期肺性脑病患者，患者神志和 PaCO$_2$ 恢复较快。

第七节　气管插管

气管插管是指一类经口腔或鼻腔置入患者气管内的导管，是在危重症患者的救治或手术麻醉过程中最为常用和重要的人工气道。

一、气管插管的类型

1. 常见的气管插管

气管插管（ETT）大部分是由乙烯聚合氯化物（PVC）或相关的塑料聚合物构成的一种半硬度导管。ETT 前端常规设计有一个椭圆形小孔，称为 Murphy eye。在 Murphy eye 上方有一个可充盈的气囊（cuf），其主要目的是密闭气道进行正压通气和预防误吸的发生。

2. 特殊的气管插管

①内带钢丝的 ETT 常用于上气道严重水肿、气道肿物致气道狭窄或上气道手术的患者。增加了 ETT 的韧性和避免导管受压和打折弯曲。②带声门下分泌物引流通道的 ETT 为引流气囊上聚集的大量口咽部分泌物或反流的胃内容物，预防呼吸机相关肺炎的发生。该类型 ETT 体部含有独立的吸引管腔，一端开口接近于气囊的上方，另一端连接负压吸引。③带双腔功能的 ETT 为进行分侧肺通气、单侧肺手术或全肺灌洗，临床中可使用双腔导管。该导管有两个管腔，开口分别在气管内和左侧或右侧主支气管内。密闭左侧和右侧肺脏的两个气囊，分别密闭气管和一侧主支气管，从而实现双肺的单独通气。纤维支气管镜下定位是判定导管位置最准确的方法。

二、气管内插管的分类

分为经口气管插管术和经鼻气管插管术，两者各有不同的优缺点。经口气管插管可快速操作，更便于紧急抢救；选择的导管口径相对较大，便于气道护理和减少通气气流阻力；但不易固定，易发生意外拔管；也不利于口腔护理。经鼻气管插管则较易于固定，患者相对较容易耐受；口腔护理不会受到人工气道的影响；但由于鼻腔大小的关系，选择的口径相对较小，影响气道分泌物清除及气流阻力的增加；较易引起鼻黏膜及骨结构的损伤，影响鼻窦的引流，致使鼻窦炎发生率明显增加。

三、气管插管的并发症

气管插管可能引起多种并发症，可发生在插管期间、插管留置后、拔管时和拔管后任何时间。

插管期间最常见的插管并发症是导管进入食管和误入支气管内，可能发生低氧血症、支气管痉挛、肺膨胀不全和剧烈咳嗽等；气管导管或导管芯引起的食管、咽喉和气管的机械性损伤，如嘴唇破裂、喉镜置入过猛过深会损伤咽后壁黏膜、颈部皮下气肿等；喉镜暴露时心血管反应包括高血压、心动过速、心律失常，甚至引起心肌缺血等。

气管插管留置期间最为常见和严重的并发症是呼吸机相关肺炎的发生，主要与人工气道的管理不当有关；气管插管末端黏膜和痰液的堵塞；吸痰或纤维支气管镜吸痰操作不当导致的黏膜损伤；气囊管理不当导致气管软化，甚至气管食管瘘的发生等。

气管插管拔出时拔管操作的刺激和插管相似，若患者有缺氧或二氧化碳潴留，可能导致迷走神经自主反射引起心律失常，甚至心脏骤停；分泌物或呕吐物的误吸；部分患者会出现声带麻痹、声嘶等。

气管插管拔出后的并发症主要有喉头或声门下水肿（多在拔管后 2 ~ 3 h 逐渐出现）、声门和声门下的狭窄、气道肉芽肿等。

第八节　经皮气管切开

经皮扩张气管切开术（percutaneous dilationalracheostomy，PDT）是一种借鉴 Seldinger 血管穿刺法发展的微创气管切开术，由 Ciaglia 于 1985 年首次报道应用于临床，具有耗时短、操作简单、相对安全、伤口感染率低、切口小、出血量少、瘢痕小而不影响美观等优势，而在危重患者中得到越来越广泛的应用。与气管插管相比，气管切开无效腔小，阻力低，容易口腔护理，减少喉损伤，保留声门功能，患者更易耐受。因此，在上呼吸道梗阻、误吸风险高、撤机困难等患者中得到了广泛的应用。外科气管切开虽然可在直视下手术，价格低廉，但手术创伤大，手术时间相对长，术中及术后皮下气肿、纵隔气肿、气胸、出血甚至心脏骤停的风险相对高，术后晚期还可形成气管狭窄、肉芽肿等并发症。

第九节　正压机械通气

呼吸运动本身是呼吸肌肉活动产生胸膜腔压力的变化，从而驱动呼吸的流量与容量变化的物理过程。正压通气的基本原理是通过增加气道内压，从而影响呼吸流量与容量的变化，引起一系列的生理学变化。

一、呼吸力学

呼吸力学的动态监测是合理运用机械通气的基础。呼吸力学是以物理力学的观点和方法来研究与呼吸运动有关的压力、容量和流速三要素及相关的顺应性、阻力和呼吸做功等参数特性的一门学科。

肺通气的阻力大体可分为弹性阻力和非弹性阻力。弹性阻力主要包括肺和胸壁的弹性阻力，约占肺通气总阻抗的2/3；非弹性阻力（黏性阻力，通常所说的呼吸阻力）包括气道阻力、组织（包括肺组织和胸廓）阻力和惯性阻力等，约占平静呼吸时总阻抗的1/3。其中，气道阻力占黏性阻力的80%以上。因非弹性阻力仅在气流存在的情况下存在，因此又称为动态阻力。

呼吸做功指在每次呼吸过程中，用于克服阻力（肺和胸廓的弹性阻力、气道阻力、组织阻力）而实现肺通气所做的功。呼吸的动力可来源于吸气肌（正常情况下为吸气肌）和（或）呼气肌。呼吸做功分为吸气做功和呼气做功。正常人平静呼吸时，吸气过程中吸气肌肉活动做功是主动、耗能的。吸气功等于阻力功和弹性功之和。呼气过程依靠肺和胸廓弹性回缩力，是被动、无能耗过程。但当呼气阻力明显增加或通气要求增加时，呼气肌肉参与呼气做功。

二、正压通气对肺通气和肺换气的影响

1. 对通气动力的影响

生理情况下，肺泡内压的周期性变化造成肺泡内压与大气压之压力差，其是推动气体进出肺泡的直接动力。在正压通气时，呼吸机提供一定的驱动压，以一定的流速输入气体，其压力受气体流速、气流形式及气道管径大小影响。其中受气道管径的影响最为重要。正压通气可直接扩张气道，随着吸气肺容积的增加，肺实质对气道的牵拉作用也会增强，从而可间接作用于气道，而这种间接作用于气道的情况在肺容积明显减少的患者（如ARDS）尤为明显。总之，正压通气对气道的直接影响是降低了气道阻力或影响不明显。正压通气对呼吸系统弹性阻力的影响主要是直接通过影响肺顺应性发生作用，其结果往往是双向的，过高的吸气及呼气压力都会造成顺应性降低、弹性阻力增加；适当压力可改善肺顺应性，降低弹性阻力。病种不一样，其机制也有所不同。对于ARDS、PEEP的理想作用是复张肺泡，防止肺泡呼气相萎陷，从而在改善氧合的同时改善肺顺应性。但由于其分布的不均一性，PEEP的作用也是不均一的，往往会导致一些顺应性较好的肺泡过度扩张，使其顺应性降低。此时，可以通过监测总的顺应性变化来指导PEEP的调节。但即使此时总顺应性最大，也不能排除局部肺

泡过度扩张的可能。对于气道阻塞性肺疾病，如 COPD，任何导致内源性 PEEP 增高的通气参数的调节都可导致肺顺应性的降低。除了机械作用外，正压通气对肺水肿、肺泡表面活性物质的影响也会间接影响肺顺应性。

2. 对肺容积与肺容量的影响

正压通气可通过定容或定压通气改变潮气量（VT），PEEP 对功能残气量（FRC）的影响最为直接与重要，对肺容积减少的患者，加用 PEEP 的主要目的就是增加 FRC，从而改善氧合；对肺容积增加的患者，适当加用 PEEP 不会增加 FRC，部分患者甚至可以降低 FRC。但如果通气量过大、通气率过快、呼气时间过短，可能造成气体陷闭，FRC 显著增加，这对于 ARDS 可能是有利的，但对气道阻塞患者会产生极为不利的影响。

3. 正压通气对肺换气的影响

除非肺部病变很严重，由于红细胞在肺毛细血管中的停留时间足以保证近乎完全的平衡，在静息状态下弥散功能障碍很少作为独立因素引起低氧血症。尽管正压通气可以通过影响弥散面积、弥散距离、呼吸膜两侧的氧分压差、肺毛细血管血流量而影响换气，但对换气的影响仍然主要通过改变通气 / 血流比例实现。

三、适应证和禁忌证

有创正压通气是通过建立人工气道（气管插管、气管切开），应用正压机械通气方式，达到维持、改善和纠正患者多种因素所致急慢性呼吸衰竭的一种治疗措施。使用有创正压通气会对患者的呼吸生理、血流动力学和循环、中枢、胃肠道、肝肾功能等多器官造成影响；并且不同的病情以及同一患者的病情的不同阶段对机械通气的呼吸机模式、参数均有不同的要求，必须要求临床医生随时进行调整，以增加人机协调性，最大限度地减少呼吸机对患者的不良反应，预防和降低机械通气并发症的发生。故应熟练掌握机械通气的适应证和禁忌证。

1. 适应证

（1）心跳、呼吸停止：任何原因引起的心跳、呼吸停止，均应尽早进行心肺脑复苏。及早进行有创呼吸机辅助通气，是心肺复苏的必需治疗之一，可避免因严重缺氧造成的全身器官功能尤其是脑功能的不可逆性的损害。

（2）胸、肺部疾病：目前胸、肺部疾病中需要使用有创正压通气的情况包括有 COPD 急性加重期（AECOPD）、重症肺炎、急性呼吸窘迫综合征（ARDS）以及胸部大手术术后的呼吸支持。针对 AECOPD 患者，早期可应用无创呼吸机辅助通气，但随着 $PaCO_2$ 水平的升高，患者意识障碍的出现，或出现气道分泌物排出困难，或

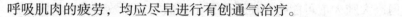

呼吸肌肉的疲劳，均应尽早进行有创通气治疗。

（3）重症肺炎、ARDS：患者出现严重呼吸困难伴低氧血症（$PaO_2 < 60$ mmHg）或是呼吸窘迫致辅助呼吸肌的动用明显时，尽管尚能维持 PaO_2 在 60 mmHg 水平以上，仍应考虑使用有创通气治疗，避免严重缺氧造成的全身脏器损伤。

（4）神经 – 肌肉系统疾病：一系列累及周围神经系统和（或）肌肉的疾病，主要包括运动神经元病、周围神经病、神经 – 肌肉接头疾病和肌肉疾病等，分为中枢性和周围性。中枢性主要指由呼吸中枢受损产生的中枢性呼吸抑制和受损；周围性是指脊髓及脊髓神经根、呼吸肌肉受损引起的呼吸困难甚至呼吸停止。导致呼吸肌受累的常见神经 – 肌肉疾病有肌萎缩侧索硬化、吉兰 – 巴雷综合征、重症肌无力、炎症性肌病等。

（5）循环系统疾病：尽管有创正压通气后胸腔内压增高可导致回心血量减少，心排血量下降，从而可能造成血流动力学的不稳定，但并非使用有创通气的禁忌证。如急性肺水肿、心脏疾病（大面积心肌梗死、心肌炎等）、心脏大手术术后等患者，当无创通气无法纠正呼吸衰竭、稳定心肺功能时，应及时进行有创通气治疗。

（6）中毒造成的呼吸衰竭：中毒引起呼吸抑制，继而出现氧分压下降或二氧化碳潴留，当病因不能纠正造成的呼吸衰竭无法缓解，应考虑使用有创呼吸机辅助通气，避免因缺氧造成全身器官损害。临床上常见的是因药物中毒，其中包括各种催眠镇静药，如吗啡、苯二氮䓬类、巴比妥类等；麻醉药过量，如芬太尼、肌松剂、氯胺酮等。此外，急诊多见农药中毒，如有机磷、有机氯等。

（7）腹部外伤、腹腔感染或腹部大手术术后 腹部外伤、腹腔感染或大手术术后需要密切监测腹内压，当患者腹胀明显、腹内压明显增高时，可直接影响肺功能，导致肺顺应性下降、气道阻力增加，使肺通气量、功能残气量、残气容量进行性下降；此外，同步上升的胸膜腔内压升高及肺泡张力下降，也可导致肺血管阻力升高，诱发肺水肿，进而造成肺外 ARDS。因此，针对这类患者，应密切监测腹内压引起的呼吸功能改变，必要时行有创正压通气，直至病因解除。

总之，掌握应用有创呼吸机的指征是宜早不宜晚，尤其是对大部分急性呼吸衰竭的患者，应密切评估病情，以免增加病死率。

2. 禁忌证

一般来说，有创正压通气没有绝对的禁忌证。对于进行机械通气的患者，临床医生应针对其病情变化采用适当的通气策略及调整呼吸机参数，减少人机对抗。以下情况可视为相对禁忌证。

（1）严重肺大疱：当 AECOPD 出现呼吸衰竭而无创通气不能缓解病情时，需要

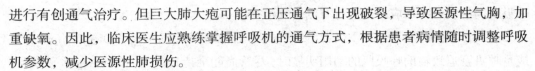

进行有创通气治疗。但巨大肺大疱可能在正压通气下出现破裂，导致医源性气胸，加重缺氧。因此，临床医生应熟练掌握呼吸机的通气方式，根据患者病情随时调整呼吸机参数，减少医源性肺损伤。

（2）张力性气胸：对于气胸，尤其是张力性气胸，应先进行胸腔闭式引流，否则有创正压通气会进一步加重气胸；若病情不允许，应争取两者同时进行。这是因为未经引流的气胸或纵隔气肿会因为正压通气使肺脏破口无法闭合，已闭合的破口也可能因为正压通气重新破裂，从而使得气胸进一步加重，肺组织受压更加明显，甚至造成医源性张力性气胸。对于高危患者，一旦出现低氧等临床表现，应尽早排除气压伤。

（3）大咯血或严重误吸引起窒息：因大咯血或严重误吸造成气道阻塞，在气道未通畅前，原则上不宜立即进行机械通气，否则机械通气会将血块或误吸物压入小气道引起阻塞性肺不张；此时应尽早通畅气道，吸出血液或误吸物。注意，在保持气道通畅的同时应密切评估患者呼吸衰竭是否能够纠正，否则应行机械通气治疗。

（4）低血容量性休克：因正压通气可造成回心血量的减少，当低血容量性休克出现血流动力学不稳定时，进行机械通气可进一步加重休克，此时应尽快补足血容量。但值得注意的是，在休克未被纠正前患者已经出现了呼吸衰竭，乃至危及生命时，也应尽早进行机械通气治疗，同时尽快纠正休克。

（5）支气管胸膜瘘：存在支气管胸膜瘘的患者进行正压通气时，气体会在支气管胸膜瘘处进出，若瘘口已与周围胸膜组织粘连，气体则不能进入胸膜腔造成肺组织受压；但若瘘口尚未与周围胸膜组织粘连，正压通气的气体可能造成医源性气胸，从而不能达到满意的临床疗效。

四、通气模式

有创呼吸机除了常规通气模式外，新型通气模式层出不穷。不同的呼吸机品牌对同一通气模式的命名也有不同。只有掌握呼吸机基础模式通气工作原理，才能很好地理解不同呼吸机的工作方式，从而为患者设置适合的参数。

1. 定容型模式

定容型模式即以预设潮气量为目标的通气模式、吸气流速波形可选择恒定流速的方波或非恒定流速的速减波，比减波型更符合人体生理呼吸。气道压力在吸气时呈速增上升，气道压力受气道阻力、肺顺应性影响而变化。因此、当患者肺顺应性低、气通阻力高时，可能出现压力过高，甚至气压伤。现代呼吸机为降低气压伤风险、当气道峰压达到报换设置值或以下 5 cmH$_2$O 左右时，呼气阀开放，以降低气道压力。

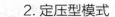

2. 定压型模式

定压型模式即以预设气道压力值为目标的通气模式，预设压力越大，吸气峰流速越高。吸气流速波形自动默认为递减波形，即吸气早期流速较高，有助于使塌陷肺泡复张。潮气量会随胸廓、肺顺应性和气道阻力变化而变化（表 4-9-1）。

表 4-9-1　定容型通气和定压型通气的区别

	潮气量	气道峰值	流速波形	峰流速	吸气时间	最小呼吸频率
定容模式	恒定	可变	预设	恒定	预设	预设
定压模式	可变	恒定	减速	可变	预设	预设

五、通气机制

1. 何时送气

呼吸机既可由患者自主呼吸触发送气，也可由呼吸机按指令规律送气。

2. 呼吸机如何知道患者需要吸气

可通过设置压力触发或流速触发。当吸气用力所产生的气道压力下降值或吸气流速达到预设的压力触发灵敏度或流速触发灵敏度时，呼吸机认为患者有吸气动作，给予送气。压力或流量触发灵敏度设置不恰当会影响通气的效果。如送气触发灵敏度设置过低，可引发误触发，导致过度通气；设置过高，则增加患者吸气做功，也会导致通气不足甚至窒息。

3. 何时由吸气转为呼气

吸气与呼气的切换有 4 种方式。①容量切换：呼吸机将预设吸入气量送入肺内后即转为呼气。②压力切换：呼吸机向气道送气达到预设压力时，则吸气转为呼气。③流速切换：当吸气流速小于预设值时，呼吸机停止送气，转为呼气。④时间转换：呼吸机送气到预设的吸气时间时，即停止送气，转为呼气。目前智能呼吸机已将以上四种切换方式灵活组合，应用于不同的通气模式中。

六、通气支持方式

根据呼吸机通气的机制，可将呼吸机的基本通气支持方式分为指令（控制）、辅助、支持及自主呼吸 4 类。

1. 指令通气（mandatory ventilation，MV）

亦称控制通气呼吸机以预设频率定时触发，按照预设的呼吸频率、吸气时间、潮气量或气道压送气，在达到预设时间时切换为呼气。在这种模式下，呼吸机完全代替患者的自主呼吸，因此能最大限度地缓解呼吸肌疲劳、降低氧耗。持续指令通气

（continuous mandatory ventilation，CMV）模式下，患者在呼吸机预设频率以外的自主呼吸不能触发呼吸机通气，因此，当患者有强烈的吸气动作时，会因不能触发呼吸机通气而引起严重的人机不同步，所以 CMV 模式只适合用于自主呼吸完全停止或极其微弱者，如全麻、中枢神经系统疾病、镇静药物中毒等。CMV 模式是完全的呼吸机控制通气，患者不能调节自主吸气时间，不能调节自主吸气量。若参数设置不当则会出现过度通气或通气不足，长时间应用该模式也易引起呼吸肌萎缩和呼吸机依赖。

2. 辅助通气（assisted ventilation，AV）

患者存在自主呼吸，通过吸气用力时压力触发或流量触发而触发呼吸机，按预设潮气量（或吸气压力）、吸气时间送气，在预设时间切换为呼气。该模式适合于有自主呼吸但通气不足者。该模式人机同步性高，因此可减少镇静药物应用，锻炼呼吸肌，可作为撤机前准备。该模式缺点是分钟通气量受自主呼吸频率影响，若自主呼吸不稳定将影响通气的稳定性。

3. 支持通气（support ventilation，SV）

患者存在自主呼吸，通过吸气用力时压力触发或流量触发而触发呼吸机送气，达到预设的气道压力或潮气量，当患者自主吸气流速下降到设定的呼气灵敏度的流速水平时，呼吸机停止送气，切换为呼气。该通气方式允许患者自主呼吸，可协助患者克服吸气阻力和扩张气道，减轻患者呼吸做功；该模式由患者自己决定吸气时间、呼气时间、流速、呼吸深度，因此人机协调性好；亦有利于呼吸功能锻炼。由于吸气动作完全由患者触发，该模式适用于有自主呼吸能力、通气阻力相对较低而需辅助通气的患者，或存在呼吸肌疲劳的患者，可以作为撤机模式，但对于呼吸中枢、呼吸运动、呼吸功能不稳定的患者不适合单独应用该通气模式。

4. 自主呼吸（spontaneous）

与支持通气相类似，该通气模式是由患者自主吸气触发呼吸机送气，但吸气时间、潮气量、吸气与呼气切换则完全由患者自身情况决定。该模式不提供通气辅助，不能用于无自主呼吸或呼吸中枢功能、呼吸肌功能低下的患者。

七、常用的通气模式

1. 控制、控制 + 辅助模式

（1）压力控制通气（PVC）模式：呼吸机快速送气升高，气道压直至达预设水平，之后送气速度减慢以维持预设压力直至预设吸气时间结束。由于该通气模式的吸气峰压是预设的，且存在较长的压力平台时间，气体分布均匀，不容易发生气压伤。但是为维持恒定的气道压，潮气量会随胸廓、肺顺应性和气道阻力变化而变化。

（2）容量控制通气（VCV）：工作原理是呼吸机在预设吸气时间内送气直至达预设潮气量。该模式能保证潮气量，但气道压力可变，因此容易造成气压伤，对心血管系统影响大。如吸气峰流速不足、触发灵敏度低，患者总呼吸功增加。

（3）AC模式：是控制通气（CV）和辅助通气（AV）相结合的通气模式，即呼吸机既可以按预设频率定时触发，也可以由患者自主呼吸触发呼吸机送气。呼吸机按预设潮气量（或吸气压力）、吸气时间送气，在预设时间切换为呼气。如果患者无自主呼吸或者自主呼吸未能触发呼吸机送气，则通气方式为CV；如果患者存在自主呼吸，且自主呼吸触发的通气频率超过预设频率时，通气方式为AM；如果自主呼吸触发的呼吸频率低于预设频率时，则通气方式为AC。该模式既能保证通气的安全性，又提高了人机同步性。但该模式仍具有与CV或AV模式相类似的缺点，即假如参数设置不当，可导致通气不足或通气过度。

（4）间歇指令通气（IMV）：CV与自主呼吸相结合的通气模式。呼吸机以预设频率定时触发，按照预设的呼吸频率、吸气时间、潮气量或气道压送气，在预设时间切换为呼气。在相邻两次正压通气之间允许患者自主呼吸，并且不受呼吸机预设参数影响。若呼吸机送气与自主呼吸同步，则为同步间歇指令通气（SIMV）。IMV与SMV的不同之处在于后者存在触发时间窗，当患者自主呼吸触发时间点落在触发时间窗以内，则呼吸机按照预设的呼吸频率、吸气时间、潮气量或气道压送气，在预设时间切换为呼气，即辅助通气；当患者自主呼吸触发时间点落在触发时间窗以外，则为自主呼吸。触发时间窗是呼吸机预设的，不同呼吸机品牌的触发时间窗的位置及时间长度不同，多数设置为指令通气呼吸周期25%。譬如，倘若呼吸机的触发时间窗位于呼吸周期的前1/4的时间段内，设置呼吸频率为10次/分，即呼吸机送气的时间间隔为6 s，触发时间窗则位于前该呼吸周期的前1.5 s，在这1.5 s内，如患者有自主呼吸触发，则呼吸机按照预设参数送气，如没有自主呼吸触发，则在1.5 s后，呼吸机将给予一次指令通气。在下一次指令通气及触发时间窗前，如患者有自主呼吸触发，则仅为自主呼吸模式，吸气时间及潮气量等不受呼吸机影响。自主呼吸必须通过呼吸机进行，阻力、无效腔增加，会增加患者呼吸做功，因此，该模式常常与压力支持通气相结合，即SIMV-PSV模式。理论上来说，由于SIMV模式具有同步性，可提高患者的舒适度，但是也依然存在人机不同步的情况。

（5）压力限制通气（PLV）：一种压力限制的定容通气模式。先由操作者测定平台压，将平台压+3 cmH_2O设为最大通气压力（限制值），当气道压力达到设置的最大通气压力后，呼吸机自动减慢吸气流速，在预设的吸气时间内缓慢地输送剩余的潮气量。对于气道－肺阻力增大者，该模式对气道峰值压进行限制，但也容易导致

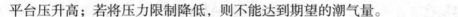

平台压升高；若将压力限制降低，则不能达到期望的潮气量。

2. 支持通气

（1）压力支持通气（PSV）：即预设压力为目标的支持通气模式。压力为方波，流量为递减波，流量转换。压力支持水平和患者自主呼吸的强度决定潮气量，当患者气道阻力增加或肺顺应性降低时，如不及时增加支持的压力水平则不能保证足够潮气量。单独应用压力支持通气模式时，压力支持水平通常不建议超过 20 cmH_2O，若患者需要超过 20 cmH_2O 压力支持水平才能获得足够潮气量，说明患者自主呼吸能力不足，应更换为辅助或控制通气模式。当压力支持水平下调小于 8 cmH_2O，则给予的支持压力仅有克服人工呼吸回路阻力的作用。PSV 模式可作为撤机模式，也常与 SIMV 模式联合应用。

（2）指令频率通气（MRV）：属于自主呼吸模式。工作原理为预设目标呼吸频率后，呼吸机持续监测 4 个周期患者的呼吸频率，然后呼吸机自动调整压力支持水平，以维持患者的实际呼吸频率与目标呼吸频率一致。如果患者的实际呼吸频率超过目标呼吸频率 3 次 / 分，则压力支持水平自动增加 1 cmH_2O；若患者的实际呼吸频率低于目标呼吸频率 3 次 / 分，则压力支持水平自动降低 1 cmH_2O。该模式目前主要应用于撤机过程。

（3）自主呼吸持续气道正压（CPAP）：指自主呼吸的吸气或呼气期间均保持气道正压。优点是使陷闭的肺泡开放，增加肺泡内压和功能残气量，改善通气 / 血流比例失调，增加氧合。

八、特殊类型模式

1. 反比通气（IRV）

若呼吸机设置吸气时间 / 呼吸时间 ≥ 1，即为反比通气。反比通气不符合呼吸生理，容易发生肺损伤，因此应用该模式时需要应用镇静剂或肌松剂抑制自主呼吸，且不宜长时间应用。

2. 气道压力释放通气（APRV）

指在持续正压通气的基础上，周期性释放气道压力，使肺泡有效通气量增加的通气模式。该模式预设高水平的持续气道正压（高 CPAP）和低水平的持续气道正压（低 CPAP），即两个压力水平气道内高压向气道内低压切换的过程中产生潮气量；设定吸气时间、压力释放的时间和频率。通常压力释放的时间设定在 1.5 ~ 3 s，压力释放的频率设定在 4 ~ 8 次 / 分。在高 CPAP 和低 CPAP 两个压力水平，患者可自主呼吸。当患者需要辅助呼吸时，通过呼吸机附设的压力释放，周期性地将呼气时的气道压力减小到较低水平,使肺内的气体在肺顺应性的作用下排出,清除 CO_2,减少功能残气量,增加有效通气量。当压力释放阀关闭时,呼气时维持设定的压力释放水平;当压力释放阀打开时,呼气由释放阀排出,PEEP 降低。当减压终止时,压力释放阀关闭,气道压力又回到原来设定的 PEEP 水平,并保持大部分时间的气道内高水平的正压和辅助通气的功能。若压力释放与自主呼吸同步,则为同步气道压力释放通气。该模式可有效改善氧合,适用于 ARDS 等急性呼吸衰竭患者。如患者无自主呼吸,则相当于压力控制的反比通气模式;如呼吸频率超过 30 次 / 分,可产生较高的内源性 PEEP,发生气压伤风险增加,因此使用该模式时需要给予一定程度的镇静。已存在高内源性PEEP 的 COPD 患者不适合用该模式。

3. 双相气道正压（BiPAP）

该模式是压力控制通气和自主呼吸的融合,属于压力限制、时间切换模式。与APRV 模式相类似,该模式也是预设两个压力水平:高压相压力和低压相压力。高压相压力的目的是增加肺泡通气,降低呼吸功;低压相压力的主要作用是增加功能残气量,改善氧合。预设两个时间长度:高压相时间和低压相时间,分别与两个压力水平对应。无论是处于高压相还是处于低压相,患者均可以自主呼吸,因为在整个呼吸周期,吸气阀和呼气阀不是完全关闭或开放的,而是保持一定程度的开放。

4. 神经调节通气辅助模式（NAVA）

是通过监测神经呼吸信号感知患者的实际通气需求,进而提供生理呼吸支持的通气模式。NAVA 选择膈肌的电活动（Edi）作为控制呼吸机送气的神经冲动信号,以Edi 的发放频率为呼吸机送气频率,呼吸中枢发放冲动后,膈肌产生 Edi,此时 Edi的开始上升点为触发点,呼吸机按呼吸中枢驱动的一定比例给予通气辅助;当 Edi 开始下降,此时膈肌复位,胸肺弹性回缩,开始呼气,该下降点即为切换点,呼吸机切换为呼气,一般以 Edi 下降至峰值的 40% ~ 70% 作为切换点。Edi 增加,膈肌收缩力增加,呼吸机辅助力度同步上升;Edi 下降,膈肌收缩力降低,呼吸机辅助压力同步下降。NAVA 利用神经信号控制呼吸机送气,允许患者控制呼吸频率、吸气时间、潮气量与辅助压力,NAVA 完全按照患者的生理需要送气,每一次送气的辅助力度都与患者的生理需要相匹配。

多样化的通气模式能给患者提供更为有效、舒适、安全的呼吸支持选择,医生结合患者的病理生理状态,以呼吸力学为导向,选择合适的通气模式及设置参数。

九、呼吸机参数

医生对机械通气患者进行呼吸支持和管理主要是通过呼吸机参数的设置和调整

来实现的。合理的参数设置与调整，既能充分发挥机械通气的效能，又能避免和减少并发症的发生。

机械通气后，首先应严密观察患者病情变化，如神志、体温、脉搏、血压、呼吸频率及强弱等，如口唇发绀减轻，无呼吸机抵抗、心率和血压稳定，说明通气参数的设置比较合适。否则，应积极寻找原因，尤其应该根据血气分析及呼吸力学、循环动力学监测对不合适的通气参数进一步调整。重点是对通气水平（f 及 Vt）以及氧合水平（FiO_2 及 PEEP）进行调节。不区分患者的基础病理生理状况和呼吸力学，机械套用参数设置是不可取的。

预设分钟通气量需考虑患者的通气需要和动脉血 $PaCO_2$ 的目标水平。机械通气治疗时，$PaCO_2 < 3$ mmHg，提示过度通气；$PaCO_2 > 50$ mmHg，提示通气不足。过度通气时，可降低 f 或者 Vt；通气不足时，应保持呼吸道通畅，增加 Vt 和延长呼气时间，尤其注意 $PaCO_2$ 下降的速度不宜过快，避免 CO_2 过快排出，而慢性贮存的碳酸氢盐来不及排出，致使发生碱中毒。

动脉血气分析 PaO_2 是设置和调整氧合参数的重要指标。当 $PaO_2 \geqslant 60$ mmHg，PEEP 在相对较低的水平，患者病情相对稳定，此时可逐渐降低 FiO_2 至相对安全的水平（FiO_2 40% ~ 50%）。当低氧血症未被纠正时，可从 3 个方面着手调整机械通气参数。分析低氧血症的原因调整相应参数，如弥散障碍可选择适当提高 FiO_2，尽快纠正严重缺氧；通气／血流比例失调可加用适当的 PEEP，从 3 ~ 5 cmH_2O 开始逐渐增加，直至达目标值；通气功能障碍须去除呼吸道分泌物，保持呼吸道通畅，适当增加通气量，延长吸气时间，增加吸呼比，甚至是反比通气。临床上低氧血症往往由多种原因造成，同时合并通气／血流比例失调及弥散障碍，因此可同时提高 FiO_2 及 PEEP 纠正低氧血症。对于已存在心功能障碍和血流动力学不稳定者，慎用高 PEEP、吸气延长、吸气末屏气和反比通气等。当然还需要注意降低氧耗，如退热、止惊，烦躁者适当镇静，同时注意增加氧输送，如纠正贫血、休克、心律失常等。应用机械通气纠正不同病理生理改变造成低氧血症的过程复杂，只有通过大量临床实践才能掌握。

第十节　支气管肺泡灌洗

支气管肺泡灌洗术（bronchoalvoelar lavage，BAL）是通过支气管镜向支气管肺泡内注入生理盐水，并随即抽吸获取肺泡表面衬液，对细胞成分和可溶性成分进行分析的一种检查方法，主要用于有关疾病的病因、发病机制、诊断、评价疗效和预后等。广义的支气管肺泡灌洗液术还包括应用少量液体注入支气管进行冲洗以清除呼吸道分泌物的支气管冲洗，同时收集肺泡灌洗液进行病原学检测，也包括注入大量液体清除呼吸道和（或）肺泡中滞留的物质进行治疗的全肺灌洗。

20 世纪 60 年代，Thompson 等用带有套囊的导管或用硬质支气管镜附一导管施行气管支气管灌洗，为慢性支气管炎、支气管扩张、黏液黏稠症甚至呼吸衰竭患者冲洗出气管支气管内黏稠脓性分泌物。1974 年 Reybold 和 Newball 报道应用纤维支气管肺泡灌洗以来，以其操作简单、安全、价值较高而在国内外得到广泛应用。

一、适应证

（1）凡能接受气管镜检查患者均能承受支气管肺泡灌洗的检查。

（2）肺部肿块、肺部浸润阴影、肺弥漫性病变、复发性或持续性肺不张的病因诊断。

（3）支气管及肺感染性疾病需进一步明确病原学及药敏试验。

（4）为支气管及肺部疾病的病因、发病机制获取相应的标本。

（5）需要冲洗和清除呼吸道和（或）肺泡中的分泌物、滞留物或吸入物。

二、禁忌证

（1）凡气管镜的禁忌证均为支气管肺泡灌洗的禁忌证。

（2）精神高度紧张不能配合完成气管镜检查患者。

（3）严重心、肺功能损害者，如呼吸衰竭、心力衰竭、严重心律失常。

（4）新近发生心肌梗死的患者。

（5）新近大咯血的患者。

（6）活动性肺结核未经治疗的患者。

三、注意事项

（1）用于做支气管肺泡灌洗的气管镜顶端直径应在 5.5 ~ 6.0 mm，适宜于紧密楔入段或亚段支气管管口，防止大气道分泌物混入和灌洗液外溢，保证 BALF 满意回收量。

（2）在灌洗过程中咳嗽反射必须得到充分的抑制，否则易引起支气管壁黏膜损伤而造成灌洗液混血，同时影响回收量。

（3）一份合格的支气管肺泡灌洗液（BALF）标本应是 BALF 中没有大气道分泌物混入；回收率＞ 40%，存活细胞占 95% 以上；红细胞＜ 10%（除外创伤 / 出血因素），上皮细胞＜ 3% ~ 5%；涂片细胞形态完整，无变形，分布均匀。

四、并发症

虽然目前认为 BAL 是一种安全检测方法，但随着 BAL 应用范围不断扩大，其不良反应和并发症亦在增加。主要并发症如下。

1. 麻醉药物过敏

麻醉药物主要为利多卡因和丁卡因。丁卡因麻醉效果满意，但出现严重不良反应发生率高，因此一般只作为咽喉部表面麻醉。下呼吸道麻醉多用于 2% 利多卡因局麻用药，一般用量 100 ~ 200 mg，总量不超过 300 mg。麻醉药过敏反应主要临床表现为胸闷、气紧、心悸、面色苍白、喉头水肿、虚脱、血压下降、心律失常、肌肉震颤、喉和支气管痉挛，严重时呼吸抑制，心搏骤停，其发生率为 0.02% ~ 0.08%。

2. 喉头水肿及喉支气管痉挛

麻醉不充分，操作者不熟练或动作粗鲁等原因可引起喉头水肿、喉支气管痉挛。支气管哮喘患者气道敏感性较高，易受到激惹使喉头水肿、喉支气管痉挛的发生率较高。主要表现为进行性呼吸困难，严重者出现口唇及甲床发绀。

3. 出血

BAL 术中出血的常见原因包括支气管镜损伤鼻黏膜；患者呛咳或操作不当，支气管镜损伤支气管黏膜；诱发原基础病（凝血功能障碍者）出血等。

4. 低氧血症

一般认为约 80% 患者进行 BAL 治疗时氧分压下降，一般下降 10 ~ 20 mmHg，且操作时间越长，下降的幅度越大，特别是灌洗治疗过程中呛咳频繁，不能保持正常深呼吸或空抽及负压吸引时间过长，心脑代谢活跃的器官对缺氧尤为敏感。

5. 频繁咳嗽

其原因多为操作者动作粗鲁，造成机械性刺激；麻醉不充分；灌洗液温度不适宜。

6. 一过性发热

发热是 BAL 最常见的不良反应，常于 BAL 数小时后出现，发生率为 0 ~ 30%。灌洗后是否出现发热与灌洗总量有关，如果灌洗总量小于 150mL，发热的发生率将小于 3%；大量灌洗则增加发热发生率至 30% 或更高。其他与发热有关的因素：患者原有感染性病灶，BAL 时可能导致病灶播散；支气管镜消毒和灭菌不彻底导致呼吸道感染。部分病例伴有短暂的肺部浸润性改变，一般无须治疗，24 小时内自行退热；短暂肺部浸润改变消失，可能与机体应激、灌洗液潴留过多有关。

7. 心血管系统并发症

文献报道心律失常发生率为 24% ~ 86%，心律失常的发生与 BAL 操作中的刺激

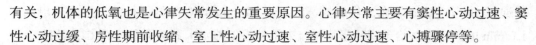

有关，机体的低氧也是心律失常发生的重要原因。心律失常主要有窦性心动过速、窦性心动过缓、房性期前收缩、室上性心动过速、室性心动过速、心搏骤停等。

8.继发性气胸

常见原因有合并有肺气肿、肺大疱、肺结核及广泛胸膜粘连；操作者动作粗鲁刺激气道，灌洗液温度过低等刺激致患者呛咳，肺内压力增高致肺泡、脏层胸膜破裂。

第十一节 体外膜肺氧合

体外膜肺氧合（extracorporeal membrane oxygenation, ECMO），使用机械设备来短暂支持心肺功能的一种技术。通过泵（其作用类似人工心脏）将血液从体内引至体外，经膜式氧合器（其作用类似人工肺，简称膜肺）进行气体交换之后再将血回输入体内，完全或部分替代心和（或）肺功能，并使心肺得以充分休息。按照治疗方式和目的，ECMO 主要有静脉–静脉 ECMO（VV-ECMO）和静脉–动脉 ECMO（VA-ECMO）两种。VV-ECMO 适用于仅需要呼吸支持的患者，VA-ECMO 可同时进行呼吸和循环支持。对于呼吸衰竭，VV 方式的并发症和病死率略低于 VA 方式，故最为常用。此外，一种通过动脉–静脉压驱动的 AV-ECMO（pumpless ECMO）也逐渐在临床得到应用，但其提供的血流量较低（一般不超过 1 L/min），对氧合有轻度改善作用，主要用于 CO_2 的清除，属低流量体外静脉–静脉 CO_2 清除（$ECCO_2R$）的一种。本节主要介绍 VV-ECMO 在临床的应用。

VV-ECMO 主要通过改善氧合与通气及肺休息发挥治疗作用。VV-ECMO 引血端（多为股静脉）及回血端（多为颈内静脉）均位于腔静脉内，相当于人工膜肺与患者肺串联，从而使患者动脉血氧含量得以改善。改善程度与以下因素相关，ECMO 血流量、静脉回心血量、再循环血流量、混合静脉血氧饱合度及患者残存肺功能。

ECMO 在显著改善氧合的同时，对于 CO_2 的清除效率更高，很低的流量即可满足全身的需求。CO_2 由需氧细胞呼吸作用产生，通过以下 3 个主要途径经血液从组织到肺，90% 的 CO_2 通过 HCO_3^- 输送，后者由碳酸解离和 CO_2 水合作用（$H^+ + HCO_3^- \rightleftharpoons H_2O + CO_2$）产生。剩下 10% 的 CO_2 在血液中以自由形式溶解（5%）、与血红蛋白等烟酰胺循环蛋白间相互作用产生氨基甲酰化合物等形式进行输送。生理条件下全身代谢产生 CO_2（VCO_2）的量是 200 mL/min，在病理状态下还可再增加 30%。因此 CO_2 在动脉血中的浓度约为 480 mL/L，在混合静脉血中 CO_2 浓度上升 10% 达 520 mL/L，分别相当于二氧化碳分压（$PaCO_2$）达到 40 mmHg 和 45 mmHg。1 L 血液里大概包含全身在 1min 内产生 CO_2 总量的 2 倍。理论上根据系统的具体效率，在体外支持

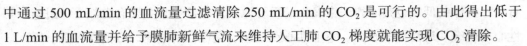

中通过 500 mL/min 的血流量过滤清除 250 mL/min 的 CO_2 是可行的。由此得出低于 1 L/min 的血流量并给予膜肺新鲜气流来维持人工肺 CO_2 梯度就能实现 CO_2 清除。

ECMO 治疗期间，膜肺可进行有效的二氧化碳排出和氧的摄取，在显著改善氧合与通气的同时，可通过降低潮气量、通气频率、吸入气氧浓度使肺得到充分的休息，减少正压通气所致肺损伤，从而有利于肺损伤的修复。有试验研究发现，在大鼠的肺损伤模型中潮气量由 12 mL/kg 降至 6 mL/kg，甚至是 3 mL/kg 时，有助于减少肺泡上皮细胞及内皮细胞的损伤，改善预后，因此逐渐提出"超"保护肺通气策略，相比于 6 ~ 8 mL/kg 的"传统"肺保护通气策略，进一步将潮气量降至 2 ~ 4 mL/kg，平台压 20 ~ 25 cmH$_2$O，并使用高 PEEP 维持肺泡开放。在临床上，在重症 ARDS 急性期使用 ECMO 可有效降低患者对正压通气的需求，对于早期防止肺损伤的进一步加重具有重要作用；而在后期出现明显肺纤维化时，肺休息显得更为重要。

ECMO 主要用于部分或完全替代患者心肺功能，使心肺得以充分休息，从而为原发病的治疗争取时间。与常规机械通气一样，作为一种脏器支持治疗手段，ECMO 对原发病本身没有直接治疗作用。在选择 ECMO 患者时，应综合考虑影响疗效的多种因素，反复权衡利弊。

一、适应证

1. 原发疾病病情的进展情况

支气管哮喘、COPD 等患者呼吸衰竭严重程度进行较为客观的评估，如果患者病情确实很重，并有加重的趋势，在优化目前机械通气治疗的情况下仍不能维持满意的通气和（或）氧合，可考虑行 ECMO。

2. 肺移植

ECMO 应用于肺移植不但可以维持通气与氧合，还可以避免气管插管所带来的肺部感染等相关并发症，保证术前康复锻炼，使患者有足够长的时间等待供肺，并提高移植的成功率。此外，术中在阻断一侧肺动脉或行单肺通气时不能维持通气和氧合或肺动脉压力急剧升高致严重血流动力学障碍，采用 ECMO 可保证手术顺利进行，从而避免了体统体外循环（CPB）。而术后因严重再灌注肺水肿、急性排斥、感染或手术并发症致严重呼吸衰竭，也可采用 ECMO 进行过渡。

二、禁忌证

ECMO 没有绝对禁忌证。如患者具有以下不利因素（原发病可逆性小，具有多种严重的合并症或并发症，患者存在严重影响 ECMO 操作的社会及经济因素）应视为相对禁忌证。此外，以下情况应特别注意：①有应用肝素的禁忌或相对禁忌，如严重凝血功能障碍，合并有近期颅内出血，对肝素过敏，具有肝素诱导的血小板减少症等。② ECMO 前机械通气时间过长（表明原发病处理较为困难，或者合并有严重气压伤、呼吸机相关肺部感染等并发症），其 ECMO 的成功率越低，因此高通气支持水平（气道平台压 > 30 mmH_2O，FiO_2 > 0.8）应用大于 7 天的患者行 ECMO 需谨慎。③高龄往往作为一个独立因素与 ECMO 的成功率及病死率相关。④对于 BMI > 30 kg/m^2 的患者，目前的模肺所提供的氧供尚不能满足这类患者的需求。

总之，当面对一名极危重的呼吸衰竭患者时，ECMO 的选择需要经验和智慧、勇气和细心，综合考虑多种因素，不能简单地以生理指标去筛选患者。

三、患者管理

1. 机械通气管理

ECMO 的主要作用是替代肺脏的通气和氧合功能，让肺脏有充分康复时间，而此时机械通气的主要目标就是"肺休息"，降低或避免呼吸机诱导肺损伤（VIL）的发生，因此其机械通气参数的调节有别于常规机械通气。

（1）潮气量的调节：虽然目前"肺保护性通气"策略能显著改善 ARDS 的临床转归，但对于部分重症患者仍存在危害。有研究显示，对于肺部存在大量肺泡实变或不张的重症 ARDS 患者，即使给予小潮气量通气（6 mL/kg，平台压小于 30 cmH_2O），仍有 33% 患者会出现肺组织过度充气的现象发生，同时肺部炎性反应也随之增强。在 ECMO 治疗重症呼吸衰竭时，需要降低患者的潮气量或吸气压，减轻肺组织的应力和应变，对肺组织实施更加具有保护性的通气策略。建议实施 ECMO 后逐渐降低吸气压或潮气量，维持吸气峰压低于 20 ~ 25 cmH_2O。

（2）呼气末正压的调节：随着潮气量的显著减低，ECMO 患者的肺组织可能会出现肺不张或实变加重的情况。肺不张不仅导致肺顺应性降低，还会增加肺泡毛细血管通透性和降低右心功能。因此如何维持呼吸末肺容积是 ECMO 患者机械通气时需考虑的另一重要问题。目前关于高低 PEEP 选择的随机对照研究中均未显示两者的区别，对于 ECMO 患者，降低潮气量后若 PEEP 较之前降低，呼吸功能会出现明显恶化。因此，ECMO 患者机械通气时应该使用一定中高水平的 PEEP，降低低通气导致的肺不张和实变的发生率。但具体的设置方法目前未有定论，推荐使用 10 ~ 20 cmH_2O。

（3）呼吸频率：推荐初始呼吸频率设置 4 ~ 10 次 / 分。

（4）吸氧浓度：推荐 ECMO 时降低吸氧浓度至 50% 以下。

（5）机械通气的模式选择：国外 ECMO 中心，机械通气时保留自主呼吸，减少

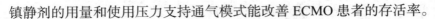

镇静剂的用量和使用压力支持通气模式能改善 ECMO 患者的存活率。

2. 镇静问题

适度镇静，维持 Ramsay 评分 3 ~ 4 分。最近一项 RCT 研究发现，机械通气的患者若尽早进行肢体功能锻炼、下床活动和职业训练能明显改善患者最终的临床转归。减少镇静剂的用量和每日唤醒对改善危重症患者的临床转归也起到非常重要的作用。

3. 血流动力学与容量管理

在 V- V ECMO 时，患者通过自身的生理机制调节血流动力学，可通过药物和补液治疗保证心排血量、血管阻力和血压。如果患者对利尿剂反应不佳，难以达到液体负平衡，或者患者出现肾衰竭，可在体外循环管路上加持续血液滤过治疗以维持液体与电解质平衡。

4. 抗凝与出血的管理

（1）抗凝药物选择：普通肝素为 ECMO 最常用抗凝药物。在置入套管前应以负荷剂量给药（50 ~ 100 U/kg），此后在 ECMO 运行过程中持续静脉注射维持。对于少数合并 HITT 者，阿加曲班通常是备选药物。

（2）出血的预防与处理：出血是 ECMO 最常见的并发症，在 ECMO 过程中预防出血尤为重要，为此需特别注意：①首先应按上述抗凝基本目标对体内出凝血功能进行调整，保证血液系统具有较好的凝血功能。②应尽量减少静脉穿刺、手指针刺、气管内吸痰、经鼻腔或尿道留置导管、胸腹腔穿刺等操作，以避免由此导致的难以控制的出血。③血标本可以从 ECMO 循环管路上的接口进行采集，或在 ECMO 建立之前常规放置动脉导管以备采血和监测血压，尽量减少穿刺采血。④如果进行了血管穿刺，应对穿刺点进行加压止血，确认无出血后方可减压。⑤吸痰和留置导管时需十分小心。⑥应在确保患者处于最适的抗凝状态时进行上述操作。⑦每日监测血常规 2 次。⑧严密监测出血相关临床表现。

第十二节　胸腔闭式引流

胸腔闭式引流是将引流管一端放入胸腔内，而另一端接入比其位置更低的水封瓶，以便排出气体或收集胸腔内的液体，使得肺组织重新张开而恢复功能。作为一种治疗手段广泛地应用于血胸、气胸、脓胸的引流及开胸术后，对于疾病的治疗起着十分重要的作用。

一、胸腔闭式引流的适应证

（1）气胸：中等量气胸或张力性气胸。

（2）外伤性中等量血胸。

（3）持续渗出的胸腔积液。

（4）脓胸，支气管胸膜瘘或食管瘘。

（5）开胸术后。

二、胸腔闭式引流术的分类

1.肋间细管插管法（6-10 Fr）

一般用于排出胸内积液，积气或抢救时应用。因管径较细，操作简单临床上经常应用。但其对排出较稠的液体如积血、脓液等不甚通畅。

2.肋间粗管插管法（20-24 Fr）

就是经肋间插入一个稍粗一点的管，操作简单，又可引流大部分不是十分黏稠的液体。但此法长时间带管容易引起疼痛。

3.经肋床插管法（28-40 Fr）

因此法切除一小段肋骨，经肋骨床插管，可插入较粗的引流管。并能通过手指或器械分离胸内感染分隔。因此，适用于脓液较黏稠的具有感染分隔患者，并可长时间带管。但其缺点是损伤较大，手术复杂。

三、引流装置的分类

1.引流袋引流

适用于吸管引流，多用于引流胸腔积液。引流管直接接到一密封的所料引流袋。因没有水封瓶不能产生负压，因此，不适用肺内仍有漏气的患者。

2.水封瓶引流

适用于大部分患者，可排出胸内积气、积液、积血及脓液。

3.水封瓶负压吸引引流

因能加大胸内负压，故适用于胸内肺膨胀不良残腔较大的患者。

四、操作方法（肋间粗管）

（1）术前先做普鲁卡因皮肤过敏试验（如用利多卡因，可免作度试），并给予肌内注射苯巴比妥钠 0.1 g 或哌替啶 50 mg。

（2）患者取半卧位（生命体征未稳定者，取平卧位）。积液（或积血）引流选腋中线第 6 ~ 7 肋间进针，气胸引流选锁骨中线第 2 ~ 3 肋间。术野皮肤以碘酊、酒精常规消毒，铺无菌手术巾，术者戴灭菌手套。

（3）局部浸润麻醉切口区胸壁备层，直至胸膜并可见积液或积气抽出；沿肋间走行切开皮肤 50 cm，沿肋骨上缘伸入血管钳，分开肋间肌肉各层直至胸腔；见有液体或气体涌出时立即置入引流管。引流管伸入胸腔深度不宜超过 125 cm，以丝线缝合胸壁皮肤切口，并结扎固定引流管，敷盖无菌纱布。引流管末端连接至水封瓶，引流瓶置于病床下不易被碰倒的地方。

（4）胸膜腔大量积气、积液者，开放引流时应缓慢。引流液体首次勿超过 1 000 mL，防止 发生纵隔的快速摆动移位或复张性肺水肿的发生。待病情稳定后，再逐步开放止血钳。

五、胸腔闭式引流的护理

1. 保持胸闭引流的密闭性

由于胸腔内是负压，为了防止引流液倒流而发生逆行感染，要确保患者的胸闭引流瓶平面低于胸腔引流口平面至少 60 cm，嘱患者活动时不要将引流瓶提得太高，更不能跨床。引流管不要过长，以防折叠。为防止胸腔管与外界相通，更换引流瓶时，必须用双钳双向夹管；为防止患者外出做检查时，管路连接不紧密或引流瓶倾斜至水封管露出水面等情况发生，应用两把钳子不同方向进行夹管。若为有齿钳，其齿端需包裹纱布或胶套，防止夹管时导致引流管破裂、漏气。

2. 保持胸闭引流的通畅性

（1）观察引流管的水柱波动情况：水柱波动不仅可以观察胸闭引流的通畅性，还可反映肺膨胀的程度。正常平静呼吸时水柱波动为 3 ~ 250 cm，而咳嗽时及深呼吸波动幅度可增至 12 ~ 400 cm。胸腔内残腔大的患者，水柱波动较大，有的高达 500 cm，甚至水封瓶内的液体会吸入到储液瓶中。随着余肺膨胀，残腔变小，负压逐渐变小，水柱波动仅为 2 ~ 4 cm 或有轻微波动时可以考虑拔管。水柱波动的范围越大，提示胸腔内残腔较大，肺膨胀不好。水柱波动逐渐消失是引流管拔除的重要指征之一；而当水柱波动突然消失，则考虑可能是管路不通畅或阻塞。

（2）定时挤压引流管，保证引流管通畅：当引流液为血性液时，需每 1 ~ 2 小时挤压管路 1 次。操作时双手握住引流管 10 ~ 15 cm 处，双手前后相接，一只手手心向上，贴近胸壁，将引流管置于指腹与大鱼际之间，另一只手在距前一只手的下端 4 ~ 5 cm 处阻断引流管，前面的手高频快速用力地挤压引流管，随后两只手同时松开，利用引流

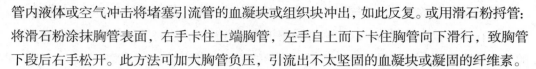

管内液体或空气冲击将堵塞引流管的血凝块或组织块冲出，如此反复。或用滑石粉捋管：将滑石粉涂抹胸管表面，右手卡住上端胸管，左手自上而下卡住胸管向下滑行，致胸管下段后右手松开。此方法可加大胸管负压，引流出不太坚固的血凝块或凝固的纤维素。

3. 观察引流管气体排出情况

漏气可分为Ⅰ～Ⅲ度：患者用力咳嗽、屏气时，引流管内有气泡排出者为Ⅰ度；深呼吸、咳嗽时有气泡排出为Ⅱ度；平静呼吸时有气泡排出为Ⅲ度。Ⅰ～Ⅱ度漏气在2～5天后即可自愈；Ⅲ度可逐渐转为Ⅱ度、Ⅰ度，于5～7天后自愈，若有大的支气管瘘或残端瘘会出现持续有Ⅲ度漏气及出血或感染征象，需另行处理。

4. 持续负压吸引胸腔闭式引流的护理

一般开胸术后胸腔闭式引流的负压吸引，应以超过吸气末胸腔负压5～250 cmHg即可。若患者肺弹性较差、压缩时间较长或肺表面有薄纤维膜覆盖致肺复张困难、肺段切除肺断面持续漏气较多或气胸患者，负压可适当加大至10～375 cmHg。负压吸引开始应设置在低负压水平，根据患者情况进行缓慢微调。负压吸引时应严密观察胸腔压力的变化，密切观察患者有无胸闷、气短、发绀、血性引流液增多等情况，判断气管是否居中，听诊双肺呼吸音是否对称。负压吸引一般应在术后24 h以后开始使用，防止出现胸腔内渗血。在临床工作中，不要随意调整或中断负压吸引，防止复张的肺泡再次发生萎陷。

5. 预防感染

一切均应坚持无菌操作，换瓶拔出接管时要用消毒纱布包好，保持引流管、接管及引流瓶清洁，定时用无菌蒸馏水冲洗；水封瓶应位于胸部以下，不可倒转，维持引流系统密闭，接头牢固固定，以预防胸腔内感染。

6. 拔管指征

胸腔闭式引流术后48～72 h，观察引流液少于50 mL，无气体溢出，胸部X线摄片呈肺膨胀或无漏气，患者无呼吸困难或气促时，可考虑拔管。拔管时指导患者深吸一口气，吸气末迅速拔管，用凡士林纱布封住伤口，包扎固定。拔管后注意观察患者有无胸闷、呼吸困难症状，切口漏气、渗液、出血和皮下血肿等。

第十三节　海姆立克急救法

海姆立克急救法（Heimlich maneuver），又名"海氏急救法"，是美国医师亨利·海姆力克（Henry J. Heimlich）1974年发明的一套利用肺部残留气体，形成气流冲出异物的急救方法。海姆立克急救法是全世界抢救气管异物患者的标准方法。

海姆立克急救法，由美国医生亨利·海姆立克发明，是主要针对异物卡喉的急救方法。在该急救法发明前，医生常常采用拍打患者背部，或将手指伸进口腔咽喉去取的办法排除异物，其结果不仅无效反而使异物更深入呼吸道。

1974年，亨利·海姆立克经过反复实验，发明了利用肺部残留气体，形成气流冲出异物的急救方法。1975年10月，《美国医学会杂志》以他的姓氏将这一技术命名为"海姆立克急救法"。1985年，美国公共卫生部将"海姆立克急救法"称为最佳急救法。

一、基本原理

海姆立克急救法，利用冲击腹部至膈肌下软组织，被突然地冲击，产生向上的压力，压迫两肺下部，从而驱使肺部残留空气形成一股气流。这股带有冲击性、方向性的长驱直入气管的气流，就能将堵住气管、喉部的食物硬块等异物驱除，使人获救。

二、操作方法

1.患者清醒

受害者站着或坐着，救护人从背后抱住其腹部，一只手握拳，将拇指一侧放在患者腹部（肚脐稍上）；另一只手握住握拳之手，急速冲击性地、向内上方压迫其腹部，反复有节奏、有力地进行，以形成的气流把异物冲出。病人应作配合，头部略低，嘴要张开，以便异物的吐出。

2.患者昏迷

取仰卧位。救护人两腿分开跪在患者大腿外侧地面上，双手叠放用手掌根顶住腹部（肚脐稍上），进行冲击性地、快速地、向前上方压迫，然后打开下颌，如异物已被冲出，迅速掏出清理。

3.患者自救

用自己的拳头和另一只手掌猛捅，或用圆角或椅背快速挤压腹部。在这种情况下，任何钝角物件都可以用来挤压腹部，使阻塞物排出。

4.患者为婴幼儿

患者若是3岁以下的孩子，救护人应该马上把孩子抱起来，一只手捏住孩子颧骨两侧，手臂贴着孩子的前胸，另一只手托住孩子后颈部，让其脸朝下，趴在救护人膝盖上。在孩子背上拍1~5次，并观察孩子是否将异物吐出。如果异物未排出，可以把孩子翻过来，面对救护者，将手指并拢在孩子胸部下半段按压1~5次。随时观察孩子嘴里有无东西排出，如果有东西，救护应该用手指将异物勾取出来，千万不要捅。

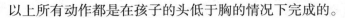

以上所有动作都是在孩子的头低于胸的情况下完成的。

5. 溺水者

托扶其背使之脸朝一侧卧躺，救护者两脚分开跪在受害者臀部两侧，双手成掌叠置于受害者膈部，在肋骨下面向里向上推按，可以挤出肺里的进水，使受害者心肺易于复苏。

三、合并症

海姆立克急救法的手法虽卓有成效，但也可产生合并症，如肋骨骨折、腹部或胸腔内脏的破裂或撕裂，故除非必要时，一般不采用此手法。如果患者呼吸道部分梗阻，气体交换良好，就应鼓励患者用力咳嗽，并自主呼吸；如患者呼吸微弱，咳嗽乏力或呼吸道完全梗阻，则立刻使用此手法。在使用本法成功抢救患者后应检查患者有无并发症的发生。

第十四节　营养支持

营养是机体维持正常生理功能、修复受损组织、免疫功能维护的物质基础，因此，营养也是慢性肺疾病患者实施肺康复计划中不可轻视的重要组成部分。营养不良对肺的结构、弹性和功能，呼吸肌的质量、收缩力和耐受性，呼吸运动的调节，呼吸系统的免疫防御功能等都具有不良影响，最终甚至能削弱肺功能，导致疾病进一步恶化。营养不良与患者的疾病过程、临床预后、生活质量都密切相关，因此，在积极进行原发病治疗的同时，根据患者的营养状况和代谢特点，进行合理的营养治疗，改善患者的营养状况，有利于减少呼吸肌消耗，维持通气功能，并能增强机体免疫能力，进而促进疾病的康复，改善临床结局。

一、营养不良

（一）定义

早期营养不良的定义基本等同于营养不足，是食物或某种营养素摄入不足，或营养素吸收和利用障碍导致身体组分和体细胞质量改变，进而引起生理和心理功能减退的一种状态。2006 年欧洲临床营养和代谢学会（European Society for Clinical Nutrition and Metabolism, ESPEN）将营养不良定义修定为营养物质摄入不足、过量或比例异常，与机体的营养需求不协调，从而对机体细胞、组织、形态、组成与功能造成不良影响的一种综合征。包括营养不足和营养过剩两种类型，涉及摄入失衡、利用障碍和消耗增加三个环节。

2015 年 ESPEN 在最新颁布的《营养不良诊断指南》专家共识中提出了营养失调（nutrition disorder）的概念，将营养失调分为 3 类：营养不良（malnutrition）、微量营养素异常（micronutrients abnormalities）及营养过剩（overnutrition）。营养不良包括饥饿相关性低体重（starvation-related underweight）、恶病质 / 疾病相关营养不良（cachexia/disease-related malnutrition）、肌肉减少症（sarcopenia）、虚弱症（frailty）（图 4-14-1）。

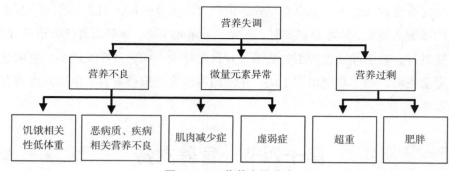

图 4-14-1　营养失调分类

（二）诊断

2015 年 ESPEN 专家共识对营养不良诊断标准进行了更新，诊断标准如下：

诊断标准一：体重指数（BMI）< 18.5 kg/m²。

诊断标准二：与平时体重相比，无意识的体重下降，在任何时间内下降 > 10%；或 3 个月内体重下降 > 5%，同时符合以下两点之一即可诊断。①体重指数（BMI）< 20 kg/m²（年龄 < 70 岁）或 BMI < 22 kg/m²（年龄 > 77 岁）。②去脂肪体重指数（FFMI）降低，FFMI < 15 kg/m²（女性），FFMI < 17 kg/m²（男性）。

（三）肌肉减少症

肌肉减少症以肌肉质量减少、肌肉力量降低以及身体活动能力下降为特征，被公认为是由多因素导致的临床综合征，已被正式纳入 ICD-10 疾病编码中，其原因及病理生理机制尚未完全清楚，可能与老化以及疾病引起的营养改变、机体活动、神经肌肉完整性、慢性炎症、激素以及内分泌改变等多种因素有关。

骨骼肌是人体的运动和代谢器官，也是人体最大的蛋白质储存库。肌肉质量的减少与功能减退，一方面可导致肌肉无力、步态不稳、虚弱、生活自理能力下降，增加患者跌倒、失能风险。另一方面随着肌肉衰减程度的加重，患者的营养状态、身体机能、免疫与抗病能力进一步受损，不利于原发疾病的治疗，并增加患者死亡风险。

（四）恶病质

恶病质是营养不良的特殊形式，常伴发于慢性消耗性疾病，如进展期肿瘤、慢性阻塞性肺疾病、慢性肾衰竭、肝衰竭、获得性免疫缺陷综合征等。目前得到国际公认的，由英国 Kenneth Fearon 等专家于 2011 年提出的恶病质定义为以骨骼肌质量持续下降为特征的多因素综合征，伴或不伴脂肪量减少，不能被常规的营养治疗逆转，最终导致进行性功能障碍。恶病质病理生理特点为厌食、代谢异常等因素综合作用引起的蛋白质尤其是骨骼肌的过度分解及能量的负平衡。

二、营养筛查

有几个容易混淆的概念要先弄清楚。由 ESPEN 提出，营养风险是指现有的或潜在的与营养和代谢状况有关的导致患者出现不良临床结局的风险，与营养不良风险是两个截然不同的概念，其强调与营养因素有关的出现不良临床结局（如感染相关并发症发生率增高，住院时间延长、住院费用增加等）的风险，而非出现营养不良的风险。营养筛查是一个在全部患者中快速识别需要营养支持的患者的过程。通过营养筛查如果发现患者存在营养风险，提示需要制订营养支持计划，但并不是实施营养支持的指征。是否需要营养支持应该进一步行营养评估。营养评估是对营养筛查阳性的患者进行更加准确的判断，以发现患者是否存在营养不良并判断其严重程度的过程。其结果是保证营养治疗的合理应用，确定营养治疗适应证的依据。

目前国内在成年住院患者中营养风险筛查广泛使用的是 NRS2002 筛查量表。

营养风险筛查 NRS2002 由丹麦瑞士及 ESPEN 特别工作小组开发，适用于成年住院患者，2013 年我国国家卫生和计划生育委员会在 NRS2002 的基础上结合中国人的 BMI 界限值发布了适用于我国患者的《临床营养风险筛查》（WS7T427-2013）（表 4-14-1）。

表 4-14-1　临床营养风险筛查记录表

1. 患者基本信息
（1）科室床号：＿＿＿＿＿ 病历号：＿＿＿＿＿ 筛查日期：＿＿＿＿＿ 入院日期：＿＿＿＿＿
病房＿＿＿＿＿，病床＿＿＿＿＿，姓名＿＿＿＿＿，性别＿＿＿＿＿，年龄＿＿＿＿＿岁，
联系电话＿＿＿＿＿＿＿＿＿
适用对象：18～90 岁，住院天数 1 天以上，次日 8 时前未进行手术，神志清除者。
（2）临床营养风险筛查
主要诊断：＿＿＿＿＿＿＿＿＿＿
2. 疾病评分
若患有以下疾病请在【　】打"√"，并参照标准进行评分。

注：未列入下述疾病者须"挂靠"，如"急性胆囊炎""老年痴呆"等可挂靠"慢性疾病急性发作或有并发症者"计1分（复核者有权决定挂靠的位置）。

髋骨骨折、慢性疾病急性发作或有并发症、慢性阻塞性肺疾病、血液透析、肝硬化、一般恶性肿瘤（1分）【　】

腹部大手术、脑卒中、重度肺炎、血液恶性肿瘤（2分）【　】

颅脑损伤、骨髓移植、APACHE-IⅡ评分＞10分ICU患者（3分）【　】

疾病评分：0分【　】，1分【　】，2分【　】，3分【　】。

3. 营养状况受损评分

（1）人体测量

身高（经过校正的标尺，校正至0.1cm）_____ m（免鞋）；

体重（经过校正的体重计，校正至0.1kg）_____ kg（空腹、病房衣服、免鞋）；

体质指数（体重指数，BMI，kg/m^2）若BMI＜18.5且一般状况差，3分；若BMI＝18.5，0分）

小计：_____ 分。

（2）体重状况

近期（1～3个月）体重是否下降？（是【　】，否【　】）；若是，体重下降_____ kg；体重下降＞5%是在：3个月内（1分）【　】，2个月内（2分）【　】，1个月内（3分）【　】；

小计：_____ 分。

（3）进食情况

一周内进食量是否减少？（是【　】），否【　】）；

如果减少，较从前减少：25%～50%（1分）【　】，51%～75%（2分）【　】，76%～100%（3分）【　】；

小计：_____ 分。

营养状况受损评分：0分【　】，1分【　】，2分【　】，3分【　】。

注：取上述3个小结评分中的最高值。

（4）年龄评分

若年龄≥70岁为1分，否则为0分；年龄评分：0分【　】，1分【　】。

（5）营养风险总评分

临床营养筛查总分_____ 分。

注：临床营养筛查总分＝疾病评分＋营养状况受损评分＋年龄评分。

4. 筛查日期

筛查日期_____ 年_____ 月_____ 日

结果及判定：若临床营养筛查总分≥3分，表明有营养风险，应结合患者的临床状况，制订营养支持治疗计划；若临床营养筛查总分＜3分，表明目前没有营养风险，应每周重复进行筛查。

三、营养评估

　　营养评估是对营养筛查阳性的患者进行更加准确的判断，以发现患者是否存在营养不良并判断其严重程度的过程，为患者提供治疗的依据。前述已经阐述过，营养筛查是一个识别需要营养支持的患者的过程。是否需要营养支持应该进行营养评估。

　　主观整体评估（subjective global assessment，SGA）是一个基于病史和体格检查的营养评估工具（表 4-14-2）。SGA 具有无创性、易操作的优点，其信度和效度已经得到大量检验，美国肠外肠内营养学会（ASPEN）推荐使用。其结果是发现营养不良，并对营养不良进行分类。

表 4-14-2　主观全面评估

一、病史
1. 体重变化
最大体重_____，1 年前体重_____，6 个月前体重_____，目前体重_____。
过去 6 个月体重变化：_____ 总量＝_____ kg；% 体重流失＝_____。
过去两周体重变化：_____ 增加，_____ 减少，_____ 下降。
其他病史：（如衣服大小改变，宽松等）
A：无明显变化；B：5%～10% 体重丢失；C：10% 或更多持续性体重丢失
2. 摄食改变（相对正常水平）
A：无明显变化；B：差，但可改善或摄入下降；C：饥饿，不能进食
3. 胃肠道症状（持续两周以上）
_____ 无（A），_____ 某些症状（恶心、呕吐、腹泻、厌食）（B），_____ 多种症状（C）。
4. 活动能力
_____ 无功能障碍（A）
_____ 功能障碍：轻度（B）_____，严重（C）_____，时间_____周
5. 疾病及其与营养需求关系
代谢需要（应激）：_____ 无（A），轻微～中度（B），_____ 高度（C）
二、体格检查（对每一项检查：A 代表正常，B 代表轻度～中度，C 代表重度）
皮下脂肪丢失（肱三头肌、胸壁）_____；
肌肉消耗（肱四头肌、肱三头肌）_____；
踝部水肿_____，骶部水肿_____，腹水_____。
三、SGA 评分
_____ 营养良好（A）；
_____ 中度（或可疑存在）营养不良（B）；
_____ 重度营养不良（C）。

SGA内容主要包括病史和体格检查两个方面，共8项指标，进行A（良好）、B（轻~中度）、C（重度）评级，病史部分包括体重变化、摄食改变、持续2周以上的消化道症状；活动能力改变以及疾病导致的应激反应程度。体格检查方面主要包括：①皮下脂肪的丢失。②肌肉的消耗。③踝部、骶部水肿以及腹水。最终给出综合评级：营养良好（A）；轻~中度营养不良（B）；重度营养不良（C）。

四、常见疾病的营养支持

（一）慢性阻塞性肺疾病营养支持

COPD是一种常见的以持续性气流受限为特征的可以预防和治疗的疾病。COPD主要症状为慢性咳嗽、咳痰以及呼吸困难。随着病情的进展，体重减轻、骨骼肌功能障碍、骨质疏松、营养不良、心血管疾病、代谢综合征以及抑郁和焦虑等均为COPD的常见共患病，这些共患病显著影响COPD患者的预后。

营养支持可改善COPD患者的肺功能、血气指标、呼吸肌力，促进疾病的康复，提高生活质量。通过提供均衡合理营养以满足患者对能量、蛋白质、维生素和矿物质的需要，维持患者良好的营养状态并减轻负氮平衡，可以防止肌肉以及其他瘦体组织的进一步丢失，并改善呼吸肌质量与功能，维持有效呼吸通气功能；同时对于增强机体免疫力、降低感染风险、预防和减少由于营养缺乏而产生的各种并发症也有较大帮助。COPD肥胖患者还需通过饮食调整、运动康复适度降低体重，以降低心血管疾病的风险。

COPD患者由于肺过度通气与呼吸肌额外无效做功明显增加了机体的能量消耗。此外，系统慢性炎症反应，大量炎症因子的释放以及氧化应激进一步加重高代谢状态，并激活蛋白质降解，还可引起厌食。

咀嚼、吞咽动作会改变原有的呼吸模式，同时进食后胃充盈等改变，使重度至极重度COPD患者常常在进食后SaO_2降低、气促加重，这种与进食相关的呼吸困难加重现象反过来又进一步限制了食物的摄入。低氧血症、高碳酸血症、心功能不全会引起肠道淤血；抗生素、糖皮质激素、茶碱类药物存在胃肠道不良反应，长期使用易导致胃黏膜受损，严重可引起溃疡；广谱抗生素引起的肠道菌群失调，进一步影响营养物质消化吸收以及肠内黏膜屏障功能。

1. 适宜能量

患者每日总能量的需求应考虑基础能量消耗、活动水平及疾病状态等因素。临床上常采用Harris-Benedict公式估算基础能量消耗（BEE），再依据患者的活动水平与疾病状态进行校正，即每日能量＝静息能量消耗（BEE）×活动系数×应激系数×

矫正系数。

男性 BEE（kJ/d）＝ ［66.47+13.75× 体重（kg）+5× 身高（cm）−（6.76× 年龄（岁）］×4.18

女性 BEE（kJ/d）＝ ［655.1+9.56× 体重（kg）+1.85× 身高（cm）−（4.68× 年龄（岁）］×4.18

活动系数：卧床 1.2，轻度活动 1.25，正常活动 1.3。

应激系数：体温正常 1.0，38℃ 1.1，39℃ 1.2，40℃ 1.3。

校正系数：男性 1.16，女性 1.19。

2. 蛋白质

肌肉的质量和力量与蛋白质摄入量呈正相关。一般建议 COPD 患者每日的蛋白质供给 1.2 ~ 1.5 g/（kg·d），占总能量的 15% ~ 20%，在蛋白质来源方面，富含亮氨酸的乳清蛋白与动物蛋白具有较好的促进肌肉蛋白质合成的效应，同时，将全天蛋白质相对均衡地分配到三餐中有助于提高蛋白质利用率。目前尚无 COPD 稳定期患者蛋白质摄入量的指南推荐，期待更多的研究，为不同营养状态与分层下的 COPD 患者提供理想的蛋白质摄入推荐量与循证证据。

3. 碳水化合物与脂肪

在蛋白质充足的基础上，COPD 稳定期患者膳食中非蛋白质能量的构成比同样遵循平衡膳食的原则，碳水化合物的供能比为 50% ~ 60%，脂肪的供能比为 25% ~ 30%。但在需要营养支持的患者中什么样的糖脂比最合适，现在还存在不同观点。目前的共识是对于 COPD 稳定期的患者，使用低碳水化合物高脂肪的配方与使用标准高蛋白或高能量配方相比没有额外优势。

4. 维生素

骨质疏松是 COPD 常见共患病之一。因此，患者应适当增加户外活动，多晒太阳，并结合营养调查、糖皮质激素用药史以及 25-（OH）D 监测结果，综合考虑是否需要补充维生素 D 和维生素 K。一些证据显示，COPD 患者体内抗氧化营养素水平较低，膳食中应注意多选择维生素 C、维生素 A、维生素 E 及 B 族维生素等含量丰富的食物。

5. 矿物质与微量元素

COPD 患者应特别注意对呼吸肌功能影响大的钾、镁、磷、钙等元素的补充，必要时应依据生化检验结果进行纠正。持续高代谢患者和（或）已经存在营养不良的患者容易发生微量元素的缺乏，日常膳食中应注意摄入锌、铜、铁、硒、铬等微量元素含量丰富的食物。

6. 膳食纤维

膳食纤维的健康效应在疾病预防和治疗中所起的作用越来越受到重视。其生理作用除了与化学结构有关，还取决于水溶性、发酵性、持水性和黏性等理化特性。存在于全谷物和蔬菜中的不溶性膳食纤维增加了粪便体积，缩短结肠通过时间，有助于预防或改善便秘症状。存在于燕麦、大麦、大豆和众多水果中的可溶性膳食纤维是结肠细菌发酵的底物，其发酵产物——短链脂肪酸对维持肠道正常菌群生长以及肠上皮细胞的结构与功能十分重要。

7. 液体

保证液体摄入量的充足，防止或纠正脱水。体液不足可使呼吸道分泌的黏液变稠，不利于咳出。而合并肺心病、肺动脉高压和液体潴留的患者则应注意限制液体的摄入，避免加重液体潴留及水肿。

营养状况是影响 COPD 患者预后的一个重要因素，也是呼吸系统疾病康复治疗中不可或缺的一个重要环节。

（二）呼吸衰竭营养支持

呼吸衰竭（respiratory failure）是由于肺内外各种原因引起的肺通气和（或）换气功能严重障碍，以致不能进行有效的气体交换，患者在呼吸空气时（海平面大气压、静息状态下），容易产生严重缺氧和（或）伴高碳酸血症，从而引起一系列生理功能和代谢紊乱的临床综合征。

慢性呼吸衰竭患者往往存在一定程度的营养问题，合理的营养治疗能够为患者提供充足的能量、适宜的能量底物配比，维持氮平衡，并提高患者的呼吸肌肌力，改善呼吸功能，以及预防疾病的急性发作。

急性呼吸衰竭在数秒或数小时内迅速发生，病情危重，往往需采用机械通气等生命支持系统及时抢救才能挽救患者的生命。机械通气的患者通常需要经肠内置管给予肠内营养支持。只要胃肠道解剖与功能允许，应首选肠内营养；任何原因导致胃肠道应用不足或胃肠道不能安全使用时，应考虑联合使用部分肠外营养支持或全肠外营养支持。

营养治疗目的是供给适宜的能量、充足的蛋白质，并维持患者体液及电解质平衡，以在满足患者的基本营养需求的同时减缓肌肉蛋白丢失，维护呼吸肌功能及机体免疫功能等。

1. 适宜能量

营养供给时应考虑到危重症应激状态下机体的器官功能、代谢状态及机体对补充营养底物的代谢、利用能力。如果条件许可，尽量使用间接能量测定仪测定患者的实

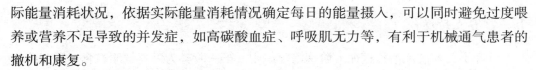

际能量消耗状况，依据实际能量消耗情况确定每日的能量摄入，可以同时避免过度喂养或营养不足导致的并发症，如高碳酸血症、呼吸肌无力等，有利于机械通气患者的撤机和康复。

中华医学会外科学会肠外与肠内营养支持分会推荐重症患者急性应激期营养支持，应按 20 ～ 25 kcal/（kg·d）计算能量的供给量；在应激与代谢状态稳定后，能量供给量需要适当增加至 30 ～ 35 kcal/（kg·d）。而 2016 年 SCCM/ASPEN 重症营养指南推荐危重症患者能量供给量为 25 ～ 30 kcal/（kg·d）。

2. 蛋白质、脂肪、碳水化合物

摄入食物中充足的蛋白质供给可促进肌肉蛋白质合成。建议急慢性病老年患者蛋白质的供给量为 1.2 ～ 15 g/kg，其中优质蛋白质比例最好占一半以上。机械通气患者蛋白质的供给量可提高到 1.5 ～ 2.0 g/（kg·d）。目前共识认为，总能量过多较适宜能量下碳水化合物占供能比的大小更有可能影响 CO_2 生成量。2016 年 SCCM/ASPEN 重症营养指南中也明确指出不建议急性呼吸衰竭的 ICU 患者使用高脂低糖的配方用于降低呼吸熵和 CO_2 的产生。

3. 水、电解质平衡

水和电解质是人体内环境的重要组成部分。钾、钙、镁、磷等电解质缺乏可以在细胞水平影响呼吸肌的功能，与膈肌收缩力降低相关。磷是人体内最丰富的阴离子，主要生理功能包括：①参与能量代谢。②参与糖、脂代谢。③调节体内酸碱平衡。④维持生物膜正常结构。⑤参与核苷酸的组成。⑥参与骨骼和牙齿的构成等。低磷血症会引起肌无力，并加重心功能衰竭和呼吸衰竭。低磷血症导致供细胞利用的磷减少，因而肌肉极度疲弱，同时也使红细胞内二磷酸甘油浓度降低，血红蛋白与氧的亲合力增加，加重缺氧状态。疾病导致的高分解代谢状态使机体内的磷的消耗量增加。因此，在营养治疗中注意磷、钾、镁等电解质以及微量元素补充，保持水、电解质的平衡对维持呼吸功能十分重要。

4. 营养支持途径

营养支持的途径需要结合以下几方面考虑：①患者病情严重程度。②是急性抑或慢性起病。③是否采取机械通气治疗。④营养风险高低及营养状况等。呼吸衰竭患者只要肠道能够安全使用，首选肠内营养。肠内营养置管可选择间歇进口至食管或胃法，如存在反流及误吸风险可选择鼻空肠管并应将床头抬高 30° ～ 45°。如果单独使用肠内途径 7 ～ 10 天仍不能达到能量或蛋白需求的 60% 以上，应考虑使用补充性肠外营养。当预计患者胃肠道不能安全使用 5 ～ 7 天时，可应用全肠外营养。肠外营养置管途径可选择中心静脉或外周静脉。

五、营养支持途径

营养不良的规范治疗遵循五阶梯治疗原则。第一阶梯为营养健康教育。第二阶梯为饮食调理联合经口营养补充（ONS）。三阶梯为全肠内营养支持（TEN）。第四阶梯为部分肠内营养支持联合部分肠外营养支持（PEN+PPN）。第五阶梯为全肠外营养支持（TPN）。参照 ESPEN 指南建议，当前一阶梯营养治疗的能量摄入不能满足目标需求的 60%，时间超过 3～5 天时，应该向上一阶梯晋级。当肠道不能安全使用，即存在肠内营养绝对禁忌证时，则需采用全肠外营养（TPN）。本节主要介绍在呼吸系统疾病康复中应用到的肠内营养支持途径。

肠内营养（enteral nutrition, EN）是指经消化道给予较全面的营养素。肠内营养是肠功能正常的患者进行营养支持首选的治疗手段，只要无严重胃肠功能障碍，就宜尽早开始肠内营养。

无肠内营养禁忌证或能够耐受肠内营养者均应选择肠内营养，包括经口和管饲（鼻胃管饲法、鼻肠管饲法和经皮内镜下胃造瘘法）喂养。以下分别对肠内营养支持的不同途径进行介绍。

（一）肠内营养支持途径

1. 经口营养

无吞咽障碍的患者以单纯通过饮食调理难以满足患者的营养需求时，应当为其提供口服营养补充（ONS）。ONS 是临床营养治疗的基础且简单易行。对伴有一定程度的吞咽障碍者，不能从食物中获得足够能量时，可以通过改进食物性状（通常是改变食物的形态、质地、黏稠度）等，以减少误吸，增加吞咽效率，保证安全进食。

2. 管饲

管饲途径的选择原则包括：①满足肠内营养的需要。②符合生理途径。③尽可能减少管饲不良反应。④患者戴管舒适且不影响美观。⑤置管方式尽量简单方便。肠内营养的管饲途径分为无创的置管技术和有创的置管技术两大类。

（1）无创的置管技术：指经口、鼻途径放置导管并获取营养的进食技术，根据病情需要，导管远端可放置在胃、十二指肠、空肠中等不同部位，通常分为持续性管饲胃肠营养法和间歇性管饲胃肠营养法。前者包括持续性经鼻至食管管饲法（persistent naso-esophageal tube feeding, PNE）、持续性经鼻至胃管饲法（persistent naso-gastric tube feeding, PNG）、持续性经鼻至十二指肠管饲法（persistent naso-duodenum tube feeding, PND）。后者包括间歇性经鼻至食管管饲法（intermittent naso-esophageal tube feeding, INE）、间歇性经鼻至胃管饲法（intermittent naso gastric tube feeding,

ING）、间歇性经口至食管管饲法（ intermittent oro-esophageal tube feeding, IOE）、间歇性经口至胃管饲法（intermittent oro-gastric tube feeding，IOG）。本节重点阐述间歇性管饲胃肠营养法。

（2）有创的置管技术：根据创伤大小分微创和外科手术下的各类造口技术，胃造瘘术和空肠造瘘术较常见。

（二）间歇性管饲胃肠营养法

是指进食时插管，非进食时拔除管道的进食方法，其主要特点为间歇性。营养支持各种方法的具体临床应用见表 4-14-3。

表 4-14-3　营养支持途径的种类及应用

营养支持	肠内营养	管饲	无创置管技术	持续性	经鼻至食管管饲法
					经鼻至胃管饲法
					经鼻至十二指肠管饲法
				间歇性	经鼻至食管管饲法
					经鼻至胃管饲法
					经口至食管管饲法
					经口至胃管饲法
			有创置管技术		胃造瘘
					空肠造瘘
		经口营养			
	肠外营养	周围静脉导管			
		中心静脉导管			

以下将以 IOE 为例，介绍其适应证、禁忌证及优缺点。

IOE 主要依托"口腔营养管"（为郑州大学吞咽障碍研究所研制，管的主体由长 40 cm、内径为 0.54 cm 的 TPU 材质构成，管的头端有适量的侧孔，末端为连接推注食物注射器的接口）达到其间歇性进食目的。

1.适应证

适用于各种原因所致的经口摄食障碍，但食管功能和胃肠功能正常；需短期或长期管饲营养支持者；或作为某些疾病的过渡期及终末期营养支持方式。①各种中枢神经系统疾病导致吞咽障碍者：真性延髓麻痹所致吞咽困难（吉兰 – 巴雷综合征、Wallenberg 综合征等）、核上性延髓麻痹或假性延髓麻痹所致吞咽困难（双侧皮质脑干束受损：两侧半球的血管病变）、运动神经元病（ALS 和 PBP）、帕金森病（PD）、多发性硬化（MS）、脊肌萎缩症（SMA）、脑性瘫痪（CP）、重症肌无力（MG）、多发性肌炎（PM）和皮肌炎（DM）等疾病所致吞咽困难者。②头颈部肿瘤放疗或手术前后吞咽困难者。③老年人年龄相关的吞咽困难：吞咽器官衰老、牙齿脱落，或合并相关疾病所致吞咽困难。④呼吸功能障碍行气管切开、气管插管或机械通气辅助呼吸需长时间营养支持者。⑤吞咽功能正常，但摄入不足，如烧伤、AIDS、厌食者。⑥婴幼儿喂养困难者或吞咽器官发声不完全或相关疾病所致吞咽困难。⑦各种原因所致认知障碍或意识障碍相关的吞咽困难者：痴呆、持续植物状态、重度脑外伤、昏迷、缺血缺氧性脑病后遗症。

2. 禁忌证

某些食管疾病，由于该"口腔营养管"的末端位于食管，并未到达贲门，因此若食管蠕动功能障碍或贲门失弛缓者应用此管，食物会聚集在食管下段无法进入胃内，造成反流的可能。因此各种原因所致的食管运动功能障碍为 IOE 的禁忌证；不宜肠内营养疾病的患者。

3. 优点

①食物经食管摄入，符合生理规律，能在短时间内摄取，发生胃肠功能紊乱的机会少。②减少皮肤黏膜溃疡发生的可能。③能够避免长期置管所致的呃逆等症状。④不引起反流性疾病发生。⑤管道不进入胃，无消化道出血发生风险。⑥间歇性经口插管能够保持鼻部、口腔、咽部的卫生。⑦除进食时间外，因其他时间不插管，不影响吞咽训练及日常活动。⑧不影响美观，保留患者自尊，避免了心理疾病发生的可能。

4. 缺点

每次进食均要置入饲管并确定安全性，增加护理人员及家属的工作量。

5. 操作流程和方法

（1）准备：口腔营养管、食物（温度适宜）、温水。

（2）体位：清洁口腔后采取半卧位或坐位，体位性低血压及压疮患者依病情而定。

（3）插管：戴清洁薄膜手套，导管顶端以水润滑，手持导管一端沿口腔正中插入，并向咽后壁推进导管，插至咽喉部时嘱患者做吞咽动作，同时将导管顺势缓慢插入食管。置管成功后用配套的 50 ~ 100 mL 注射器注入流质食物。

（4）注入流食：缓慢注入 1 mL 水，如果患者无呛咳再缓慢注入 20 ~ 50 mL 水（此时若发生呛咳或水从口中溢出，判断为导管误入气道或者在口中盘旋）。根据注入时患者的反应调整注入速度，开始时灌注速度以 5 ~ 10 min 注入 200 mL 左右为宜，一般情况下速度为 1 min 注入 50 mL 左右。当发生食管内逆流、引起呛咳时，应减缓注入速度。注食结束后让患者保持进食姿势至少 30 min。

（5）可能遇到的问题：咽反射敏感者可选用 1% 丁卡因喷雾于咽喉部黏膜表面，

也可在插至咽部同时针刺内关穴；吸吮反射强烈或牙关紧闭的患者可在放置牙垫后插入；当管卡在会厌难以插入时，可将导管沿口角顺着同侧咽壁下滑，到达咽部处再配合患者的吞咽动作即可顺利插入。认知障碍患者插至咽喉部时停止插管，等待患者出现自主吞咽动作时再顺势插入导管。

（6）判断是否误入气管：导管外侧端置于水中，观察有无规律气泡产生。若呼吸时有规律气泡溢出，则提示管可能误入气道；转动导管外侧端，若转动阻力较大则管有可能在口中盘旋；转动时患者强烈咳嗽则提示误入气管。

建议前几次注入食物由医师、护士等医务人员进行操作，让护理者观察。护理者或患者本人掌握操作要领后可由他们进行操作，多数情况下经过 3 ~ 4 次指导就能掌握。

（三）几种营养法的评价

鼻胃管法（NG）操作快速简单，技术相关的死亡率比较低，但是患者耐受性低于 PEG 且需要经常更换。有证据表明，鼻胃管的平均有效时间为 10 ~ 28 d，营养提供少于 PEG。鼻胃管法也可因操作不当误置于气管，如未及时发现会造成严重后果。

从美观角度讲，PEG 更易被患者接受，但 PEG 属侵入性操作，长期死亡率比较高。应用 30 天、6 个月和 12 个月的死亡率分别为 20%、40% 和 50%。

上述两种方法都可发生胃不耐受的情况，比较常见的是胃食管反流和误吸。两种营养法都没有降低卒中后的误吸风险。美国 1995 年通过一项大型调查发现，尽管在营养供应上 PEG 优于 NG，但两者误吸性肺炎的发生率相似。2003 年结束的迄今为止规模最大的世界范围内的多中心临床试验 FOOD 研究，对 NG 和 PEG 进行了比较，得出的结论不支持吞咽困难患者早期开始 PEG 饮食，除非有早期行 PEG 的充分原因，否则应首选 NG。

郑州大学吞咽障碍研究所经过长期研究与临床实践发现，IOE 相对于鼻胃管法其操作方法更为简单，患者顺应性好，无需留置；患者自尊心得到最大程度的保护；无食管炎、消化道溃疡的发生；胃食管反流和误吸的风险降低；同胃造瘘术相比操作方法安全简单；无皮肤感染、管道堵塞和渗漏等并发症；胃食管反流和误吸风险低，值得临床进一步推广。

第十五节　心理康复

心理干预和心理治疗与药物、手术、理疗等方法一样，是用于治疗慢性肺部疾病患者，增进康复的手段。临床常用的治疗方法包括健康教育、运动疗法、心理治疗、药物治疗、物理因子治疗等。对于存在严重心理障碍的患者，应转入精神专科治疗。

（一）加强疾病健康教育

研究显示，患者对于自身所患疾病知识缺乏正确的认识，会加重患者的心理问题。慢性呼吸系统疾病以及其他任何慢性危及生命的疾病患者都需要了解自身疾病的病因和性质，如何治疗以及自己能做什么以尽量改善预后，因此，健康教育是一项有效而经济的治疗方法。健康教育的内容应当包括疾病基础知识、相关康复治疗的作用和意义、疾病的家庭预防和应对等，帮助患者建立健康行为模式。

（二）运动疗法

运动呼吸训练是慢性呼吸系统疾病患者有效的康复形式，积极参加运动呼吸康复训练，可以有效改善患者呼吸困难等症状，提高活动耐力。坚持长期综合肺康复训练可以改善患者焦虑、抑郁状况，改变疾病的进程，提高患者生活质量及运动耐受力。可以依据患者心肺功能情况给予合适的运动处方，运动形式可多样化。有研究显示，适度的运动，尤其是游泳、音乐伴奏下的运动在提高慢性肺病患者身体机能的同时能够有效地缓解抑郁焦虑情绪。

（三）心理治疗

心理治疗（psychotherapy）是应用心理学的原则和方法，治疗患者的心理、情绪、认知与行为有关的问题。治疗的目的在于解决患者所面对的心理困难，减少焦虑、抑郁、恐慌等精神症状，促进患者康复。主要包括支持性心理治疗、认知治疗、行为治疗等一系列的治疗技术。

1. 支持性心理治疗（supportive psychotherapy）

主要的特点在于善用治疗者与患者建立良好关系，积极地应用治疗者的权威、知识与关心，来支持、协助患者去适应目前所面对的现实环境，使患者能够正确对待疾病。支持资源包括客观条件和心理方面的。当人患有难以治愈的慢性疾病会很苦闷烦恼，是否有亲人、朋友、同事或领导能够给予精神上的安慰或帮助，会左右患者对于疾病的适应情况。支持性心理治疗就是运用此观念，从这几个方面着手去给予患者精神支持。做到如下几个方面：①细听倾诉，要以同情的心态来细心听取患者的申诉，充分了解病情，理解患者的处境，能够让患者倾诉内心的痛苦与烦恼。②支持与鼓励。③说明与指导，治疗者给患者和家属提供其所需的正确的疾病知识，纠正其可能的错误想法。④培养患者信心与为其带来希望，促进信息沟通，加强医患交流，许诺会给予支持和帮助，给患者提供安全感，增强患者的信心，给患者带来希望。⑤善用资源，做好患者社会支持系统的协调工作，为患者建立一个治疗、休养和生活和谐的环境。

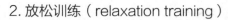

2. 放松训练（relaxation training）

可用渐进性放松训练，训练患者依次放松单个肌群，并调整呼吸，以达到放松全身的目的。治疗师让患者采取最放松的姿势——坐位，双手放在沙发或椅子扶手或膝盖上，开始练习。首先闭上眼睛，慢慢地调整呼吸，然后让患者握紧拳头，再松开；咬紧牙关，再松开；反复数次，目的是让患者体会什么是紧张、什么是放松。当患者了解紧张和放松的感觉后，再开始放松训练。放松训练从前臂开始，以此放松面部、颈部、肩部、背部、胸部、腹部、臀部和下肢，治疗时要求周围环境安静，光线柔和，每次训练 20 ～ 30 min。要求患者反复练习，最终在日常生活中也可以随意放松，用以缓解紧张焦虑的情绪。

3. 认知行为疗法

认知行为治疗的理论依据是患者的错误观念或不正确的认知常导致不良行为和情绪，治疗的重点在于帮助患者解决问题背后的认知根源——不合理信念，重视人的信念及思维过程在调节情绪及行为中的作用，以改变认知为主要方式，从而达到消除或减轻各种心理问题及障碍的目的。焦虑抑郁患者常存在对事物的一些歪曲的认识、灾难性的想象事件的结果，也往往是造成疾病迁延不愈的原因。对患者进行全面的评估后，治疗者要帮助患者分析不良认知并进行认知重建，同时教会患者进行松弛训练和呼吸控制训练。对于惊恐发作的认知可以分为三步：①让患者了解惊恐发作、发作的间歇性及回避过程。②内感受性暴露。通过有计划地让患者暴露于其感觉害怕的境遇，如拥挤、摇头引起的眩晕、活动时的气短等，使患者注意这种感受，从而耐受并控制这些感受。浅而慢的呼吸有助于控制过度换气。③认知重组。患者原来认为"我将晕倒""我将不能忍受这些感受"等，认知重组让其发现惊恐所导致的结果与既往的认识有很大的差别。这样达到新的认知重组而缓解症状。

（四）药物治疗

药物治疗建议在精神专科医生指导下应用，临床常用的药物有如下 8 类。

1. 选择性 5-HT 再摄取抑制剂（SSRIs）

代表药物有氟西汀、帕罗西汀、舍曲林、氟伏沙明、西酞普兰和艾司西酞普兰。这类药物的作用机制是通过抑制突触前 5-HT 神经末梢对 5-HT 的再摄取而获得疗效，具有疗效确切、不良反应少、耐受性好、服用方便等特点，临床应用广泛。

2. 选择性 5-HT 和 NA 再摄取抑制剂（SNRIs）

具有 5-HT 和 NA 双重再摄取抑制作用，主要代表药物有文拉法辛和度洛西汀。常见不良反应是血压升高。

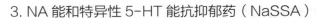

3. NA 能和特异性 5-HT 能抗抑郁药（NaSSA）

代表药物有米氮平，其作用机制通过增强 NA、5-HT 能的传递及特异性阻滞 5-HT$_2$、5-HT$_3$ 受体，拮抗中枢 NA 能神经元突触 α_2 自身受体及异质受体，临床特点为镇静作用明显，能改善食欲，抗胆碱作用轻。

4. 三环类及四环类抗抑郁药

代表药物丙米嗪、氯米帕明、阿米替林及多塞平、马普替林等，适应证为各种类型抑郁症。其主要药理作用为阻滞单胺类递质再摄取，使突触间隙含量升高而产生抗抑郁作用。而其阻断其他多种递质受体与治疗作用无关，却是诸多不良反应的主要原因，如阻断乙酰胆碱 M 受体导致口干、视力模糊、心动过速、便秘、青光眼等，阻断肾上腺素 α_1 受体导致直立性低血压、头晕，阻断组胺 H$_1$ 受体导致中枢抑制、镇静、嗜睡，阻滞多巴胺 D$_2$ 受体导致锥体外系症状。

5. 5-HT 受体拮抗和再摄取抑制剂（SARIs）

主要代表药物为曲唑酮，具有拮抗 5-HT$_2$ 受体，兴奋其他受体特别是 5-HT$_{1A}$ 受体而发挥作用，与镇静药物联用会加强中枢抑制，易引起血压降低，与降压药物联用应谨慎。

6. 选择性 5-HT$_{1A}$ 受体激动剂

这类药物属于新型的非苯二氮䓬类抗焦虑药，目前临床常用的药物有丁螺环酮和坦度螺酮。

7. 苯二氮䓬类药物（BZD）

主要作用于抑制性神经递质 γ- 氨基丁酸（GABA），因其抗焦虑作用强、起效快、疗效好、不良反应轻、安全可靠等特点而被临床广泛应用。此类药物最大的缺点是容易产生耐受性，多种药物之间具有较差耐受现象，长期应用往往会产生依赖性。因此不宜单一长期使用。

8. 其他药物

代表药物为氟哌噻吨美利曲辛，每片含 0.5 mg 氟哌噻吨及 10 mg 美利曲辛，前者是一种抑制突触后 D$_1$、D$_2$ 受体的抗精神药，后者是一种抑制 5-HT 和 NA 再摄取的抗抑郁药。此药具有抗焦虑、抗抑郁和兴奋特性，适用于轻、中度的焦虑及伴发抑郁患者，不良反应较轻，耐受性好，但长期使用应注意锥体外系反应的发生。禁忌证：心肌梗死恢复早期、束支传导阻滞、闭角型青光眼。

第十六节　星状神经节阻滞治疗

星状神经节（stellate ganglion，SG）由颈下神经节和第 1 胸神经节融合而成，位于第 7 颈椎椎体前外侧，该神经节前方的结构包括皮肤、皮下组织、胸锁乳突肌和颈动脉鞘。肺尖位于该神经节的前下方，中间区域的结构有颈前筋膜、第 7 颈椎椎体、食管和胸导管，星状神经节后方的结构有颈长肌、前三角肌、椎动脉 、臂丛神经鞘和第一肋的颈部。

星状神经节阻滞（satellite ganglion block，SGB）治疗有中枢和外周两方面作用。中枢作用是通过调节下丘脑 – 垂体 – 肾上腺轴及下丘脑 – 垂体 – 甲状腺轴和脑内神经递质的含量。外周作用是由于注射部位的节前和节后纤维的功能受到抑制，分布区内的交感神经纤维支配的心血管运动、肌肉紧张、支气管收缩及痛觉传导也受到抑制。

（一）治疗方法

1. 颈前入路

去针仰卧位，头略后仰，头部稍转向对侧，在环甲膜水平胸锁乳突肌内侧缘，用两根手指深压使气管及食管推向内侧，将颈总动脉推向外侧。消毒皮肤后，取 22 号 3.81 cm 针头进针直到触及 C_6 横突的骨面。进针深度 2.54 cm 时仍无骨性突感，针头可能刺入了 C_6 和 C_7 横突间隙。发生这种情况时应退出针头，向头端调整进针路径。触及骨面后，将针头退出近 0.2 cm 使针尖脱离颈长肌肌腹。轻轻抽吸无回血后，注入 7 mL 药液（0.3% 利多卡因注射液 4 mL+ 维生素 B_{12} 1mL+0.9% 氯化钠注射液 2 mL）（图 6-16-1）。

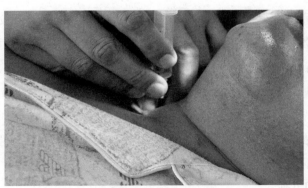

图 6-16-1　颈前入路

2. 颈侧入路

仰卧位，头部略向对侧旋转。于锁骨中点上方 3 cm 和胸锁乳突肌后缘处（相当

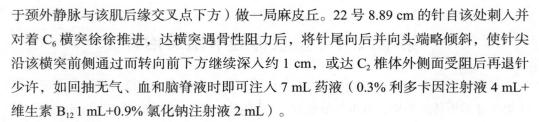

于颈外静脉与该肌后缘交叉点下方）做一局麻皮丘。22 号 8.89 cm 的针自该处刺入并对着 C_6 横突徐徐推进，达横突遇骨性阻力后，将针尾向后并向头端略倾斜，使针尖沿该横突前侧通过而转向前下方继续深入约 1 cm，或达 C_2 椎体外侧面受阻后再退针少许，如回抽无气、血和脑脊液时即可注入 7 mL 药液（0.3% 利多卡因注射液 4 mL+维生素 B_{12} 1 mL+0.9% 氯化钠注射液 2 mL）。

（二）并发症

1. 喉返神经麻痹

穿刺针推进太近中线而贴近气管外壁面，或药液的容积过大弥散到该膜时，喉返神经可能遭受阻滞，出现声音嘶哑、失声、下咽困难，严重时患者有窒息现象。

2. 气胸

穿刺针如向下倾斜太深，有引起气胸的危险。操作时当患者出现刺激性咳嗽时，应立即把针尖退出。

3. 臂丛神经麻痹

当针尖距离椎体的侧缘过远而刺入过深，可能使臂丛神经下干被阻滞。

4. 血肿

针尖一旦刺伤血管，血肿常很大且疼痛明显。

（三）注意事项

以上两种方法在操作过程中，操作者左手戴无菌手套，示指和中指在穿刺部位向横突方向深压，两指间分开约 1 cm 宽度间隙，使皮肤贴近颈椎，并在整个穿刺过程中一直保持其深压状态，以提高穿刺的安全性并缩短穿刺距离。穿刺时针从分开的两指间隙中进入。

在临床上，通常两侧星状神经节不同时注射治疗，以免导致交感神经调控机制功能障碍，发生各种危险，甚至心脏骤停；若需左右两侧同时治疗者，应先治疗一侧，间隔 6 ~ 8 h 后方可进行另一侧治疗。治疗成功的指征是注药 3 ~ 5 min 后出现 Horner 综合征，5 ~ 10 min 达最高峰，2 ~ 3 h 后逐渐减退。有 Horner 征象时患者必须卧床休息。

治疗时选择浓度为 0.3% 的利多卡因注射液，该浓度下的治疗以调节神经和改善循环为目的，而不麻痹神经。

（四）可能的机制

星状神经节前纤维（属 B 类纤维）来源于脊髓胸段灰质侧角细胞，节后纤维（属 C 类纤维）则广泛分布于头颈面部、上肢、肩胛、肺、气管及心脏等处的血管、平滑肌和腺体。星状神经节阻滞（SGB）不仅对其支配范围的疾病有效，而且对其他系统如自主神经系统、内分泌系统和免疫系统的某些疾病也有疗效，临床应用日益普遍。星状神经节的节后纤维分布于气管和肺组织等处，有一些研究发现 SGB 期间脉搏氧饱和度（SpO_2）发生变化，可能的机制是神经阻滞后血流速度发生改变，通气／灌流比例发生变化，进而影响到呼吸功能。另一些研究结果发现，星状神经节阻滞治疗可刺激交感神经及迷走神经张力，减轻气道阻力，改善呼吸症状。

星状神经节阻滞术治疗通过刺激交感神经及迷走神经张力，调节内脏传入、传出纤维，可使腺体分泌适度、肌肉张弛有节、食管蠕动规律、吞咽反射机制稳定、中枢神经控制有序、各级神经协调一致，从而改善口腔期、咽期、食管期吞咽障碍，从而改善吞咽功能，减少吸入性肺炎的发生。

因此，建议星状神经节阻滞术治疗应贯穿在呼吸功能训练的始末，而并非临床治疗的某个阶段。

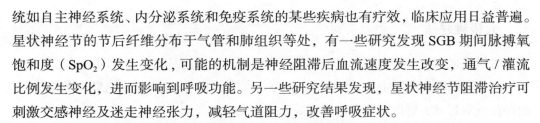

第十七节　中医康复技术

中医呼吸康复是指在中医理论指导下，遵循中医肺系疾病特点，采用中医康复技术与方法，防治肺系病证，保护身心功能，使患者早日回归社会的综合康复措施。

一、针刺疗法

针刺疗法对呼吸系统的多种症状都具有一定的调整作用或治疗作用。针刺疗法适用于多种心脏病，如风湿性心脏病、冠状动脉硬化性心脏病、高血压性心脏病、甲状腺功能亢进性心脏病以及部分先天性心脏病、哮喘等。现代医学也证实，针灸并用对机体的免疫、血液、内分泌、生殖、泌尿、代谢系统均有良性调节作用。针刺治疗作用于大脑皮质，激发高级神经中枢的整合调整功能，产生一系列神经体液的调节机制，调动起自身潜在的抗病能力，协同达到恢复生理平衡、消除病理过程、抵御疾病的目的。

二、推拿疗法

依据中医有关肺病的基本推拿治疗对患者进行推拿。①患者处仰卧位，按顺时针与逆时针方向按摩其腹部与丹田，运用一指禅手法按顺序推按患者阑门穴、建里穴、中脘穴、上脘穴、巨阙穴、关元穴、中府穴、云门穴等穴位，并对患者的胸大肌进行拿揉、拇指平推及掌根按压。②患者处俯卧位，随着其呼吸节奏规律推按患者肺俞穴、肾俞穴、气海俞及关元俞等穴位，并根据患者吸气时的轻重，掌握推拿的力度，用双掌由下至上交替轻叩患者的背部，以加快患者肺部痰液的排出。

三、太极罐疗法

太极拔罐疗法是以"腹乃气根动气"为根本，调整周身气机，肾间动气之气机循十二经络。仰卧位选取中脘、滑肉门、大巨、章门、中府、血海、足三里、筑宾诸穴；俯卧位选取督脉、膀胱经诸穴进行拔罐。

四、耳穴疗法

耳穴疗法在呼吸康复的过程中，主要应用耳穴压豆疗法，取穴原则就是指在用耳穴治病时选取耳穴的依据。常用的穴位有肾上腺、皮质下、神门、心、肺、脾、肾、交感、肝（胆）、小肠、升压点、降压点等。按上述方法选取诸穴进行治疗。

五、中医导引术

中医导引术种类多样，包括太极拳、八段锦、易筋经、六字诀等，导引术在我国用于养生治病有五千多年的历史。是一种具有鲜明特色的养生术、治疗术。是中国古人在数千年的养生保健实践中，经反复验证而总结出的一种防病治病的方法。

六、六字诀

健身气功"六字诀"锻炼能够有效调节呼吸功能。对于慢性阻塞性肺病具有良好的康复效果，而健身气功"六字诀"主要通过以下几个途径改善肺功能：以"六字诀"为代表的健身气功强调呼吸的深、细、匀、长，能有效地改善肺通气、换气功能，改善血气变化，起到充分吸进氧气，吐出二氧化碳，促进机体代谢；"六字诀"是呼吸配合肢体动作的健身气功，其运动时呼吸次数增加，深度增加，肺通气量大大增加，有助于呼吸肌力量增加，而深长的腹式呼吸能使膈膜上下移动的范围增大，增强膈肌和辅助肌的力量以及增加肺泡壁弹性纤维网的弹性，呼吸器官得到很大的锻炼和增强。

七、八段锦

八段锦是我国传统医疗保健功法之一，融合了中医的阴阳五行及经络学说，强调动作缓慢柔和，可导引行气、调畅气血，具有锻炼平衡能力、防病治病等作用。练习过程注重神、气、形的统一，通过意念调节大脑，加强生理与心理的联系。效果优于单纯的肢体运动。

八、太极拳

太极拳是中国传统健身功法，简单易行而深受广大群众的喜爱，是传统中医非药物疗法的代表。太极拳属于中低强度运动量的有氧运动，结合传统导引、吐纳的方法，注重练身、练气、练意三者之间的紧密协调，力求"以心行气""以气运身""用意不用拙力"。太极拳习练过程中，讲求呼吸自然沉实，倡导采用深、长、细、缓、匀的腹式呼吸方法(即所谓气沉丹田)，而这一呼吸形式即所谓的横膈式呼吸，可促进膈肌与腹肌收缩与舒张，从而使腹压不断改变。目前多推荐二十四式太极拳。

九、易筋经

"易"是变通、改换、脱换之意、"筋"指筋骨、筋膜，"经"则带有指南、法典之意。长期练习易筋经可增强心肌收缩力、顺应性、舒张功能，促进机体血液循环，增强呼吸肌肌力和耐力，改善肺功能，从而提高心肺耐力。目前多推荐十八式易筋经。

第十八节　康复护理技术

一、常用标本采集注意事项

（一）血培养

血培养是将新鲜离体的血液标本接种于营养培养基上，在一定温度、湿度等条件下，使对营养要求较高的细菌生长繁殖并对其进行鉴别，从而确定病原菌的一种人工培养法。血培养是临床诊断败血症的重要方法，阳性结果对明确诊断、对症治疗有极高的应用价值。但据文献报道，目前国内的血培养阳性率仅为 17.8% ～ 18.4%。为了提高血培养的阳性率，客观地反映出败血症患者血内存在病原菌的实际状况，需要临床医生精确选用血培养,检验师精心分离鉴定,更需要护理人员正确、无菌的操作技术。

1. 采血时机

（1）尽可能在抗菌药物使用前。

（2）对已经使用抗菌药物的患者，最好在下次用药前采集。

（3）寒战和发热初起时采血可提高阳性率。

（4）怀疑血流感染时应尽早采血，不要强调体温超过 39℃才抽血。

2. 采集方法

（1）手卫生：洗手或手消毒，最容易忽略，却也是很重要的。

（2）准备血培养瓶：根据检验申请单，选择合适的血培养瓶，检查血培养瓶有无破损、保质期，用 75% 酒精消毒血培养瓶塞，作用 60 s，待干。在血液注入血培养瓶之前，用无菌纱布或棉签清除橡皮塞残留的酒精。

（3）皮肤消毒：按常规消毒穿刺部位皮肤，使用消毒剂［碘酊或聚维酮碘（碘伏）］对皮肤进行严格仔细的消毒处理，消毒范围为（8×10）cm²，待干，防止皮肤寄生菌或环境引起的污染。

（4）持采血针按常规方法刺入静脉，另一头刺入相应血培养瓶内，利用瓶内真空抽取血标本，如用注射器无菌穿刺取血后，勿换针头直接注入血培养瓶。使用采血针采血时应先采集需氧瓶后采集厌氧瓶，使用注射器采集标本时则反之。

（5）建议每套血培养同时接种至需氧瓶和厌氧瓶，有利于微需氧菌和厌氧菌的检出。如果不能满足推荐的采血量时，应首先满足需氧瓶；婴幼儿血培养一般只抽 1 瓶需氧瓶进行培养，无需常规做厌氧瓶。

（6）血液注入血培养瓶后轻摇瓶子以防血液凝固。

3. 标本运送

（1）已采集的标本应视为潜在性生物危险品，均应置于防漏、防渗、相对密封的容器中收集、存储与转运。

（2）血培养采样结束后应由专人立即送至微生物实验室核收，一般不得超过 2 h；如因某种原因不能及时送检，应将已采集好的血液培养瓶放在室温，切勿放入冰箱内冷藏或冷冻。

4. 注意事项

（1）标本采集和运送均应在防止污染的原则下认真进行。

（2）不应从留置静脉或动脉导管处抽血，因为导管易被固有菌群污染。

（3）为获得准确结果，需要多套血培养。成人应至少"双抽四瓶"，即至少在 2 个穿刺点抽取 2 套血培养，每套分别放入需氧和厌氧瓶中，每瓶 8 ～ 10 mL，并标明"左侧"或"右侧"采血点，可有效增加血培养阳性率。

（4）当怀疑骨髓炎、脑膜炎、肺炎和肾盂肾炎合并菌血症时，在抗菌药物使用前从不同部位抽取 2 套血培养，两个来源的采血时间必须接近（建议 ≤ 5 min），各自做好标记。

（5）对不明原因的发热、亚急性心内膜炎，由三个不同的部位抽取 3 套血培养，每套间隔时间 ≥ 1 h，当培养 24 ～ 48 h 后若为阴性，则继续采集 2 套血培养。

（6）导管相关血流感染（CR-BSI）：①希望保留深静脉导管者至少 2 套血培养，其中至少 1 套来自外周静脉，另 1 套从导管采集，两个来源的采血时间必须接近（建议≤ 5 min），并各自做好标记。②决定拔除深静脉导管者：从独立的 2 个外周静脉部位，无菌采集 2 套血培养，同时无菌下取出导管并剪下 5 cm 导管末梢送实验室（实验室采用 Maki 半定量平板滚动培养）。

（二）痰培养

痰的微生物鉴定及药敏是下呼吸道感染病原学诊断时最常用的检测方法，可以帮助查找呼吸道感染病原以及对哪种抗生素敏感，有助于进行病原目标性抗炎治疗。通过定期监测医院感染病原体分布及耐药的趋势，也可提示临床如何经验性选择耐药性弱的抗菌药物，提高抗菌药物治疗的精准性。而痰培养的检查结果与痰液的采集方式、送样保存是否规范有直接关系。

1. 采样指征

以下任何一种情况，均可采集送检：

（1）咳嗽、脓性痰，伴有发热，影像学检查出现新的或扩大的浸润影。

（2）气道开放患者，出现脓痰或血性痰。

（3）考虑下呼吸道感染患者采集痰液标本，同时送血培养标本。

2. 标本采集

（1）采样前准备：①向患者说明痰和唾液的区别，要求留取痰标本。②有假牙者摘掉假牙。③请患者用清水漱口 2 ~ 3 次。④指导患者用力咳出深部痰，勿将唾液和鼻部分泌物送检。

（2）采集时间及频率：①争取首剂抗菌药物治疗使用前及更换抗菌药物前采集。②标本采集后保证 2 h 内送达实验室并得到接种。③只要有可能得到合格的痰标本，应马上采集、送检。④宜在医护人员直视下留取合格痰标本。⑤送检痰标本后 3 天内不主张再次送检。

（3）采集方法：痰液标本：①患者用清水漱口后，再用力咳嗽咳出深部痰液。②将痰液咳入无菌杯内。③盖好并拧紧杯盖，尽快送达实验室。④无痰或痰量极少者可采集诱导痰。可用 3% ~ 5% 氯化钠溶液 5 mL 雾化吸入约 5 min 后留取痰液。有气道高反应者慎用高渗 NaCl 诱导。⑤用无菌螺帽宽口容器收集诱导痰标本。

气道吸取标本：通过气管内插管将一次性无菌吸痰管推进呼吸道直至遇到阻力后开始抽吸，留取标本在吸痰杯内。

（4）标本质量：显微镜下细胞学检查发现标本受口咽部菌群污染为不合格标本。合格痰标本鳞状上皮细胞< 10 个 / 低倍视野，白细胞> 25 个 / 低倍视野，或白细胞与鳞状上皮细胞的数量比值> 2.5。

3. 运送及储存

（1）标本采集后需尽快送到实验室，不能超过 2 h。

（2）不能及时送达或待处理标本应置于 4℃ 冰箱保存（疑为肺炎链球菌和流感嗜血杆菌等苛养菌不在此列），以免杂菌生长，但不得超过 24 h。

（3）疑为肺炎链球菌、脑膜炎奈瑟氏菌、流感嗜血杆菌，室温下放置不超过 1 h。时间过久会导致肺炎链球菌、流感嗜血杆菌等苛养菌由于不适应外界环境和自溶现象而死亡，从而降低分离阳性率。

二、大小便管理

（一）神经源性膀胱

神经源性膀胱是由于神经控制机制出现紊乱而导致的下尿路功能障碍，通常需在存有神经病变的前提下才能诊断。根据神经病变的程度及部位的不同，神经源性膀胱有不同的临床表现。此外，神经源性膀胱可引起多种并发症，最严重的是上尿路损害、肾衰竭。

神经源性膀胱功能障碍是动态进展的，必须对患者的储尿及排尿功能、临床表现及全身情况进行动态评估和分型，并以此为依据选择适宜的膀胱管理方法。早期干预、正确处理、终身护理和定期随访才能最大限度地避免并发症的发生，提高患者的生活质量。

1. 评估

神经源性膀胱的评定包括询问病史、症状评估、体格检查、实验室检查及专科评估。

（1）询问病史。①有无遗传及先天性病史，如先天性脊柱裂、脊膜膨出等发育不良疾病。②是否有中枢或外周神经系统损伤及疾病史，如脑卒中、脊髓损伤、马尾神经损伤、帕金森病、腰椎间盘突出症等病史。③既往治疗史，如神经系统手术史、泌尿系统或盆腔手术史、外伤等；用药史，如抗胆碱能药物、α 受体阻滞药等；是否已接受膀胱相关治疗与干预、目前的膀胱管理方法如挤压排尿、留置尿管等。④代谢性疾病史，如糖尿病（可导致外周神经损伤），询问病史时需要了解血糖治疗及控制情况。⑤社会及心理方面，了解患者的生活环境、日常生活饮食习惯等。

（2）症状评估。①下尿路症状：包括储尿期、排尿期及排尿后症状，如尿急、尿频、尿痛、尿失禁、排尿困难等。②膀胱感觉异常症状：膀胱充盈期感觉及尿意感。③神经系统症状：神经系统原发疾病症状及治疗后症状、肢体感觉运动功能、自主神经过反射等。④肠道症状：评估是否有大便失禁、便秘、里急后重感等。⑤其他症状：

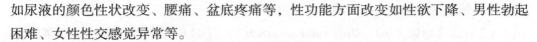

如尿液的颜色性状改变、腰痛、盆底疼痛等，性功能方面改变如性欲下降、男性勃起困难、女性性交感觉异常等。

（3）体格检查。评估患者的意识、精神状态、认知、膀胱充盈期及排尿后生命体征的变化，四肢感觉运动功能，躯体感觉运动平面、脊髓损伤患者损伤平面，日常活动能力、手功能，会阴部的感觉及运动功能，球海绵体反射、肛门括约肌及盆底肌自主收缩功能等。

（4）实验室检查。根据医嘱进行血常规、尿常规、细菌培养、细菌计数、药敏试验、血尿素氮、血肌酐等检查。

（5）专科评估。①排尿日记：反映每次排尿量、排尿间隔时间、患者的感觉、每日排尿总次数及总尿量，能客观反映患者的症状。②尿流动力学检查：尿流动力学检查能客观地反映逼尿肌、尿道内外括约肌各自的功能状态及其在储尿、排尿过程中的相互作用。它能对下尿路功能状态进行科学、客观及定量的评估。通常排尿后残余尿量在 100 mL 以下，被认为是可以接受的。充盈期正常的膀胱顺应性好，充盈过程中膀胱压力变化很小，通常为 20 ~ 40 mL/cmH$_2$O。逼尿肌漏尿点压（DLPP）定可用以预测上尿路损害风险，当 DLPP ≥ 40 cmH$_2$O 时，继发上尿路损害的风险显著增加。影像尿流动力学检查（VUDS）也能判断膀胱输尿管反流和 DLPP。目前推荐神经源性膀胱患者尽可能接受此项检查。还可以做尿道压力测定、尿道肌电图检查，用以评估尿道括约肌的收缩舒张功能是否有逼尿肌和括约肌协同失调。

2. 处理策略

（1）早期处理策略：早期处理以留置导尿为主，可以采用经尿道或经耻骨上瘘管留置导尿的方式，短期内不必定期夹闭导尿管。这个阶段最主要是预防膀胱过度储尿和感染，有条件者进行神经营养及康复治疗。

（2）恢复期的处理策略：进入恢复期后，应尽早进行尿动力学检查评价膀胱尿道的功能状态。尽早拔除留置导尿管，采取膀胱再训练、间歇性导尿等方法，促进患者达到预期的康复目标。残余尿量 < 100 mL。或为膀胱容量的 20%，无其他泌尿系并发症可考虑停止间歇性导尿。

3. 常用护理技术

（1）间歇性导尿术（Intermittent Catheterization，IC）：间歇性导尿术被国际尿控协会推荐为协助神经源性膀胱患者排空膀胱最安全的首选措施，是协助膀胱排空的金标准。间歇性导尿术包括无菌间歇性导尿术（SIC）和清洁间歇性导尿术（CIC）。间歇性导尿术适用于神经源性或非神经源性膀胱功能障碍引起的膀胱逼尿肌活动性低下或收缩力减弱患者、膀胱逼尿肌过度活动被控制后存在排空障碍患者、部分膀胱梗阻和膀胱排空不完全患者的治疗以及诊断性检查。

（2）留置导尿（indwelling catheterization）：①经尿道留置导尿处理策略：留置导尿是用无菌技术经尿道将大小合适的导尿管插入膀胱以引流尿液的方法。对于重症、上尿路受损或膀胱输尿管反流、体质虚弱不能排空膀胱或不适合其他膀胱管理方法的患者需要进行经尿道留置导尿。②其他导尿方法：对于需要导尿的患者，除留置导尿外还可选择其他的导尿方法。阴茎套引流法用于无尿路梗阻并有完整排尿反射的尿失禁男性患者。耻骨上插管导尿术用于泌尿外科和妇科手术患者。

（3）行为训练：行为训练是指将行为分解为细小的、可以测量的单元，通过系统训练，产生强化作用，从而帮助建立行为习惯的一种训练方法。通过行为训练能改善神经源性膀胱患者的排尿行为。

（4）辅助排尿。

扳机点排尿：通过叩击耻骨上膀胱区、挤压阴茎、牵拉阴毛、摩擦大腿内侧、刺激肛门等刺激，诱发逼尿肌收缩和尿道括约肌松弛，产生排尿。扳机点排尿的本质是刺激诱发骶反射排尿，其前提是具备完整的骶神经反射弧。扳机点排尿并不是一种安全的排尿模式，仅适用于少数骶上脊髓损伤的患者，方案实施前需要运用尿流动力学测定来确定膀胱功能状况，并在尿流动力检查指导下长期随访，以确保上尿路安全。

代偿性排尿训练：①Crede手法排尿：用拳头于脐下3 cm深按压，并向耻骨方向滚动，动作缓慢柔和，同时嘱患者增加腹压帮助排尿。②Valsalva排尿：指排尿时通过Valsalva动作（屏气、收紧腹肌等）增加腹压将尿液挤出。应严格按指征慎重选择，只适用于骶下神经病变患者，但除外已有膀胱输尿管反流的患者。应在尿流动力学检查允许的前提下才能施行，并严密随访观察上尿路安全状态。对已经接受尿道括约肌切断术、A型肉毒毒素尿道括约肌注射术等降低膀胱出口阻力治疗的患者，可通过Crede手法和Valsalva法联合使用促进排空。由于辅助排尿可能导致膀胱压力超过安全范围，容易导致膀胱输尿管逆流，导致上尿路损害，临床上不推荐常规使用。该类方法的禁忌证主要包括存在膀胱输尿管反流、膀胱出口梗阻、逼尿肌－括约肌协同失调、肾积水、盆腔器官脱垂、症状性泌尿系感染、合并疝气等。

（5）盆底肌肉锻炼：①Kegels训练：应用于产后尿失禁患者，以加强盆底肌肉收缩力。②阴道重力锥训练：阴道锥置入患者阴道内、肛提肌以上，当重物置于阴道内时，会提供感觉性反馈，通过收缩肛提肌维持其位置保证阴道锥不落下，依次增加阴道锥重量，从而提高盆底收缩力。对于不完全去神经化的神经源性尿失禁及神经源性逼尿肌过度活动患者，推荐使用该类方法以增强盆底与括约肌力量，从而改善尿失禁、抑制逼尿肌过度活动。结合生物反馈方法进行盆底肌肉锻炼，能够加强肌肉

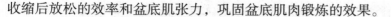

收缩后放松的效率和盆底肌张力，巩固盆底肌肉锻炼的效果。

（二）神经源性肠道功能障碍

神经源性肠功能障碍（neurogenic bowel dysfuction，NBD）是指支配肠道的中枢或周围神经结构受损或功能紊乱导致的排便功能障碍。NBD 对患者生活质量、社会融入和个人独立性产生重大负面影响，改善 NBD 症状是提升患者生活质量的主要决定因素。

1. 评估

（1）评估内容：当胃肠功能发生明显变化时应及时评估分级，内容包括排便频率、粪便黏稠度、排便时间、有无便意、是否可控制、有无失禁、排便量、胃肠道有无疼痛、腹胀、疝、有无慢性便秘、肠梗阻、营养不良或脱水、使用药物情况、使用辅助排便技术、照顾者照护、纤维素及液体摄入、体育活动等；此外，还需对患者的身体功能、认知、生活需求、肠道护理目标、排便环境、依从性及社会支持进行评估。标准化的评估工具如下。

①国际脊髓损伤肠功能基础数据集：该数据集提供了一种简单、有效、可广泛使用的用于评估和监测肠功能的工具。国际上已测试了其可靠性，国内也对其 2.0 版进行了解读。

② Bristol 粪便形态评估量表：该量表已被翻译为多种国家语言并广泛应用，是一种视觉性图表，用于评估大便的黏稠度，国内临床上多用于评估慢性功能性便秘及肠道准备质量。

③脊髓损伤生活质量量表的肠道管理维度：用于评估 NBD 对患者日常生活活动和生活质量的影响。

（2）辅助检查：对不同 NBD 临床症状应选择不同方法。腹部 X 线检查可作为评估肠道粪便分布及肠道问题的初筛方法，当需要进一步明确诊断时，腹部 CT 扫描可以快速、准确诊断肠梗阻及其他肠道病变。可使用不透放射线的标志物或闪烁显像检测结肠运输时间。无线动力胶囊则可以检测胃排空时间、小肠传输时间和结肠传输时间。美国胃肠疾病协会美国大学胃肠病学指南支持使用不透射线的标志物、闪烁显像、无线动力胶囊来检查对于一线药物治疗无效，持续存在胃肠道症状和慢性便秘症状患者的结肠运输情况。国内近年来已逐渐开展无线动力胶囊检查，并已开发国产无线动力胶囊，尚有待于进一步用于 NBD 患者。对于不完全性脊髓损伤有运动功能保留的患者，肛管直肠测压可用于详细评估其盆底功能障碍模式。

2. 管理策略

1）基础肠道管理

（1）根据 NBD 的类型进行适合的基础肠道管理：基础肠道管理是所有 NBD 类

型的患者最基本的肠道管理方法，反射性 NBD 和无反射性 NBD 都应使用基础肠道管理程序。

反射性 NBD 和无反射性 NBD 患者，应给予不同的基础肠道管理方案。①生活方式：反射性和无反射性 NBD 患者均需要摄入充足的液体和纤维素，进行适量的身体活动，并制订个性化的肠道护理计划。②排便频次：反射性 NBD 患者每天排便 1 次，或者每周至少排便 3 次，而无反射性 NBD 则需每天排便 1 次或多次以清空肠道。③排便目标：所有 NBD 患者均为形成排便规律，定时排便，大便柔软成型，Bristol 粪便形态评分 3 分或 4 分，量足，排便时间控制在 30 min 内，不超过 1 h。④排便方式：反射性 NBD 患者可使用手指直肠刺激技术（digital rectal stimulation）结合人工清便（mannual evacuation）的方法，而无反射性 NBD 患者适用人工清便的方法。⑤口服药物：所有 NBD 患者均可口服泻药（直肠兴奋剂、大便软化剂）和促肠动力药，反射性 NBD 患者可使用直肠兴奋剂（如直肠栓剂或微小灌肠剂），而无反射性 NBD 患者可无需使用该类药物。

应考虑 NBD 患者发病前的个人生活方式和排便史，以确定每周最佳排便频率。建议反射性 NBD 患者在急性期定时每天排便 1 次，随着排便规律的形成和排便效率的提高，排便频次可减少至每周 3 次；排便前检查并清除直肠穹隆处大便，可使用直肠兴奋剂（如栓剂或微小灌肠剂），注入直肠停留 10 ~ 15 min，然后使用手指直肠刺激技术触发肛门直肠反射，促进直肠收缩，肛门括约肌放松，促进排便。手指直肠刺激技术是指由护理人员将润滑后的手指伸入直肠进行缓慢的圆周运动，每次不超过 10 ~ 20 s，每 5 ~ 10 min 重复 1 次，直到排便完成，注意避免过度扩张直肠。

胸 6 水平及以上的脊髓损伤患者易出现自主神经反射异常，可使用利多卡因润滑凝胶润滑直肠。对于无反射性 NBD 的患者建议每天至少 1 次的肠道护理，以降低非计划大便排出的风险，且只用人工清便法进行肠道排空。

（2）腹部按摩：是临床上常见的肠道护理方法，也是康复护理学教科书中推荐的康复护理措施之一，有文献报道腹部定时定向多频震动、穴位按摩可改善大便性状，改善便秘症状，增加肠道清洁度，但其样本量较少，证据水平较低，尚缺乏随机对照试验的循证证据支持。

（3）Valsalva 法：是指让患者深吸气后紧闭声门，再用力呼气，以增加腹内压和直肠内压力来协助排便。但该方法使用时如果用力过猛则会导致盆底肌收缩而产生排便阻力，阻碍排便。目前支持 Valsalva 法的证据水平非常低，对便秘、失禁和排便时间的影响尚不清楚。

2）适应性辅具和设备

对于手功能受限或存在自行处理大便困难者应考虑配置插入栓剂辅具和手指直肠刺激器，而且在配置坐便器或淋浴椅前应评估患者的身体功能、姿势稳定性、转移能力、皮肤、患者和照护者的目标。

3）饮食、膳食补充剂、纤维素、液体摄入和益生菌

（1）膳食补充剂：医护人员应询问并记录脊髓损伤患者的饮食史及正在服用的所有膳食补充剂，评估其有无过量服用及不良反应和潜在并发症。

（2）根据耐受性逐步增加纤维摄入量：患者不应一律采取高纤维饮食，应评估其胃肠耐受性，逐步增加纤维摄入量。不是所有的含纤维素食物均对改善便秘有效。含水溶性纤维素（如车前草）是一种非发酵的凝胶形成纤维，具有很高的持水能力，既可帮助便秘患者软化大便，又可促进腹泻患者大便成形；而不可溶性纤维对改善便秘的效果取决于纤维颗粒的大小，大颗粒麦麸可对大肠黏膜产生机械刺激，增加水分及黏液分泌，促进大便排出，而细小光滑的不溶性纤维颗粒因其不能起到对肠黏膜的机械刺激作用则可能加重便秘。如需食用纤维素补充剂，其溶解度、发酵速率、黏度和凝胶形成能力可影响其临床疗效，使用前需进行评估。

（3）促进最佳粪便稠度所需的液体量必须与膀胱管理所需的液体量平衡：医护人员应指导患者适量饮水，饮水量需与膀胱管理所需的液体量相平衡，以形成最佳黏稠度的大便。

推荐计算液体需求量计算公式：液体 1 mL/kcal，或液体 30 mL/kg 体重，或 1 500 mL+（体重 kg–20）×15。

（4）限制食用易产气食物：应识别、限制或避免食用导致患者过度胃肠胀气或改变肠道蠕动的食物。

（5）益生菌：尽管益生菌可降低抗生素相关腹泻和艰难梭菌相关腹泻，但对于常规服用益生菌的益处证据有限，不建议医护人员常规向患者推荐服用益生菌。

4）口服药物

可以服用缓泻口服药物进行肠道管理，但目前的证据有限。建议可以服用口服兴奋性缓泻药、促肠动力缓泻药联合直肠缓泻药物，辅以手指直肠刺激或人工清便来进行综合的肠道管理。

5）直肠药物

（1）应用直肠药物进行肠道管理：直肠药物治疗是神经源性肠道管理最常用的治疗方案之一，特别对反射性 NBD 患者有重要作用。

（2）不推荐常规使用磷酸钠和肥皂水等灌肠剂灌肠：美国临床指南不推荐常规

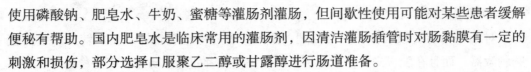

使用磷酸钠、肥皂水、牛奶、蜜糖等灌肠剂灌肠，但间歇性使用可能对某些患者缓解便秘有帮助。国内肥皂水是临床常用的灌肠剂，因清洁灌肠插管时对肠黏膜有一定的刺激和损伤，部分选择口服聚乙二醇或甘露醇进行肠道准备。

（3）经肛门灌洗：对于基础肠道管理效果不佳的 NBD 患者可进行经肛门灌洗。经肛门灌洗是将液体通过特殊装置从肛门泵入直肠和结肠，以排出肠道内粪便，是一种可控制的清空肠道粪便的技术。有证据支持经肛门灌洗在治疗便秘、大便失禁取得良好效果，改善了与症状相关的生活质量，增加对肠道功能的满意度，减少长期的肠道护理费用。经肛门灌洗最常见的不良反应有腹痛、出汗、寒战、头晕，对于有自主神经反射异常的患者应谨慎使用。绝对禁忌证有肛门或直肠狭窄、急性肠炎、急性憩室炎、结直肠癌等。

（4）脉冲式冲洗辅助排便：是指使用温水进行快速的、间歇性、脉冲式冲洗来缓解粪便嵌塞和刺激肠蠕动。该方法适用于尚未有效建立肠道排便规律且出现粪便嵌塞的 NBD 患者，如有症状性的嵌塞伴腹痛、疼痛、恶心呕吐、反复液体便、自主神经功能障碍，无症状性嵌塞的患者以及对基础肠道护理无反应，连续 3 次常规排便失败者。国内尚无脉冲式冲洗辅助排便法在 NBD 患者的应用报道。

6）身体活动

鼓励患者定期进行身体活动，形成健康的生活方式。研究显示参与运动的患者有更好的肠道控制能力。站立训练可能有益于肠道功能，但应与其他身体活动相平衡，并考虑采取安全措施，训练过程中注意患者安全，预防跌倒、皮肤损伤、直立性低血压，建议每周至少站立 3 次，每次 30 min。排便时选择坐位姿势也是非常好的锻炼，对成功排便有显著影响。

7）功能性电刺激和功能性磁刺激

不建议临床常规使用功能性电刺激、功能性磁刺激治疗 NBD。小样本的观察性研究表明，骶前根神经刺激和骶神经刺激可减少大便失禁和便秘症状，增加排便频率，改善生存质量，功能性磁刺激可减少胃排空及结肠传输时间。但证据水平很低，尚有待于大规模、高质量的随机对照试验研究来探索其疗效。

8）手术治疗

在保守治疗失败后，重度 NBD 患者可以选择手术治疗，常见的手术治疗方法有顺行可控性灌肠及结肠造口术。

9）并发症管理

NBD 患者常见的并发症有便秘、肠梗阻、缺血性肠综合征、痔疮、肛肠脓肿、直肠脱垂等。与 NBD 相关的并发症有压力性损伤、失禁性皮炎、自主神经反射异常等。

10）健康教育

应向患者、照护人员和卫生保健者适时提供全面的健康教育，内容包括讲解胃肠道生理解剖学知识、NBD 定义、肠道管理方案的内容和程序、潜在并发症，讨论性亲密关系与肠道管理的注意事项。

三、管道管理

（一）气管插管护理

1. 妥善固定导管

及时清理口腔内分泌物，清洁口腔周围皮肤并保持干燥，防止固定胶布脱落。

2. 牙垫和气管导管固定

牙垫和气管导管固定在一起，如果牙垫松动、移位，应及时取下胶布重新固定，防止牙垫移位或滑出，或造成牙齿直接咬压导管，阻碍通气。

3. 气管导管气囊

充气量 3 ~ 5mL，以气管导管外围不漏气为准，留置导管时间最长不能超过 72 h，留置期间每 2 ~ 4 h 放气 1 次，每次 5 ~ 10 min，放气时用 5 号注射器抽出气囊内气体 3 ~ 5 mL 为宜，定时放气充气，避免气囊对气管压迫时间过久造成气管内膜苍白坏死。

置管期间保持口腔清洁，每日口腔护理 2 次，保持清洁湿润。定时进行气道湿化，防止气道分泌物结痂、干燥。

（二）气管套管的护理

1. 观察切口有无渗血

气管切开后，密切观察切口有无渗血。切口少量出血，一般在手术 24 h 后减少，切口出血量大时应及时联系医生进行处理，切口每日换药 2 次，动作轻柔，严格无菌操作，发现异常及时做细菌培养，固定带随脏随换。

2. 观察分泌物

观察分泌物的颜色、量、性质，发现异常报告医生，及时留痰培养，控制感染。

3. 观察异物堵塞现象

观察有无痰痂或异物堵管及发生脱管现象。

4. 充分吸痰

吸痰是保持呼吸道通畅，预防肺部感染的关键。操作前要熟悉病情，掌握吸痰的时间，根据吸痰指征，适时吸痰，提倡按需吸痰，吸痰前后要吸氧，提高氧浓度至 10 L/min，1 ~ 2 min 后调回原浓度。

吸痰前检查负压吸引器是否完好，吸痰时先将吸痰管的尖端放入无菌盐水中吸引少许，以检查吸痰管是否通畅，并有润滑作用，然后在无负压的情况下插入气道，当达到一定深度时，开放负压，边提边吸，边旋转边退管。吸痰管进入气道次数不宜超过 3 次，吸不净痰液也先退管，吸氧后再吸，以防造成低氧血症，禁止插入同时施加负压，禁止反复提插，避免过于粗暴刺激迷走神经兴奋引起心脏骤停。

5. 严格遵从无菌操作

避免交叉感染，1 人 1 双手套，1 次 1 根吸痰管，口、气道要分开，吸痰管用无菌镊夹取，若合用应先气道后口腔，雾化器专人专用，专桶消毒，连接管 1 人 1 条，护理盘 24 h 更换 1 次，金属套管内套管每 6 h 拔出煮沸 15 min，冷却后放入。

6. 翻身扣背

是气道护理中一项重要措施，应鼓励患者咳嗽，每 2 h 翻身叩背 1 次，拍背时手呈握杯状，由下向上，由外向脊柱方向震动。拍背的禁忌证有胸部外伤，肋骨骨折、气胸、胸腔出血或引流者。

7. 气道湿化和温化

常规进行气道湿化，每 4 h 雾化吸入，也可用湿化液进行气道内直接滴药，1 h/ 次，在呼气末转吸气时沿气管内壁缓慢匀速滴入。气道温化应达到 32 ~ 35℃，应 < 40℃，以免造成烫伤。

（三）人工气道的湿化

1. 病床及单位

室内保持清洁、空气新鲜，室温在 22 ~ 24℃。可采用的地面洒水、空气加湿器等方法使相对湿度保持在 70% ~ 80%。

2. 人工气道的湿化方法

气道湿化的方法主要有两种，一种是呼吸机上配备的加温和湿化装置；另一种是借助护理人员，应用人工的方法，定时或间断地向气道内滴（注）入生理盐水的方法，此法只能起到气道湿化的作用，吸入气体的加温还得靠呼吸机的加温湿化装置。

3. 保证充足液体入量

呼吸道湿化必须以全身不失水为前提，如果液体入量不足，即使呼吸道进行湿化，呼吸道的水分会因进入失水的组织而仍然处于失水状态。因此，机械通气时，液体入量必须保持 2 500 ~ 3 000 mL/d。

4. 呼吸机的加温湿化器

现代多功能呼吸机上都有电热恒温蒸汽发生器。呼吸机的加温湿化器是利用将水加温至一定温度后产生蒸汽的原理，使吸入的气体被加温，并利用水蒸气的作用达到

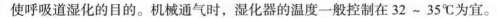

使呼吸道湿化的目的。机械通气时，湿化器的温度一般控制在 32 ~ 35℃为宜。

5. 气管内直接滴注

即直接向气管内滴（注）入 0.45% 生理盐水，可以采用间断注入或持续滴入两种方法。间断注入，一般每隔 15 ~ 20 min 向气道内注入 2 ~ 3 mL。

持续滴注方法为将安装好的输液装置挂在床旁，并连接静脉用头皮针，将头皮针刺入吸氧管内，通过氧气的吹散作用湿化气道；或在气管套管口覆盖两层纱布并固定，将滴注针头别在纱布上，其滴速为每分钟 4 ~ 6 滴。此法适用于脱机患者。有时为协助控制肺部感染，可在湿化液中加适量抗生素。另外，5% 碳酸氢钠液气管内滴入，也可作为预防和控制肺部真菌感染的一项措施。

6. 气道冲洗

应用 2% 碳酸氢钠或 0.45% 生理盐水，每次吸痰前抽吸 2 ~ 5 mL 于患者吸气时注入气道。行机械通气的患者在操作前给予 100% 氧气 2 min，以免造成低氧血症。注入冲洗液后应给予吸痰或扣背，使冲洗液和黏稠的痰液混合震动后利于吸出。对于痰液黏稠者，可以间断反复多次冲洗。但一次冲洗时间不要过长。

7. 雾化吸入

可用于稀释分泌物，刺激痰液咳出及治疗某些肺部疾病。雾化液一般选择蒸馏水或生理盐水，根据病情还可加入化痰和抗菌药物。

经人工气道口进行雾化吸入，在吸入过程中，可能会出现氧浓度下降、药物刺激导致气管痉挛、分泌物湿化后膨胀使气道管腔变窄等导致患者气道阻力增加。这些因素可使患者出现憋气、咳嗽、呼吸困难、紫绀、烦躁等临床表现，因此在雾化操作前及操作中，应注意及时吸出气道分泌物，氧分压低的患者雾化应与吸氧同时进行。雾化液宜现用现配。

（四）胃管护理

1. **防止胃内容物反流**

鼻饲时适当抬高床头 30° ~ 40° 或半卧位，注入食物前必须确定胃管在胃内，注入速度宜慢，一般 200 mL 在 20 ~ 30 min 内完成。

鼻饲完毕，在旁观察 5 min，注意有无呕吐，食物反流，30 min 内不易翻身或进行其他护理操作，每次鼻饲量不宜超过 200 mL，每 2 ~ 3 h/次，温度以 38 ~ 40℃为宜，注入完毕后必须再注入温开水冲净胃管，避免鼻饲液存积在管腔中变质，造成胃肠炎或堵塞管腔。

对易反流者采取少量多餐，注意观察胃内容物残留情况，如鼻饲前抽出 100 mL，适当延长间隔时间。

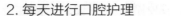

2. 每天进行口腔护理

以保持口腔黏膜清洁、湿润，鼻饲用物每日消毒 1 次。

3. 胃管留置时间

胃管留置时间按《护理学基础》要求，长期鼻饲患者 7 d 更换 1 根胃管，改插另一侧鼻孔，以预防鼻、咽黏膜刺激性损伤。

（五）吸氧管的护理

如为气管切开的患者，注意保持吸氧管的通畅，防止吸氧管脱出。

使用鼻塞者每日更换，双鼻孔交替使用并及时清除鼻腔分泌物，防止导管阻塞而失去用氧作用。

用氧过程中可根据患者的脉搏、血压、精神状态、皮肤颜色、湿度与呼吸方式有无改善来衡量氧疗效果，同时监测动脉血氧饱和度，分析判断疗效。吸氧管和湿化瓶应每日更换。

（六）留置双腔透析管

（1）严格无菌操作。

（2）每次操作前应先回抽，再注入，检查管道是否堵塞，封管时严格按管道上标记的刻度进行封管。

（3）发现管道有堵塞现象时，严禁直接强行推入药液。

（4）每次换药时检查固定双腔管的线口是否有松动、脱落。

（七）深静脉留置导管的护理

应检查导管固定是否牢靠、局部有无渗血、管路是否通畅，并对患者进行卫生宣教，嘱其保持局部清洁、干燥、防止剧烈运动，以免管路滑脱，并教会一些如管路滑脱和穿刺处出血等意外情况的急救方法（主要是压迫止血并到医院就诊）。

血液透析结束时，应用安尔碘消毒导管口并注入生理盐水再注入含肝素的生理盐水，以防止导管内凝血。最后，用已消毒的肝素帽封口，无菌敷料覆盖包扎并固定。

护士在使用留置导管时，应严格执行无菌操作，在连接血路管前，应检查局部是否有感染，用安尔碘棉签消毒周围皮肤及导管口，并用一次性注射器抽出导管内肝素生理盐水及血凝块，然后连接血路管开始血液透析。

若深静脉留置导管患者，每次血液透析期间出现畏寒、发热等症，在排除其他感染灶的前提下，应首先考虑为留置导管内细菌繁殖致感染的可能，故应立即通知医生，予以拔管，并将留置管前端剪下做细菌培养。同时，据医嘱给患者使用抗生素。

（八）尿管护理

目前使用较多的是气囊导尿管，它具有许多优点，操作简便，内固定稳定，刺激

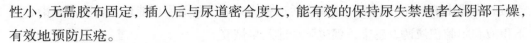

性小，无需胶布固定，插入后与尿道密合度大，能有效的保持尿失禁患者会阴部干燥，有效地预防压疮。

1. 保持尿管通畅

引流管放置妥当，避免受压、扭曲、堵塞等造成引流不畅，以致观察、判断病情失误。

2. 保持尿道口清洁

每日用 0.5% 碘伏擦拭尿道口及导尿管近端（10 cm）2 次，大便污染时及时清洗消毒，储尿袋及引流管放置应低于耻骨联合，防止尿液逆流。多喂患者温开水，有足够的尿液保持自然地冲洗尿道系统。

3. 尿管更换时间

目前有两类引流系统，一类是导尿管与引流袋预先密封连接成为无菌的密闭引流系统，2 周左右更换整套装置，这种装置可使菌尿发生时间推迟；另一类是导尿管与引流袋预先不连接，定时更换集尿袋。

有资料表明，不同材质的尿管留置时间的长短不同，一般情况下橡胶尿管每周更换 1 次，乳胶尿管 2 周更换 1 次。

四、引流装置管理

（一）腹腔引流管护理

1. 引流管固定

引流管通过缝线固定于皮肤，均接无菌引流袋，每根引流管均应注明放置部位。

2. 腹腔引流袋

腹腔引流袋固定的位置应低于腹壁戳孔平面，防止引流液逆流引起腹腔感染。对于卧床患者，应将引流袋妥善固定于病床两侧。既要保证引流管无扭曲和受压，又不可过度牵拉引流管；协助卧床患者翻身或更换体位前，应先妥善固定引流管，防止因牵拉导致引流管脱出；患者下床活动前，应先将引流袋妥善固定于患者的衣裤上面。

3. 保持引流管通畅

保持引流管的通畅，应经常挤压引流管，一般每隔 1 ~ 2 h 挤压 1 次。挤压时左手固定近端（引流管靠近腹壁戳孔的一侧），防止因牵拉引起患者疼痛和管道拔出，右手向远端用力牵拉并挤压引流管，反复挤压数次。准确记录每小时引流量、颜色和性状等。

4. 尽量采取半坐卧位

在病情允许的情况下，应该尽量采取半坐卧位，这样不但使患者舒适，而且有利

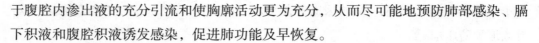

于腹腔内渗出液的充分引流和使胸廓活动更为充分，从而尽可能地预防肺部感染、膈下积液和腹腔积液诱发感染，促进肺功能及早恢复。

5. 遵从无菌操作

严格无菌操作：腹腔引流袋一般每日应该更换 1 次。更换前应先夹闭引流管，倾倒引流液。更换时要求严格执行无菌操作原则。

首先，应夹闭引流管，将引流袋与引流管分离；其次，用棉签消毒引流管内、外口，消毒时遵循由内向外的原则；最后，连接无菌引流袋，挤压引流管保持通畅。护士应密切观察腹壁戳孔处有无渗血、渗液、脓性分泌物以及皮肤红肿等异常情况。

6. 并发症的观察

（1）出血：一旦出现引流液量增多、颜色鲜红，应考虑腹腔活动性出血可能，应及时通知医生，加快输液速度。

（2）腹腔感染：一旦腹腔引流液由淡红或淡黄的清亮液变为黄褐色或白色、粉红色黏稠液体，患者出现发热，外周血白细胞和中性粒细胞明显升高等情况，应及时留取各腹腔引流管的引流液，做细菌培养及药敏，选择敏感抗生素进行治疗。

（二）胸腔闭式引流护理

1. 引流管安装正确

水封瓶的长管必须插入液面下 3 cm 并保持直立位。胸壁的伤口，用凡士林纱布覆盖严密。水封瓶置于患者胸部插管水平下的 60 ~ 100 cm 水平处，放置妥当，防止被踢倒或是抬高（一般水封瓶两侧有两个挂钩可挂在床架上，亦可用绷带加固）。

2. 保持引流管通畅

（1）取半卧位，有利于气体的引流和呼吸。

（2）鼓励患者咳嗽及做深呼吸运动，促进胸膜腔内气体的排出，有利于肺复张。

（3）防止引流管折叠、扭曲、受压和滑脱，定时挤捏引流管一旦引流管管腔堵塞。（挤压方法为：用止血钳夹住排液管下端，两手同时挤压引流管然后打开止血钳，使引流液流出）即失去其引流功效，胸膜腔内的空气便无法引流出来，严重时胸腔内空气可进入胸壁软组织而出现皮下气肿，或经纵隔出现头、面部、颈部的皮下气肿。

（4）水封瓶不可倒置、倾斜，不可高于胸部，以免液体或气体逆流胸腔。搬运患者或患者起床活动时，应用双止血钳夹闭引流管（不可用止血钳齿面，以免反复夹导致引流管破损），搬运后应先把引流瓶放置低于胸腔的位置固定妥当，才可松开止血钳。

（5）如水封瓶不慎打破，应先立即夹住引流管，更换新无菌水封瓶，然后开放钳夹。如引流管不慎脱出，应立即用手捏着引流口双侧皮肤，使伤口暂时闭合避免空

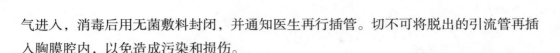

气进入，消毒后用无菌敷料封闭，并通知医生再行插管。切不可将脱出的引流管再插入胸膜腔内，以免造成污染和损伤。

3.密切观察玻璃管水柱

玻璃管水柱随呼吸上下波动余额 4 ~ 6 cm，表示引流通畅。玻璃管水柱随呼吸无波动时，有两种情况：①引流管被堵塞，失去引流作用，应及时给予处理，可挤捏引流管或用等渗盐水冲洗，操作时应防止气体进入胸膜腔。②肺复张良好，为正常情况，可以拔管。

4.观察引流液的量和性质

水封瓶在使用前需先倒入无菌生理盐水，并在瓶身上贴一条长胶布标明液体面的高度、倒入液体量、日期和开始时间。气胸做胸腔闭式引流一般无血性引流液，若引流量多，颜色为鲜红色或红色，性质较黏稠，易凝血，则疑为胸腔内有活动性出血。

5.预防感染

因为穿刺造成胸腔与外界相通，易发生感染，所以预防穿刺部位感染是护理的关键。每日对穿刺点和周围皮肤进行碘伏消毒数次，并以无菌敷料保护，如敷料潮湿应立即更换，防止感染。每日定时更换一次水封瓶和引流接管，操作过程必须严格按照无菌操作。

6.拔管指征

X 线胸片示肺膨胀良好，无漏气，患者无呼吸困难，就可拔出胸腔引流管。拔管后用凡士林纱布覆盖，加压包扎。拔管后注意观察患者有无胸闷、呼吸困难、气促，以及伤口漏气、渗液、渗血、皮下气肿等，如有异常应及时报告医生。

五、体育娱乐

体育娱乐属于运动训练的范畴，通过体育娱乐可以提高呼吸系统疾病患者上下肢和躯干的力量、心肺功能、肌肉耐力、平衡能力和心理状态。

（一）训练项目

1.体育、文艺、娱乐项目

（1）现代体育项目：主要有篮球、排球、乒乓球、网球、台球、硬地滚球、保龄球、田径、体操、游泳、射箭、举重、滑雪、自行车、登山等。

（2）传统健身项目：太极拳、八段锦、五禽戏、易筋经、练功十八法等。

（3）娱乐项目：舞蹈、卡拉 OK、音乐欣赏、演奏乐器、文艺表演、各种棋类项目、克朗棋、扑克、飞盘、飞镖、划船、骑马、电影欣赏、绘画、书法及各种游戏活动等。

2. 参与社会活动

比如去商场购物、游览名胜古迹、欣赏戏剧、观看体育比赛等。

（二）呼吸体操

1. 膈肌呼吸

双脚与肩同宽，一手放胸前，一手放腹部，全身放松，采用鼻吸口呼的方式进行呼吸，呼气时腹部收缩将气缓缓呼出，吸气时尽力挺腹，胸部不动。

2. 头颈运动

双脚与肩同宽，仰头吸气，头颈部尽量往后伸，低头呼气，下颌尽量贴近胸骨。然后左右转头，转头吸气，回头呼气，头颈尽量向左右的后方转动。

3. 肩部运动

双脚与肩同宽，肘部抬高至肩同高位置，外展至180°左右，再向下向后旋转，吸气用力，呼气回正。

4. 转体运动

双脚与肩同宽，一手搭肩，一手平举，旋转上身时吸气，转回时呼气。

5. 体侧屈运动

双脚与肩同宽，双手平举，分别向两侧做侧屈动作，侧屈时吸气，回正时呼气。

6. 屈肘下蹲

双脚与肩同宽，双手用力握拳屈肘，膝关节微屈不超过脚尖，随吸气和呼气做下蹲动作，直立位伸肘吸气，下蹲屈肘呼气。

7. 双手托举

双脚与肩同宽，双手交叉上托至胸前，双肩反转后继续上托，至上肢完全伸直，呼气时双臂下落。

8. 踮脚运动

双脚与肩同宽，吸气踮起双足，呼气回正。

呼吸操可根据个人情况选择适合的进行，循序渐进，在心率平稳的情况下可以每次锻炼 5 ~ 10 min，每天 1 次。训练时不能屏气，动作宜轻柔。

六、烟草依赖的管理

（一）概述

1. 定义及形成机制

（1）定义：烟草依赖是指吸烟成瘾，是一种慢性、易复吸、危及生命的疾病，

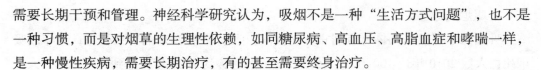

需要长期干预和管理。神经科学研究认为，吸烟不是一种"生活方式问题"，也不是一种习惯，而是对烟草的生理性依赖，如同糖尿病、高血压、高脂血症和哮喘一样，是一种慢性疾病，需要长期治疗，有的甚至需要终身治疗。

（2）形成机制：香烟烟雾中超高剂量的尼古丁进入肺部后，迅速透过肺泡膜进入肺毛细血管，在数秒内达到中枢神经系统，与中脑边缘系统的尼古丁乙酰胆碱受体结合，激活腹侧被盖区的多巴胺神经元释放兴奋性神经递质 - 多巴胺，反复多次后产生生理影响，形成烟草依赖。大多数情况下，尼古丁对中枢神经系统的影响是不可逆的，尼古丁以主动运输及被动运输透过血 - 脑屏障，激活大脑多个信号通路，包括乙酰胆碱、去甲肾上腺素、血清素、抗利尿激素和 β- 内酰胺神经递质系统。更重要的是尼古丁激活大脑中边缘系统激活后可增强注意力、反应时间、学习和记忆能力，增加成瘾性。尼古丁的快速起效和短半衰期（约 2 h）进一步增强成瘾性。

中枢神经系统对尼古丁的敏感性和反应性主要取决于基因表达。约 10% 吸烟者尼古丁依赖的主基因缺失，因此该类吸烟者生理上没有尼古丁依赖，而 90% 吸烟者会对尼古丁产生生理依赖。

2. 尼古丁戒断症状

常见尼古丁戒断症状见表 4-18-1。

表 4-18-1　常见尼古丁戒断症状

症状	发生率（%）
焦虑	87
激惹，易怒，脆弱	80
抑郁（无抑郁病史）	31
精力难以集中	73
食欲增加或增重	73
乏力	71
烟草欲望	62
夜间觉醒	24

注：美国精神病协会精神及疾病的诊断和统计手册（第 4 版）。

3. 诊断

在过去一年内体验过或表现出下列 6 项中的至少 3 项，可诊断为烟草依赖。①强烈渴求吸氧。②难以控制吸氧行为。③当停止吸氧或减少吸氧量后会出现戒断症状。④出现烟草耐受表现，即需要增加吸烟量才能获得过去吸较少烟量获得的吸烟感受。⑤为吸烟放弃或减少其他活动及爱好。⑥不顾吸烟的危害坚持吸烟。

4. 吸烟的危害

吸烟几乎可损伤人体所有器官。在我国，吸烟导致 20% 的男性死亡，每年因吸烟死亡人数 2010 年达 100 万人，依照目前流行趋势到 2030 年将达到每年 200 万人。有充分证据表明吸烟可以导致肺癌，吸烟量越大，吸烟年限越长，开始吸烟年龄越小，肺癌的发病风险越高。吸烟是造成约 90% COPD 的主要致病原因，包括肺气肿和慢性支气管炎。对于从未吸烟者，二手烟暴露是 COPD 的主要病因。直接烟草烟雾暴露或二手烟暴露可加重哮喘的严重程度，导致哮喘发病率和死亡率增加。有充分证据说明吸烟可以导致青少年发生哮喘或哮喘样症状。烟草烟雾也是大多数间质性肺病的主要病因。有充分证据说明，吸烟增加呼吸系统感染的发病风险。吸烟增加静脉血栓栓塞症的患病风险。我国吸烟者发生静脉血栓的风险是不吸烟者的 2.32 倍。

（二）评估

评分 1 ~ 3 分：尼古丁轻度依赖；评分 4 ~ 6 分：尼古丁中毒依赖；大于 7 分：尼古丁重度依赖。Fagerstorm 烟碱依赖评估量表见表 4-18-2。

表 4-18-2　Fagerstorm 烟碱依赖评估量表

评估内容	0 分	1 分	2 分	3 分	自我评分
早晨醒来后多长时间吸第一支烟	> 60min	31 ~ 60min	6 ~ 30min	5min 以内	
您是否在许多禁烟场所感到很难控制吸烟的需要？	否	是			
您最不想放弃的是哪一支烟？	其他时间	早晨首次			
您每天吸多少烟？	10 支	11 ~ 20 支	21 ~ 30 支	≥ 31 支	
您是否在早晨醒来后第 1 时间内吸烟最多？	否	是			
如果您患病卧床是否还会吸烟？	否	是			

（三）治疗策略

1. 行为干预

综合的生物行为治疗模式有益于烟草依赖者的烟草戒断，包括团体咨询、个人咨询、教育研讨和讲座。提供各种技能培训，包括压力管理、放松疗法和复吸预防等，在培训技能的同时施于强化的、个体的控制和急救药物治疗。

2. 药物治疗

烟草依赖治疗的根本目的是通过足够药物剂量和联合用药尽可能抑制尼古丁戒断症状，减少复吸发生。戒烟药物根据功能和使用方法分为两种，控制类药物和急救类药物。控制类药物使用后需要一定时间（4 ~ 6 小时至 1 周）才能使大脑的血药浓

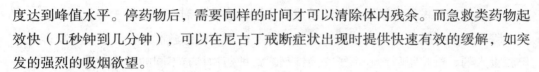

度达到峰值水平。停药物后，需要同样的时间才可以清除体内残余。而急救类药物起效快（几秒钟到几分钟），可以在尼古丁戒断症状出现时提供快速有效的缓解，如突发的强烈的吸烟欲望。

1）伐伦克林

$\alpha_4\beta_2$ 烟碱受体部分激动剂，酒石酸伐伦克林缓释口服药（是继安非他酮缓释片后第二代非尼古丁药物）是 1997 年以来获得 FDA 批准用于治疗烟草依赖的第一个新药，是首个专门用于治疗烟草依赖的药物。

伐伦克林能与神经元烟碱样乙酰胆碱受体 $\alpha_4\beta_2$ 亚型选择性高度结合，产生轻中度尼古丁样作用，刺激多巴胺少量释放，减轻戒烟者对尼古丁的依赖性；同时能够阻断尼古丁与 $\alpha_4\beta_2$ 受体的结合，消除尼古丁对中脑边缘系统多巴胺能神经元的刺激效应，阻断吸烟产生的愉悦感，从而消除吸烟者的习惯性和依赖性的物质基础，降低吸烟欲望。

伐伦克林应至少在戒烟前 7 天开始使用，使中枢神经系统的血药浓度达到稳定状态。伐伦克林推荐初始剂量为每天 1 一次，1 次 0.5 mg，连续 3 天。在第 4 ~ 7 天，1 次 0.5 mg，每天 2 次。而后增加至维持剂量每次 1 mg，每天 2 次，在第一个疗程的 12 周内持续使用。对于有效果，可以进行后续 12 周的第二周期伐伦克林治疗疗程。3 个月伐伦克林疗程可以明显改善烟草依赖，治疗结束时戒烟率显著增加，可以减少后续 9 个月的尼古丁戒断症状。拉伦克林使用 6 个月，可降低烟草的复吸率；然而短期伐伦克林治疗停药后，复吸率增高显著。因此，即使没有出现复吸的情况，也至少需要 6 个月的治疗疗程。

2）安非他酮

多巴胺去甲肾上腺素再摄取抑制剂，安非他酮缓释片该药于 1997 年在美国批准上市，是用于治疗烟草依赖的第一个非尼古丁药物。

作用于中枢多巴胺和去甲肾上腺素再摄取的抑制剂，该药不影响中枢神经系统的血清再摄取。

安非他酮缓释片必须在戒烟之前 7 ~ 14 天开始服药，使中枢神经系统的血药浓度达到稳定状态。常用剂量是 150 mg/12 h，晨起口服 150 mg，持续 3 d。对于 7 周治疗有效的患者至少应维持 1 年的治疗。

3）尼古丁

烟碱受体激动剂，尼古丁是目前唯一的尼古丁受体激动剂，1984 年美国首次提炼出尼古丁凝乳胶。尼古丁贴膜是尼古丁通过皮肤吸收到中枢神经系统，4 ~ 8 h 后可达到血药峰值浓度。

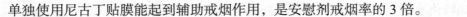

单独使用尼古丁贴膜能起到辅助戒烟作用，是安慰剂戒烟率的 3 倍。

除尼古丁贴膜外，尼古丁还有其他 4 种不同剂型的急救制剂，分别是鼻喷雾剂、口腔吸入剂、凝胶咀嚼剂和离子交换锭剂。每种药物具有不同的药代动力学。这些剂型作用于中枢神经系统的时间均比尼古丁贴膜快。由于作用时间短起效快，可作为有效的急救药物。

大多数烟草依赖者受益于控制类药物和急救类药物的联合应用，从而减轻突发情况和（或）严重的尼古丁戒断症状。大多数临床专家喜欢使用两种控制类药物。大量临床研究发现两种控制类药物联合急救类药物是安全有效的，可以有效改善烟草依赖的治疗效果，提高戒烟率。

烟草依赖是一种慢性、易复发，严重危及生命的疾病，可以通过长期的医疗管理进行有效的治疗。

七、健康管理

患者的自我管理是指患者在应对慢性疾病的过程中发展起来的一种管理症状、治疗、生理和心理变化以及作出生活方式改变的能力。"有时去治愈，常常去帮助，总是去安慰"是美国 Trudeau 医生的名言，它是医生面对疾病和医疗工作的最朴实写照。随着全球人口结构的改变和老龄化社会的到来，慢性病患病率急剧上升，以及医学科学的局限性，患者健康自我管理在疾病防治中有着不可或缺的重要意义。自我管理不但可以帮助患者更好地控制疾病，提高生活质量，而且可以促进卫生资源的有效利用，值得社会和医疗体系更多地关注。

（一）患者自我管理

需要完成疾病的治疗管理，如服药、改变饮食、自我监测（如血糖）等；建立和保持在工作、家庭和朋友中的新角色；处理和应对疾病所带来的各种情绪，如愤怒、恐惧、悲伤和挫败感等任务。自我管理教育是在传统的疾病知识教育加入了疾病管理技能训练，除心理健康指导外，更注重提高患者与他人沟通的技能、解决疾病带来的各种问题以及寻求家庭社会支持的能力等。慢性病患者进行疾病自我管理不仅仅是简单地提高对治疗的依从性，身体和社会等方面的管理也应融合到长期应对慢性疾病的过程中。尽管自我管理由患者完成，但医疗保健系统有责任为患者提供自我管理支持，包括提供教育和支持干预来增加患者处理健康问题的技巧和信心，其中自我管理教育为提高患者自我管理和促进行为改变而设计，应用行为技术提高患者的自信和生活中处理疾病的技巧。与仅仅传递信息的传统患者教育相比，自我管理教育不仅给患者提供信息，更重要的是促进其行为改变。

（二）自我管理的内容

1. 改变不良的生活方式

生活方式是不同阶层人群在其生活圈、文化圈内所表现出的行为方式，一般是由经济条件、社会性质及自然地理条件所决定。而不良生活方式是指一系列有害的生活习惯、生活方式和生活态度，其形成因长期受固定的社会条件、风俗习惯和家庭因素等的影响。对人类健康危害最大的不良生活方式包括酒、吸烟、不良饮食习惯、滥用药物和缺乏体育锻炼等。其中吸烟是易罹患恶性肿瘤、慢性阻塞性肺疾病、冠心病等疾病，导致心脑血管病、慢性呼吸系统疾病等多种疾病和死亡的重要危险因素。并且烟雾中含有一氧化碳、尼古丁、烟焦油和氯化物等有害物质，不但会污染环境，而且会对被动吸烟者的健康造成很大危害。因此要形成良好的生活方式，建立融洽的社会和人际关系，才能远离诸多疾病，减轻家庭和社会的负担。

2. 调整饮食习惯

食物是人体能量的主要来源，饮食量不足，为了维持正常代谢的需要，机体不得不大量分解肌肉及内脏蛋白来氧化供能，久而久之形成一些疾病。如素食主义者，高脂肪和高蛋白质的食物摄入过少，体内缺少蛋白质和含铁矿物质，不能满足蛋白质消耗与更新补充的要求，影响抵抗力，影响激素分泌，容易感冒，甚至出现月经紊乱等症状。长期吃饭不定时的习惯也会影响健康。饱餐时可能因胃过于扩张易形成胃食管反流；过度饱餐时有可能引起胰腺消化液的过度分泌，导致急性胰腺炎，甚至丧失生命。肺病患者体内处于高代谢状态，能量消耗比正常人高数倍。因此，这类人群尤其是慢阻肺等慢性病患者，由于呼吸肌负荷较重和不同程度的缺氧，导致进食不足和能量消耗过大，最终多形成营养不良。此类患者更需掌握少食多餐的饮食原则，合理分配三餐进食量，同时多食用新鲜蔬菜和水果，不宜吃辛辣油腻等食物。

3. 适量运动

不同的人可根据自己的身体状况选择适宜的运动量。安全有效的运动训练应以康复医生的运动处方为依据。未经专业指导的运动量是否适宜可根据下述表现对照参考：锻炼后有微汗、轻松舒畅感，脉搏10分钟内恢复，饮食、睡眠良好，次日体力充沛，说明运动量适当；如果锻炼后大汗淋漓、头昏眼花、胸闷胸痛、心悸气短、饮食、睡眠不佳，脉搏15分钟内不恢复甚至整天比前一天快，次日感到周身乏力、缺乏运动欲望，则表明运动量过大；如果运动后身体无发热感，脉搏无明显变化，并在3分钟内恢复，说明运动量不足。在工作时可以进行的体力活动如下：在电脑前工作时，不时转动肩或者脖子；上班时不坐电梯，走楼梯；每工作1小时，站起来运动10分钟；同事之间把开展某些体育活动作为工作之余的一项共同爱好。在家可以进行的体力活

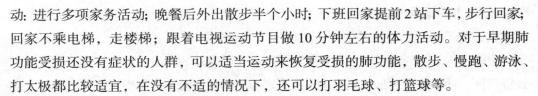

动：进行多项家务活动；晚餐后外出散步半个小时；下班回家提前2站下车，步行回家；回家不乘电梯，走楼梯；跟着电视运动节目做10分钟左右的体力活动。对于早期肺功能受损还没有症状的人群，可以适当运动来恢复受损的肺功能，散步、慢跑、游泳、打太极都比较适宜，在没有不适的情况下，还可以打羽毛球、打篮球等。

4. 配合医疗的积极信念

人的思想无形，却是一种内在、隐形的力量。在各个领域，善于开发、训练、运用意念产生的力量，并结合其他训练方法，将可成功挖掘出人体最大潜能。每个人生了病，常习惯迫切问医生该怎样治疗，该吃什么药。其实一个不断急求获得外在成效的人，内心往往充满了恐惧、焦虑、担忧，降低了人体本身具有的免疫功能，尽管有充足的医疗物质条件，也难以实现康复的效果。每个人有不同的思想，从事不同的工作，而训练意念且把意念变成持续不断、坚定不移的动力，就有了人生信念，这种信念将引导一个人走向成功。当身体乏累，休息即可消除疲劳。而当处于亚健康状态，应该用自己的意念去调理，而不是过多地求助于外界的力量。冬季天气比较寒冷，再加上气候比较干燥，容易出现上呼吸道感染，因此对这些疾病有正确的认识，才能正确防治。

（三）自我管理的形式

有效的自我管理是为了更好地控制疾病，维持满意的生活质量，将慢性病患者的健康状况、健康功能维持在一个满意的状态，使患者过上独立的生活。自我管理项目可以有多种形式。

1. 团体项目

团体课程形式，通常每次持续 2 ~ 2.5 小时，连续 5 ~ 7 周。强调互动方法、经验学习和提高自我效能，内容集中在解决问题的技巧，促进互动支持。

2. 社区教育团体课程

可在社区由合格的专业人员组织，包括提高自我效能策略、解决问题的练习和讨论。进行系列课程有助于支持患者长期行为改变，促进互动支持。

3. 电话支持

由经过培训的专业咨询师接听随叫随通的专线电话，电话咨询内容包括疾病症状监测、日常药物维持和药物不良反应处理、自我保健活动等。该模式能够加强专业化指导、效果可靠，同时减少临床面对面相见、通话费用低廉、节省费用。

4. 家庭自学计划

患者通过邮件和网络，如音频视频辅助、网络计划等工具参与，交流内容可以集中在某个方面（如精神压力的应对）或系列自我管理主题。该方法具有缩短专业人员

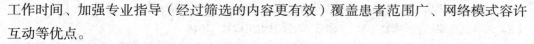

工作时间、加强专业指导（经过筛选的内容更有效）覆盖患者范围广、网络模式容许互动等优点。

5. 自我管理教育的形式

改变以往医护人员集中授课的被动教学方式，转变为"专业人员集中授课 + 疾病管理技能训练 + 病友相互交流防病经验相互教育"模式，如"高血压之家""糖尿病学校""哮喘俱乐部"等形式，结合临床实际，满足患者的个性需求。

6. 教育手册

疾病教育手册通常作为附属于其他干预措施的方法，单独应用时不能认为是自我管理教育的一种形式。

随着慢性病患病率急剧上升，全球卫生保健系统都面临着巨大挑战，需要积极应对。在对患者实行治疗前必须对患者做出全面的评估（心理活动、生理方面、社会行为等），这样医护人员对患者的病情有了全方位的认识和了解，才能从各个方面进行具体的干预措施。必须培养患者主动管理自己的意识，从内心上主动接受并积极地去实施，久而久之让患者感受到自我管理在控制症状和减慢病情上的重要作用，并积极地转变为日常生活中的一部分。我们国家对于这一领域的探索开始比较晚，尚无独立构建自己一套完整的患者管理体系。

（付伟锋　曾　静　宋云云　翟亚丽　方丽璇）

参考文献

［1］BERRA K. Cardiac and pulmonary rehabilitation: historical perspectives and future needs ［J］. Journal of Cardiopulmonary Rehabilitation and Prevention, 1991, 11(1): 8-15.

［2］BARACH A L. The therapeutic use of oxygen ［J］. JAMA, 1922,79(9): 693.

［3］BARACH A L. Principles and practices of inhalational therapy ［J］. American Journal of the Medical Sciences, 1944, 5(5): 363.

［4］HART A L . Physiologic therapy in respiratory diseases ［J］. Journal of the American Medical Association, 1948, 138(5): 391.

［5］BARACH A L. Breathing exercises in pulmonary emphysema and allied chronic ［J］. Archives of Physical Medicine and Rehabilitation, 1955, 36(6): 379-390.

［6］MILLER W F. A physiologic evaluation of the effects of diaphragmatic breathing training in patients with chronic pulmonary emphysema ［J］. American Journal of Medicine, 1954, 17(4): 471-477.

［7］MILLER W F. Physical therapeutic measures in the treatment of chronic bronchopulmonary disorders: methods for breathing training – science direct ［J］. American Journal of Medicine, 1958,

24(6): 929-940.

［8］张鸣生主编.呼吸康复［M］.北京：人民卫生出版社,2018.

［9］JOHN E. HODGKIN BARTOLOME. 肺康复成功指南［M］.4版.胡占升,主译.北京：人民卫生出版社,2019.

［10］HOYERT D L, HERON M P, MURPHY S L, et al. Deaths: final data for 2003［C］. Hyattsville Md: National Center for Health Statistics, 2007.

［11］BERNSTEIN A, BILHEIMER L T, MAKUC D M. Health, united states, 2006: with chartbook on trends in the Health of Americans［J］. Health Status Indicators, 2006.

［12］BERNSTEIN A, MAKUC D M. Health, united states, 2005: with chartbook on Trends in the Health of Americans［J］. Health Status Indicators, 2005.

［13］GARLAND A, DAWSON N V, ALTMANN I, et al. Outcomes up to 5 years after severe, acute respiratory failure［J］. Chest, 2004, 126(6): 1897-1904.

［14］LEFF B, BURTON L, MADER S L, et al. Hospital at home: feasibility and outcomes of a program to provide hospital-level care at home for acutely ill older patients［J］. Ann Intern Med, 2005, 143(11): 798-808.

［15］RAM F S, WEDZICHA J A, WRIGHT J, et al. Hospital at home for patients with acute exacerbations of chronic obstructive pulmonary disease: systematic review of evidence［J］. BMJ, 2004, 329(7461): 315.

［16］SPRATT G, PETTY T L. Partnering for optimal respiratory home care: physicians working with respiratory therapists to optimally meet respiratory home care needs［J］. Respir Care, 2001, 46(5): 475-488.

［17］MAKE B J. Chronic obstructive pulmonary disease: developing comprehensive management［J］. Respir Care, 2003, 48(48): 1225-1234.

［18］CAPLES, SEAN, M., et al. Obstructive sleep apnea［J］. Annals of Internal Medicine, 2005, 142(3): 187-197.

［19］HOISINGTON E R, MILLER D A, ADAMS C A, et al. Impact of a program to provide patients with comparative information about providers of durable medical equipment for home respiratory care［J］. Respiratory Care, 2004, 49(11): 1309.

［20］CAROLYNKISNER LYNNALLENCOLBY. 运动治疗学：理论基础与实作技巧［M］.5版.陈韵茹,译.台北：合记书局,2009.

［21］陈荣昌,王辰.呼吸支持技术［M］.北京：人民卫生出版社,2018.

［22］李玉生,曾西,许予明,等.实用吞咽障碍治疗技术［M］.北京：人民卫生出版社,2014.

［23］HOYERT D, HERON M, MURPHY S, et al. Deaths: final data for 2003, Hyattsville, Md, 2003, National Center for Health Statistics. Centers for Disease Control and Prevention, U.S. Department of Health and Human Services.

［24］U.S. Census Bureau News: Dramatic Changes in U.S. aging highlighted in new census: NIH report, 0Hyattsville, Md, 2006, Centers for Dontrol, U. S. Department of Health and Human Services.

［25］Centers for Disease Control and Prevention Health, United States, 2005, with chartbook on trends in the health of Americans,Hyyat-esville.Md, 2005, Centers for Disease Control andPrevention, U.S.

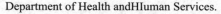
Department of Health andHIuman Services.

[26] GARLAND A, DAWSON N, ALTMANN I, et al. Outcomes up to 5 years after severe, acute respiratory faiilure [J]. Chest, 2004, 126: 1897-1904.

[27] LEFF B, BURTON L, MADER S, et al. Hospital at home:feasibilitv and out-comes of a program to provide hospital-level care at home for Acu-tely ill older Patients [J]. Ann Intern Med, 2005, 143: 798-808.

[28] RAM F, WEDZICHA J, WRIGHT J, et al. Hospital at home for patients with acute exacerbations of chronic obstructive pulmonary disease: systematic reviewof evidence, BM, 2004, 329: 315.

[29] SPRATT G, PETTY T. Partnering for optimal respiratory home care: physicians working with respiratory therapists to optimally meet respiratory home care needs [J]. Respir Care, 2001, 46: 475-488.

[30] MAKE B. Chronic obstructive pulmonary disease:developing Compre-hensive management [J]. Respir Care, 2003, 48: 1225-1237.

[31] CAPLES S, GAMI A, SOMERS V. Obstructive sleep apnea [J]. Ann Intern Med, 2005, 142: 187-197.

[32] HOISINGTON E, MILLER D, ADAMS C, et al. Impact of a program to provide patients with comparative information about providers of durable medical equipment for home respiratory care[J]. Respir Care, 2004, 49: 1309-1315.

第五章　呼吸系统疾病的康复

第一节　慢性阻塞性肺疾病康复

一、概述

（一）定义及病因

1. 定义

慢性阻塞性肺疾病（chronic obstructive pulmoriary disease，COPD），简称慢阻肺，是一种常见的、可以预防和治疗的疾病，其特征是持续存在的呼吸系统症状和气流受限，原因是气道和（或）肺泡异常，通常与显著暴露于毒性颗粒和气体相关。

2. 病因

（1）吸入有毒气体或颗粒：吸烟、生物燃料所引起的室内污染、职业性粉尘和化学烟雾室内外空气污染。

（2）遗传性抗胰蛋白酶 α_1 缺乏：这是最重要的易感危险因素。此外，任何可能影响胚胎和幼儿肺部发育的原因，如低体重儿、呼吸道感染等，也是潜在可导致慢阻肺的危险因素。

（3）感染：儿童期严重的呼吸道感染与成年后肺功能的下降及呼吸道症状有关；既往肺结核病史与 40 岁以上成人气流受限相关。

（二）临床表现

慢阻肺的临床表现包括呼吸困难、慢性咳嗽、慢性咳痰。

（三）诊断与鉴别诊断

1. 诊断

肺功能检查是确诊慢阻肺的必备条件。应用支气管舒张剂后，$FEV_1 / FVC < 70\%$ 表明患者存在持续性气流阻塞，即慢阻肺。

出现呼吸困难、慢性咳嗽或咳痰，并有慢阻肺危险因素暴露史的好发人群均应考

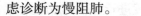

虑诊断为慢阻肺。

为了早期发现慢阻肺的患者，凡年龄＞40岁的患者，只要出现以下任一表现，均需考虑慢阻肺的诊断，并尽早行肺功能检查。

（1）呼吸困难：渐进性（随着时间加重），典型表现为劳力时加重，持续存在。

（2）慢性咳嗽：间歇性，或为干咳。

（3）慢性咳痰：任何形式的慢性咳痰均可提示慢阻肺。

（4）危险因素暴露史：如吸烟、吸入烹饪和取暖燃料产生的烟雾或吸入职业性粉尘和化学物质。

（5）慢阻肺家族史。

2. 鉴别诊断

（1）支气管哮喘：哮喘为慢阻肺的主要鉴别诊断，其鉴别要点是支气管哮喘多在儿童或青少年期起病，以发作性喘息为特征，发作时两肺布满哮鸣音，缓解后症状消失，常有家庭或个人过敏史，哮喘的气流受限多为可逆性，其支气管舒张试验阳性。但是，在部分患者中，现有的影像学和生理学检查手段并不能将慢性哮喘与慢阻肺鉴别开来。

（2）支气管扩张：支气管扩张有反复发作咳嗽、咳痰特点，常反复咯血，合并感染时有多量脓性痰，查体常有肺部固定性湿性啰音，部分胸部X线片显示肺纹理粗乱或呈卷发状，高分辨率CT可见支气管扩张改变。

（3）肺结核：肺结核有慢性咳嗽、咳痰，近期痰中带血，并反复发生，胸部X线片及CT可发现占位病变或阻塞性肺不张或肺炎，痰细胞学检查、纤维支气管镜检查以及肺活检，可有助于明确诊断。

（4）其他需要鉴别的疾病：肺气肿是一病理诊断名词，是呼吸气腔均匀且规则地扩大而不伴有肺泡壁的破坏，这虽不符合肺气肿的严格定义，但临床上也常习惯称为肺气肿。临床表现可以出现劳力性呼吸困难和肺气肿体征，但肺功能测定没有气流受限的改变，即 $FEV_1/FVC \geqslant 70\%$，与慢阻肺不同。

二、评估

慢阻肺评估是根据患者的临床症状、急性加重风险、肺功能异常的严重程度及并发症情况进行综合评估，其目的是确定疾病的严重程度，包括气流受限的严重程度、患者的健康状况和未来急性加重的风险程度，最终目的是指导治疗。

（一）症状评估

常采用改良版英国医学研究委员会呼吸问卷（modified British Medical Reseach

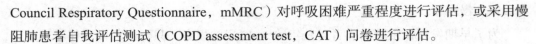

Council Respiratory Questionnaire，mMRC）对呼吸困难严重程度进行评估，或采用慢阻肺患者自我评估测试（COPD assessment test，CAT）问卷进行评估。

（二）气流受限程度

临床常用时间肺活量（FEV）、深吸气量（IC）、呼吸峰流速（PEFR）、呼气中期最大流速（MMFR）、气道阻力和弥散功能等肺功能指标来评价慢阻肺严重程度和治疗效果。FEV_1、用力肺活量（FVC）及 FEV_1/FVC 常用于通气功能检测。FEV_1由于检测结果稳定，可重复性好，目前应用最为广泛。

FEV_1/FVC 对早期慢阻肺敏感，能首先确定是否存在气流受限。临床上应用 FEV_1占预计值百分比作为气流受限严重程度的判断指标。因此，FEV_1/FVC 是慢阻肺的一项敏感指标，可检出轻度气流受限，FEV_1占预计值百分比是中、重度气流受限的良好指标，此外还应考虑临床症状及并发症的程度。

FEV_1亦有一定局限性，其与慢阻肺的部分临床指标（如呼吸困难、生活质量）及预后指标（如病死率）等无显著相关性；部分慢阻肺患者应用支气管扩张剂后症状明显改善，但 FEV_1无显著改善。

（三）急性加重的风险评估

过去的 1 年中急性加重频率 ≤ 1 次，即为低风险；过去的 1 年中急性加重频率 ≥ 2 次，或因急性加重而住院 1 次即为高风险。

（四）运动能力

主要采用 6MWT（6 min 步行试验）。慢阻肺患者 6MWT 平均 371 m（119 ~ 705 m）。慢阻肺患者的肌肉无力及其常见并发症（如关节炎、心力衰竭）等是影响 6MWT 结果的重要因素。

（五）生活质量评估

用于评价患者总体生活质量的为总体性量表，评价与某疾病相关的特异生活质量的为疾病特异性量表。用于慢阻肺患者测量的总体性量表主要有健康状况问卷（GHQ）、疾病影响程度测定量表（SP）、健康质量指数（QWB）等；常用慢阻肺相关的特异性量表有慢性呼吸系统疾病问卷（CRQ）、圣乔治呼吸疾病问卷（SGRQ）和肺功能状态量表（PFSS）等。

（六）营养状况

慢阻肺患者趋向于分解代谢状态，多数营养不良，尤其是慢阻肺晚期患者。许多研究已经证实，低体重指数（BMI）对慢阻肺病死率是一个有意义的预测值。体质量增加，即无脂肪体质量增加，可减少低 BMI 患者的死亡危险。BMI < 21 kg/m^2 与慢阻肺病死率增加相关。

三、康复策略

（一）自我管理

1. 戒烟

吸烟是慢阻肺的主要危险因素。负面情绪可能影响戒烟效果，患者抑郁症的吸烟者可能比非抑郁症的吸烟者更难戒烟，并且更有可能在几个月后复吸。因此，综合治疗方法加上持续并重复的戒烟信息有助于戒烟成功。

2. 膳食因素

营养状况影响肺疾病患者的功能状态，增加热量摄入能改变营养不良的一些相关体征。体重管理的行为学方法包括活动计划、膳食计划和帮助患者制订体重目标。

3. 依从性

运动锻炼的依从性是康复计划的核心。持续良好的依从性是患者在慢阻肺康复持续获益的关键，也是康复成功的关键。依从性差的原因如缺乏理解、缺乏家庭支持、不信任医生等，需要找到问题根源后再解决。

（二）药物治疗

1. 稳定期慢阻肺患者的药物治疗

患者诊断为慢阻肺，即可给予抗氧化药，如羧甲司坦；若存在气促症状，则给予各种支气管扩张剂，根据患者症状选择短效、长效或短长效的结合；排除误吸等原因所致的急性加重外，每年急性加重2次或2次以上者，可以加用ICS；对于存在极重度肺功能受损者可长期家庭氧疗；对于存在Ⅱ型呼吸衰竭的可家庭无创通气。

2. 急性加重期的药物治疗

其治疗包括对症治疗评估和去除急性加重诱因、并发症的防治等，急性加重的主要药物治疗包括三大类：支气管扩张剂、全身糖皮质激素和抗生素。

（三）康复治疗

康复治疗是慢阻肺患者的一种重要的治疗手段，已被国内外证实可以不同程度地提高患者运动耐力、改善呼吸困难症状、提高患者生活质量等。慢阻肺康复分为稳定期康复和急性期康复。慢阻肺稳定期康复效果在GOLD指南和肺康复指南中均被肯定，但慢阻肺急性期肺康复在国内外研究中尚有争议，目前尚未达成一致共识。

1. 运动疗法

1）运动训练

运动训练是综合性慢阻肺康复方案的基石，根据运动的部位，将康复运动方式分为上肢运动、下肢运动和全身运动。

（1）上肢运动训练：循证医学指南已经将上肢运动训练的推荐级别定为1A级。上肢的部分肌肉具有辅助呼吸和维持上肢姿势的双重作用。慢阻肺患者无论是在活动下还是在安静状态下，这部分肌肉都处于工作状态来辅助患者呼吸。当患者进行上肢活动时，这些肌肉还要分担一部分力量维持手臂或躯干姿势，用于辅助呼吸的作用就会减弱，患者随即出现气喘等不适症状，严重可导致功能缺失。上肢康复锻炼可使这些具有双重作用的肌肉得到锻炼，增强它们用于辅助呼吸的力量，从而减轻上肢活动时的症状。因此上肢运动训练可增加前臂运动能力，减少通气需求，提高患者日常生活活动（ADL）的能力及自我管理能力。

康复锻炼分为有支撑上肢康复锻炼和无支撑上肢康复锻炼。有支撑上肢锻炼，需要借助手臂测力计来完成，所以又被称为器械训练。具体做法：将手臂测力计固定在与患者肩部水平的位置。曲柄由患者摇动，让患者的两臂做类似蹬自行车的动作，通过改变测力计的转速或负荷来实现对患者锻炼强度的变化。训练前，用测力计对患者进行一次症状限制性运动试验，将测力计的转速调节至 40 ~ 45 转 / 分，测力计的负荷每分钟增加 2.5 W 或 5 W，鼓励患者一直保持下去直到出现自觉不能承受的不适症状为止，记录患者能承受的最大负荷。训练时的负荷一般设置为最大负荷的 50% ~ 80%。无支撑上肢康复锻炼，即患者在训练过程中手臂的重量是没有支撑的。新近的研究结果表明，上肢无支撑耐力训练能显著改善上肢运动耐力。目前锻炼方式多种多样，并无固定统一的模式。

（2）下肢运动训练：下肢运动训练是慢阻肺康复关键性的康复内容（推荐级别为1A级）。下肢运动训练是运动训练的主要组成项目之一，常采用的运动方式有步行、跑步、爬楼梯、平板运动、功率自行车、游泳、各种体操或多种方式的联合应用。由于康复效果与训练强度之间存在量–效关系，所以训练强度决定了患者的最终获益，在康复方案的制订中非常关键。

（3）全身运动训练：全身运动训练主要包括上下肢和躯干肌肉的运动场，包括步行、原地踏步、慢跑、太极拳、游泳、体操、健身气功、八段锦、太极拳和六字诀呼吸操等。

2）呼吸肌运动训练

呼吸肌包括吸气肌肉和呼气肌肉，主要的吸气肌为膈肌，负责吸气约70%的功能，辅助吸气肌肉有胸锁乳突肌、斜角肌、肋间肌、胸大肌，主要的呼气肌是腹部肌肉，其中最重要的是腹横肌。

常见的呼吸肌训练方式主要包括快速吸鼻、鼓腹吸气、缩腹呼气、缩唇呼气、阻力吸气、阻力呼气、吸气末停顿呼吸训练及全身性呼吸体操。其中，快速吸鼻、鼓腹吸气、阻力吸气是锻炼吸气肌肉；而缩腹呼气、缩唇呼气和阻力呼气是锻炼呼气肌肉；吸气末停顿有利于提高氧合；缩唇呼气还可以起到外源性呼气相正压，利于对抗慢阻肺的内源性呼气末正压，帮助肺泡气体的彻底呼出，达到提高深吸气量的作用。

（1）吸气肌训练：吸气肌训练可显著改善慢阻肺患者吸气肌肉力量、吸气肌耐力、6分钟步行距离、呼吸困难症状及生活质量。吸气肌的训练方法的重点是让患者快速吸气，提高吸气肌肉的收缩速率，延长呼气时间，保证慢阻肺患者有足够的呼气时间，减少患者的呼气末肺容积和肺的过度膨胀，增加深吸气量，能减少因活动导致的动态高充气，改善活动后的呼吸困难症状和疲劳感。

（2）呼气肌训练：正常呼吸情况下，呼气是被动的，不需要呼吸做功。但在呼吸困难的情况下，呼气活动就变成主动的过程，呼气肌的力量影响患者的呼气做功。彻底的呼气可以提高膈肌的水平位置，当呼气末容积低于功能残气量位时，呼气肌肉的部分呼吸做功可以转化为吸气的势能，有利于吸气做功，提高患者的运动能力和运动耐力。

呼气肌肉的锻炼是锻炼腹部肌肉，可以采用简单的缩唇呼气、主动缩腹和呼气阻力呼气，锻炼呼气肌肉的重点是缓慢呼气，特别是慢阻肺的患者更需要缓慢，否则呼气用力、呼气做功明显增加，但因呼气受限，呼气气流不会明显增加。由于呼气用力，胸腔内压增高，气道的等压点向中央气道移动，导致气体闭陷量增加，呼气做功增加并没有得到相应的气体流量增加，所以呼气肌肉锻炼需要缓慢缩腹和缩唇，使用呼气阻力阀锻炼呼气阻力时，也需要缓慢。

（3）膈肌呼吸：主动缩腹的呼气动作跟快速吸鼻的吸气动作联合起来，就是膈肌呼吸，是中国传统养生学中常用的呼吸训练方法，也称为调息训练，即有意识地快速鼓腹吸气后主动缩腹缓慢呼气。训练方法患者取舒适体位，全身放松，闭嘴用鼻深吸气至不能再吸，稍屏气或不屏气直接用口缓慢呼气。吸气时膈肌下降，腹部外凸，呼气时膈肌上升，腹部内凹。呼吸时可让患者两手置于肋弓下，要求呼气时须明显感觉肋弓下沉变小，吸气时则要感觉肋弓向外扩展。

3）呼吸体操

呼吸体操是指将腹式呼吸、缩唇呼气和扩胸、弯腰、下蹲等动作结合在一起的锻炼方法，呼吸气功等也属于此列。其步骤如下：①平静呼吸。②立位吸气，前倾呼气。③单举上臂吸气，双手压腹呼气。④平举上肢吸气，双臂下垂呼气。⑤平伸上肢吸气，双手压腹呼气。⑥抱头吸气，转体呼气。⑦立位上肢上举吸气，蹲位呼气。⑧鼓腹、缩腹、缩唇呼吸。

在进行呼吸肌肉锻炼时，患者可选择适合自己的一些动作，如病情较重建议不用蹲位等姿势。

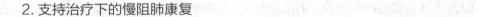

2. 支持治疗下的慢阻肺康复

1) 运动前使用支气管扩张剂

与安慰剂比较,使用噻托溴铵的慢阻肺患者第一天的次极量踏车运动时间增加70.7 s,规律使用至第 6 周时,比安慰剂组增加 235.6 s。

2) 在吸氧下运动康复

运动期间存在低氧血症者,在保证总运动功率一致的情况下,没有低氧血症的COPD 在吸氧下进行次极量运动试验 7 周,3 次 / 周,45 分 / 次,结果显示吸氧组的运动耐力增加程度比吸空气组的好。但是,对于运动期间血氧饱和度低于 90% 的慢阻肺患者,在运动中吸氧可以增加其运动耐力,但对训练后的运动能力、最大氧耗量和 6 分钟步行距离、日常生活活动能力评分等与对照组无明显差别;对于运动期间血氧饱和度无明显下降的患者,在运动中吸氧可以使其接受更高强度的训练,但对训练后的 6 分钟步行距离无明显提高。因此《中国慢性呼吸道疾病呼吸康复管理指南(2021)》(以下简称指南)推荐:运动诱发严重低氧血症的患者,在康复运动训练期间应该氧疗(推荐级别 1C 级);运动未诱发低氧血症的患者,在高强度运动训练期间采用氧疗可进一步改善运动耐力(推荐级别 2C 级)。

3) 吸氧联合无创通气下进行肺康复

肺功能极重度障碍者,常由于活动后气促而对活动有恐惧心理。无创正压通气(NPPV)不但能提供压力支持,减少患者的呼吸做功,增加通气量,从而减缓呼吸肌疲劳和改善运动耐力,且能提供呼气末正压(PEEP),可以减轻运动过程中的高充气,提高运动强度,是肺康复的一项辅助干预措施。

4) 无创呼吸机在慢阻肺康复中的应用

(1) 无创通气下运动:与安慰组比较,无创通气下次极量踏车运动试验的慢阻肺患者,经过 8 周锻炼,无创通气组的运动耐力和 6 分钟步行距离都显著高于安慰剂组。王鑫等探讨了严重慢阻肺患者应用以无创正压通气(NPPV)下运动锻炼为基础的肺康复后的疗效,结果显示药物治疗联合肺康复可明显改善重度和极重度慢阻肺患者的运动耐力和生活质量,并能减少急性发作次数和再住院率。

(2) 运动后无创通气:有助于减轻运动后的呼吸困难和加快患者呼吸困难的恢复。

(3) 白天康复锻炼联合夜间无创通气:对于存在高碳酸慢性呼吸衰竭的患者,可以提高患者夜间的睡眠质量,有利于减少急性加重次数。

3. 运动处方

主要包括运动强度、运动时间和频率、运动周期。

（1）运动强度：指南中的随机对照研究结果证明，慢阻肺患者下肢高强度训练比低强度训练能产生更大的生理学获益（推荐级别为 1B 级），且低强度和高强度训练均产生临床获益（推荐级别 1A 级）。目前尚无运动强度级别的统一规定，大多数运动训练强度是以心电运动试验（Bruce 或改良的 Bruce 方案）评定的最大耗氧量，$> 70\% \text{ VO}_{2max}$ 运动量作为高强度运动；$50\% \sim 70\% \text{ VO}_{2max}$ 为中等强度运动；$< 50\% \text{ VO}_{2max}$ 为低强度运动。目前处方建议多采用中高强度训练，但是往往患者不容易完成，依从性差。另外，采取高强度训练时应选择在康复机构内由专业治疗师指导完成，以保证患者运动的安全性。

（2）运动时间和频率：慢阻肺患者的运动训练计划应持续 8 ~ 12 周，每周 2 ~ 5 次。每次至少 20 ~ 30 min。大部分的医学研究均采用每周 2 ~ 3 次的运动频度，但是对于老年重度患者，考虑到其自身耐受条件和依从性，一般采用较低强度运动，运动频度可以设定在每周 3 ~ 5 次。最佳运动时间和频率有待更多的临床试验予以证实。

（3）运动周期：观察慢阻肺康复效果的运动周期多设置为 8 ~ 12 周，即 8 ~ 12 周的运动就显示出效果，但是，康复期间所得到的康复效果会随着停止肺康复后的时间推移而逐渐减弱，故为了维持长期效果，对于慢阻肺等慢性呼吸系统疾病的患者，建议采用长期康复，持续时间越长康复效果越好。

4. 心理康复

慢阻肺虽是慢性气道疾病，但具有显著的肺外表现，其中常见的有焦虑、抑郁等症状，焦虑症状发生率高达 40%。焦虑、抑郁症状与慢阻肺的严重程度呈正相关。呼吸困难是慢阻肺患者的最常见症状，它会影响患者的活动耐力及日常生活能力，并导致情绪低落；另外，慢阻肺患者长期使用糖皮质激素、喹诺酮类抗生素、氨茶碱等药物，也可能常诱发或加重其焦虑、抑郁障碍。慢阻肺患者的焦虑、抑郁症状也与性别和社会因素有关。有研究显示，女性慢阻肺患者的焦虑、抑郁程度更加严重，这与女性需要更多的情感支持和社会互动有关；而男性慢阻肺患者对自己的病情越了解，越不容易出现焦虑和抑郁症状。此外，医疗保险、社会支持、收入水平也与慢阻肺是否合并焦虑抑郁障碍有关。

焦虑抑郁障碍导致 COPD 患者综合健康评分减低，体力活动受限，情感障碍，社会活动能力减退，精神异常。焦虑抑郁障碍与慢阻肺通气功能障碍所导致的气促、呼吸困难相互作用，形成恶性循环。一方面，抑郁症动摇患者战胜慢阻肺等原发躯体疾病的信心，减弱其克服、应对慢阻肺的能力，夸大慢阻肺咳痰、活动后气促等的躯体症状，失去治疗信心，过度使用支气管扩张剂，治疗依从性下降，并导致慢阻肺频繁发作；另一方面，反复急诊和住院治疗也加重焦虑抑郁障碍。

在临床评估方面，目前多采用量表进行研究，如抑郁自评量表（SDS）、焦虑自评量表（SAS）、汉密顿抑郁量表（HAMS）、Beck 抑郁问卷（BDI）等。也有用患者健康问卷（PHQ-9）进行临床筛查。国内有学者参考圣乔治呼吸问卷（SGRQ），结合我国国情，制订了慢阻肺生命质量（QOL）测评问卷，该问卷包含 8 项抑郁心理症状及 7 项焦虑心理症状，能够方便快捷地评估慢阻肺患者心理状态。

目前国内外所应用的众多心理疗法包括催眠疗法、运动疗法、自我暗示疗法、放松疗法、认知行为治疗及社会干预等。认知行为治疗对治疗慢阻肺相关性焦虑和抑郁均有效，是目前心理社会干预策略中的重要模式。认知行为治疗的理论依据是患者的错误观念或不正确的认知常导致不良行为和情绪，治疗的重点在于帮助患者解决问题背后的认知根源，即不合理信念，重视人的信念及思维过程在调节情绪及行为中的作用，以改变认知为主要方式，从而达到消除或减轻各种心理问题及障碍的目的。对轻到中度抑郁症患者单独进行心理治疗可取得与药物治疗相同的效果，而严重抑郁症患者需要进行药物治疗或与心理治疗联合。

（四）急性加重期的康复治疗

慢阻肺急性加重后，呼吸困难加重，甚至出现低氧血症，在休息时也需要吸氧治疗，运动耐力下降，需要数周才能恢复加重前的运动耐力。慢阻肺急性加重后耐力下降的原因除了与感染的毒性症状、气促和炎症反应对骨骼肌的抑制外，还与活动减少所导致的骨骼肌萎缩有关，因此应尽可能进行康复运动，避免骨骼肌的萎缩。

慢阻肺急性加重早期的运动康复环境要求安全，运动强度要以患者的舒适度为宜，保证运动康复期间不出现低氧血症。康复方法建议采用呼吸操，可以雾化吸入支气管舒张剂后，在吸氧下，甚至在无创通气下实施。

（五）慢阻肺患者吞咽障碍康复

误吸是慢阻肺急性加重的常见原因之一，Coelho 等首次采用可视 X 线透视检查（VFSS）发现 14 例慢阻肺患者中 10 例存在咽期吞咽困难，3 例存在误吸，误吸阳性率为 21%；Fratturelli 等发现 78 例门诊慢阻肺患者的 56% 存在喉部渗漏和误吸现象；广州呼吸疾病研究所对因急性加重住院的慢阻肺患者进行核素误吸试验，发现误吸发生率高达 33.3%。对急性加重的慢阻肺患者需要评估急性加重的原因和做出积极预防。

咽部是呼吸与吞咽的共同通道，凡是能够破坏呼吸与吞咽协调性的因素均可导致误吸。有研究发现，慢阻肺患者存在吞咽时序性紊乱、环咽肌功能损害、吞咽后食物残留（包括口腔、梨状隐窝）、吞咽启动延迟、喉部渗漏和误吸。慢阻肺患者长期存在呼吸功能紊乱，吞咽功能可能受损，使得吞咽事件更频繁发生在吸气相；过度肺膨胀的慢阻肺患者吞咽时喉部角度显著降低；慢阻肺患者的年龄偏大，往往超过 60 岁，

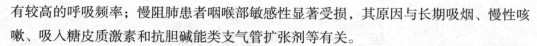

有较高的呼吸频率；慢阻肺患者咽喉部敏感性显著受损，其原因与长期吸烟、慢性咳嗽、吸入糖皮质激素和抗胆碱能类支气管扩张剂等有关。

洼田饮水试验可对慢阻肺患者进行初步筛查，评定结果在 2 级或 2 级以上者需要进一步行吞咽造影检查（VFSS）。这里需要说明的是，洼田饮水试验的判定结果是依据有无呛咳和吞咽时的速度两个指标来进行量化分级的，然而吞咽障碍患者中有约40% 是隐形误吸（无咳嗽），也就是说患者采用洼田试验筛查时虽然并未出现咳嗽，然而事实上存在误吸。故而，对于急性加重的慢阻肺患者，如果存在临床有较高风险的误吸发生的可能时，即便洼田饮水试验不在 2 级以上也需进行 VFSS 检查。

慢阻肺患者吞咽障碍以咽期、食管期为主。误吸和慢阻肺患者吞咽相关肌肉力弱和不协调、呼吸节律异常、吞咽与呼吸的协调性差、咽部敏感性下降、咳嗽保护机制减退及胃食管反流相关。康复治疗应从这些相关问题入手，同时改变进食方式（经口进食安全之前禁止经口进食，去除鼻胃管，若无禁忌证首选间歇经口至食管管饲法进食），加强口腔护理。减少和避免误吸发生。表 5-1-1 列出了基于循证医学证据的误吸性肺炎预防策略。

表 5-1-1　基于循证医学证据的误吸性肺炎预防策略

经口进食
有监护人在场或经他人喂食
检查口腔存留食物
直立坐位（躯干保持 90°）
保持头中立位或轻微低头
避免快速或强迫进食
改变食物性状，尽量稠厚流质进食
肠内营养
评估胃潴留症状，如恶心或腹胀
保持头或床头抬高 30°
进食前常规测量胃残留量
持续泵入食物效果优于滴注食物
口腔和牙齿卫生
建议每餐后进行口腔护理
吞咽策略
语言治疗师提供个体化的训练以加强或提高患者吞咽肌肉的力量和功能
药物治疗
促胃肠动力药，提高胃排空速度
叶酸、维生素 B_{12} 提高吞咽反射
抑酸剂：如 PPI
尽可能避免应用镇静药或催眠药

第二节　支气管扩张康复

一、概述

（一）定义及病因

1.定义

支气管扩张是一种由感染、理化、免疫或者遗传等原因引起的支气管病理损伤，导致支气管的管壁肌肉和弹力支持结构被破坏，支气管壁修复增厚和内径增大，支气管树存在不可逆的病理性、永久性扩张，反复发生化脓性感染的气道慢性炎症。

国际上支气管扩张分为囊性纤维化支气管扩张和非囊性纤维化支气管扩张，我国支气管扩张通常指的是非囊性纤维化支气管扩张。

2.病因

下呼吸道感染，特别是有婴幼儿时期呼吸道感染病史；结核和非结核分枝杆菌感染史；误吸异物，误吸胃内容物或有害气体；心肺移植后合并胃食管反流及食管功能异常；大气道先天性异常；免疫功能缺陷；纤毛功能异常；其他气道疾病（变应性支气管肺曲霉病、哮喘、弥漫性泛细支气管炎）；结缔组织疾病（2.9%～5.2%类风湿、59%干燥综合征、系统性红斑狼疮、强直性脊柱炎、马方综合征及复发性多软骨炎）；炎症性肠病；其他疾病如 α_1 抗胰蛋白酶缺乏。

（二）临床表现

（1）咳嗽是最常见的症状（>90%），多伴有咳痰（75%～100%）。

（2）痰液为黏液性、黏液脓性或脓性。

（3）呼吸困难占72%～83%，与 FEV_1 下降、支气管扩张程度及痰量相关。

（4）咯血多与感染相关。

（5）胸痛占13%，非胸膜性所致。

（6）全身症状包括焦虑、发热、乏力、食欲减退、消瘦、贫血及生活质量下降。

某些支气管扩张症患者的症状并不典型，临床表现以咯血为主要临床表现，称为"干性支气管扩张"。

支气管扩张症常出现加重，所谓支气管扩张症的急性加重就是至少一种症状加重（痰量增加或脓性痰、呼吸困难加重、咳嗽增加、肺功能下降、疲劳乏力加重）或出现新症状（发热、胸膜炎、咯血），需要抗菌药物治疗。

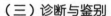

（三）诊断与鉴别

1. 诊断

可通过详细病史及影像结果进行诊断。胸部平片多不典型，仅表现为肺纹理增粗，支气管分布呈现卷发样阴影；高分辨率 CT 对支气管扩张的特异性高，随着高分辨率 CT 的普及，通过胸部 CT 观察到患者终末支气管呈囊状或柱状扩张，支气管内径大于相伴行的肺动脉可以诊断。

2. 鉴别诊断

支气管扩张需要与肺脓肿、肺炎相鉴别。肺脓肿患者临床表现也有咳嗽和大量脓痰，但一般病程短，起病急，多有发热、畏寒乏力、食欲缺乏等细菌感染毒性症状，胸部 CT 或胸片可见肺部实质可见一个或多个空洞气液平面，痰液多有脓臭味，静置呈三层，不难诊断。

二、评估

（一）症状评估

常采用改良版英国医学研究委员会呼吸问卷（mMRC）对呼吸困难严重程度进行评估。

（二）气流受限程度

FEV_1、用力肺活量（FVC）及 FEV_1/FVC 常用于通气功能检测。FEV_1 由于检测结果稳定，可重复性好，目前应用最为广泛。

（三）运动能力

主要采用 6MWT（6min 步行试验）。

（四）生活质量评估

常用慢性呼吸系统疾病问卷（CRQ）、圣乔治呼吸疾病问卷（SGRQ）等评估。

三、康复策略

（一）临床治疗

去除病因；减轻甚至消除支气管阻塞和清除气道分泌物；存在感染的需要给予抗感染；存在咯血的，需要止血甚至需要对咯血的责任血管进行支气管动脉栓塞术。

有研究显示，甘露醇雾化吸入能够提高支气管扩张患者 24 小时的痰液排出量和纤毛清除率。近几年也有研究显示，长期应用高渗盐水雾化吸入治疗非囊性支气管扩张，能有效提高患者生活质量和改善肺功能，减少急性加重频率。而 Nicolson 的研究显示 6% 的高渗盐水和等渗盐水治疗非囊性支气管扩张的效果相当。

（二）康复治疗

支气管扩张症的康复治疗主要是运动康复、提高咳嗽能力、提高气道分泌物的流动性、促进和恢复气道黏膜上皮细胞纤毛的活动能力、减轻或消除支气管阻塞和消除导致反复加重的误吸等诱因。

1. 运动康复

包括上肢运动、下肢运动和全身运动。每周 3 次的全身次极量运动，每次 45 min，可以提高支气管扩张患者的运动耐力。

2. 呼吸肌训练

主要包括吸气肌肉膈肌和呼气肌腹肌的锻炼，快速吸气和对抗吸气阻力呼吸可以锻炼膈肌，主动缩腹和对抗呼气阻力可以锻炼腹肌。呼吸肌肉的锻炼有利于提高咳嗽能力。联合运动和吸气肌肉锻炼能改善支气管扩张患者的运动耐力和吸气肌肉肌力，但联合吸气肌肉锻炼并没有比单纯的次极量运动产生更多的得益，这可能与次极量运动时，呼吸肌肉也被充分动用，达到锻炼了吸气肌肉锻炼的效果有关。

单纯次极量运动锻炼，或同时吸气肌肉锻炼能提高支气管扩张症患者的运动耐力和吸气肌力，但是停止锻炼后，运动耐力和吸气肌力会下降；同时单纯次极量运动锻炼和吸气肌肉锻炼，能延长全身锻炼所提高的运动耐力和吸气肌力的维持时间，为了维持全身锻炼所提高的运动耐力和吸气肌力，需要长期锻炼和吸气肌肉锻炼。

3. 气道廓清技术

气道分泌物增多是各种急慢性呼吸道疾病的常见症状，分泌物清除能力下降将导致呼吸做功增加、呼吸困难，甚至呼吸衰竭。

（1）用力呼气技术：用力呼气技术由 1 ～ 2 次用力呼气（呵气）（huff）组成，随后进行呼吸控制。呵气可以使低肺容积位的更多的外周分泌物移出，当分泌物到达更大的、更近端的上气道时，在高肺容积位的呵气或咳嗽可以将这些分泌物清除。

咳嗽训练属于用力呼气技术范畴，具体训练方法为：第一步，进行深吸气，以达到必要吸气容量；第二步，吸气后要有短暂闭气，以使气体在肺内得到最大分布，同时气管到肺泡的驱动压尽可能保持持久；第三步，关闭声门，当气体分布达到最大范围后再紧闭声门，以进一步增强气道中的压力；第四步，通过增加腹内压来增加胸膜腔内压，使呼气时产生高速气流；第五步，声门开放，当肺泡内压力明显增高时，突然将声门打开，即可形成由肺内冲出的高速气流，促使分泌物移动，随咳嗽排出体外。

（2）胸壁叩击：将手掌微曲成弓形，五指并拢，以腕部有节奏的屈伸运动拍打患者胸壁，利用手掌的拍击产生空气振动，使痰液松动易于排出。叩击部位由下往上，每个部位叩击 1 ~ 2 min。叩击时要避开胸骨、脊柱、肝脏、肾脏、乳房等位置，必要时可垫布片，以减轻胸壁不适。正确的叩拍会产生一个空而深的声响，在叩击的同时要鼓励患者做深呼吸和咳嗽。通常使用两手叩拍。

（3）胸壁振动：将治疗师的手置于胸壁上。在呼气过程中，借助于机体的重量，沿肋骨正常运动方向的振动被传至胸部。这一动作可以加快呼气流量，并可能有助于分泌物的移除。

（4）体位引流：通过重力的作用对气道分泌物进行清除以改善通气功能的方法。根据肺支气管解剖位置给予患者摆位，使得肺段在摆位下，其支气管与重力呈垂直状态。诱发分泌物引流到支气管，由咳嗽或抽吸排出。引流前先评估患者以决定肺部哪一段要引流，病变部位在上，引流支气管开口在下，肺上叶引流可取坐位或半卧位，中下叶各肺段的引流取头低脚高位。将患者置于正确的引流姿势，并根据肺段位置的不同转动身体角度。每次引流 10 ~ 20 min，每天多次。

（5）器械辅助咳嗽：机械式吸入 / 呼出装置为上气道提供正压使肺脏最大限度地扩张，随后气道压力突然逆转为负压。气道压力从正到负的迅速改变，模拟咳嗽过程所出现的气流改变，协助痰液的清除。机械式吸入 / 呼出可增加患者的峰值咳嗽流量，提高咳嗽效能，有助于分泌物的清除。

4. 呼气相正压技术

呼气相正压是一种在呼气期添加一个呼气阻力器具或使用能提供呼气相正压的无创呼吸机，能够在呼气期间保持气道通畅，气道内压力维持在 5 ~ 20 cmH$_2$O。不同阻塞程度的患者所需的压力是不同的，因此患者需要的 PEP 是个体化的。

使用呼气相正压技术后，气道等压点外移，保持小气道的开放，小气道的气流可以将痰液从阻塞的小气道移动到大气道，利于排痰，能减少气道痰液潴留程度。

5. 心理康复

支气管扩张患者常见的心理特征主要由于咯血引起，不良心理特征主要包括焦虑恐惧心理、自责心理、绝望心理。焦虑恐惧心理多见于发病初期，出现咯血症状时应主动安慰患者，告知患者咯血机制及疾病特点，尽量放松并避免紧张。大咯血时，指导患者尽量采用头低脚高健侧卧位将血咯出。反复咯血不能痊愈，久而久之出现抑郁，对于此类患者应该耐心详细讲述支气管扩张的饮食和咳嗽方面的注意事项。绝望心理多见于支气管扩张症状较重的患者，此类患者多合并有气促症状，伴有消极情绪，多对其讲积极成功的案例，消除紧张对疾病恢复有积极意义。

第三节　支气管哮喘康复

一、概述

（一）定义及病因

1. 定义

支气管哮喘是由多种细胞（包括嗜酸性粒细胞、T淋巴细胞、中性粒细胞、肥大细胞、平滑肌细胞、气道上皮细胞等）及细胞组分共同参与的一种慢性气道炎症性疾病。

2. 病因

过敏是支气管哮喘急性发作的最主要诱因；运动、药物、心理因素也可诱发哮喘发作；鼻窦炎、鼻息肉、胃食管反流病、阻塞性睡眠呼吸暂停低通气综合征和甲状腺疾病常可诱发哮喘发作。

（二）临床表现

临床症状以反复发作的喘息、胸闷、咳嗽和气促等为主，典型的表现是发作性伴有哮鸣音的呼气性呼吸困难。多在夜间或凌晨发生，症状可在数分钟内发作，经数小时，甚至数天，多数患者可经治疗缓解或自行缓解。同时伴有可逆的气流受限和气道高反应性，随着病程的延长可导致一系列气道结构的改变，即气道重塑。病情严重者如不及时抢救，可造成死亡。

根据临床表现哮喘可分为急性发作期、慢性持续期和临床缓解期。急性发作是指喘息、气急、咳嗽、胸闷等症状突然发生，或原有症状加重，并以呼气流量降低为其特征，常因接触变应原、刺激物或呼吸道感染诱发；慢性持续期是指每周均有不同频度和（或）不同程度地出现喘息、气急、胸闷、咳嗽等症状。临床缓解期是指患者无喘息、气急、胸闷、咳嗽等症状，并维持1年以上。

（三）诊断与鉴别诊断

1. 诊断

哮喘的诊断标准如下。

（1）典型哮喘的临床症状和体征：①反复发作喘息、气急，伴或不伴胸闷或咳嗽，夜间及晨间多发，常与接触变应原、冷空气、物理、化学性刺激以及上呼吸道感染、运动等有关。②发作时双肺可闻及散在或弥漫性哮鸣音，呼气相延长。③上述症状和体征可经治疗缓解或自行缓解。

（2）可变气流受限的客观检查：①支气管舒张试验阳性（吸入支气管舒张剂后，FEV_1 增加 $>12\%$，且 FEV_1 绝对值增加 $>200\ mL$）。②支气管激发试验阳性。③呼气流量峰值（PEF）平均每日昼夜变异率（连续 7 天，每日 PEF 昼夜变异率之和 /7）$>10\%$，或 PEF 周变异率 $\{$（2 周内最高 PEF 值 − 最低 PEF 值）/ $[$（2 周内最高 PEF 值 + 最低 PEF）$\times 1/2]\times 100\%\} > 20\%$。

符合上述症状和体征，同时具备气流受限客观检查中的任一条，并除外其他疾病所引起的喘息、气急、胸闷及咳嗽，可以诊断为哮喘。

（3）不典型哮喘的诊断：临床上还存在无喘息症状及哮鸣音的不典型哮喘，患者仅表现为反复咳嗽、胸闷或其他呼吸道症状。①咳嗽变异性哮喘，咳嗽作为唯一或主要症状，无喘息、气急等典型哮喘的症状和体征，同时具备可变气流受限客观检查中的任一条，除外其他疾病所引起的咳嗽。②胸闷变异性哮喘，胸闷作为唯一或主要症状，无喘息、气急等典型哮喘的症状和体征，同时具备可变气流受限客观检查中的任一条，除外其他疾病所引起的胸闷。③隐匿性哮喘，指无反复发作喘息、气急、胸闷或咳嗽的表现，但长期存在气道反应性增高者。

2. 鉴别诊断

支气管哮喘应与心源性哮喘、胃食管反流病、COPD、肺部肿瘤、支气管病变或异物（支气管结核、淀粉样变、类癌、气管狭窄）、变应性支气管肺曲霉病、嗜酸性肉芽肿性多血管炎、声带功能障碍、功能失调性呼吸困难、过度通气综合征、细支气管炎等疾病进行鉴别诊断。

二、评估

（一）气流受限程度

FEV_1、用力肺活量（FVC）及 FEV_1/FVC 常用于通气功能检测。FEV_1 由于检测结果稳定，可重复性好，目前应用最为广泛。

（二）运动能力

主要采用 6MWT（6 min 步行试验）。

（三）生活质量评估

常用慢性呼吸系统疾病问卷（CRQ）、圣乔治呼吸疾病问卷（SGRQ）等。

（四）心理评估

自评焦虑量表（SAS）、症状自评量表（SCL）是分析患者主观症状的简便的临床工具。适用于具有焦虑症状的成人，能够较好地反映有焦虑倾向的精神病求助者的主观感受，具有广泛的应用性。

三、康复策略

支气管哮喘治疗目标在于能够达到哮喘症状的良好控制，维持患者正常的活动水平，同时尽可能减少急性发作、肺功能不可逆损害和药物相关不良反应的风险。

（一）自我管理

1. 脱离过敏原

脱离过敏原是哮喘防治的基础，也是影响预后的重要因素之一。常见的引起哮喘的过敏原有花粉、真菌、尘螨、动物皮毛、曲霉、鸡蛋、牛奶等。

2. 饮食

避免冷饮、冷食及辛辣鱼腥海味；避免进食过饱，以免食物反流引发哮喘；发作期多饮水，补充水分，避免黏液黏稠阻塞气管从而加重病情。

3. 运动

运动相关性哮喘患者在运动前可服用药物预防发作。

4. 病情监测

病情自我监测是哮喘控制的关键环节之一。正确使用峰流速仪和准确记录哮喘日记是哮喘患者自我管理的重要内容。哮喘日记包括：如无不适时，每周监测峰流速值和记录病情；如有不适时每天记录症状、用药情况和剂量，每天早晚监测峰流速值和记录病情。哮喘日志有助于医生对患者的严重程度、控制水平及治疗反应进行正确的评估，可以总结和分析哮喘发作与治疗的规律，并据此选择和调整药物。

5. 正确使用吸入技术

吸入疗法是把制成气溶胶、干粉或溶液的药物通过呼吸动作吸入气道的给药方法，是哮喘治疗的重要方法。由于药物直接通过吸入作用到支气管和肺，因此具有作用迅速、剂量小、全身不良反应少的特点。临床常用的吸入装置主要包括压力型定量吸入剂（pMDI）、干粉吸入剂（包括碟式吸入器、都保装置、准纳器）、射流雾化器三种类型。患者掌握正确的吸入方法是治疗的关键一环。

（二）临床治疗

哮喘急性发作可在数小时或数天内出现，偶尔可在数分钟内危及生命，故应及时给予有效紧急治疗。

1. 药物治疗

哮喘的诊断确定后，应尽早开始规律药物治疗，治疗哮喘的药物可以分为控制药物和缓解药物。①控制药物是需要每天使用并长时间维持的药物，这些药物主要通过抗感染作用使哮喘维持临床控制，其中包括吸入性糖皮质激素（ICS）、全身性激素、

长效 β2- 受体激动剂、白三烯拮抗剂、色甘酸钠、缓释茶碱、抗 IgE 单克隆抗体等。②缓解药物在有症状时按需使用，通过迅速解除支气管痉挛从而缓解哮喘症状，包括速效吸入和短效口服 β₂- 受体激动剂、全身性激素、短效茶碱、吸入性抗胆碱能药物等。

哮喘的主要治疗方案是长期（阶梯式）治疗，整个哮喘治疗的过程需对患者不断进行评估，按照阶梯式方案对药物进行升降调整。

哮喘治疗方案的调整策略主要是根据症状控制水平和风险因素水平（主要包括肺功能受损的程度和哮喘急性发作史）等。调整的目的是找到维持哮喘控制所需的最低治疗级别，从而保障治疗的安全，降低医疗成本。当目前级别的治疗方案不能控制哮喘，应给予升级治疗。升级治疗主要有持久升级治疗、短程加强治疗、日常调整治疗3 种治疗方式。当目前控制药物可控制哮喘症状并维持 3 个月以上，且肺功能恢复并保持平稳状态，可以考虑降级治疗以找到维持哮喘控制的最低有效治疗级别。降级治疗的过程需密切监测，一旦症状恶化，需恢复原来的治疗方案。

2. 特异性免疫治疗

特异性免疫治疗又称"脱敏疗法"，是针对 IgE 介导的过敏性疾病的一种确切有效的治疗方法。它能预防或至少延迟新的致敏原的产生以及阻止过敏性哮喘的进程。特异性免疫治疗是将诱发哮喘发作的特异性变应原配制成各种不同浓度的提取液，通过皮下注射或舌下给药的方式让患者反复接触，使患者对这种变应原的耐受性不断增高，当患者再次接触到这种变应原时，不再诱使哮喘发作，或者发作程度减轻。按照给药途径的不同分为特异性皮下免疫治疗和特异性舌下免疫治疗。

3. 支气管热成形术

支气管热成形术是最近研究出的一种治疗重症哮喘的非药物性、安全有效的介入治疗技术，可明显减少哮喘药物使用剂量，降低住院率，改善生活质量。原理是通过支气管镜将一个 2 mm 的小射频消融探头置入支气管腔内。将体外的射频发生器产生的热能传导至支气管管壁，加热、消融增生、肥厚的支气管平滑肌细胞，从而减少支气管平滑肌纤维的数量，减少肌肉介导的支气管收缩，达到减轻哮喘症状和防止病情加重的效果。

4. 抗 IgE 治疗

抗 IgE 单克隆抗体推荐用于第 4 级治疗仍不能控制且血清 IgE 水平增高的中重度过敏性哮喘患者，以及生物标志物指导的治疗对于使用大剂量 ICS 或 ICS/LABA 症状仍无法控制、急性发作频繁的患者，有助于减少急性发作和（或）减少 ICS 剂量。

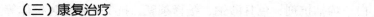

（三）康复治疗

1. 呼吸训练

哮喘患者的呼吸方式及机制：典型的哮喘患者的呼吸方式表现为"喘息性吸气和被动性呼气"，呼吸表浅，频率快，胸锁乳突肌和斜方肌等呼吸辅助肌活动较多。呼气相延长，并伴有呼气相的哮鸣音，具有气道高反应性和可逆性气流受限的特征。哮喘患者的肺功能主要表现为阻塞性通气功能障碍及过度充气，气道阻力增加以中心气道阻力为主。哮喘患者由于气道狭窄、气道阻力增加、最大呼气流速下降，在肺容量较高时可存在狭窄的外周气道关闭，残气量明显增加。气流受限导致机体代偿性反应，在肺容量较高时过度呼吸，胸腔内充气过度。

（1）缩唇呼吸：指用鼻子吸气，然后将嘴唇呈缩状慢慢呼气的方法。此方法通过在呼气时缩唇对气流呼出产生一些阻力，使气道内压增高，能防止气道的塌陷，使每次通气量上升，呼吸频率、每分通气量降低。吸气和呼气的比例前期可为 1∶2，反复锻炼之后慢慢地达到 1∶4。

（2）膈肌呼吸：也被称为"腹式呼吸"，其表现是吸气时腹部缓慢膨隆，呼气时腹部慢慢回缩。取仰卧位或舒适坐位，放松全身，先自然呼吸一段时间。右手放在腹部肚脐，左手放在胸部。吸气时用鼻吸气，深长而缓慢，最大限度地向外扩张腹部，胸部保持不动；呼气时用口呼气，并最大限度地向内收缩腹部，胸部保持不动。循环往复，保持每一次呼吸的节奏一致。正确的膈肌呼吸是吸气时横膈肌开始收缩，呼气时吸气肌处于放松弛缓状态。

由于吸气时横膈膜会下降，能够增加膈肌的活动范围，而膈肌的运动直接影响肺的通气量。研究证明膈肌每下降 1 cm，肺通气量可增加 250～300 mL。膈肌呼吸能够使潮气量、肺泡通气量、动脉氧分压上升。需要注意的是，过度强调膈肌活动在呼吸运动中的运用将有可能适得其反。研究观察了膈肌呼吸训练效果后发现，在腹部活动度至少增加 2 倍的"有效患者"中，进行膈肌呼吸反而降低了呼吸的机械效能、增加了胸腹矛盾运动，而且没有显著地减少患者的呼吸氧耗量。

2. 运动训练

对于慢性呼吸障碍的患者，运动训练有助于提高患者全身的耐力，改善心肺功能，防止恶性循环的发生。

（1）呼吸操：适用于卧床的患者进行康复训练。主要方法：①患者平躺在床上，下肢抬高屈曲悬空，大腿与身体呈 90° 垂直，然后进行一个空中循环踩自行车的动作。②患者平躺在床上，双脚屈曲，双肩和双上肢贴着床，腰部和臀部抬高，呈拱桥状。③拉起床两边护栏，患者双手抓住两侧护栏，用力使上半身坐起，与床保持垂直，双

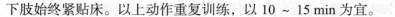

下肢始终紧贴床。以上动作重复训练，以 10 ～ 15 min 为宜。

（2）步行训练：患者步行时采用缩唇呼吸或者腹式呼吸，可以用计步器记录患者的步行步数和速度。

（3）功率自行车训练：功率自行车训练是一种简便、安全的有氧运动方法，可以提高患者的活动能力，改善哮喘相关的症状，延长哮喘的发作间隔时间。患者踩踏功率自行车可采用负荷递增的运动方案。在踩踏的过程中监测患者峰值摄氧量、峰值二氧化碳排出量、峰值通气量等指标。

（4）四肢肌力训练：哮喘患者可进行一些适宜的四肢肌力增强训练。新近的研究结果表明，上肢无支撑耐力训练能显著改善上肢运动耐力，上下肢联合训练方案优于单纯下肢运动训练。

3. 心理康复

哮喘患者的心理和精神障碍的患病率高于一般人群。常见的心理障碍类型包括忧郁、焦虑、恐惧、性格的改变和适应反应。

对于有心理和精神障碍的患者进行有效的心理疏导和教育，通过与患者的沟通、交流和宣教使患者对哮喘有正确的认识。①应使患者和其家属了解哮喘是常见病，有规范的行之有效的治疗方法，可以使绝大多数的患者得到完全控制，从而正常地生活和工作。②寻找和解决患者就医的主要原因。针对患者的就医原因，提出切实可行的诊疗方案，有利于减轻患者的心理压力，提高诊疗的信心和依从性。③教育和解释常见问题。教育的内容包括哮喘病因、常见症状、诊断方法、治疗方法、规范治疗的基本原则，常见药物的使用方法（尤其是吸入药物的使用方法），对患者关心的问题与患者进行讨论(如药物不良反应、疾病预后)，这些教育与解释有助于减轻患者的压力。④开展哮喘之家等活动。将患者召集起来，交流治疗成功的经验，分担疾病的困扰，有助于患者提高对哮喘的认识，建立治疗的信心，缓解焦虑和抑郁。

第四节　感染性肺疾病康复

感染性肺疾病包括肺炎和肺脓肿，本节主要以肺炎为代表进行阐述。

一、肺炎的定义

肺炎（pneumonia）是指终末气道、肺泡和肺间质的炎症，可由病原微生物、理化因素、免疫损伤、过敏及药物所致。细菌性肺炎是最常见的感染性疾病之一。在抗菌药物应用以前，细菌性肺炎对儿童及老年人的健康威胁极大，抗菌药物的出现及发展曾一度使肺炎病死率明显下降。但近年来，尽管应用强力的抗菌药物和有效的疫苗，但肺炎总的病死率并未降低，甚至有所上升。

二、流行病学

社区获得性肺炎（community acquired pneumonia，CAP）和医院获得性肺炎（hospital acquired pneumonia，HAP）年发病率分别为（5 ~ 11）/1 000 人口和（5 ~ 10）/1 000 住院患者。CAP 患者门诊治疗者病死率 < 1%，住院患者平均为 12%，入住重症监护病房者约 40%。由 HAP 引起的相关病死率为 15.5% ~ 38.2%，发病率和病死率高的原因与社会人口老龄化、吸烟、伴有基础疾病和免疫功能低下有关；此外，HAP 也与病原体变迁、医院获得性肺炎发病率增加、病原学诊断困难、不合理使用抗菌药物导致细菌耐药性增加等有关。

三、病因、发病机制和病理

正常的呼吸道免疫防御机制（支气管内黏液 – 纤毛运载系统、肺泡巨噬细胞等细胞防御的完整性等）使气管隆凸以下的呼吸道保持无菌。是否发生肺炎决定于两个因素：病原体和宿主因素。如果病原体数量多，毒力强和（或）宿主呼吸道局部和全身免疫防御系统损害，即可发生肺炎。病原体可通过下列途径引起肺炎：①空气吸入。②血行播散。③邻近感染部位蔓延。④上呼吸道定植菌的误吸。肺炎还可通过误吸胃肠道的定植菌（胃食管反流）和通过人工气道吸入环境中的致病菌引起。病原体直接抵达下呼吸道后，孳生繁殖，引起肺泡毛细血管充血、水肿，肺泡内纤维蛋白渗出及细胞浸润。除了金黄色葡萄球菌、铜绿假单胞菌和肺炎克雷伯菌等可引起肺组织的坏死性病变易形成空洞外，肺炎治预后多不遗留瘢痕，肺的结构与功能均可恢复。

四、分类

肺炎可按解剖、病因或患病环境加以分类。

（一）解剖分类

1. 大叶性（肺泡性）肺炎

大叶性（肺泡性）肺炎病原体先在肺泡引起炎症，经肺泡间孔（Cohn 孔）向其他肺泡扩散，致使部分肺段或整个肺段、肺叶发生炎症改变。典型者表现为肺实质炎症，通常并不累及支气管。致病菌多为肺炎链球菌。X 线胸片显示肺叶或肺段的实变阴影。

2. 小叶性（支气管性）肺炎

小叶性（支气管性）肺炎病原体经支气管入侵，引起细支气管、终末细支气管及

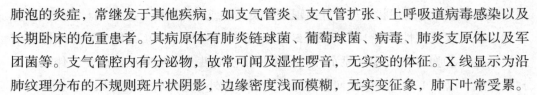

肺泡的炎症，常继发于其他疾病，如支气管炎、支气管扩张、上呼吸道病毒感染以及长期卧床的危重患者。其病原体有肺炎链球菌、葡萄球菌、病毒、肺炎支原体以及军团菌等。支气管腔内有分泌物，故常可闻及湿性啰音，无实变的体征。X线显示为沿肺纹理分布的不规则斑片状阴影，边缘密度浅而模糊，无实变征象，肺下叶常受累。

3. 间质性肺炎

间质性肺炎以肺间质为主的炎症，可由细菌、支原体、衣原体、病毒或肺孢子菌等引起。累及支气管壁以及支气管周围，有肺泡壁增生及间质水肿，因病变仅在肺间质，故呼吸道症状较轻，异常体征较少。X线通常表现为一侧或双侧肺下部的不规则条索状阴影，从肺门向外伸展，可呈网状，其间可有小片肺不张阴影。

（二）病因分类

1. 细菌性肺炎

如肺炎链球菌、金黄色葡萄球菌、甲型溶血性链球菌、肺炎克雷伯杆菌、流感嗜血杆菌、铜绿假单胞菌等。

2. 非典型病原体所致肺炎

如军团菌、支原体和衣原体等。

3. 病毒性肺炎

如冠状病毒、腺病毒、呼吸道合胞病毒、流感病毒、麻疹病毒、巨细胞病毒、单纯疱疹病毒等。

4. 肺真菌病

如白念珠菌、曲霉菌、隐球菌、肺孢子菌等。

5. 其他病原体所致肺炎

立克次体（如Q热立克次体）、弓形虫（如鼠弓形虫）、寄生虫（如肺棘球蚴、肺吸虫、肺血吸虫）等。

6. 理化因素所致的肺炎

如放射性损伤引起的放射性肺炎，胃酸吸入引起的化学性肺炎，或对吸入或内源性脂类物质产生炎症反应的类脂性肺炎等。

（三）患病环境分类

由于细菌学检查阳性率低，培养结果滞后，病因分类在临床上应用较为困难，目前多按肺炎的获得环境分成两类，有利于指导经验治疗。

1. 社区获得性肺炎

CAP是指在医院外罹患的感染性肺实质炎症，包括具有明确潜伏期的病原体感染而在入院后平均潜伏期内发病的肺炎。其临床诊断依据是：①新近出现的咳嗽、咳痰或原有呼吸道疾病症状加重，并出现脓性痰，伴或不伴胸痛。②发热。③肺实变体征和（或）闻及湿性啰音。④ WBC $> 10 \times 10^9$/L 或 $< 4 \times 10^9$/L，伴或不伴中性粒细胞核左移。⑤胸部 X 线检查显示片状、斑片状浸润性阴影或间质性改变，伴或不伴胸腔积液。以上 1 ~ 4 项中任何 1 项加第 5 项，除外非感染性疾病可做出诊断。CAP 常见病原体为肺炎链球菌、支原体、衣原体、流感嗜血杆菌和呼吸道病毒（甲、乙型流感病毒，腺病毒、呼吸合胞病毒和副流感病毒）等。

2. 医院获得性肺炎

HAP 是指患者入院时不存在，也不处于潜伏期，而于入院 48 h 后在医院（包括老年护理院、康复院等）内发生的肺炎。HAP 还包括呼吸机相关性肺炎（ventilator associated pneumonia，VAP）和卫生保健相关性肺炎（healthcare associated pneumonia，HCAP）。其临床诊断依据是 X 线检查出现新的或进展的肺部浸润影加上下列三个临床症候中的两个或以上可以诊断为肺炎：①发热超过 38℃。②血白细胞增多或减少。③脓性气道分泌物。但 HAP 的临床表现、实验室和影像学检查特异性低，应注意与肺不张、心力衰竭和肺水肿、基础疾病肺侵犯、药物性肺损伤、肺栓塞和急性呼吸窘迫综合征等相鉴别。无感染高危因素患者的常见病原体依次为肺炎链球菌、流感嗜血杆菌、金黄色葡萄球菌、大肠埃希菌、肺炎克雷伯菌、不动杆菌属等；有感染高危因素患者为铜绿假单胞菌、肠杆菌属、肺炎克雷伯菌等，金黄色葡萄球菌的感染有明显增加的趋势。

五、临床表现

细菌性肺炎的症状变化较大，可轻可重，决定于病原体和宿主的状态。常见症状为咳嗽、咳痰，或原有呼吸道症状加重，并出现脓性痰或血痰，伴或不伴胸痛。肺炎病变范围大者可有呼吸困难，呼吸窘迫。大多数患者有发热。早期肺部体征无明显异常，重症者可有呼吸频率增快，鼻翼翕动，发绀。肺实变时有典型的体征，如叩诊浊音、语颤增强和支气管呼吸音等，也可闻及湿性啰音。并发胸腔积液者，患侧胸部叩诊浊音，语颤减弱，呼吸音减弱。

六、诊断与鉴别诊断

（一）确定肺炎诊断

首先必须把肺炎与上呼吸道感染和下呼吸道感染区别开来；其次应把肺炎与其他类似肺炎的疾病区别开来。

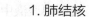

1. 肺结核

肺结核多有全身中毒症状，如午后低热、盗汗、疲乏无力、体重减轻、失眠、心悸，女性患者可有月经失调或闭经等。X 线胸片见病变多在肺尖或锁骨上下，密度不匀，消散缓慢，且可形成空洞或肺内播散。痰中可找到结核分枝杆菌，一般抗菌治疗无效。

2. 肺癌

多无急性感染中毒症状，有时痰中带血丝。血白细胞计数不高，若痰中发现癌细胞即可确诊。肺癌可伴发阻塞性肺炎，经抗菌药物治疗后炎症消退，肿瘤阴影渐趋明显，或可见肺门淋巴结肿大，有时出现肺不张。若经过抗菌药物治疗后肺部炎症不消散，或暂时消散后于同一部位再出现肺炎，应密切随访。对有吸烟史及年龄较大的患者，必要时进一步行 CT、MRI、纤维支气管镜和痰脱落细胞等检查，以免贻误诊断。

3. 急性肺脓肿

早期临床表现与肺炎链球菌肺炎相似。但随病程进展，咳出大量脓臭痰为肺脓肿的特征。X 线显示脓腔及气液平，易与肺炎鉴别。

4. 肺血栓栓塞症

多有静脉血栓的危险因素，如血栓性静脉炎、心肺疾病、创伤、手术和肿瘤等病史，可发生咯血、晕厥，呼吸困难较明显，颈静脉充盈。X 线胸片示区域性肺血管纹理减少，有时可见尖端指向肺门的楔形阴影，动脉血气分析常见低氧血症及低碳酸血症。D- 二聚体、CT 肺动脉造影（CTPA）、放射性核素肺通气 / 灌注扫描和 MRI 等检查可帮助鉴别。

5. 非感染性肺部浸润

还需排除非感染性肺部疾病，如肺间质纤维化、肺水肿、肺不张、肺嗜酸性粒细胞增多症和肺血管炎等。

（二）评估严重程度

如果肺炎的诊断成立，评价病情的严重程度对于决定在门诊或入院治疗甚或 ICU 治疗至关重要。肺炎严重性决定于三个主要因素：局部炎症程度，肺部炎症的播散和全身炎症反应程度。重症肺炎目前还没有普遍认同的诊断标准，如果肺炎患者需要通气支持（急性呼吸衰竭、气体交换严重障碍伴高碳酸血症或持续低氧血症）、循环支持（血流动力学障碍、外周低灌注）和需要加强监护和治疗（肺炎引起的脓毒症或基础疾病所致的其他器官功能障碍）可认为重症肺炎。

（三）确定病原体

由于人类上呼吸道黏膜表面及其分泌物含有许多微生物，即所谓的正常菌群，因此，途经口咽部的下呼吸道分泌物或痰极易受到污染，有慢性气道疾病，如慢性支气

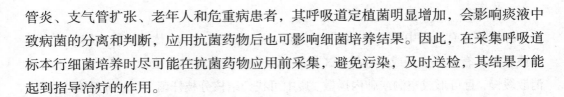

管炎、支气管扩张、老年人和危重病患者，其呼吸道定植菌明显增加，会影响痰液中致病菌的分离和判断，应用抗菌药物后也可影响细菌培养结果。因此，在采集呼吸道标本行细菌培养时尽可能在抗菌药物应用前采集，避免污染，及时送检，其结果才能起到指导治疗的作用。

七、治疗

（一）抗生素治疗

抗感染治疗是肺炎治疗的最主要环节。细菌性肺炎的治疗包括经验性治疗和针对病原体治疗。前者主要根据本地区、本单位的肺炎病原体流行病学资料，选择可能覆盖病原体的抗菌药物；后者则根据呼吸道或肺组织标本的培养和药物敏感试验结果，选择体外试验敏感的抗菌药物。此外，还应该根据患者的年龄、有无基础疾病、是否有误吸、住普通病房或是重症监护病房、住院时间长短和肺炎的严重程度等，选择抗菌药物和给药途径。

肺炎的抗菌药物治疗应尽早进行，一旦怀疑为肺炎即马上给予首剂抗菌药物。病情稳定后可从静脉途径转为口服治疗。肺炎抗菌药物疗程至少 5 天，大多数患者需要 7 ~ 10 天或更长疗程，如体温正常 48 ~ 72 h，无肺炎任何一项临床不稳定征象可停用抗菌药物。肺炎临床稳定标准为：① T ≤ 37.8℃。②心率 ≤ 100 次 / 分。③呼吸频率 ≤ 24 次 / 分。④血压：收缩压 ≥ 90 mmHg。⑤呼吸室内空气条件下动脉血氧饱和度 ≥ 90% 或 PaO_2 ≥ 60 mmHg。⑥能够口服进食。⑦精神状态正常。

抗菌药物治疗后 48 ~ 72 h 应对病情进行评价，治疗有效表现体温下降、症状改善、临床状态稳定、白细胞逐渐降低或恢复正常，而 X 线胸片病灶吸收较迟。如 72 h 后症状无改善，其原因可能有：①药物未能覆盖致病菌，或细菌耐药。②特殊病原体感染如结核分枝杆菌、真菌、病毒等。③出现并发症或存在影响疗效的宿主因素（如免疫抑制）。④非感染性疾病误诊为肺炎。⑤药物热。需仔细分析，做必要的检查，进行相应处理。

（二）气道分泌物的清除

黏液的过度分泌可引起黏液纤毛清除功能障碍和局部防御功能损害，导致感染难以控制和气道阻塞，直接影响病情的进展。有效的清除气道分泌物是治疗此类疾病的重要辅助措施及对症处理。气道分泌物的清除可以通过药物治疗和非药物治疗（如体位引流、振动辅助排痰、各种方式的吸痰等）完成。

1. 祛痰药物的作用机制及分类

（1）祛痰药物的作用机制：①改善痰液理化特性，降低痰液黏滞度。②恢复气道上皮黏液层正常结构，促进纤毛清除功能。③抑制黏蛋白生长及分泌，破坏痰液中的黏性结构，降低痰液黏滞度。④抗炎性损伤，或加强抗菌效果。

（2）祛痰药物的分类：①刺激性祛痰剂。②恶心性祛痰剂。③黏液溶解剂。蛋白分解酶、酸性糖蛋白溶解剂、二硫键裂解剂。④其他药物。挥发性植物油、高渗盐水、甘露醇干粉等。

2. 体位引流

利用重力原理，运用不同的体位和姿势，帮助潴留有分泌物的支气管开口向下，痰液在重力作用下，由高位转移至低位，最高流出支气管到达中央气道，中央气道的分泌物可以通过主动咳嗽排出。体位引流的次数取决于引流分泌物的量及患者主观症状的改善程度。通常每日 2 ~ 4 次，一个引流体位每次时间为 5 ~ 10 min，整个引流时间不少于 30 min。

3. 震动辅助排痰

分泌物产生物理振荡位移的方法有外力作用胸部产生的胸部振荡和利用呼气气流产生的呼气相同步振荡器。胸部外力叩击，促进附着在气管、支气管、肺内的分泌物松动以利于排除，可以预防肺泡萎缩、肺不张、利于感染控制。

4. 各种方式的吸痰

经鼻、口、气管插管、气管切开处，吸痰管吸痰或纤维支气管镜下抽痰及行肺泡灌洗术。

（三）营养和代谢支持

危重症患者应尽早开始营养代谢支持，根据患者肠道功能情况，决定营养途径。肠道功能障碍的患者，采用肠外营养，应包括糖、脂肪、氨基酸、微量元素和维生素的营养要素，根据全身情况决定糖脂热量比和热氮比。原则上总热量不应超过患者的基本需要，一般为 25 ~ 30 kcal/（kg·d）。如热量过高，可能导致肝功能不全、容量负荷高和高血糖等并发症。肠道功能正常或部分恢复患者，尽早开始肠内营养，有助于恢复肠道功能和保持肠黏膜屏障，防止毒素及细菌移位引起肺部感染加重。

（四）康复治疗

感染性肺疾病为良性疾病，多数通过积极有效的治疗可以痊愈。如病毒性肺炎导致肺间质纤维化，后续康复治疗详见间质性肺病康复。

八、预防

加强体育锻炼，增强体质。减少危险因素如吸烟、酗酒。年龄大于 65 岁者可注射流感疫苗。对年龄不足 65 岁，但有心血管疾病、肺疾病、糖尿病、酗酒、肝硬化

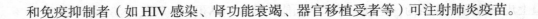

和免疫抑制者（如 HIV 感染、肾功能衰竭、器官移植受者等）可注射肺炎疫苗。

第五节　肺癌康复

一、概述

（一）定义及病因

1. 定义

原发性支气管肺癌，简称肺癌，是指起源于支气管黏膜或腺体的恶性肿瘤。肺癌是我国最常见的恶性肿瘤之一。我国数据显示 2006—2011 年肺癌 5 年患病率为 130.2/10 万，其中男性 84.6/10 万，居恶性肿瘤第 2 位；女性 45.6/10 万，居恶性肿瘤第 4 位。

2. 病因

肺癌的病因及发病机制非常复杂，是一个多因素、多步骤、多阶段的系统过程，涉及多种原癌基因的激活、抑制基因的失活、基因修复功能及凋亡功能的丧失等。对个体而言，具体病因很难明确，肺癌的发生、发展与以下因素密切相关。

（1）吸烟：国内外大量研究证实，吸烟是肺癌的首要病因，欧美相关指南认为 85% 以上肺癌患者与主动或被动吸烟有关。尤其是鳞状细胞癌（鳞癌）和小细胞肺癌（SCLC）与吸烟的关系最为密切。与不吸烟者相比，吸烟者发生肺癌的概率高 10 ~ 20 倍，且具有一定的量效关系。研究表明：吸烟者如能及时戒烟，其肺癌发病风险将不断降低，10 ~ 15 年以后基本接近不吸烟者水平。

（2）空气污染：①被动吸烟是室内空气污染最常见原因之一；烹饪过程中各种燃料燃烧产生的致癌物也是肺癌发病的危险因素之一；各种豪华装修过程中，某些未经严格检测的石材可能含有一定放射性物质，或不合格的油漆中致癌物质含量过高均是室内环境不容忽视的危险因素。②室外空气污染主要是指由于人类活动或自然过程引起某些物质进入大气中，呈现出足够的浓度，达到足够的时间，并因此危害了人类的健康和环境的现象。国际癌症研究机构报告称：每立方空气中 PM 2.5 浓度升高 5 g，人群中患肺癌的风险可增加 18%。

（3）职业因素：从事某些特殊职业的人群，需要长期接触到石棉、亚砷酸、烟草等致癌物或铀等放射性元素，这些职业因素均可使肺癌发生风险增加。

（4）辐射因素：来源于自然界或人为的（医源性 X 线放射）所产生的各种电离辐射均可在一定程度上增加肺癌的发生率。

（5）个人生活习惯：个人饮食习惯与各种生活行为均可一定程度上影响肺癌患

病概率，危险因素有吸烟、酗酒、喜欢烟熏油炸食品、少吃或不吃蔬菜水果；生活不规律，暴饮暴食、长期熬夜、精神压力大等。

（6）遗传因素：肺癌基因的改变包括原癌基因的激活、抑制基因的失活、基因修复功能的丧失等。一般来说，导致肺癌发生的基因改变更多的是于出生后因各种原因导致，而非来自父母遗传，仅有少数患者存在家族多发现象，这些有家族史的人群其后代患肺癌因素在一定程度上比普通人群要高。

3. 分类

肺癌病理分类为小细胞肺癌和非小细胞肺癌两种。

（1）小细胞肺癌（SCLC）：又称燕麦细胞癌，约20%的肺癌患者属于这种类型，常见于吸烟人群，解剖上属于中央型。SCLC 肿瘤细胞倍增时间短，进展快，常伴内分泌异常或类癌综合征，这类患者早期即发生血行转移，对放化疗敏感，目前暂无好的靶向治疗药物。

（2）非小细胞肺癌（NSCLC）：约80%的肺癌患者属于这种类型。临床上常见三种类型：①腺癌：目前在各种类型肺癌中最为常见，又分为原位腺癌、微浸润型腺癌、浸润型腺癌以及浸润变异型腺癌。临床以浸润型腺癌最为常见，分为贴壁型、腺泡型、乳头型、微乳头型、实体型亚型。此类患者以女性相对多见，多数腺癌起源于较小的支气管，为周围型肺癌，早期一般没有明显的临床症状，往往在胸部 X 线检查时被发现，表现为圆形或椭圆形肿块，一般生长较慢，但有时早期即发生血行转移。早期是以手术为主的综合治疗；晚期则以化疗靶向治疗、抗血管治疗、免疫治疗等全身系统治疗为主，少数情况可以考虑结合放疗、消融、冷冻甚至手术等局部治疗手段。②鳞癌：曾经是发病率最高的类型，目前随着戒烟及环境等致病因素的改变比腺瘤发生率略低，患病年龄大多在 50 岁以上，男性占多数，与吸烟关系密切，大多起源于较大的支气管，常为中央型。根据鳞癌的分化程度分为角化型鳞癌、非角化型鳞癌、基底鳞状细胞癌。此类肺癌一般生长、发展速度比较缓慢，病程较长，更倾向于经淋巴转移，血行转移发生较晚。早期手术患者比例最多，对放疗和化疗较敏感，免疫治疗有一定疗效，但靶向药物目前效果欠佳。③大细胞癌：在各型肺癌中虽然发病率最低，但分类复杂，目前仅限于手术大标本分类，最新分类又隶属于神经内分泌肿瘤大类，治疗上主要遵循 NSCLC 治疗原则。

（二）临床表现

肺癌没有特异性的临床表现，早期时可以毫无症状，主要取决于肿瘤的大小、病理类型、部位及有无转移及并发症。

1. 症状

（1）咳嗽：咳嗽是最常见的症状，典型的表现为阵发性刺激性干咳，一般止咳药常不易控制。

（2）痰中带血或咯血：以此为首发症状者多见于中央型肺癌。由于肿瘤组织血供丰富，质地脆，剧咳时血管破裂而致出血，偶因较大血管破裂、大的空洞形成或肿瘤破溃入支气管与肺血管而导致难以控制的大咯血。

（3）胸痛：常表现为胸部不规则的隐痛或钝痛。周围型肺癌侵犯壁层胸膜或胸壁，可引起尖锐而断续的胸膜性疼痛，若继续发展，则演变为恒定的钻痛。肩部或胸背部持续性疼痛提示肺叶内侧近纵隔部位有肿瘤外侵可能。

（4）胸闷、气促：多见于中央型肺癌，特别是肺功能较差的患者。

（5）声音嘶哑：通常伴随咳嗽。提示纵隔侵犯或淋巴结长大累及同侧喉返神经而致左侧声带麻痹。

（6）发热：肺癌所致的发热原因有两种，一为炎性发热，中央型肺癌肿瘤生长时，常先阻塞段或支气管开口，引起相应的肺叶或肺段阻塞性肺炎或不张而出现发热。二为癌性发热，多由肿瘤坏死组织被机体吸收所致，此种发热抗感染药物治疗无效，激素类或吲哚类药物有一定疗效。

（7）体重下降：肺癌晚期患者由于感染、疼痛所致食欲减退，肿瘤生长和毒素引起消耗增加可引起严重的消瘦、恶病质。

2. 综合征

（1）肺源性骨关节增生症：临床上主要表现为杵状指（趾），长骨远端骨膜增生，新骨形成，受累关节肿胀、疼痛和触痛。确切的病因尚不完全清楚，可能与雌激素、生长激素或神经功能有关。手术切除癌肿后可获缓解或消退，复发时又可出现。

（2）异位促肾上腺皮质激素（ACTH）分泌综合征：肿瘤由于分泌 ACTH 或类肾上腺皮质激素释放因子活性物质，使血浆皮质醇增高。临床可表现为进行性肌无力、周围性水肿、高血压、糖尿病、低钾性碱中毒等，伴有皮肤色素沉着。

（3）异位促性腺激素分泌综合征：由于肿瘤自主性分泌 LH 及 hCG 而刺激性腺类固醇分泌所致。多表现为男性双侧或单侧乳腺发育，偶可见阴茎异常勃起。

（4）异位甲状旁腺激素分泌综合征：是由肿瘤分泌甲状旁腺激素或一种溶骨物质（多肽）所致。临床症状有食欲减退、恶心、呕吐、腹痛、烦渴、体重下降、心动过速、心律不齐、烦躁不安和精神错乱等。

（5）异位胰岛素分泌综合征：临床表现为亚急性低血糖综合征，如精神错乱、幻觉、头痛等。

（6）类癌综合征：是由肿瘤分泌 5- 羟色胺所致。表现为支气管痉挛性哮喘、皮肤潮红、阵发性心动过速和水样腹泻等。

（7）神经 – 肌肉综合征（Eaton- Lambert 综合征）：是因肿瘤分泌箭毒样物质所致。表现为随意肌肌力减退和极易疲劳。可出现肢端疼痛无力、眩晕、眼球震颤、共济失调、步履困难及痴呆。

（8）异位生长激素综合征：表现为肥大性骨关节病，多见于腺癌和未分化癌。

（9）抗利尿激素分泌异常综合征：其主要临床特点为低钠血症，水中毒。

（10）上腔静脉综合征：肿瘤直接侵犯或纵隔淋巴结转移压迫上腔静脉，或腔内的栓塞，使其狭窄或闭塞，造成血液回流障碍，出现一系列症状和体征。如头痛、颜面部水肿、颈胸部静脉曲张、压力增高、呼吸困难、咳嗽、胸痛以及吞咽困难。

3. 转移症状

（1）胸膜受侵和（或）转移：临床表现因有无胸腔积液及胸腔积液的多寡而异，常见的症状有呼吸困难、咳嗽、胸闷与胸痛等。

（2）肾脏转移：大多数肾脏转移无临床症状，有时可表现为腰痛及肾功能不全。

（3）消化道转移：肝转移可表现为食欲减退、肝区疼痛，有时伴有恶心，可出现胰腺炎症状或阻塞性黄疸。转移至胃肠道和腹膜后淋巴结时，临床多无症状，常在查体时被发现。

（4）骨转移：常见部位有肋骨、椎骨、髂骨、股骨等，但以同侧肋骨和椎骨较多见，表现为局部疼痛，并有定点压痛、叩痛。

（5）中枢神经系统症状：脑、脑膜和脊髓转移，症状可因转移部位不同而异。常见的症状为颅内压增高表现，如头痛、恶心、呕吐以及精神状态的改变等，少见的症状有癫痫发作、痴呆、四肢行动困难、动作震颤、发音困难、眩晕等。

（6）周围神经系统症状：恶性肿瘤压迫或侵犯颈交感神经引起 Horner 综合征，其特点为病侧瞳孔缩小、上睑下垂、眼球内陷和颜面部无汗等。

（三）诊断与鉴别诊断

肺癌的诊断必须依靠手术或活检小标本明确病理，并根据影像学进行临床分期或手术后病理分期。由于肺癌无特异性临床表现，鉴别诊断上需要与呼吸系统常见疾病，如肺结核、肺炎、肺脓肿等鉴别；同时排除来源于纵隔的肿瘤、肺部转移癌、良性肿瘤及肉芽肿性病变等。

二、康复策略

原则上Ⅰa期以手术治疗为主；Ⅰb～Ⅱb期以手术为主结合放化疗的综合治疗；

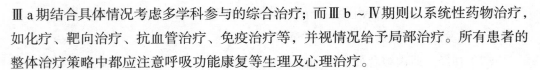

Ⅲa期结合具体情况考虑多学科参与的综合治疗；而Ⅲb～Ⅳ期则以系统性药物治疗，如化疗、靶向治疗、抗血管治疗、免疫治疗等，并视情况给予局部治疗。所有患者的整体治疗策略中都应注意呼吸功能康复等生理及心理治疗。

（一）康复的主要内容

肺功能康复与全身机体功能恢复有机结合。肺康复在肺癌综合治疗中的作用逐渐受到关注，但缺少高质量的临床研究。目前肺癌患者的肺康复治疗的内容主要是借鉴较成熟的 COPD 患者肺康复治疗的方案，以运动训练为主，还包括健康教育和营养支持等。肺癌患者肺康复治疗的运动训练与 COPD 患者相似，康复主要包括：①下肢运动训练：如步行、置车、爬楼梯、游泳、跑步等，是肺康复治疗的关键性核心内容，能增强患者心肺运动功能和运动能力。②上肢运动训练：如两上肢绕圈、重复提举重物平肩等形式，上肢运动训练可增加前臂运动能力，减少通气需求。③呼吸肌训练：包括缩唇呼吸和腹式呼吸，临床上常用的还有吹气球练习等，可改善患者呼吸肌功能，减轻呼吸困难症状。

（二）康复的主要目标

是指提高运动能力，改善功能状态，它可以诱导患者行为的变化，以促进积极的生活方式。需要通过多学科医疗团队的努力，通过锻炼，教育患者和家庭，行为和心理社会干预实现这些目标，终极目的是提高生活质量。专业康复人员监督下的运动训练是肺康复项目的基础。康复治疗应贯穿肺癌治疗的全程，提倡早期介入，但肺癌肺康复的最佳方案尚不清楚。

（三）手术相关肺康复

1. 术前肺康复

心肺功能不全是限制早期肺癌患者手术的主要原因，术前的肺康复治疗能改善患者的心肺功能和运动耐量，增加手术机会，加速术后恢复，减少术后并发症。术前肺康复的要点：①术前提高运动耐力，改善身体一般状况。②术前加强正确咳嗽方式、腹式呼吸指导，术后加强辅助咳嗽、咳痰等胸部物理治疗。③有计划地进行患侧上肢功能训练。④手术对下肢运动影响较小，鼓励早期下床活动，下肢耐力训练可成为术前、术后肺康复的常规项目。

术前进行 4 周肺康复的最大顾虑是怕延误手术时机，造成病情进展。较为可行的方案是在不推迟手术的情况下，利用术前检查和术前准备的时间，进行短期肺康复治疗。而对于术前肺功能差的患者，立即手术的风险更大，更有必要先进行肺康复治疗。

2. 术后肺康复

肺癌患者进行肺叶切除后 1 个月内会出现运动功能下降，术后 1 年才可能恢复到之前水平。肺切除术后肺康复已被广泛应用，能够防止运动功能受损和呼吸道并发症，加快肺功能恢复。有研究显示，术后 4 周的肺康复治疗改善了肺切除患者的运动耐量和呼吸困难程度，并且不影响肺癌术后其他的辅助治疗。肺康复治疗应是肺癌手术综合治疗的一部分。

若术后立即进行肺康复，有许多患者反馈伤口疼痛，有研究者建议术后 3 个月再行肺康复治疗较好。肺癌肺叶切除术后肺康复训练不论何时介入均对患者运动能力改善、生存质量提高及术后并发症发生率降低有益。术后进行肺康复是合适的时间点，但最佳肺康复的持续时间还不清楚，有研究认为多于 2 周持续肺康复时间就能使患者获益。

（四）化疗相关肺康复

经典化疗药物肺损伤的发生率很低，但是随着肿瘤发病率的升高及新型抗肿瘤药物出现，肺损伤的发生越来越多见。文献报道的抗肿瘤药物相关性肺损伤发生率约 10%，以浸润性肺疾病为主要表现，包括肺间质纤维化、过敏性肺炎、非特异性间质性肺炎、弥漫性肺泡损伤及肺泡出血所致的 ARDS 等。病理改变常表现为：①毛细血管渗漏综合征伴肺水肿。②弥漫性肺泡出血。③局灶性肺泡出血。肺功能检查可有限制性通气障碍及弥散功能减退。治疗上。化疗药物相关性肺损伤一旦明确，即应停用相关抗肿瘤药物。急性期以类固醇类药物应用为主，治疗前应注意排除感染。由于药物相关性肺损伤时肺间质改变明显，极易合并感染，故建议类固醇类药物应与抗生素联合应用。系统应用类固醇类药物可迅速改善氧合，同时配合支气管扩张剂、静脉补液、血管升压素、机械通气等治疗。慢性期肺康复治疗同术后肺康复治疗，结合 PS 评分，量力而行。

（五）放疗相关肺康复

放射性肺损伤包括急性放射性肺炎和放射性肺纤维化。急性放射性肺炎常发生在放疗后 1～3 个月；放射性肺纤维化为放射性肺损伤慢性阶段，常发生在放疗结束后 3～6 个月甚至更长时间以后。放射性肺损伤的发生是由于放射使肺泡Ⅲ型细胞和表面活性物质减少，肺受照射部位发生急性渗出、炎细胞浸润，甚至肺泡崩溃、胶原纤维增生，形成肺损害。急性期以药物治疗为主，阿米福汀最初是作为放射保护剂研究被发现的，目前阿米福汀已用于预防并可以减轻放射性肺损伤。除阿米福汀外，氨溴索近年来也广泛运用于防治放射性肺损伤。此外，激素能够减轻放疗病变部位的炎性反应和间质水肿，是一种较理想的防治放射性肺损伤的药物。目前临床治疗放射性肺损伤以糖皮质激素为主，该药可抑制由细胞因子介导的肺泡炎性反应，在早期能减轻实质细胞的损害和微血管的改变，减轻肺泡内水肿，从而能改善症状。同样，慢性期肺康复治疗同术后肺康复治疗，需结合当时 PS 评分，量力而行。

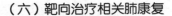

（六）靶向治疗相关肺康复

肺癌的靶向药物种类繁多。其中，针对 EGFR 这条途径的药物，如吉非替尼、厄洛替尼、埃克替尼等容易引起间质性肺炎，确切机制尚不明确，可能为药物直接在肺内代谢造成肺毒性损害，也可能为药物引起的免疫反应。虽然发生率很低，但一旦诊断为吉非替尼所致间质性肺炎，须立即停药，同时须进行抗感染治疗，预防炎性反应的进展及肺纤维化。临床上常以静脉注射大剂量糖皮质激素（地塞米松或甲泼尼龙），同时给予吸氧、抗感染、抗自由基（给予还原性谷胱甘肽）、止咳化痰、扩张支气管、免疫支持治疗等综合对症处理。如能早期发现并得到及时治疗，急性期后配合运动性肺功能康复，一般预后良好。

（七）免疫治疗相关肺康复

肺癌的免疫治疗目前主要集中于 PD1/PDL1 及 CTL4 这两个靶点，这两类药物都可引起免疫相关性肺炎，甚至致死性肺损伤。发生率报道不一，一般低于 10%，又以 CTL4 单抗最为常见，PD1 单抗次之，PDL1 单抗最为少见。同样，一旦诊断为免疫相关性肺炎，须立即停药，同时进行抗感染治疗，静脉注射大剂量糖皮质激素（地塞米松或甲泼尼龙），予免疫球蛋白治疗，文献报道也可以给予 CD20 单抗抑制 B 细胞增殖治疗同样有效。免疫相关性肺炎如能早期发现并得到及时治疗，一般预后良好；如已发展到 ARDS 阶段，药物治疗效果往往不佳，肺纤维化等慢性肺损伤会严重影响患者的肺功能和生活质量，即使急性期后予以积极的运动性肺功能康复，仍然难以获得满意的效果。所以免疫治疗在既往有免疫相关性疾病，特别是合并肺部损伤的患者应该慎用。

（八）心理康复

社会心理康复治疗首先建立在患者与医院经治医生联系的基础上，结合家庭、朋友、义工及志愿者等各种社会关系，为患者提供全方位的社会心理支持。包括：①改变患者的认知转变，即"癌症是不治之症"及"癌症就意味着死亡"的错误观念。②放松型心理干预，根据患者个体特点和文化素养，在有条件的地方鼓励患者参加广场舞、健身操、太极拳等集体性娱乐健身活动。③支持型心理治疗，耐心倾听、解答出院患者的各种心理问题。对生活方式予以指导和建议，用大量治愈的实例鼓励患者，增强其康复信心。定期召集癌症患者座谈，让治愈者现身说法，发挥群体抗癌的优势。让患者之间相互交流抗癌经验，鼓励成员间成立交流互助组织。④人际关系型心理治疗，加强对患者及家属的教育，实施定期派医护专业人员到患者家中回访，帮助家属解决患者由于手术造成的生理、心理障碍，让患者最大限度地回归社会。

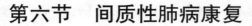

第六节 间质性肺病康复

一、概述

（一）定义及类型

1.定义

间质性肺病（interstitial lung disease，ILD）又称弥漫性间质性肺病（diffuse interstitial lung disease，DILD），或弥漫性实质性肺病（diffuse parenchymal lung disease，DPLD），是一组疾病的总称，不仅累及肺间质，也累及肺实质。肺间质包括肺泡上皮细胞和血管内皮细胞之间的区域，是其主要受累区。此外，还经常累及肺泡、外周气道、血管以及组成他们的上皮细胞和内皮细胞，病理表现为肺泡壁（间隔）炎性细胞浸润、纤维化改变。ILD 包括很多特定疾病，但具有相似的临床、影像学及病理特征。

2.分类

2002 年美国胸科学会（AES）和欧洲呼吸病学会（ERS）就特发性间质性肺炎（idiopathic interstitial pneumonias，IIP）的分类达成共识，ILD 的临床、放射学、病理学分类与组织学分类见表 5-6-1。

表 5-6-1 ILD 组织学和临床、放射学、病理学分类对照

组织学表现	临床、放射学、病理学分类
普通间质性肺炎	特发性肺纤维化、隐源性致纤维性肺泡炎
非特异性间质性肺炎	非特异性间质性肺炎
机化性肺炎	隐源性间质性肺炎
弥漫性肺泡损伤	急性间质性肺炎
呼吸性细支气管炎	呼吸性细支气管相关间质性肺病
脱屑性间质性肺炎	脱屑性间质性肺病
淋巴细胞性间质性肺炎	淋巴细胞性间质性肺炎

（二）临床表现和病理生理

1.临床表现

主要临床表现为渐进的劳力性呼吸困难、浅快呼吸、干咳嗽、运动耐力差和易疲劳，运动的峰值耗氧量、最大工作功率和耐力均降低。低氧血症、限制性通气功能障碍，胸片显示两肺网状结节状或磨玻璃状阴影。

2. 病理生理

各种 ILD 的病理形态学和病程急缓可有所不同，但病理生理学改变却有相似之处，主要包括：①肺顺应性降低。②肺容量减少，主要测定指标为肺总量（TLC）、肺活量（VC）、功能残气量（FRC）和残气量（RV）降低。③弥散功能障碍，除由于病变引起弥散间距增加外，更主要原因是交换界面的蛋白成分破坏和表面积减少。④小气道功能异常，主要是因为病变累及小气道和（或）细支气管腔，并致小气道变形、狭窄，出现通气 / 血流（V/Q）比例失调。⑤气体交换紊乱，以低氧血症为主，尤其是以运动负荷加重后为特征，而无 CO_2 潴留或有低碳酸血症。⑥肺动脉高压，其病理基础是肺泡壁和肺血管的炎症和（或）纤维化损伤，低氧血症和肺小血管管腔闭塞是主要促进因素。

（三）诊断与鉴别诊断

间质性肺病病因较多且复杂，根据干咳、气急症状，结合影像学和肺功能的特征可作出诊断，然后通过临床表现、支气管肺泡灌洗液和血液检查，以及肺组织活检明确分类，并尽可能作出病因诊断。

二、评估

（一）气流受限程度

FEV_1、用力肺活量（FVC）及 FEV_1/FVC 常用于通气功能检测。

（二）运动能力

主要采用心肺运动试验、6MWT（6 min 步行试验）。

（三）生活质量评估

常用慢性呼吸系统疾病问卷（CRQ）、圣乔治呼吸疾病问卷（SGRQ）等评估。

（四）营养评估

ILD 患者普遍存在体重减轻、肌肉重量减少以及肌肉功能失衡。体重指数（BMI）、骨密度和体质量是常用的评估方法。

（五）心理评估

自评焦虑量表（SAS）、症状自评量表（SCL）是分析患者主观症状的简便的临床工具。

三、康复策略

（一）临床治疗

根据不同病因采取不同的治疗方案，ILD 所包括的范畴很广，其治疗也依据各病

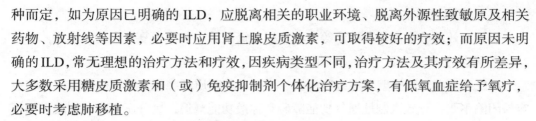

种而定，如为原因已明确的 ILD，应脱离相关的职业环境、脱离外源性致敏原及相关药物、放射线等因素，必要时应用肾上腺皮质激素，可取得较好的疗效；而原因未明确的 ILD，常无理想的治疗方法和疗效，因疾病类型不同，治疗方法及其疗效有所差异，大多数采用糖皮质激素和（或）免疫抑制剂个体化治疗方案，有低氧血症给予氧疗，必要时考虑肺移植。

定期注射流感和肺炎疫苗，使用免疫调节剂等预防感染。

（二）康复治疗

1. 运动训练

各种病理生理导致 ILD 患者运动时出现低氧血症，低氧血症会增加肺血管抵抗，增加心肌负荷，加重肺动脉高压，容易导致运动性眩晕或晕厥。故而运动过程中吸入高流量的氧气保持患者运动状态血氧饱和度 90% 以上可以提高患者运动量和耐力，提高康复效果。

（1）力量和耐力训练：上肢的肌肉群不仅是上肢活动肌，也是辅助呼吸肌，上肢功能的减退常常影响 ILD 患者日常生活能力，也会减少作为辅助呼吸肌肉群参与呼吸运动，易于发生呼吸困难。上肢锻炼主要是锻炼肱二头肌、肱三头肌、三角肌、背阔肌和胸大肌等，常和全身运动训练结合在一起练习，包括：①上肢功率车训练，从无阻力开始，按照 5 W/ 级增加运动负荷，踏板速度 50 转 / 分，运动时间 15 ~ 30 min。②阻力训练：包括负荷锻炼和弹性阻力训练。下肢疲劳是导致 ILD 患者停止运动的主要原因，研究显示特发性肺间质纤维化患者有明显的腿部肌肉（股四头肌）功能减退，这是评估 ILD 患者运动能力的独立的预测因子，全身糖皮质激素治疗是导致类固醇肌病的重要原因。坚持下肢肌力和耐力的运动训练有利于保持和改善运动能力，也有助于类固醇肌病的康复。

（2）步行训练：由于肺顺应性降低和需氧需求增加，患者需要练习步行期间的呼吸节奏，一般采取一步一呼、一步一吸，或是一步一呼吸，甚至是一步二呼吸的方法。控制好呼吸频率和步伐的节奏，尽量避免过度浅快的呼吸造成的无效通气和耗氧增加。

步行训练和往返行走是锻炼下肢耐力的重要方法之一，建议轻中度的 ILD 患者即开始锻炼，而不是等到出现严重通气或换气功能障碍导致低氧血症和肺动脉高压时才开始康复锻炼。

ILD 患者由于弥散功能障碍，高功率运动容易出现低氧血症，建议采用低功率、延长运动时间的原则训练。运动的策略、运动的强度和持续时间需要个体化。运动训练的总目标是增加强度改善耐力和运动功能，从而提高生活质量。

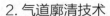
2. 气道廓清技术

包括有效的咳嗽和体位引流等方法，详见慢阻肺章节或康复治疗技术章节。

3. 无创呼吸机应用

ILD 患者由于肺泡壁炎症细胞浸润、增厚和肺间质纤维化，肺顺应性降低，肺泡容易闭陷不张，导致限制性通气功能障碍和弥散功能减退，氧分压下降。使用无创正压呼吸机可以提供吸气压，使支气管及肺泡充分扩张，增大肺活量，增加有效呼吸面积，改善通气功能，增加肺泡通气量，改善 ILD 患者的通气 / 血流比值，同时可以减轻呼吸功耗，减少呼吸肌疲劳，降低氧气消耗。加用适当的呼气末正压（PEEP），可以保持肺泡开放，让萎陷的肺泡复张，增加肺泡的氧合。无创呼吸机也适合于间质性肺病患者的家庭治疗，间断使用无创呼吸机，不影响进食。间质性肺病患者使用无创呼吸机时，通气压由低到高，最大吸气压力不宜超过 20 mmHg，以免出现气胸或纵隔气肿等并发症，呼气末正压水平在 5 ~ 10 mmHg。

4. 心理康复

ILD 患者常常存在焦虑和抑郁，根据评估结果，指导患者如何应对呼吸困难，并教育患者及家属了解病情的现状和预后。

第七节　肺动脉高压康复

一、概述

（一）定义及分类

1. 定义

肺高血压（pulmonary hypertension，PH）是指各种原因引起肺血管阻力增大、肺动脉血流增加和（或）左心脏充盈压升高为特征的病理过程，是一种常见疾病，并且与多种疾病相关。

肺动脉高压（pulmonary arterial hypertension，PAH）指静息状态下平均肺动脉压（PAPm）≥ 25 mmHg，而左心室充盈压正常。肺动脉高压应与由于左心疾病引起的肺高压相区别，如左心衰竭和左心瓣膜病引起的肺高压。降低左心房压力，肺高压可显著缓解，同时呼吸困难及运动耐力也能得到改善。因此左心疾病导致的肺高压在管理和治疗上不同于肺血管病引起的肺动脉高压。左心疾病导致的肺高压康复计划不在本节讨论。

PH 病理过程是肺循环小动脉平滑肌细胞和血管内膜不断增生，最终导致肺动脉

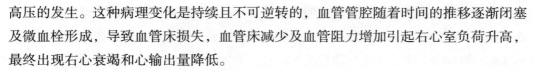

高压的发生。这种病理变化是持续且不可逆转的，血管管腔随着时间的推移逐渐闭塞及微血栓形成，导致血管床损失，血管床减少及血管阻力增加引起右心室负荷升高，最终出现右心衰竭和心输出量降低。

2. 分类

PH 既可来源于肺血管自身病变，也可继发于其他心肺疾病，病因广泛，患病率高。根据临床表现、病理生理及组织学表现的相似性，世界卫生组织（WHO）将肺高血压分为五大类（表 5-7-1）。

表 5-7-1 ESC/ERS 2022 年 PH 的临床分类

1. 肺动脉高压	2.1.3 瓣膜性心脏病
1.1 特发性肺动脉高压	2.1.4 导致毛细血管后肺高血压的先天性或获得性心血管病
1.1.1 血管反应试验阴性	
1.1.2 血管反应试验阳性	3. 肺部疾病和（或）低氧所致肺高血压
1.2 遗传性肺动脉高压	3.1 阻塞性肺疾病或肺气肿
1.3 药物和毒物相关肺动脉高压	3.2 限制性肺疾病
1.4 疾病相关的肺动脉高压	3.3 阻塞性和限制性并存的肺疾病
1.4.1 结缔组织病	3.4 通气不足综合征
1.4.2 HIV 感染	3.5 非肺部疾病导致的低氧血症
1.4.3 门脉高压	3.6 肺发育障碍性疾病
1.4.4 先天性心脏病	4. 与肺动脉栓塞相关的肺动脉高压
1.4.5 血吸虫病	4.1 慢性血栓栓塞性肺动脉高压
1.5 具有肺静脉、肺毛细血管受累（肺静脉闭塞病、肺毛细血管瘤病）的肺动脉高压	4.2 其他肺动脉阻塞性疾病
1.6 新生儿持续性肺动脉高压	5. 未明和（或）多因素所致肺高血压
2. 左心疾病所致肺高血压	5.1 血液系统疾病
2.1 心力衰竭	5.2 全身性疾病
2.1.1 射血分数保留的心力衰竭	5.3 代谢性疾病
2.1.2 射血分数下降或射血分数中间值的心力衰竭	5.4 慢性肾功能衰竭伴或不伴血液透析
	5.5 肺肿瘤血栓性微血管病
	5.6 纤维性纵隔炎

（二）临床表现

PH 的临床表现呈非特异性，最常见的症状为进行性活动后气短，以及乏力、晕厥、胸痛、咯血、雷诺现象等。临床上无基础心肺疾病的人出现呼吸困难，或出现不能单纯用心肺疾病来解释的呼吸困难，都应考虑到 PAH 的可能。严重患者会于静息状态下出现症状，出现右心衰竭可表现为下肢水肿、腹胀、厌食等。

PH 的体征有左侧胸骨旁抬举感，肺动脉瓣第二心音（P2）亢进、分裂，剑突下心音增强；胸骨左缘第 2 肋间收缩期喷射性杂音，肺动脉明显扩张时，可出现肺动脉瓣关闭不全的舒张早期反流性杂音，即 Graham-Steel 杂音；右心室扩张时，胸骨左缘第 4 肋间可闻及三尖瓣全收缩期反流性杂音，吸气时增强。右心衰竭的患者可见颈静脉充盈、肝脏肿大、外周水肿、腹水以及肢端发冷，可出现中心型发绀。肺部听诊早期往往正常，当疾病进展，可出现肺动脉瓣音第二心音分裂、亢进。特发性肺动脉高压患者会出现不同程度的发绀，发绀在运动时最为明显，但也可见于休息时。肺部疾病缺氧相关的肺动脉高压，肺部可能出现相关的体征，如杵状指、胸廓畸形，Velcro 啰音、湿啰音、呼吸音减弱等。

（三）诊断与诊断思路

1. 诊断

（1）肺高血压：静息状态下经右心导管评估的平均肺动脉压（PAPm）≥ 25 mmHg。并强调 PAPm 的正常上限约为 20 mmHg，对 PAPm 在 21 ~ 25 mmHg 的患者，需要监测其发展成为肺高血压的风险。

（2）肺动脉高压：除上述外，同时需要肺动脉楔压（PCWP）< 15 mmHg，肺血管阻力（PVR）> 3 Wood Units。

正常 PH 静息状态下（14 ± 3）mmHg，上限 20 mmHg。

2. 诊断思路

病史应包括对症状和所有潜在的肺高压危险因素的全面回顾，包括结缔组织疾病、先天性心脏病、肝脏疾病、睡眠呼吸暂停综合征、肺栓塞病史、减肥药或兴奋剂用药史。家族史回顾包括所有患有肺动脉高压、肺栓塞或遗传性出血性毛细血管扩张的家族成员。体格检查方面，除了已描述过的潜在的体格表征外，还应特别留意可诊断为非特发性 PH 的表征。相关诊断程序见图 5-7-1。

二、评估

（一）临床评估

1. 心电图

心电图右室肥厚或负荷过重以及右心房扩大改变可作为支持肺动脉高压的诊断依据，但心电图对诊断 PH 的敏感性和特异性均不高，不能仅凭心电图正常就排除肺动脉高压。

2. 胸部 X 线

胸部 X 线多可发现异常，包括肺门动脉扩张伴远端外围分支纤细（截断征）、右心房扩大。还可排除中、重度肺部疾病以及左心疾病所致肺静脉高压。胸片正常不

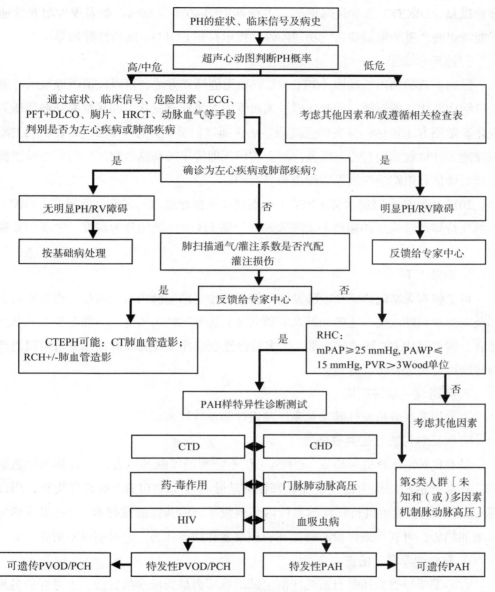

图 5-7-1 PH 诊断流程

能排除轻度的左心疾病所致的肺静脉闭塞性 PH。

3. 动脉血气分析

动脉血氧分压（PaO_2）通常正常或稍低于正常值，动脉血二氧化碳（$PaCO_2$）常因过度通气而降低。

4. 肺功能

PH 患者肺功能一般呈轻度限制性通气障碍和弥散功能障碍，无气道阻塞，CO

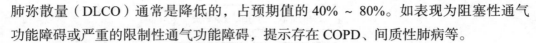

肺弥散量（DLCO）通常是降低的，占预期值的 40% ~ 80%。如表现为阻塞性通气功能障碍或严重的限制性通气功能障碍，提示存在 COPD、间质性肺病等。

5. 超声心动图

经胸多普勒超声心动图（TTE）是一项无创筛查方法，可以较清晰地显示心脏各腔室结构变化、各瓣膜运动变化以及大血管内血流频谱变化，间接推断肺循环压力的变化。常用方法包括：三尖瓣反流压差法，通过伯努利方程（4V2，V 表示三尖瓣反流峰速）计算收缩期右心室压差，加上右房压即等于肺动脉收缩压。超声心动图检测在预后评估和跟踪治疗效果方面也相当有用。

2015 年欧洲心脏病学会（ESC）指南建议依据静息时三尖瓣反流速率（TRV）和其他支持肺动脉高压的超声心动图表现将诊断 PH 的可能性分为高度、中度和低度可能。

6. 胸部 CT

可了解有无肺间质病变、肺及胸腔有无占位、肺动脉内有无占位、血管壁有无增厚及充盈缺损性改变。主肺动脉及右肺动脉有无淋巴结挤压等。一般对于肺动脉高压患者，需要完成 CT 肺动脉造影，大多数慢性血栓栓塞性肺动脉高压患者可以得到明确诊断而避免进行肺动脉造影。

7. 肺通气 - 灌注扫描

主要用来区分特发性肺动脉高压及慢性肺血栓栓塞症。

8. 肺动脉造影和磁共振成像

经 CT 下肺动脉造影检查（CTPA）仍不能明确诊断的患者，应行肺动脉造影检查。肺动脉造影应作为慢性血栓栓塞性肺动脉高压（CTEPH）的常规检查，用以判定 CTEPH 患者能否进行肺动脉血栓内膜剥脱术。磁共振成像技术在 PH 患者的应用呈增加趋势，可利用来评价心肺循环病理改变和功能状态，但目前尚不成熟。

9. 右心漂浮导管检查

右心漂浮导管测压是目前临床测定肺动脉压力最为准确的方法，也是评价各种无创性测压方法准确性的"金标准"。除准确测定肺动脉压力外，其在 PH 诊断中的作用还包括：①测定肺动脉毛细血管楔压，提示诊断肺静脉性 PH。②测定心腔内血氧含量，有助于诊断先天性分流性心脏病。③测试急性肺血管扩张试验。初次行右心导管检查的患者通常要行急性血管扩张试验，这种研究使用短效的试剂，如吸入性一氧化氮腺苷、依前列醇。急性药物试验是选择出适合长期钙通道阻滞剂（CCB）治疗患者的重要手段。

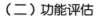

（二）功能评估

1.6 分钟步行试验（6MWT）

6MWT 是评估 PH 患者活动能力的客观指标，结果与 NYHA 分级呈负相关，并能预测特发性肺动脉高压（IPAH）患者的预后。个人行走距离大于 380 ~ 400 m 提示预后较好。

2. 运动心肺试验（CPET）

CPET 是一种基于不同运动级别的量化运动试验。与冠心病患者试验不同，此处还应监测通气标志物、耗氧量和二氧化碳生成量。有文献显示 CPET 在诊断和判断心衰和肺动脉高压方面具有较高的价值。和心衰患者相比，相同试验负荷下肺动脉高压患者的呼吸困难表现得更明显，用于反映呼吸效率的指标 VE/VCO$_2$ 降低得更显著。

3. 肺功能检查

由肺动脉病变导致的肺高压患者（如特发性肺动脉高压）其肺组织和气道可能是正常的，但这类患者肺功能检查结果往往存在与其诊断相符的异常，这些异常包括用力肺活量、一秒钟用力呼气容积和肺容量降低，提示存在限制性改变。一氧化碳弥散量常出现中度下降，且比用力肺活量降低更为显著，常低于 80% 预计值。与肺动脉疾病不同，结缔组织疾病和肺部疾病导致的肺动脉高压患者，肺功能改变以气道和肺组织异常为基础。在患者有合并的肺疾病时，一氧化碳弥散量不成比例地降低，提示肺间质疾病与肺血管疾病不均衡。

三、康复策略

特发性和其他形式的肺动脉高压属于可以治疗的疾病，但是从前面的临床分类及诊断程序上可以看出，对 PAH 患者的管理应当需要包括呼吸、心血管、风湿、康复科等医疗专业人员在内的多学科投入。所以，为了优化患者治疗效果，一个全面的医疗方案是至关重要的。对患者的诊断一旦确诊，治疗就应马上开始。

（一）自我管理

1. 避免怀孕

肺动脉高压患者怀孕是极其危险的，其围产期的死亡率非常高，特别是在后期。虽然有使用依前列醇并成功怀孕和分娩的病例报告，指南还是强烈建议育龄期妇女患者使用适当的方法避免怀孕。根据效果，避孕方法可以分为三级：①绝育、子宫内避孕器和含有黄体酮的植入物。②组合和只含有黄体酮的避孕药、含有雌激素的阴道环和注射型黄体酮。③屏障法，如避孕套和隔膜。在肺动脉高压患者中后者只有和另一种方法联合使用才被认为是合适的。

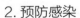

2. 预防感染

脉高压患者易发生肺部感染，且耐受性差，肺炎占总死亡原因的 7%，因此应及早诊断、积极治疗。推荐使用流感和肺炎球菌疫苗。

3. 避免高海拔

低压缺氧引起肺血管收缩，从而会加重肺高压并导致肺动脉高压患者的症状恶化。通常建议乘坐商用客机（增压至 1 500 ～ 2 400 m）或前往海拔 5 000 英尺（1 524 m）以上地区的患者接受是否需要吸氧的评估。

4. 辅助氧疗

与肺部疾病相关肺动脉高压患者（如 COPD）不同，还不清楚辅助氧疗在其他的肺动脉高压患者中是否有效。事实上，大多数肺动脉高压患者在静息时都不是低血氧的。当出现轻度低氧血症时，有可能是由于心输出量降低与轻度通气 / 灌注不平衡导致混合静脉氧饱和度水平降低引起的。目前认为如果静息时动脉氧分压（PO_2）小于 60 mmHg 或体循环动脉氧饱和度小于 90%，则需要进行辅助氧疗。

（二）支持治疗

1. 利尿剂

利尿剂一直是治疗心力衰竭（包括右心室衰竭）的主要药物。在肺动脉高压患者中，全身血管内容量超负荷是很常见的。在肺动脉高压治疗药物的关键临床试验中，多数患者都接受长期的利尿剂治疗。

推荐首先使用袢利尿剂。呋塞米是较常用的袢利尿剂，而托拉塞米疗效更佳、副作用更少。在肺动脉高压患者中常常联合使用抗醛固酮药物（如安体舒通）和袢利尿剂。

2. 抗凝治疗

主要推荐用于特发性肺动脉高压、可遗传性肺动脉高压及食欲抑制剂相关性肺动脉高压患者。常用药物是华法林及低分子肝素。

3. 纠正贫血

对于 PAH 患者给予纠正贫血和（或）铁剂贮备的治疗。

（三）靶向药物治疗

血管扩张剂是治疗肺动脉高压的重要药物，能降低肺动脉压力，改善患者血流动力学及肺的通气 / 灌注比值，提高肺动脉高压患者的生活质量、运动耐力以及存活率。

1. 钙通道阻滞剂（CCB）

CCB 通过抑制钙离子进入肺血管平滑肌细胞，扩张肺动脉，降低肺血管阻力，可明显降低静息及运动状态下肺动脉压力和阻力。推荐的钙通道阻滞剂包括地尔硫䓬、氨氯地平和长效硝苯地平。CCB 可使对急性血管反应试验阳性及持续保持反应的患者长期生存率得到明显改善。

2. 依前列醇类药物

可松弛血管平滑肌、抑制血小板聚集、修复内皮细胞。具有抑制细胞迁移、增殖而逆转肺血管的重塑，改善肺部对内皮素 -1（ET-1）的清除能力、增加肌肉收缩力、增强外周骨骼肌的氧利用、改善运动时的血流动力学情况。依前列醇类似物包括静脉及皮下注射用曲前列尼尔（瑞莫杜林）、口服贝前列素、吸入伊洛前列素等。

3. 内皮素 -1 受体拮抗剂

多项临床试验结果都证实了该药可改善肺动脉高压患者的临床症状和血流动力学指标，提高运动耐量，改善生活质量和升高存活率，包括波生坦、安贝生坦等。

4. 磷酸二酯酶抑制剂（PDE-5）

PDE-5 包括西地那非、他达那非及伐他那非等，可抑制肺血管环磷酸鸟苷的降解，使血管平滑肌细胞松弛，抑制细胞增殖，从而降低肺动脉压力、改善血管重构。

5. 一氧化氮（NO）

NO 是一种血管内皮舒张因子，吸入 NO 可激活肺血管平滑肌细胞内鸟苷酸环化酶，使胞内的环磷酸鸟苷水平增高，游离钙浓度降低，从而选择性扩张肺血管。

6. 可溶性鸟苷酸环化酶刺激剂

可溶性鸟苷酸环化酶刺激剂（利奥西呱）可以刺激和增加鸟苷酸环化酶受体对一氧化氮的敏感性，是一种肺血管扩张剂。对于不适宜手术的 CTEPH（WHO Ⅰ ～ Ⅲ期，轻至中度）患者，利奥西呱是首选药物。

（四）介入及手术治疗

1. 房间隔球囊造口术

尽管右向左分流使体动脉血氧饱和度下降，但心房之间的分流可增加体循环血流量，导致氧运输增加。因此，房间隔缺损对严重 PAH 者可能有益。适应证：晚期 NYNA 功能Ⅲ、Ⅳ级，反复出现晕厥和（或）右心衰竭者，肺移植术前过渡或其他治疗无效者。

2. 肺移植或心肺联合移植

对于已经接受最完善内科疗法仍然失败的患者，肺移植是最终选择。根据国际心肺移植协会的建议，推荐考虑移植的 PAH 患者情况包括在最大药物治疗下长期处于 NYHA 评级Ⅲ级或Ⅳ级（NYHA class Ⅲ / Ⅳ）、6 分钟步行距离短或不断下降、静脉依前列腺醇治疗失败、心脏衰竭且心指数小于 2 L/(min·m²)，以及右心房压力升高（大于 15 mmHg）。此外，考虑到治疗效果不好，所有肺静脉闭塞症（PVOD）患者一旦被确诊，都应建议进行肺移植评估。

（五）康复治疗

越来越多的研究已经证明运动训练对活动耐量、峰值氧容量（peak VO₂）和生活质量（QOL）有益。2015 年的欧洲指南推荐对于稳定期且接受优化药物治疗的 PAH 合并体能下降的患者，应考虑监督下的运动训练。然而，PH 患者的最佳训练时长、强度、频率和运动类型，以及改善的机制都尚不清楚。

运动训练可改善活动耐量、生活质量、体能和社会功能，可能的机制如下：①峰值氧耗量改善。②改变骨骼纤维类型。③改善心功能。④改善血流动力学。

肺动脉高压患者理想运动训练的频率、时间和强度尚不清楚，大部分是使用之前的运动处方，包括运动频率、持续时间及运动类型。

需要注意的是，接受运动训练的前提是肺动脉高压患者必须达到临床稳定状态和理想的药效。患有不稳定心肺疾病、活动性血管炎、活动性结缔组织疾病、伴有 RHF 的临床证据、最近住院或正在接受临床恶化调查的患者禁止运动锻炼。

第八节　肺移植康复

肺移植是慢性终末期肺病目前有效的治疗方法。1983 年临床肺移植首获成功，1989—2010 年国际心肺移植协会登记的肺移植累计 38 119 例。在过去的 15 年中，随着肺移植技术、供体保存和围手术期处理的逐步成熟，肺移植的 1 年生存率从过去的70% 提高到 85%。

一、适应证与禁忌证

（一）适应证

一般而言，凡是无有效内科治疗方法或内科治疗无效的慢性终末期肺病患者，预期寿命为 2 ～ 3 年，肺移植较其他治疗有望显著延长预期寿命、改善生活质量，因此可考虑肺移植治疗。美国胸外科协会和国际心肺移植协会联合制定的受体选择标准：合适年龄（见后）心肺移植 55 岁、单肺移植 65 岁、双肺移植 60 岁；临床和生理功能上的严重疾病；药物治疗无效或者缺乏；预期寿命有限；理想的营养状态；社会心理状态和控制情绪能力满意。

（二）禁忌证

主要包括胸外科手术和免疫抑制治疗两个方面。首先，在手术相关禁忌证方面与其他肺外科手术基本一致，如心肝肾等重要脏器功能障碍、严重的胸廓或脊柱畸形等情况。其次，肺移植术后需长期服用免疫抑制剂，如果免疫抑制可能引起恶性肿瘤复

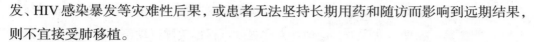

发、HIV感染暴发等灾难性后果，或患者无法坚持长期用药和随访而影响到远期结果，则不宜接受肺移植。

具体到某个特定的基础疾病，受体选择的标准目前没有明确界定，各个中心的执行标准也存在差异。

二、手术与围术期的管理

肺移植的难点不仅在手术操作本身，还需要专业团队的协作。肺移植受者可能存在较为复杂的胸部病理解剖状况、呼吸功能不全之外的多种伴发病，供肺可能存在解剖结构不匹配、再灌注损伤以及伴发感染等问题；而术后则有各种与免疫抑制相关的并发症。肺移植围术期管理涉及的专业门类较多，且有移植免疫等诸多新问题所带来的挑战，需要一个包括胸外、肺内科医生及呼吸治疗师等多学科人员，具备肺移植专业知识的团队。国际心肺移植协会对比2000年前后10年的肺移植受者生存率发现两个时期存在显著差异。在此期间，肺移植术式基本固定，差异来自围术期管理水平的提高。

术后医疗管理包括血流动力学管理、通气支持、免疫抑制治疗、感染防治。本节主要介绍术后康复管理。目前鲜见针对肺移植患者肺康复的临床实践指南，国内尚缺乏肺移植患者肺康复的具体方案，临床实施中较常见的肺康复训练内容如下。

（一）呼吸功能训练

呼吸功能训练通过增加患者的呼吸肌力量和耐力，缓解呼吸肌的损害和疲劳，进而有效改善肺功能。常见的呼吸功能训练方式包括深呼吸、腹式呼吸、缩唇呼吸、呼吸功能辅助器训练等。根据患者的具体情况，遵循负荷性、特异性和可逆性的原则。有报道，在肺移植患者术后第3天、体外膜肺氧合和机械通气均撤离后，即开始进行由缩唇呼吸和腹式呼吸组合的呼吸功能训练，吸气和呼气时间比为1∶2或1∶3，呼吸频率为7~8次/分，2次/天，10~20分/次，训练时严密监测患者的心率和血氧饱和度。

国内开展的肺移植患者呼吸功能训练相关研究中，呼吸训练的方法尚不统一，训练方式、频率和时机参差不齐，缺乏循证依据和严谨的随机对照试验。研究表明，呼吸功能训练对改善肺部疾病患者肺功能和生活质量具有重要价值，但应用于肺移植的报告较少。尚缺乏证据显示呼吸功能训练是肺移植患者术后康复的重要组成部分，因此呼吸功能训练有利于肺移植患者早期康复的结论及应用尚需谨慎。

（二）运动训练

运动训练是肺康复的基础，在优化移植前功能及改善移植后结局和生活质量方面起到重要作用。运动训练一般在呼吸功能训练的基础上循序渐进，以促进血液循环和心肺功能恢复，提高运动耐力。运动处方和强度可根据美国运动医学会和美国心血管和肺康复协会指南制定，并遵循特异性、负荷性及渐进性的原则。运动训练主要包括上肢功能训练、下肢功能训练和上下肢联合训练。

1. 上肢功能训练

肺移植患者呼吸功能相对减弱，而上肢部分肌肉具有辅助呼吸和维持上肢姿势的双重作用，进行上肢功能训练可提高前臂运动能力，增强其用于辅助呼吸的力量。训练方式主要包括肩部运动、前臂运动、手的被动运动等。国内对肺移植患者上肢功能训练的规范化、系统化措施，不同研究对上肢功能训练的方式、时机及强度存在不同观点。肺移植患者在移植前后均可进行上肢功能训练。尽管目前缺少证据表明何时为最佳训练时机，但物理治疗师和康复师可遵循一定的训练原则，根据患者的运动耐力和肌力情况，综合考虑训练的时间、频率、强度、类型等，给予个体化指导。

2. 下肢功能训练

下肢功能训练在肺康复指南中被列为 A 级，主要包括屈膝抬腿、直腿抬高、踩单车、原地踏步及行走训练等。肺移植患者卧床后易造成血液在静脉腔内异常凝结而产生静脉血栓，应尽早进行下肢功能训练。有研究尝试在患者意识清醒后即协助其进行双下肢抬举、蹬腿动作，以增加肌肉收缩的耐力。也有研究根据患者下肢肌力情况，遵循由近端到远端、由被动到主动、循序渐进的原则，逐渐增强下肢肌肉力量，提高活动耐力。对于危重患者，运动处方指南中无明确定义，但已被证实患者在体外膜肺氧合支持下早期运动和移动是安全的，床边 20 min/d 的被动或主动运动训练可促进短期功能恢复。但下肢功能训练的频率和强度尚无共识，一般基于心肺运动试验了解患者的心肺功能，根据其耐受程度和最大耗氧量的 60% ~ 80% 设定。

国外有关肺移植患者的肺康复训练已取得初步成效，但存在以下问题：呼吸功能训练对肺移植患者的效果尚缺乏循证依据；肺康复训练内容缺乏统一标准，何种训练类型及方式效果较好尚缺少大样本随机对照研究；缺少在相同肺康复训练内容或方式下，不同训练时机、频率、强度对肺移植患者康复效果的比较研究；肺康复对肺移植患者效果的相关研究中，缺乏统一、标准的测评工具，不利于继续基于循证探讨肺康复对肺移植患者的效果。

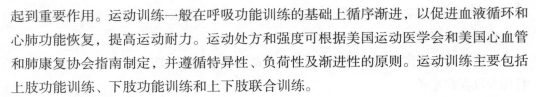

第九节　尘肺病康复

尘肺病是在职业活动中长期吸入生产性矿物性粉尘并在肺内潴留而引起的以肺

组织弥漫性纤维化为主的疾病。一般来说，早期尘肺病患者多无明显症状和体征，肺功能也多无明显变化。随着病情的进展，逐渐出现以胸痛、呼吸困难为主并可伴有不同程度的咳嗽、咳痰、喘息等呼吸系统症状，目前仍没有药物或措施可以明确有效地延缓或阻断肺纤维化的进展。肺尘埃沉着病患者由于长期吸入矿物性粉尘，呼吸系统的清除和防御机制受到严重损害，加之尘肺病慢性、进行性的特点，患者的抵抗力明显降低，常常发生各种并发症和合并症，如呼吸系统感染、气胸、肺结核、慢性阻塞性肺疾病、支气管扩张、支气管哮喘和慢性肺源性心脏病等。并发症和合并症对肺尘埃沉着病的治疗、病情进展和预后康复均会产生重要影响，也是患者超前死亡的直接原因。

尘肺病是一个慢性长期的病程，应以慢性病防治为基本防治原则，即实行全面的健康管理和健康教育，及时发现和治疗各种并发症和合并症，开展在医疗指导下的以自我管理、自我学习、自我训练、人人参与的全面的肺康复行动，以达到减轻肺尘埃沉着病患者痛苦，延缓病情发展，提高生活质量和社会参与程度，延长患者寿命的目的。本节将全面系统地阐述实施肺康复的评估方法、康复方法以及康复计划方案的个性化制订原则、康复管理，以指导和帮助从事肺康复工作的各级医疗机构、尘肺病康复站及相关人员和尘肺病患者，根据实际情况结合各项评估结果，选择适合的康复方案，正确开展实施肺康复。

一、尘肺病患者肺康复评估

对尘肺病患者实施系统、全面、持续的肺康复治疗，其流程是在对病情进行全面评估的基础上制订肺康复计划和方案、实施肺康复、评价肺康复效果、调整和修改肺康复方案、再实施、再评估这样一个往复循环的链状管理模式（或闭环管理，即始于评估，止于评估）。康复计划是动态的，需要根据患者病情变化和阶段评估情况经常进行调整、更新和修正。个体的、全面的差异性评估不仅是制订个性化肺康复计划的重要依据，也是肺康复效果评价的主要方法和康复计划调整的依据。

（一）临床评估

1. 基本信息采集

包括年龄、性别、职业史（包括接触和非接触粉尘）、既往史、家族史、文化程度、家庭经济情况、住址、生活环境条件、紧急联系人电话等。应特别注意对吸烟史的采集，包括吸烟量（支/天）、吸烟持续时间（年数）和二手烟暴露情况以及戒烟者戒烟时间和戒烟通常模式，可根据国际通用的尼古丁依赖量表得分和戒烟者戒烟通常模式定义来确定。

2. 病史采集

主要是尘肺病的疾病史（包括职业暴露史，如粉尘的性质、工种、接尘工龄、接尘浓度、防护情况等，和尘肺病诊断经过、症状及体征变化、治疗等情况以及肺功能等辅助检查结果）和并发症、合并症的有无，以及其他呼吸系统疾病和全面健康状况评估。对于存在急性并发症、合并症的患者，须先治疗急性并发症、合并症，待病情稳定后评估确定，再行康复治疗。必要的体格检查和功能检查包括血压、脉搏、呼吸频率、身高、体重、心肺听诊、外周循环情况、静息及运动状态下的血氧饱和度情况、影像学检查等。

3. 主要症状评估

尘肺病患者以呼吸系统症状为主，常伴有一般全身症状。呼吸系统症状主要是咳嗽、咳痰、胸痛、呼吸困难，此外，尚有胸闷、喘息及易疲劳等全身症状，而咯血较大可能是并发肺结核。

（二）体适能评估

1. 运动耐力评估

目前多运用 6 min 步行试验等评估患者的运动耐量，肺尘埃沉着病患者心肺运动试验应用较少，可根据实际情况选择，以利于运动康复计划的制订。

2. 呼吸肌肌力评估

呼吸肌力量主要测定指标有最大吸气压（maximum inspiratory pressure，MIP）和最大呼气压（maximum expiratory pressure，MEP），是对全部吸气肌和呼气肌强度的测定。正常预计值：男性 MIP = 143–0.55 × 年龄、MEP = 268–1.03 × 年龄；女性 MIP = 104–0.51 × 年龄、MEP = 170–0.53 × 年龄，单位均为 cmH_2O（$1\ cmH_2O \approx 0.098\ kPa$）。MIP < 30% 正常预计值时，易出现呼吸衰竭。对于人工通气患者，MIP < –2.94 kPa（–30 cmH_2O）时脱机容易成功，MIP > –1.96 kPa（–20 cmH_2O）时多数脱机失败。MEP 用于评价患者的咳嗽及排痰能力。

3. 呼吸肌耐力

呼吸肌耐力主要测定指标有最大通气量（maximum ventilatory volume，MVV）和最大维持通气量（maximal sustained ventilatory capacity，MSVC）。正常人 MVV：男性约104 L，女性约 82 L。MSVC 是指能维持 15 min 60% MVV 动作时的通气量。

（三）肺功能评估

肺功能测试是非常重要的评估指标，用以判断肺尘埃沉着病肺损伤的程度、类型和对运动的耐受程度，是康复医师制订个性化康复方案的重要依据。

1. 通气功能

（1）阻塞性通气功能障碍：通气功能是评价早期尘肺病患者肺功能损伤程度和代偿功能分级的基本依据。阻塞性通气功能障碍指气道阻塞或狭窄而引起的气体流量下降，肺功能特征为最大呼气量（forced expiratory volume，FEV）、一秒率［第一秒用力呼气量（forced expiratory volume in first second，FEV_1）与用力肺活量（forced vital capacity，FVC）的比值］下降，MVV 明显下降，残气量（residual volume，RV）、肺总量（total lung capacity，TLC）增高，而肺活量（vital capacity，VC）、FVC 可以正常，只有病情严重时才下降。MVV 下降与病情严重程度成正比，但一般情况下多数患者不能完成此项测试。FEV_1 是诊断中、重度气流受限的良好指标，变异性小，易于操作，是慢性阻塞性肺疾病患者肺功能检查的基本项目。在 $FEV_1/FVC <$ 70% 的前提下，吸入支气管扩张剂后 $FEV_1 <$ 80% 预计值，是确诊不可逆气流受限的金标准。

（2）限制性通气功能障碍：指肺组织扩张受限引起肺容量减少而不伴有气体流量下降。典型肺功能特征为深吸气量（inspiratory capacity，IC）下降，导致 VC、TLC 下降，残气量相对增高，功能残气量（functional residual capacity，FRC）减少，MVV 下降。

（3）混合性通气功能障碍：同时存在阻塞性通气功能障碍和限制性通气功能障碍的改变。

2. 弥散功能

肺的主要功能是在通气的基础上进行气体交换，使 O_2 和 CO_2 通过弥散进出肺泡。影响肺尘埃沉着病弥散功能的因素主要是肺间质纤维化导致的呼吸膜增厚、通气血流比例失调、呼吸膜面积减少等。

3. 小气道功能

小气道一般指内径 ≤ 2 mm 的细支气管，在支气管树第 17 级以下，包括全部细支气管和终末细支气管。小气道功能检查是为了发现常规肺功能检查不能发现的早期小气道病变。评价指标有最大呼气流量 – 容积曲线、闭合容量、等流量容积、最大呼气中期流速、动态顺应性及阻力测定。目前常根据最大呼气中期流速、50% 用力呼气流量（forced expiratory flow，FEF）、75%FEF 三项指标中两项低于 65%，诊断小气道功能障碍。肺尘埃沉着病早期易发生小气道功能障碍。

4. 气道阻力

气道阻力测定有多种方法，包括体积描计法、强迫振荡法、脉冲振荡法、口腔阻断法。其中体积描计法是目前唯一可直接测量人体气道阻力的方法，临床应用最为广

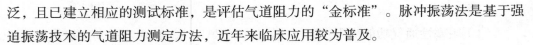

泛，且已建立相应的测试标准，是评估气道阻力的"金标准"。脉冲振荡法是基于强迫振荡技术的气道阻力测定方法，近年来临床应用较为普及。

（四）血气分析

常用判断参数包括以下 5 项指标。

1. 动脉血氧分压

正常值 95 ~ 100 mmHg（12.6 ~ 13.3 kPa），低氧血症分为轻、中、重三型：60 ~ 80 mmHg（8.0 ~ 10.7 kPa）为轻度，40 ~ 60 mmHg（5.3 ~ 8.0 kPa）为中度；< 40 mmHg 为重度（5.3 kPa）。

2. 肺泡 - 动脉血氧分压差

肺泡 - 动脉血氧分压差是指肺泡氧分压与动脉血氧分压之间存在一个差值，是反映肺换气功能的指标，能较早地反映肺部氧摄取状况。在正常生理条件下，吸空气时 PaO_2 为 5 ~ 10 mmHg（0.7 ~ 1.4 kPa）。

3. 动脉血氧饱和度

动脉血氧饱和度是指动脉血中氧与血红蛋白结合的程度，正常范围为 95% ~ 99%，可作为判断机体是否缺氧的一个指标。

4. 氧合指数

PaO_2/ 吸入氧浓度（FiO_2），正常值：400 ~ 500 mmHg。

5. 动脉二氧化碳分压

动脉血浆中物理溶解的 CO_2 分子所产生的压力，是酸碱平衡呼吸因素的唯一指标。正常值：35 ~ 45 mmHg（4.7 ~ 6.0 kPa）。

（五）生活质量评估

生活质量评估是多维度的评价，包括身体功能、心理状态、独立生活和活动能力、社会人际关系、工作和生活环境等，还需要考虑相应的文化背景和价值体系。肺尘埃沉着病肺康复中常用改良圣·乔治和慢性阻塞性肺疾病患者自我评估测试（CAT 评分）评估患者生活质量。

（六）日常生活活动能力评估

日常生活活动（activities of daily living，ADL）能力是指个人每天为了满足日常生活的基本需要所进行必要活动的能力。通常分为基础性日常生活活动（basic activities of daily living，BADL）和工具性日常生活活动（instrumental activities of living，IADL）。ADL 评价是了解由于呼吸困难而影响患者 ADL 的程度。ADL 呼吸困难评分将日常生活活动与呼吸困难评分结合起来，可以动态观察康复后的效果，更全面地评价患者的日常生活活动能力。

（七）心理状态评估

1. 常见心理情绪障碍的临床表现

尘肺病患者常见情绪反应主要有焦虑、恐惧、抑郁、愤怒。患者常见行为反应主要有依赖行为、不遵医嘱行为、退化行为和攻击行为等。

2. 心理障碍的评估

鉴于患者身心现象的复杂性以及问题性质和主客观条件的不同，临床上应当根据实际情况采用相应的心理评估方法。

（1）观察访谈：一般人口学资料主要包括患者姓名、性别、年龄、文化程度、职业、婚姻、宗教文化等，以此了解患者的背景资料，然后再评估患者目前的疾病状态。

（2）评价量表：在临床诊疗中常用的有心理卫生综合评定、生活质量、个体情绪与情绪障碍等心理测验。量表包括抑郁自评量表、焦虑自评量表、广泛性抑郁障碍量表、广泛性焦虑障碍量表、SCL-90症状自评量表、综合医院焦虑、抑郁情绪测定表、汉密尔顿抑郁量表、汉密尔顿焦虑量表等，根据患者具体情况选择合适的量表。

（八）营养状态评估

对于尘肺病患者进行营养评估，可有针对性地对个体的饮食进行指导，将有助于肺康复的实施。目前临床上常用的筛查与评估工具有营养风险筛查2002、主观整体评估、患者主观整体评估、微型营养评估等。其中营养风险筛查2002具有较高的灵敏度和特异度，良好的信度和效度，能够兼顾筛查营养不良及营养相关不良临床结局的发生风险，被推荐为成年住院患者进行营养风险筛查及评估的首选工具。

（九）睡眠评估

睡眠评估是肺康复患者评估中的一个重要组成部分。评估患者的睡眠状况，改善睡眠状态促进健康，是康复的内容之一。常用评估内容有睡眠史、身体和精神状态检查（临床评估和心理评估）、睡眠监测、斯坦福睡眠量表、匹兹堡睡眠质量指数、Epworth嗜睡量表、阻塞性睡眠呼吸暂停的评估等，根据患者具体情况选择合适的量表。

（十）吞咽功能评估

在吞咽过程中，食物通过咽 – 食管遇到阻碍，通过不顺畅或不能通过称为吞咽障碍。常见的吞咽功能评定方法有反复唾液吞咽试验、饮水吞咽试验、简易吞咽激发试验、咳嗽反射试验。吞咽障碍评估方法有吞咽造影检查、内窥镜检查法。

（十一）患者选择和康复风险分层

理想情况下，均应结合每位尘肺病患者自身状况制订个体化肺康复计划。

1. 呼吸系统风险评估

由临床医师判断尘肺病患者目前病情是否稳定，是否合并有慢性阻塞性肺疾病或哮喘以及是否正在规范药物治疗。如有这些合并症，在康复正式开始前，应首先完善规范用药后才能启动康复治疗。如合并发热、急性呼吸衰竭、未治疗的急性肺栓塞或肺梗死等是活动耐量评估的禁忌证，需要先行治疗并发症，待病情稳定后再行评估。

2. 其他系统风险评估

根据第 10 版美国运动医学会指南，有以下三类疾病之一的患者即属于运动高危人群：心脑血管疾病、代谢性疾病（糖尿病、甲亢、甲减）、肾脏或肝脏疾病。需要先进行相应专科评估，给予治疗，再请有经验的肺康复专业医师或治疗师进行个体化康复，例如根据心肺运动试验进行中等强度（40% ~ 60% 最大摄氧量）运动。在院内进行康复时应配备急救车，包括吸氧装置及除颤仪，如发生紧急情况，医护人员必须能及时到达处理。

（十二）肺康复个体化的设计注意事项

1. 动态评估

动态评估是制订康复方案和执行康复方案的前提，评估的目的是明确患者目前主要问题及现有的功能水平，作为制订个性化康复方案的依据。

2. 肺康复策略

肺康复策略优先级别遵循"先改善氧合，后进行神经肌肉功能训练"的原则。制订方案的时候，建议按照如下的优先顺序：气道管理 – 体位管理 – 呼吸肌放松和训练 – 呼吸技巧和节能训练 – 有氧耐力训练和抗阻训练。

3. 肺康复方案

肺康复方案是分阶段的，一般包括初始适应阶段（1 ~ 2 周），主要让患者了解呼吸康复的目的、作用，向患者解释针对目前状态的康复方案包括哪些内容以及康复团队是如何帮助患者实现自己的目标，提高患者依从性，让患者从被动接受治疗的传统模式，逐步过渡到主动参与的现代模式，成为多学科团队合作的发动机。提高阶段（2 ~ 24 周）主要目的是全面提高患者的功能状态，尤其是提高运动能力。巩固阶段（24 周以后）患者已经实现康复前的目标，掌握自己如何与疾病共处的知识，并能安全、有效地落实居家康复处方。

二、尘肺病患者肺康复方法

（一）健康教育

开展尘肺病基本知识和相关健康知识教育，让患者正确认识疾病，了解肺康复对

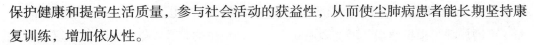

保护健康和提高生活质量，参与社会活动的获益性，从而使尘肺病患者能长期坚持康复训练，增加依从性。

1. 控烟教育

吸烟是尘肺病病情进展重要的危险因素，接触粉尘作业的劳动者和尘肺病患者都应该自觉强制性戒烟。

2. 合理营养与平衡饮食

鉴于尘肺病慢性长期的病程，是相对消耗性疾病，合理营养和平衡膳食非常重要，通过健康教育使患者针对性补充相应的营养有助于病情的康复。

3. 适当体育锻炼

通过健康教育使患者充分认识到运动训练对疾病的益处，运动训练不仅提高肌肉力量、增强心肺功能，还可通过深呼吸和咳痰及时清除气道分泌物，改善咳嗽咳痰等症状。

4. 一般卫生习惯教育

教育患者养成良好的卫生习惯和季节气温变化适应性，脱离粉尘作业和减少生活家庭粉尘吸入，降低呼吸系统疾病并发症的发生。科学开展健康教育计划包括分析患者需求、明确教育目标、制订教育计划，主要包括教育内容、教育人员、教育方法和教具、实施教育计划、开展教育评价等。

（二）氧疗

氧疗是减轻呼吸困难最有效、最基本的康复治疗干预措施，肺康复中氧疗的合理应用，可使患者增加活动能力和运动耐力，提高日常生活自理能力，减少住院的需要。氧疗包括长期氧疗、夜间氧疗、动态氧疗等多种方式，2015年欧洲呼吸学会颁布的成年人氧疗指南中指出，动态氧疗在肺康复训练中增强运动耐量方面要优于长期氧疗（推荐等级：B）。在康复体能训练过程中给予氧疗可以帮助患者完成体能训练。

（三）呼吸训练

呼吸训练通过各种控制性呼吸技术来改变患者的异常呼吸模式，以获得最有效的呼吸方式，从而改善通气，提高咳嗽效率，改善呼吸肌的肌力、耐力及协调性，保持或改善胸廓活动度，促进放松，教育患者处理呼吸急促，增强患者整体呼吸功能。肺尘埃沉着病患者常用的呼吸训练方法有放松练习、腹式呼吸、缩唇呼吸、呼吸肌训练、局部呼吸训练、呼吸操及胸廓扩张运动等。

（四）呼吸肌训练（膈肌起搏治疗）

常见的呼吸肌训练：膈肌阻力训练、吸气阻力训练、呼气阻力训练。膈肌是特殊的骨骼肌，是最重要的呼吸肌。尘肺病患者多合并肺气肿、低氧血症、肺顺应性下降、营养不良等，进而导致膈肌受损，甚至存在不同程度的萎缩。所以肺尘埃沉着病患者肺康复中膈肌训练尤为重要。膈肌起搏运用功能性脉冲电流刺激膈神经增强膈肌收缩，可增加呼吸中枢驱动，增加膈肌功能性运动单位的总数。据电极安放位置不同可分为植入式膈肌起搏器和体外膈肌起搏器。国内体外膈肌起搏应用较多。体外膈肌起搏治疗对尘肺病患者的康复有显著的效果，通过增加膈肌运动，达到增加肺通气量，改善肺功能和心肺功能状态的目的，可作为尘肺病患者呼吸肌疲劳康复、肺功能改善的一种方法。

体外膈肌起搏的优点是结构简单、操作方便、无创伤等。但其电极难以精确定位，疗效差异较大，易引起膈肌疲劳等。由于刺激强度较大，还可对患者造成不适，在康复治疗中需要特别注意：①要经常检查线路和接头，防止电源漏电而发生意外。②电极片粘贴位置正确。③膈肌起搏的强度应循序渐进，以免引起膈肌疲劳。膈肌起搏的禁忌证：①对一般情况极差，尤其是衰竭状况的患者不适用，对心功能Ⅳ级、有严重肾功能不全者慎用。②对于合并呼吸道感染者，应先控制感染后再做起搏治疗。③营养状况较差的患者，改善营养状况后再做起搏治疗。④对伴有高血压、心肾功能较差的患者，先控制血压，改善心肾功能后，在密切监护下再行起搏治疗。⑤气胸、活动性肺结核、胸膜粘连增厚等。

（五）运动训练

运动训练是肺康复训练的关键所在，是肺康复的核心。

1. 运动训练的适应证

运动训练是肺康复的重要内容，适应证较为广泛，凡是能引起呼吸困难、疲累、运动耐力下降等临床表现的呼吸系统疾病均可行运动训练。

（1）尘肺病患者合并阻塞性肺疾病，如慢性阻塞性肺疾病、哮喘、支气管扩张、肺泡纤维化、阻塞性毛细支气管炎。

（2）尘肺病患者合并限制性肺疾病，如肺结节病、脊柱侧弯、强直性脊柱炎、帕金森病、脊髓灰质炎后综合征、肌萎缩性脊髓侧索硬化症、膈肌功能障碍、多发性硬化、肺结核等。

（3）尘肺病患者合并其他疾病情况，如肺癌、原发性肺动脉高压、胸腹部手术、肺移植手术、肺容积缩减术、肥胖相关的呼吸障碍以及其他导致患者长期卧床而影响呼吸功能的疾病。

2. 运动训练的禁忌证

尘肺病患者康复运动训练的绝大多数禁忌证都与患者的心血管疾患相关。

（1）绝对禁忌证：心肌缺血、心肌梗死等近期急性冠脉事件（2天内），不稳定型心绞痛，失代偿期的心力衰竭，未控制的心律失常，严重肺动脉高压（平均肺动

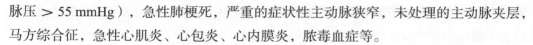

脉压＞55 mmHg），急性肺梗死，严重的症状性主动脉狭窄，未处理的主动脉夹层，马方综合征，急性心肌炎、心包炎、心内膜炎，脓毒血症等。

（2）相对禁忌证：冠脉轻中度狭窄、轻中度狭窄的瓣膜病、电解质紊乱、心动过速、心动过缓、肥厚型心肌病、重度房室传导阻滞、室壁瘤、未控制的高血压、植入起搏器或除颤仪的个体、未控制的代谢性疾病（糖尿病、甲亢、甲减）、严重的神经肌肉疾病及骨关节疾病、慢性感染性疾病（单核细胞增多症、肝炎）、咯血、活动性肺结核、巨型肺大疱等。

3. 运动终止指征和紧急处理

尘肺病患者肺康复运动终止指征：①心前区不适。②随着运动强度增加，收缩压下降＞10 mmHg。③收缩压≥220 mmHg或舒张压＞115 mmHg。④极度气促、喘憋、肌肉抽搐、跛行。⑤血液灌注不足的表现，如意识不清、头晕眼花、脸色苍白、口唇发绀、运动失协调、恶心、皮肤湿冷。⑥随着运动强度增加，心率未相应提高。⑦ST段改变＞2 mm或严重的心律失常。⑧身体或言语表现出严重疲劳。⑨受试者要求停止。处理方法：①立即让患者停止运动训练，取合适的体位休息，保持气道通畅，鼓励患者放松。②监测患者的生命体征，包括意识、呼吸、脉搏、心率、血压、血氧饱和度，可考虑心电图、血气分析等检查。③根据监测结果，予以吸氧或使用支气管扩张剂等药物改善患者肺通气；如果出现恶性心律失常等情况时，需立即予以电除颤，改善大脑等重要脏器血流灌注。④尽可能快速地给予高级生命支持，并请相关科室协助处理。

4. 运动训练注意事项

尘肺病患者肺康复不管在住院部、门诊还是在家庭环境中进行，运动疗法都是有效的。运动训练一般可在门诊进行，而那些严重功能损害的患者，住院康复则是必要的。不能进行住院运动康复的患者可在家庭或社区进行运动疗法，能维持疗效一段时间，也能使运动耐力增加，但在家庭环境中完成运动计划相当困难。不论运动训练是在医院还是在社区，运动训练前进行客观指标的评估，可有效了解患者的功能状态，训练过程中，有效实时监测患者的生命指征，对出现突发情况者，能够及时做出正确处理。肺尘埃沉着病患者运动康复期间，注意适当休息，多饮水，清淡低盐饮食，注意保暖，防止过累，可听音乐调节情绪，消除疲劳，从而使康复训练最优化。

5. 有氧训练

有氧训练属于长距离耐久力的训练，又称"心肺功能训练"。它是通过连续不断和反复多次的活动，并在一定时间内，以一定的速度和一定的训练强度，要求完成一定的运动量，使心率逐步提高到规定安全心跳范围内。尘肺病患者肺康复有氧训练是采用中等强度、大肌群、动力性、周期性的运动，持续一定时间，以提高机体有氧代

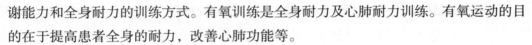

谢能力和全身耐力的训练方式。有氧训练是全身耐力及心肺耐力训练。有氧运动的目的在于提高患者全身的耐力，改善心肺功能等。

（六）力量训练

通过力量训练改善肌肉功能已成为尘肺病患者肺康复的一个重点，可以使患者多重获益而且具有更好的耐受性。骨骼肌消耗、功能障碍以及心肺功能下降是尘肺病患者活动能力和运动耐力逐渐下降的主要原因。由于呼吸困难和一些其他重要症状，外周肌（也包括呼吸肌）无力也是导致患者运动减少的主要原因，使得呼吸及循环系统对运动的适应能力下降，上、下肢出现失用性肌力减少，患者的肌力和运动耐力下降。

1. 适应证

①尘肺病患者肺康复全身力量训练对于所有呼吸困难分级评分的患者均有效，但因医疗条件所限，目前临床上主要用于呼吸困难评分 3 级以上的患者。②出现症状且 $FEV_1 > 50\%$ 预计值的患者。

2. 禁忌证

以下尘肺病患者不宜进行运动力量训练，例如，运动时有生命危险的患者，重度肺动脉高压患者，运动引起晕厥患者，药物治疗无效的顽固性充血性心力衰竭、不稳定性心绞痛患者，近期心肌梗死、终末期肝功能衰竭、严重关节炎、恶性肿瘤骨骼受累、失去学习活动能力的患者或精神障碍破坏性行为患者。

3. 训练方式

常见的训练方式主要包括上肢力量训练和下肢力量训练。尘肺病患者常使用上肢及躯体上部的肌肉来协助呼吸，上肢活动可以影响过度充气和肺动力学机制，因此这些肌肉在做上肢运动时常会提早感觉疲乏，甚至在轻微的上肢运动时就会感觉呼吸困难，影响患者日常生活活动。常见的上肢运动训练形式有低阻力高重复的抗重力运动、划船器运动、手摇车运动等。下肢功能失用是尘肺病患者运动障碍的主要原因，下肢力量训练可以改善肌力和运动耐力。

（七）平衡与柔韧性训练

有效的平衡及柔韧性训练，既能提高肢体的肌力及对肢体的控制能力，也能提高肢体的灵活性，改善因慢性疾病迁延进展而出现的骨骼肌功能萎缩；可以帮助肺尘埃沉着病患者更好地完成运动训练，缓解焦虑心理，提升锻炼主动性，从而有利于提高患者日常活动水平。

（八）心理干预

心理干预与心理治疗是治疗肺尘埃沉着病患者，增进康复的手段。临床常用的方法包括健康教育、运动疗法、心理治疗、药物治疗、物理因子治疗等。对于存在严重心理障碍的患者应转至精神专科治疗。有条件的可由心理治疗师专人辅导，临床医生亦应该具备开展心理康复的基本知识。定期开展形式多样的活动，通过讲座、宣传手册、示范指导、患者之间交流鼓励，学习新知识和新的训练技能等。

（九）营养干预

尘肺病患者的饮食原则为营养全面，进食清淡易于消化吸收，饮食结构成分包括优质蛋白质、维生素、清肺润肺食物和增强免疫力的食物等。科学膳食，增加优质高蛋白饮食的摄入，如蛋类、奶类、瘦肉等；食物多样化，保证其他营养元素的摄取，蛋白质、脂肪、碳水化合物三者的合理供能比例应为 2∶3∶5。营养干预支持的方式包括经口天然食物、肠内营养（含口服营养补充和管饲营养）和肠外营养。

（十）睡眠干预

尘肺病患者睡眠干预：①行为建议。②持续性无创正压治疗。③外科治疗：气管切开术、悬雍垂颚咽成形术、激光辅助悬雍垂成形术、无线电波止鼾术。④口腔矫正器。⑤药物治疗。⑥心理治疗。

（十一）吞咽功能干预

尘肺病患者吞咽功能干预：①确定吞咽障碍等级。②治疗性训练：行为疗法、气道保护手法（如门德尔松手法、Shaker 训练法、吸气末吞咽进食法）。③神经肌肉电刺激（生物反馈治疗）。④进食体位的管理。⑤吞咽障碍特殊食物制造。⑥咳嗽训练。⑦防误吸吞咽方法。⑧口腔清洁管理。⑨窒息的预防指导。⑩出院前安全指导。

（十二）气道廓清技术

气道廓清技术是利用物理或机械方式作用于气流，帮助气管、支气管内的痰液排出或诱发咳嗽使痰液排出。呼吸训练、体位引流、手法技术或机械装置、经鼻高流量湿化氧疗都可以用于改变气流或诱发咳嗽或起到类似于咳嗽样的效果。气道廓清技术运用各种主动及辅助物理方式改变气道气流，加强黏液纤毛的清除功能，促进清除远端气道的分泌物，防止阻塞，辅助将分泌物移到中央气道，促进排痰，提高肺通气和换气。气道廓清方法的选择受尘肺病患者的年龄、疾病严重程度、方法的简易舒适程度、花费、民族文化、治疗方案及清除哪个部位的分泌物的影响。它包含辅助廓清和自主廓清两大类。

按照技术手段分类常用三大类：①呼吸技术：有效咳嗽、用力呼气技术、自主呼吸循环技术。②机械设备技术：振荡呼气正压、体外振动排痰、高频胸壁振动。③手法和体位管理：体位引流、手法辅助排痰。

（十三）传统康复

尘肺病患者传统康复是以中医学理论为指导，运用中医康复技术实现对患者的综

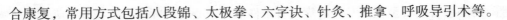

合康复，常用方式包括八段锦、太极拳、六字诀、针灸、推拿、呼吸导引术等。

（十四）其他康复方法

岩盐气溶胶疗法（岩盐气溶胶微粒直径 1 ~ 5 μm，质量浓度 3 mg/m³ 以上）也常应用于尘肺病患者的康复中。岩盐气溶胶主要的治疗机制包括抗炎杀菌，消除水肿，增强呼吸道黏液纤毛廓清作用，改善呼吸系统免疫功能。

第十节　阻塞性睡眠呼吸暂停低通气综合征康复

阻塞性睡眠呼吸暂停低通气综合征（OSAS）是一种以睡眠时上呼吸道阻塞反复发作为特征的疾病，临床表现主要为鼾症伴呼吸暂停和日间嗜睡。可能引起间歇低氧、高碳酸血症以及睡眠结构紊乱。未经治疗的重度 OSAS 患者死亡率是普通人群的 3.8 倍。

一、病因与发病机制

（一）诱因或危险因素

1. 肥胖

BMI 超过标准值的 20%，即 BMI ≥ 28 kg/m²。

2. 年龄

成年后随年龄增长患病率增加，女性绝经期后患病率增加，有资料显示 70 岁以后患病率趋于稳定。

3. 性别

女性绝经前发病率显著低于男性，绝经后与男性无显著性差异。

4. 上气道解剖异常

包括鼻腔阻塞（鼻中隔偏曲、鼻甲肥大、鼻息肉及鼻部肿瘤等）、Ⅱ度以上扁桃体肥大、软腭松弛、悬雍垂过长或过粗、咽腔狭窄、咽部肿瘤、咽腔黏膜肥厚、舌体肥大、舌根后坠、下颌后缩及小颌畸形等。

5. 家族史。

具有 OSAS。

6. 用药情况

长期大量饮酒和（或）服用镇静、催眠或肌肉松弛类药物。

7. 吸烟

长期吸烟可加重 OSAS。

8. 其他相关疾病

其他相关疾病包括甲状腺功能低下、肢端肥大症、心功能不全、脑卒中、胃食管反流及神经肌肉疾病等。

（二）发病机制

导致睡眠中上气道狭窄的病理生理原因是多因素的。由于肥胖、上气道解剖异常等原因导致的上气道软组织增多伴或不伴有颌面部解剖结构异常，可以使 OSAS 患者的上气道横截面变小。吸气时，上气道产生负压容易导致气道闭合，而咽部扩张肌可以维持气道开放。通常情况下，当患者入睡后，气道扩张肌的活性虽然降低，但是仍然可以维持气道开放。在 OSAS 患者中，上气道扩张肌不足以预防气道狭窄或者闭塞，这是导致气道阻塞的主要原因。在快速眼动（rapid eye movement，REM）期间，上气道扩张肌的张力和活性进一步下降，可能会导致呼吸暂停和低通气事件进一步加重。呼气末肺容积减小和低碳酸血症导致的通气驱动下降同样可能导致上气道塌陷。当 OSAS 事件发生时，呼气末的上气道管径明显缩小，而由于气管的牵拉，减小的呼气末肺容积会导致上气道管径进一步缩小。在某些通气控制不稳定的患者中，可能会出现周期性的低碳酸血症，从而导致上气道塌陷。睡眠中呼吸暂停和低通气事件终止时伴或不伴有觉醒，其机制不清楚。有一些事件是由于化学刺激或者机械作用使上气道肌肉张力增加，一些事件是由于皮层或者皮层下的觉醒，从而终止呼吸暂停和低通气事件。觉醒导致睡眠片段化，从而导致白天嗜睡。REM 期时呼吸暂停和低通气事件常常持续时间较长，而且在某些患者中，只在 REM 期时出现呼吸暂停和低通气事件。随着夜间反复的呼吸暂停和低通气事件，患者出现间歇低氧。SpO_2 的下降程度不仅与睡眠呼吸事件有关，还与患者的基线 SpO_2、肺容积和合并的肺部疾病有关。呼吸暂停和低通气事件时也可出现轻度高碳酸血症，在 REM 期更加明显。此外，OSAS 患者由于反复的低氧和交感神经兴奋，会出现全身炎症反应、氧化应激增加，这可能与 OSAS 并发高血压、心血管疾病的机制有关。

二、诊断

（一）诊断方法

1. 临床表现

（1）危险因素：具有上述高危因素。

（2）病史。

临床特点：夜间睡眠过程中打鼾且鼾声不规律，呼吸及睡眠节律紊乱，反复出现呼吸暂停及觉醒，或患者自觉憋气，夜尿增多，晨起头痛，口干，白天嗜睡明显，记忆力下降，严重者可出现心理、智力、行为异常，并可能合并高血压、冠心病、心律失常特别是以慢或快心律失常为主、脑卒中、2 型糖尿病及胰岛素抵抗等，并可有进行性体重增加。

嗜睡程度的主观评价：主要有 Epworth 嗜睡量表（Epworth sleepiness scale，ESS）和斯坦福嗜睡量表（Stanford sleepiness scale，SSS），现多采用 ESS。

（3）体格检查：包括 BMI、血压（睡前和醒后血压）、颈围（颈围是否 ≥ 40 cm）、评定颌面形态（重点观察有无下颌后缩、下颌畸形）、鼻腔、咽喉部的检查（特别注意有无悬雍垂肥大、扁桃体肿大及程度、舌体肥大、腺样体肥大、上颚高拱以及硬腭狭窄等）；心、肺、脑、神经系统检查等。

2. 辅助检查

（1）常规检查：包括血常规、肝肾功能、血脂、甲状腺功能、心电图，必要时进行血气分析、肺功能检查、X 线投影测量（包括咽喉部测量）及 X 线胸片，以及病因或高危因素的常规检查和可能发生的合并症的相应检查。

（2）初筛便携式诊断仪（portable monitoring，PM）检查：也称家庭睡眠监测（home sleep testing，HST）或睡眠中心外睡眠监测（out of center sleep testing，OCST），是能够同时记录、分析多项睡眠生理数据，并方便移动至睡眠室外（医院病房、急诊室、患者家中）进行睡眠医学研究和睡眠疾病诊断的技术。相对于实验室标准多导睡眠监测（polysomnography，PSG），其监测导联较少，或无须技术员职守，更为简便、实用。

（3）整夜 PSG 监测：是诊断 OSA 的标准手段，包括脑电图，多采用 C4A1、C3A2、O1A2 和 O2A1 导联；二导眼电图（EOG）；下颌颏肌电图（EMG）；心电图；口、鼻呼吸气流和胸腹呼吸运动；SpO_2；体位；鼾声；胫前肌肌电图等。正规监测一般需要整夜 ≥ 7 h 的睡眠。

（4）夜间分段 PSG 监测：在同一天晚上的前 2 ~ 4 h 进行 PSG 监测，之后进行 2 ~ 4 h 的 CPAP 压力调定。

（二）诊断标准

1. 诊断 4 标准

（1）临床出现以下症状任何一项或以上：

①白天嗜睡、醒后精力未恢复、疲劳或失眠。

②因夜间憋气、喘息或窒息而醒。

③习惯性打鼾、呼吸中断。

④高血压、冠心病、脑卒中、心力衰竭、心房颤动、2 型糖尿病、情绪障碍、认

知障碍。

（2）PSG 或 PM 监测：AHI ≥ 5 次 / 小时，阻塞型事件为主。

（3）无上述症状，PSG 或 PM 监测：AHI ≥ 15 次 / 小时，阻塞型事件为主。

符合条件（1）和条件（2），或者只符合条件（3）者可以诊断成人 OSAS。

2. 病情分度

应当充分考虑临床症状、合并症情况、AHI 及夜间 SpO_2 等实验室指标，根据 AHI 和夜间最低 SpO_2，将 OSAS 分为轻、中、重度，其中以 AHI 作为主要判断标准，夜间最低 SpO_2 作为参考（表 5-10-1）。

表 5-10-1　成人阻塞性睡眠呼吸暂停（OSA）病情分度

程度	呼吸暂停低通气指数(次/小时)	最低血氧饱和度（%）
轻度	5 ~ 15	85 ~ 90
中度	15 ~ 30	80 ~ 85
重度	> 30	< 80

三、康复治疗

（一）危险因素控制

对 OSAS 患者均应进行多方面的指导，目前认为肥胖是 OSAS 的独立危险因素，因而所有确诊为 OSAS 的超重和肥胖者均应有效控制体重，包括饮食控制、加强锻炼。戒酒、戒烟、慎用镇静催眠药物及其他可引起或加重 OSAS 的药物。

（二）病因治疗

纠正引起 OSAS 或使之加重的基础疾病，如应用甲状腺素治疗甲状腺功能减低等。

（三）体位治疗（侧卧位睡眠）

应进行体位睡眠培训，尝试教给患者一些实用办法。现已研发出多种体位治疗设备，包括颈部振动设备、体位报警器、背部网球法、背心设备、胸式抗仰卧绷带、强制侧卧睡眠装置、侧卧定位器、舒鼾枕等，但其疗效还有待今后进一步观察和评估。

（四）无创气道正压通气治疗

无创气道正压通气治疗是成人 OSAS 患者的首选和初始治疗手段。

1. 无创气道正压通气治疗的适应证

（1）中、重度 OSAS（AHI > 15 次 / 小时）。

（2）轻度 OSAS（5 次 /h ≤ AHI ≤ 15 次 / 小时）但临床症状明显（如白天嗜睡、认知障碍及抑郁等），合并或并发心脑血管疾病、糖尿病等。

（3）OSAS 患者围手术期治疗。

（4）经过手术或其他治疗［如悬雍垂腭咽成形（UPPP）手术、口腔矫治器等］后仍存在的 OSAS。

（5）OSAS 合并慢性阻塞性肺疾病，即"重叠综合征"。

2. 注意事项

无创气道正压通气治疗必须在专业医务人员的指导下实施。遇到下列情况时，临床医师应根据患者的具体情况，权衡利弊，酌情选择应用：

（1）X 线胸片或 CT 检查发现肺大疱。

（2）气胸或纵隔气肿。

（3）血压明显降低［血压低于 90/60 mmHg（12/8 kPa）］或休克时。

（4）急性心肌梗死患者血流动力学指标不稳定者。

（5）脑脊液漏、颅脑外伤或颅内积气。

（6）急性中耳炎、鼻炎、鼻窦炎感染未控制时。

（7）青光眼。

（五）口腔矫治器

适用于单纯鼾症及轻中度的 OSAS 患者，特别是有下颌后缩者。对于不能耐受 CPAP、不能手术或手术效果不佳者可以试用，也可作为 CPAP 治疗的补充或替代治疗措施。禁忌证：重度颞颌关节炎或功能障碍，严重牙周病，严重牙列缺失者。

（六）外科治疗

仅适合于手术确实可解除上气道阻塞的患者，需严格掌握手术适应证。通常手术不宜作为本病的初始治疗手段。可选用的手术方式包括 UPPP 及其改良术、下颌骨前徙术，符合手术适应证者可考虑手术治疗。这类手术仅适合于上气道口咽部阻塞（包括咽部黏膜组织肥厚、咽腔狭小、腭垂肥大、软腭过低、扁桃体肥大）。对于某些非肥胖而口咽部阻塞明显的重度 OSAS 患者，可以考虑在应用 CPAP 治疗 1 ~ 2 个月、夜间呼吸暂停及低氧已基本纠正情况下施行 UPPP 手术治疗。术前和术中严密监测，术后必须定期随访，如手术失败，应使用 CPAP 治疗。

（七）药物治疗

目前尚无疗效确切的药物可以使用。

（八）合并症的治疗

对于并发症及合并症应给予相应治疗。

（九）康复治疗

1. 运动疗法

饮食和运动相结合的生活方式干预能有效地减轻肥胖患者的体重，运动相关的干

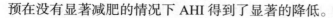

预在没有显著减肥的情况下 AHI 得到了显著的降低。

2. 呼吸再训练

日间的呼吸训练能影响夜间的呼吸模式，呼吸再训练的方法包括：①鼻呼吸。②Buteyko 方法：正常稳定地呼吸后进行屏息，并尽可能延长屏息时间，达到屏息极限后，恢复呼吸，并尽快调整到正常稳定呼吸。③腹式呼吸。④缩唇呼吸。

3. 上呼吸道扩张肌的训练

上呼吸道扩张肌训练主要包括：①舌肌力量训练，尤其是颏舌肌（伸舌主要肌肉）训练。②软腭训练。③喉颈部肌肉训练。④下颌训练。

4. 物理因子治疗

包括植入式舌下神经电刺激，经皮神经肌肉电刺激（neuromuscular electrostimulation，NMS）。

（楚荷莹　周素芬　相天增　郭　莉　邢政伟）

参考文献

［1］BERRA K. Cardiac and pulmonary rehabilitation: historical perspectives and future needs［J］. Journal of Cardiopulmonary Rehabilitation and Prevention, 1991, 11(1): 8-15.

［2］BARACH A L. The therapeutic yse of oxygen［J］. JAMA, 1922, 79(9): 693.

［3］NA. Principles and Practice of Inhalation Therapy［J］. Academic Medicine, 1944, 19(4): 255.

［4］HART A L. Physiologic therapy in respiratory diseases［J］. Journal of the American Medical Association, 1948, 138(5): 391.

［5］BARACH A L. Breathing exercises in pulmonary emphysema and allied chronic［J］. Archives of Physical Medicine and Rehabilitation, 1955, 36(6): 379-390.

［6］MILLER W F. A physiologic evaluation of the effects of diaphragmatic breathing training in patients with chronic pulmonary emphysema［J］. American Journal of Medicine, 1954, 17(4): 471-477.

［7］MILLER W F. Physical therapeutic measures in the treatment of chronic bronchopulmonary disorders：methods for breathing training – science direct［J］. American Journal of Medicine, 1958, 24(6): 929-940.

［8］张鸣生. 呼吸康复［M］.北京：人民卫生出版社, 2018.

［9］JOHN E. 肺康复成功指南［M］.4 版.胡占升, 译.北京：人民卫生出版社, 2019.

［10］陈韵茹, 徐中盈, 简盟明. 运动治疗学理论基础与实作技巧［M］.5 版. 台北：合记书局, 2009.

［11］HOYERT D L, HERON M P, MURPHY S L, et al. Deaths：final data for 2003［C］. Hyattsville Md: National Center for Health Statistics, 2007.

［12］BERNSTEIN A, MAKUC D M. Health, United States, 2005: With Chartbook on Trends in the Health of Americans［J］. Health Status Indicators, 2005-1232.

［13］Hospital at Home： Feasibility and Outcomes of a Program To Provide Hospital-Level Care at Home for Acutely Ⅲ Older Patients［J］. Annals of Internal Medicine, 2005, 143(11): 798-808.

［14］RAM F. Hospital at home for patients with acute exacerbations of chronic obstructive pulmonary disease： systematic review of evidence (vol 329, pg 315, 2004)［J］. BMJ (Compact Ed.), 2004, 329(7469): 773.

［15］SPRATT G, PETTY T L. Partnering for optimal respiratory home care： physicians working with respiratory therapists to optimally meet respiratory home care needs［J］. Respiratory Care, 2001, 46(5): P475.

［16］MAKE B J. Chronic obstructive pulmonary disease: developing comprehensive management［J］. Respir Care, 2003, 48(48): 1225-1234.

［17］CAPLES, SEAN, M., et al. Obstructive Sleep Apnea［J］. Annals of Internal Medicine, 2005, 142(3): 187-197.

［18］HOISINGTON E R, MILLER D A, ADAMS C A, et al. Impact of a program to provide patients with comparative information about providers of durable medical equipment for home respiratory care ［J］. Respiratory Care, 2004, 49(11): 1309.

［19］李玉生, 曾西, 许予明, 等. 实用吞咽障碍治疗技术［M］. 北京：人民卫生出版社, 2014.

［20］GARVEY C, FULLWOOD M D, RIGLER J. Pulmonary rehabilitation exercise prescription in chronic obstructive lung disease: US survey and review of guidelines and clinical practices［J］. J Cardiopulm Rehabil Prev, 2013, 33(5).

［21］CHOI J Y, HERGENROEDER A L, BURKE L, et al. Delivering an in-home exercise program via telerehabilitation：a pilot study of lung transplant go(LTGO)［J］. International Journal of Telerehabilitation, 2016, 8(2): 15-26.

［22］HOFFMAN M, CHAVES G, RIBEIRO-SAMORA G A, et al. Effects of pulmonary rehabilitation in lung transplant candidates: a systematic review［J］. Bmj Open, 2017, 7(2): e13445.

［23］廖伟霞, 宫玉翠, 李平东, 等. 呼吸功能与体能锻炼对肺移植患者术后康复的影响［J］. 中华全科医学, 2012, 10(1): 2.

［24］中华预防医学会劳动卫生与职业病分会职业性肺病学组, 中华预防医学会煤炭系统分会职业病学组. 尘肺病肺康复中国专家共识(2022年版)［J］. 环境与职业医学, 2022, 39(5): 574-588.

［25］中华医学会, 中华医学会杂志社, 中华医学会全科医学分会, 等. 成人阻塞性睡眠呼吸暂停基层诊疗指南(2018年)［J］. 中华全科医师杂志, 2019, 18(1): 21-29.

［26］CHWIE-KO-MINAROWSKA S, MINAROWSKI Ł, KURYLISZYN-MOSKAL A, et al. Rehabilitation of patients with obstructive sleep apnea syndrome［J］. J Rehabil Res, 2013, 36(4): 291-297.

第六章　其他疾病的呼吸康复

第一节　冠心病康复

冠状动脉粥样硬化性心脏病（coronary atherosclerotic heart disease，CHD）是冠状动脉粥样硬化发生狭窄甚至堵塞或因冠状动脉功能性改变（痉挛）致心肌缺血、缺氧或坏死而引起的心脏病，简称冠心病。

冠心病康复的具体内容：①系统评估：初始评估、阶段评估和结局评估是实施心脏康复的前提和基础。②循证用药：控制心血管危险因素。③改变不健康生活方式：主要包括戒烟、合理饮食和科学运动。④情绪和睡眠管理：关注精神心理状态和睡眠质量对生活质量和心血管预后的不良影响。⑤健康教育行为改变：指导患者学会自我管理是心脏康复的终极目标。⑥提高生活质量、回归社会、职业回归。

一、冠心病康复分期及内容

传统心脏康复的标准模式包括 3 期：Ⅰ期心脏康复（院内康复期）、Ⅱ期心脏康复（院外早期康复或门诊康复期）、Ⅲ期心脏康复（院外长期康复期）。

（一）Ⅰ期心脏康复（院内康复期）

为住院期的患者提供康复和预防服务。康复目标为：缩短住院时间，促进日常生活能力及运动能力的恢复，增加患者自信心，减轻精神心理症状；避免不必要卧床带来的不利影响（如运动耐量减退、低血容量、血栓栓塞并发症）；指导戒烟，为Ⅱ期康复提供全面完整的病情信息和准备。

1. 早期病情评估

进一步明确冠心病的诊断，了解患者目前症状及药物治疗情况；明确冠心病的危险因素，制订干预计划。

2. 健康教育

院内康复期的患者最容易接受健康教育，因此是最佳的患者教育时期。为患者分析发病诱因，从而避免再次发病。让患者了解冠心病相关知识，避免不必要的紧张和焦虑，控制冠心病危险因素，提高患者依从性；同时对患者家属的教育也同样重要。一旦患者身体状况稳定，有足够的精力和思维敏捷度，并且知晓自己的心脏问题即可开始患者教育。本期宣传教育重点是生存教育和戒烟。

生存教育的目的是帮助患者在家处理心脏突发问题。步骤：①请患者回顾心脏病发作时的症状和征兆。②关注胸痛或不适特征，告诉患者如何识别胸痛等不适症状是否与心脏病相关。③告诉患者如何采取有效治疗与康复，使心脏事件再发可能性减小，但一旦发生应积极处理。步骤：①停止正在从事的任何事情。②马上坐下或躺下。③如果症状 1 ~ 2 min 后没有缓解，立即舌下含服硝酸甘油 1 片（0.5 mg）；若 3 ~ 5 min 后症状不缓解或加重，再舌下含服 1 片；必要时 5 min 后再含服 1 片；如果经上述处理症状仍不缓解或不备有硝酸甘油应马上呼叫急救电话，就近就医。

戒烟：心脏事件发生后的患者戒烟干预成功率高。引导患者明确吸烟的不良后果，让患者知晓戒烟的益处，明确戒烟可能遇到的障碍，如体质量增加、抑郁、戒断症状等。多专业医务人员（心内科医生、康复科医生、护士等）共同参与，可提高戒烟率。

3. 运动康复及日常生活指导

目的是帮助患者恢复体力及日常生活能力，出院时达到生活基本自理。早期运动康复计划因人而异，病情重、预后差的患者运动康复的进展宜缓慢。反之，可适度加快进程。一般来说，患者一旦脱离急性危险期，病情处于稳定状态，运动康复即可开始。参考标准：①过去 8 h 内无新发或再发胸痛；②心肌损伤标志物水平［肌酸激酶（CK）-MB 和肌钙蛋白］没有进一步升高；③无明显心力衰竭失代偿征兆（静息时呼吸困难伴湿性啰音）；④过去 8 h 内无新发严重心律失常或心电图改变。通常康复干预于入院 24 h 内开始，如果病情不稳定，应延迟至 3 ~ 7 d 后酌情进行。运动康复应循序渐进，从被动运动开始，逐步过渡到坐位、坐位双脚悬吊在床边、床旁站立、床旁行走，病室内步行以及上 1 层楼梯或固定踏车训练（早期运动康复及日常生活指导计划如表 6-1-1 所示）。这个时期患者运动康复和恢复日常活动的指导必须在心电和血压监护下进行，运动量宜控制在较静息心率增加 20 次 / 分左右，同时患者感觉不大费力（Borg 评分 < 12）；如果运动或日常活动后心率增加大于 20 次 / 分，患者感觉费力，宜减少运动量或日常活动。另外须指出，冠状动脉旁路移植术（CABG）患者术后需进行呼吸训练，用力咳嗽，促进排痰，预防肺部感染。应在术前教会患者呼吸训练方法，避免患者术后伤口疼痛影响运动训练效果。为防止用力咳嗽时手术伤口震裂，可让患者手持定制的小枕头，加压置于伤口处，保护伤口。

表 6-1-1 住院 4 步早期运动及日常生活指导计划

步骤	代谢当量（METs）	活动类型	心率反应适合水平（与静息心率比较）
第 1 步	1.0 ~ 2.0	被动运动；缓慢翻身、坐起；床边椅子坐立；床边坐便	增加 5 ~ 15 次 / 分
第 2 步	2.0 ~ 3.0	床边坐位热身；床旁行走	增加 10 ~ 15 次 / 分
第 3 步	3.0 ~ 4.0	床旁站立热身；大厅走动 5 ~ 10 min，2 ~ 3 次 / 天	增加 10 ~ 20 次 / 分
第 4 步	3.0 ~ 4.0	站立热身；大厅走动 5 ~ 10 min，3 ~ 4 次 / 天；上 1 层楼梯或固定踏车训练；坐位淋浴	增加 15 ~ 25 次 / 分

4. 出院计划

给予出院后的日常生活及运动康复的指导，告诉患者出院后应该和不应该做什么；评估出院前功能状态，如病情允许，建议出院前行运动负荷试验或 6 min 步行试验，客观评估患者运动能力，为指导日常生活或进一步运动康复计划提供客观依据；告知患者复诊时间，重点推荐患者参加院外早期心脏康复计划（Ⅱ期康复）。

（二）Ⅱ期心脏康复（院外早期康复或门诊康复期）

一般在出院后 1 ~ 6 个月进行。PCI、CABG 后常规 2 ~ 5 周进行。与Ⅰ期康复不同，除了患者评估、患者教育、日常活动指导、心理支持外，这期康复计划增加了每周 3 ~ 5 次心电和血压监护下的中等强度运动，包括有氧运动、阻抗运动及柔韧性训练等。每次持续 30 ~ 90 min，共 3 个月左右。低危患者可参加心电监护下运动 6 ~ 18 次，中危患者参加心电监护下运动 12 ~ 24 次，高危患者需参加心电监护下运动 18 ~ 36 次。Ⅱ期康复为冠心病康复的核心阶段，既是Ⅰ期康复的延续，也是Ⅲ期康复的基础。

1. 康复对象选择

（1）适应证：急性 ST 段抬高型心肌梗死；非 ST 段抬高型急性冠状动脉综合征；稳定型心绞痛；冠状动脉旁路移植术后；冠状动脉支架置入术后；缺血性心肌病和心脏猝死综合征。

（2）禁忌证：不稳定型心绞痛；安静时收缩压 > 200 mmHg 或舒张压 > 110 mmHg；直立后血压下降 > 20 mmHg 并伴有症状；重度主动脉瓣狭窄；急性全身疾病或发热；未控制的房性或室性心律失常；未控制的窦性心动过速（> 120 次 /min）；未控制的心力衰竭；三度房室传导阻滞且未置入起搏器；活动性心包炎或心肌炎；血栓性静脉炎；近期血栓栓塞；安静时 ST 段压低或抬高（> 2 mm）；严重的可限制运动能力的运动系统异常；其他代谢异常，如急性甲状腺炎、低血钾、高血钾或血容量不足。

2. 患者评估

综合患者既往史、本次发病情况、冠心病的危险因素、平常的生活方式和运动习惯以及常规辅助检查，如心肌损伤标志物、超声心动图（判断有无心脏扩大、左心室射血分数）、运动负荷试验以及心理评估等对患者进行评定及危险分层（表 6-1-2）。

表 6-1-2 冠心病患者的危险分层

危险分层	运动或恢复症状及心电图改变	心律失常	再血管化后并发症	心理障碍	左心室射血分数	功能储备（METs）	血肌钙蛋白浓度
低危	运动或恢复期无心绞痛症状或心电图缺血改变	无休息或运动引起的复杂心律失常	AMI 溶栓血管再通、PCI 或 CABG 后血管再通且无合并症	无心理障碍（抑郁、焦虑等）	＞50%	≥7.0	正常
中危	中度运动（5.0～6.9METs）或恢复期出现心绞痛症状或心电图缺血改变	休息或运动时未出现复杂性心律失常	AMI、PCI 或 CABG 后未合并心源性休克或心力衰竭	无严重心理障碍（抑郁、焦虑等）	40%～49%	5.0～7.0	正常
高危	低水平运动（＜5.0METs）或恢复期出现心绞痛症状或心电图缺血改变	休息或运动时出现复杂性心律失常	AMI、PCI 或 CABG 后合并心源性休克或心力衰竭	严重心理障碍	＜40%	≤5.0	升高

注：低危指每一项都存在时为低危，高危指存在任何一项为高危；AMI：急性心肌梗死；PCI：经皮冠状动脉介入治疗；CABG：冠状动脉旁路移植术；METs：代谢当量。

3. 纠正不良的生活方式

改变不良的生活方式并对患者和家属进行健康教育，包括饮食和营养指导，改变不良生活习惯（戒烟、限酒），如何控制体质量和睡眠管理。

4. Ⅱ期康复的经典运动程序

1）第一步准备活动

准备活动即热身运动，多采用低水平有氧运动和静力拉伸，持续 5～10 min。目的是放松和伸展肌肉，提高关节活动度和心血管的适应性，帮助患者为高强度锻炼阶段做准备，通过逐渐增加肌肉组织的血流量和关节的运动准备来降低运动损伤的风险。

2）第二步训练阶段

训练阶段包含有氧运动、抗阻运动和柔韧性运动等，总时间 30～60 min。其中，有氧运动是基础，抗阻运动和柔韧性运动是补充。

（1）有氧运动。①类型：常用有氧运动方式有步行、慢跑、骑自行车、游泳和爬楼梯,以及在器械上完成的步行、踏车和划船等。出院后 1 个月内不建议选择慢跑、骑自行车、爬楼梯和游泳等运动,建议以步行为主。每次运动时间为 10 ~ 60 min。②时间:经历心血管事件的患者建议初始运动从 15 min 开始,包括热身运动和放松运动各 5 min,运动训练 5 分钟 / 次,根据患者的体适能水平、运动目的、症状和运动系统的限制情况,每周增加 1 ~ 5 min 的有氧运动时间。③频率:运动频率 3 ~ 5 次 / 周。④强度:为使患者获得心血管健康或体能益处,推荐的最小有氧运动强度是中等强度的运动(如 40% ~ 60% 的峰值摄氧量,或接近无氧阈时的心率值,或 40% ~ 60% 的最大心率)。建议患者开始运动从 50% 的峰值摄氧量或最大心率开始运动,运动强度逐渐达到 80% 的峰值摄氧量或最大心率。Borg 劳累程度分级法推荐达到 11 ~ 13 级,对于运动低危的患者可以短时间接受 14 ~ 16 级。通常采用心率和自我感知劳累程度来监测运动强度。除持续有氧运动外,间歇性运动训练即患者交替进行高强度和低中强度运动,比持续性运动强度的方法可更快提高身体功能储备,更有效地改善与心血管疾病相关的代谢因素。另外,需在心脏康复医师监测下运动。随着患者运动能力的增强,为达最佳运动效果,运动处方须不断调整,建议出院前、出院后 1 个月、出院后 3 个月重复检测患者的心肺运动耐力,根据运动试验结果调整运动处方,以后可每 6 ~ 12 个月评估患者的心肺运动耐力。

(2)抗阻运动。①类型:冠心病的抗阻运动形式为一系列中等负荷、持续、缓慢、大肌群和多次重复的肌肉力量训练。常用的方法有如下 3 种:徒手运动训练,包括克服自身体质量(如俯卧撑)、仰卧蹬腿、腿背弯举、仰卧起坐、下背伸展和提踵等;运动器械,包括哑铃、多功能组合训练器、握力器、腹力器和弹力带等;自制器械,包括不同重量的沙袋和 500 ml 矿泉水瓶等。运动器械训练受场地和经费限制,徒手运动训练、弹力带和自制器械都是同样有效的抗阻训练形式,有利于患者在家庭或社区开展运动训练指导。②频率:上肢肌群、核心肌群(包括胸部、肩部、上背部、下背部、腹部和臀部)和下肢肌群可在不同日期交替训练;每次训练 8 ~ 10 个肌群,每个肌群每次训练 1 ~ 4 组,从 1 组开始循序渐进,每组 10 ~ 15 次,组间休息 2 ~ 3 min。老年人可以增加每组重复次数(如 15 ~ 25 次 / 组),减少训练次数至 1 ~ 2 组。③时间:每周应对每个肌群训练 2 ~ 3 次,同一肌群练习时间应间隔至少 48 h。④强度:应注意训练前必须有 5 ~ 10 min 的有氧运动热身,推荐初始运动强度,上肢为一次最大负荷量(即在保持正确的方法且没有疲劳感的情况下,仅 1 次重复能举起的最大重量)的 30% ~ 40%,下肢为一次最大负荷量的 50% ~ 60%,通常抗阻运动的最大运动强度不超过一次最大负荷量的 80%。Borg 评分是一个简单实用的评估运动强度的方法,推荐运动强度为 11 ~ 13 分。切记运动过程中的正确呼吸方式,举起时呼气，放下时吸气，避免屏气动作。⑤抗阻运动的时期选择：如果无禁忌证，康复早期可开始关节活动范围内的肌肉活动和 1 ~ 3 kg 重量的抗阻训练，促进患者体能尽快恢复。常规的抗阻训练是指患者能举起 ≥ 50% 一次最大负荷量的训练，它要求在经皮冠状动脉介入治疗后至少 3 周，且应在连续 2 周有医学监护的有氧训练之后进行；心肌梗死或冠状动脉旁路移植术后至少 5 周，且应在连续 4 周有医学监护的有氧训练之后进行；冠状动脉旁路移植术后 3 个月内不应进行中到高强度上肢力量训练，以免影响胸骨的稳定性和胸骨伤口的愈合。

（3）柔韧性运动。老年人和心血管病患者柔韧性差，日常生活活动能力降低，保持躯干上部和下部、颈部和臀部的柔韧性尤其重要。训练原则应以缓慢、可控制方式进行，逐渐加大活动范围。训练方法：每一部位拉伸时间 6 ~ 15 s，逐渐增加到 30 s，如可耐受可增加到 90 s，期间正常呼吸，强度为有牵拉感觉同时不感觉疼痛，每个动作重复 3 ~ 5 次，总时间 10 min 左右，每周 3 ~ 5 次。

（4）神经肌肉训练。其包括平衡性、灵活性和本体感觉训练。老年人摔倒的危险性增高，建议将神经肌肉训练作为心血管病老年患者综合提高体适能和预防摔倒的重要内容。活动形式包括太极拳、蛇形走、单腿站立和直线走等。活动频率每周 2 ~ 3 次。

3）第三步放松运动

放松运动是运动训练必不可少的一部分。通过让运动强度逐渐降低，可以保证血液的再分布，减少关节和肌肉组织的僵硬和酸痛，避免静脉回流突然减少导致运动后低血压和晕厥的风险。放松方式可以是慢节奏有氧运动的延续或是柔韧性训练，根据患者病情轻重可持续 5 ~ 10 min，病情越重放松运动的持续时间宜越长。

5. 冠心病患者日常生活指导

指导患者尽早恢复日常活动是心脏康复的主要任务之一。应根据运动负荷试验测得患者最大运动能力［以最大代谢当量（METmax）表示］，将目标活动时的 METs 值与患者测得的 METmax 比较，评估进行该活动的安全性（表 6-1-3）。

表 6-1-3　各种身体活动和运动的能量消耗水平

能量消耗水平（METs）	日常生活活动	职业相关活动	休闲活动	体育锻炼活动
< 3	洗漱，剃须，穿衣，案头工作，洗盘子、开车、轻家务	端坐（办公室），打字，案头工作，站立（店员）	高尔夫（乘车），编织，手工缝纫	固定自行车，很轻松的健美操

续表

能量消耗水平（METs）	日常生活活动	职业相关活动	休闲活动	体育锻炼活动
3～5	擦窗，耙地，使用自动除草机，铺床或脱衣服，搬运6.5～13.5 kg重物	摆货架（轻物），修车，轻电焊，木工	交际舞、高尔夫（步行），帆船，双人网球，6人排球，乒乓球，夫妻性生活	步行（速度4.8～6.4 km/h），骑行（速度10.0～13.0 km/h），较轻松的健美操
5～7	花园中简单地挖土，手工修剪草坪，慢速爬楼梯，搬运13.5～27.5 kg重物	户外木工，铲土，锯木，操作气动工具	羽毛球（竞技），网球（单人），滑雪（下坡），低负荷远足，篮球、橄榄球、河中捕鱼	步行（速度7.2～8.0 km/h），骑行（速度14.5～16.0 km/h），游泳（蛙泳）
7～9	锯木，较重挖掘工作，中速爬楼梯，搬运27.5～40.0 kg重物	用铲挖沟，林业工作，干农活	独木舟，登山，乒乓球，步行（速度8.0 km/h），跑步（12 min跑完1 600 m）攀岩，足球	慢跑（速度8.0 km/h），游泳（自由泳），划船机，高强度健美操，骑行（速度19.0 km/h）
＞9	搬运＞40.0 kg的重物，爬楼梯，快速爬楼梯，大量的铲雪工作	伐木，重劳动者，重挖掘工作	手球，足球（竞技），壁球，越野滑雪，激烈篮球比赛	跑步（速度＞10.0 km/h），骑行（速度＞21.0 km/h），跳绳，步行上坡（速度8.0 km/h）

6.冠心病患者恢复工作的指导

恢复工作指导包括评估和运动处方两部分，根据运动负荷试验结果获得患者的体能信息，结合表6-1-3提供的各种活动的能量消耗水平和患者的工作特点，判断患者是否可以恢复正常工作。

7.冠心病的其他康复方法

太极拳、八段锦等中医传统康复方法也有利于冠心病患者康复。体外反搏也可用于冠心病患者的康复。

（三）Ⅲ期心脏康复（院外长期康复期）

也称社区或家庭康复期。为心血管事件1年后的院外患者提供预防和康复服务，是第Ⅱ期康复的延续。这个时期，部分患者已恢复到可重新工作和恢复日常活动。为减少心肌梗死或其他心血管疾病风险，强化生活方式改变，进一步的运动康复是必要的。此期的关键是维持已形成的健康生活方式和运动习惯。另外，运动的指导应因人而异，低危患者的运动康复无须医学监护，中、高危患者的运动康复仍需医学监护。因此对患者的评估十分重要，低危及部分中危患者可进一步Ⅲ期康复，高危及部分中危患者应转上级医院继续康复。此外，纠正危险因素和心理社会支持仍需继续。

二、风险控制

1. 严格遵守操作规范

①在开始运动康复之前向患者详细介绍运动处方内容。②在患者每次运动康复前、中、后进行风险评估。③准备心脏急救应急预案。所有参加心脏康复的医务人员定期接受心脏急救训练，定期参与病例讨论。④运动场地需备有心电监护和心肺复苏设备，包括心脏电除颤仪和急救药物。

2. 患者教育

①指导患者了解自己在运动康复过程中身体的预警信号，包括胸部不适、头痛或头晕、心律不齐、体重增加和气喘等。②对于患者出现的身体不适及时给予评估和治疗。患者在运动中若出现如下症状，如胸痛、头昏目眩、过度劳累、气短、出汗过多、恶心呕吐以及脉搏不规则等，应马上停止运动，停止运动后上述症状仍持续，特别是停止运动 5 ~ 6 min 后，心率仍增加，应继续观察和相应的处理。如果感觉到有任何关节或肌肉不寻常疼痛，可能存在骨骼、肌肉的损伤，也应立即停止运动。③强调遵循运动处方运动的重要性，即运动强度不超过目标心率或自感用力程度，并应注意运动时间和运动设备的选择。④强调运动时热身运动和整体运动的重要性，这与运动安全性有关。⑤提醒患者根据环境的变化调整运动水平，比如冷热、湿度和海拔变化。

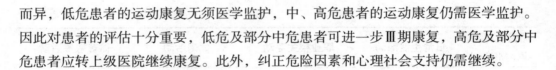

第二节　脑卒中呼吸康复

脑卒中（cerebral stroke）又称中风、脑血管意外（cerebral vascular accident, CVA）。是一种急性脑血管疾病，是由于脑部血管突然破裂或因血管阻塞导致血液不能流入大脑而引起脑组织损伤的一组疾病，包括缺血性脑卒中和出血性脑卒中。脑卒中目前已成为我国居民的第一位致残和致死原因。脑梗死是最常见的脑卒中类型，占全部脑卒中的 70%，它是由各种原因所致的局部脑组织血液供应障碍，导致脑组织缺血缺氧性病变坏死，进而产生相应的神经功能缺失表现。我国脑梗死后 70% ~ 80% 的患者因为残疾而不能独立生活。脑卒中幸存者无论在急性期还是慢性期都存在呼吸功能障碍，其原因包括呼吸中枢损伤、卒中后肺炎、呼吸模式改变、呼吸肌肌力下降、胸廓动力学改变、睡眠呼吸暂停、肺栓塞、心力衰竭等。而存在呼吸功能障碍的脑卒

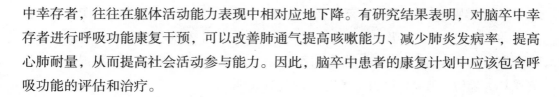

中幸存者，往往在躯体活动能力表现中相对应地下降。有研究结果表明，对脑卒中幸存者进行呼吸功能康复干预，可以改善肺通气提高咳嗽能力、减少肺炎发病率，提高心肺耐量，从而提高社会活动参与能力。因此，脑卒中患者的康复计划中应该包含呼吸功能的评估和治疗。

一、呼吸功能障碍特点及临床表现

脑卒中患者的呼吸功能障碍的发病机制至今尚未完全阐明，目前认为与呼吸肌肌力下降、咳嗽效率下降、胸廓运动异常等相关。呼吸功能障碍会显著增加肺部疾病的风险和死亡率。脑卒中患者会由于呼吸中枢损伤、呼吸神经下行通路受损致呼吸驱动减少，或者延髓功能下降导致误吸等，从而导致呼吸功能障碍。

（一）中枢性呼吸障碍

呼吸活动的调节十分复杂，涉及的主要结构有中枢神经系统和化学感受器等，其中最重要的是呼吸中枢。呼吸运动有随意和不随意的成分，前者受控于大脑皮质，后者为自主节律，位于脑干的延髓。睡眠状态下大脑皮质几乎不起作用，仅存在脑干的自主呼吸。此外，在情绪刺激时，呼吸调节受控于边缘系统。呼吸除受外周化学感受器调节外，还受位于延髓腹外侧表面的中枢性化学感受器调控。因此，脑干等呼吸中枢的损害，易出现呼吸功能障碍，即中枢性呼吸障碍。不同部位和大、小卒中病灶引起包括呼吸障碍在内的多种临床症状，卒中损害呼吸中枢或其传导通路，可导致不同模式的呼吸障碍，加重脑损害。

卒中可直接损伤脑干的呼吸中枢、破坏呼吸下行传导通路和（或）继发肺部疾病而导致呼吸异常，表现为呼吸频率、节律和通气量的改变而发生缺氧伴（或不伴）二氧化碳 CO_2 潴留，严重者可出现呼吸衰竭。

1. 临床表现

中枢性呼吸障碍常见临床表现为呼吸频率、节律和通气量的改变而发生缺氧伴（或不伴）二氧化碳（CO_2）潴留，严重者可出现呼吸衰竭。脑卒中患者发生缺氧的临床表现并不罕见。缺氧时，患者的呼吸频率进行性地异常增快，气喘、气促、端坐呼吸，伴或不伴呼吸困难，如张口呼吸、叹息、三凹征，甚至呼吸停止。大部分缺氧均可表现不同程度的发绀。中枢神经系统功能紊乱，初期表现为兴奋、判断力下降、精细功能失调，以后则由兴奋转为抑制，反应迟钝、表情淡漠、嗜睡，甚至意识丧失，出现昏迷、惊厥等，最后因呼吸、循环中枢的麻痹而死亡；缺氧引起和加重脑水肿，使颅内压增高，严重时可导致脑疝。

CO_2 潴留对循环系统最突出的影响是血管扩张，影响周围皮肤血管、脑血管等，患者可能出现球结膜水肿、面部潮红，头痛、头昏，严重时血压下降。当 $PaCO_2$，在 $60 \sim 80$ mmHg 时，呼吸中枢兴奋，呼吸加深加快；当 $PaCO_2$ 超过 80 mmHg 时，呼吸中枢反而受抑制。急性 CO_2 潴留可引起 CO_2 麻醉，即脑功能障碍或意识障碍。而慢性 CO_2 潴留一般要发展到相当程度才引起意识障碍。

2. 发生机制

影响呼吸中枢的机制可能通过直接损害呼吸中枢、破坏神经纤维下行传导通路、中断呼吸中枢间纤维联系、在病灶远端造成继发神经纤维顺行性和逆行性损害等途径引发相应的中枢呼吸障碍，导致患者呼吸功能受损、低氧状态、中枢呼吸驱动下降、中枢呼吸驱动储备降低，从而在感染等致病因素作用下更易出现呼吸功能的失代偿，进而导致患者病情恶化。

3. 类型

中枢病变引起呼吸频率和节律的改变，表现为特殊的呼吸模式，有如下几种类型：

（1）潮式呼吸：周期性中枢性呼吸停止或低通气与过度通气交替出现，呈渐强渐弱模式，至少占整个睡眠时间的 10%。

（2）中枢神经源性过渡通气：为快速（25 ~ 30 次 / 分）节律规整的呼吸，常伴碱中毒，不伴肺和呼吸道疾病。

（3）长吸式呼吸：表现为吸气延长、增强，与呼吸暂停交替。

（4）丛集性呼吸：连续 4 ~ 5 次不规则呼吸后，出现呼吸暂停。

（5）失调性呼吸：完全不规则地呼吸，频率和潮气量不断改变并与周期性呼吸暂停交替。

（6）呃逆：指包括膈肌和肋间肌在内的短促有力的爆发性吸气活动，而呼气肌受到抑制，几乎在膈肌收缩的同时声门关闭，通气效率大大降低。

（7）Ondine 综合征：植物性呼吸中枢调节机制紊乱，使中枢性化学感受器对 CO_2 敏感性降低，使呼吸自主功能减弱，终因 CO_2 麻醉导致睡眠状态下高碳酸血症和低氧血症，出现相应的临床表现，故又称中枢性肺换气不足。Ondine 综合征的真正病因未明，而由于中枢神经系统手术、外伤、感染，特别是脑干病变等引起者，称为继发性 Ondine 综合征。

（二）脑卒中继发肺炎

既往认为卒中相关肺炎（stroke-associated pneumonia，SAP）是指原无肺部感染的脑卒中患者所罹患的感染性肺实质炎症，如卒中后脑损伤所致的免疫功能下降，吞咽障碍所致的误吸性肺炎以及坠积性肺炎均属于 SAP 的范畴。近年来，卒中后免疫功能障碍在 SAP 发病中的作用日渐受到学者的关注，2014 年英国召开的卒中肺炎共

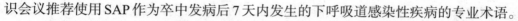

识会议推荐使用 SAP 作为卒中发病后 7 天内发生的下呼吸道感染性疾病的专业术语。

脑卒中可诱导免疫抑制，增加患者继发感染的风险；卒中发生后，颅内损伤导致白细胞介素 1β 肿瘤坏死因子 α 和白细胞介素 6 水平下降；持续性交感神经兴奋导致肺水肿、低氧，从而降低局部呼吸道的免疫功能及清洁能力，并降低白细胞的噬菌能力；下丘脑 - 垂体 - 肾上腺轴活跃，导致糖皮质激素分泌增加，而糖皮质激素可抑制促炎介质生成，刺激抗炎介质释放。上述机制均可导致卒中患者通常在卒中发生后早期即发生肺炎，这一点不同于其他重症患者。

在重症监护病房，脑卒中患者肺炎的发生率为 4.1% ~ 56.6%；在卒中单元，脑卒中患者肺炎发生率为 3.9% ~ 44%；在恢复期脑卒中患者中，仍有 3.2% ~ 11% 并发肺炎。肺炎不仅影响换气功能，还可累及通气功能，均加重脑卒中患者呼吸功能障碍。急性卒中患者的胃肠道出血、肾静脉血栓、泌尿系感染等多种并发症均与继发肺炎呈明显相关性。并发肺炎导致脑卒中患者死亡风险增加 2 ~ 6 倍，是脑卒中后死亡的独立危险因素。继发肺炎的脑卒中患者在急性期平均住院时间延长，医疗费用急剧增加，且恢复期康复评定中神经受损功能更为严重。

吞咽功能障碍是脑卒中后常见的功能障碍。卒中发生后，患者出现意识水平下降、吞咽障碍、保护性反射减弱、食管下方括约肌功能下降、呼吸运动与吞咽运动的协调性下降、咳嗽反射减弱及吞咽损害等，而易使齿龈缝隙及口咽部定植菌及胃内容物被误吸至肺内而发生吸入性肺炎，因此需要进行呼吸道引流。除此之外，吞咽障碍可导致支气管痉挛、气道阻塞、营养不良、脱水等严重并发症，并显著增加肺部疾病的风险和死亡率，尤其在急性期。所以对脑卒中患者及时了解其气道功能状况对预防吸入性肺炎十分重要。

脑卒中患者除了由于吞咽功能障碍，容易导致食物误入气道之外，还有一个重要因素是脑卒中吞咽障碍患者的反射性咳嗽敏感性降低。反射性咳嗽常见于肺部疾病和呼吸道激惹状态，虽然也以深吸气开始，但它紧随着出现声门闭合和用力呼气，然后开放声门用力呼气。其过程表面上与自主咳嗽相似，但是数据显示，反射咳嗽与自主咳嗽有不同的神经生理机制。反射性咳嗽在一次咳嗽中会有数次声门闭合和用力呼吸过程，且反射性咳嗽目的明确，是保护肺部、排除可能引起下呼吸道阻塞和刺激的物质。病理状态下，咳嗽反射敏感性

下降、自主咳嗽力度减弱与吸入性肺炎的发生密切相关。

（三）呼吸运动功能损伤

1. 呼吸肌力下降

脑卒中患者可通过直接累及呼吸中枢影响呼吸，也可因累及运动通路，引起呼吸

运动障碍。在呼吸过程中，吸气阶段以膈肌、肋间外肌等肌肉收缩为主，呼气可通过上述肌肉的放松 胸壁弹性回缩实现。合并偏身肢体活动障碍的患者，患侧的呼吸肌同样受影响，出现肌力下降、肌张力异常、本体感觉差等情况，从而发生吸气功能障碍。卒中偏瘫侧的膈肌、肋间肌和腹肌存在部分或完全无力，而健侧膈肌移动代偿性增加。有研究发现，与同一年龄段的健康人相比，慢性卒中患者的最大吸气压和最大呼气压明显下降。实际上，卒中后的呼吸功能障碍会导致潮气量、吸气能力、肺活量、最大吸气能力，特别是补吸气量的下降。此外，呼吸肌力量下降是心血管疾病的独立危险因素，导致卒中险增加。也有研究利用超声手段观察卒中患者膈肌的移动情况，发现卒中患者存在膈肌移动障碍及肺功能下降。卒中患者的呼吸肌力量和下腹部功能下降。目前，已被证实吸气肌训练（inspiratory muscle training, IMT）能改善吸气肌功能，而且能额外改善运动能力，减少呼吸困难，并改善吸气肌无力患者的夜间氧饱和度下降时间。

脑卒中患者的肺部并发症大多由于呼吸肌功能下降致使通气功能受损和气道廓清障碍引起的，并不仅仅因为肺部的实质性病变引起的。

2. 胸廓运动异常

限制性通气障碍主要由于胸廓活动力学改变，如偏瘫侧肢体肌力下降，肌张力异常，长时间的运动功能障碍而致患侧肌肉萎缩肌腱挛缩，导致胸廓的活动受限。

如肩关节的活动受限、胸大肌挛缩，或因肩关节疼痛致保护性姿势，或因躯干肌张力异常，或因胸骨或肋骨骨折、胸膜炎等导致胸部疼痛等，这都会限制患侧胸廓的活动异常。

3. 睡眠呼吸暂停综合征

睡眠呼吸暂停与脑卒中的关系已受到越来越多的重视。一项系统分析显示，在2343 例缺血性脑卒中、出血性脑卒中及短暂性脑缺血发作患者中，睡眠呼吸暂停低通气指数（apnea hypopnea index, AHI）> 5 次 /h 的患者占 72%，AHI > 20 次 /h 的患者占 38%。AHI > 10% 的患者所占比例在不同脑卒中的类型间相似。可见，在脑卒中幸存者中，睡眠呼吸暂停综合征的患病率较高。当然，由于阻塞性睡眠呼吸暂停（obstructiveSleep apnea, OSA）是脑卒中的独立危险因素，部分上述患者可能在脑卒中发生前即存在睡眠呼吸暂停。Martinez-Garcia 等对首次缺血性脑卒中患者的观察显示，患者在恢复期平均

AHI 较急性期明显降低，伴有吞咽障碍者阻塞性睡眠呼吸暂停指数明显高于无吞咽障碍者。进一步分析发现，是否伴有吞咽障碍是 AHI 在恢复期降低 50% 以上的独立预测因素；推测卒中后咽部肌张力异常可能促发或加重 OSA。

脑卒中并发睡眠呼吸暂停的特点：体位性 OSA 所占比例高。Dziewas 等报道，伴有 OSA 的急性脑梗死患者，65% 为体位性 OSA，这与脑卒中后运动功能障碍、体位受限，整个睡眠期中仰卧位所占时间比例增高，而仰卧位会使 OSA 加重有关。急性期后睡眠呼吸障碍的程度可减轻。脑卒中后 6 周，AHl 均数即可较急性期下降 20%，可能与脑损伤减轻、肺功能改善、仰卧位睡眠减少、卒中并发症好转有关。睡眠呼吸暂停的发生与患者是否伴有打鼾症状并不完全一致，超过 25% 的睡眠呼吸暂停患者无打鼾症状，而在 AHl < 5 次 /h 的脑卒中患者中，50% 以上伴有打鼾症状。更为重要的是，未干预的 OSA 患者多预后不良，且死亡风险与 OSA 的严重程度有关。多项临床观察显示，并发 OSA 的脑卒中患者较不并发 OSA 者死亡率增高，且伴有中重度 OSA 的患者较轻度 OSA 者死亡率进一步增加，AHI 每增加 1 个单位，死亡风险增加 5%。脑卒中并发 OSA 不仅影响生存率，亦加重神经功能缺损，延长住院及康复时间，增加卒中再发风险。

二、脑卒中肺康复评定

（一）脑损伤严重程度的评定

1.格拉斯哥呼吸量表（Glasgow CO_2 ma scale，GCS）

GCS 是根据睁眼反应（Eyeopening，E）、语言反应（Verbalresponse，V）和肢体运动（Motorrespons，M）来判断患者脑损伤严重程度。

2.脑卒中患者临床神经功能缺损程度评分

脑卒中患者临床神经功能缺损程度评分表是我国学者在参考爱丁堡和斯堪的纳维亚评分量表的基础上编制而成，它是目前我国用于脑卒中临床神经功能缺损程度评定最广泛的量表之一。其评分为 0 ~ 45 分，0 ~ 15 分为轻度神经功能缺损，16 ~ 30 分为中度神经缺损，31 ~ 45 分为重度神经缺损。

3.美国国立研究院脑卒中评定量表（national institute of health stroke scale，NIHSS）

NIHSS 是国际上公认的使用频率最高的脑卒中评定量表，有 11 项检测内容，得分低说明神经功能损害程度严重，得分高说明神经功能损害程度轻。

（二）呼吸肌力及肌张力检查

1.呼吸肌肌力测定

呼吸肌肌力测定可通过跨膈压、吸气压和呼吸压、肌张力时间指数测定；呼吸肌肌张力采用临床痉挛指数评定呼吸肌肌张力。跨膈压（Pdi）为吸气末腹内压（胃内压）与胸腔内压（食管压）的差值，是反映膈肌肌力的定量指标。受检者由功能残气位作最大用力吸气时所测得的跨膈压为最大跨膈压（Pdimax）。Rdimex 的正常参考值变动范围较大，临床上以成年男性 ≥ 98 cmH$_2$O、女性 ≥ 70 cmH$_2$O（1 cmH$_2$O= 0.098 kPa）作为膈肌功能正常的简易判断标准。Pdi/Pdimax 的正常参考值为 0.1，当其值大于 0.4 时容易发生膈肌疲劳肌力下降。

2. 吸气压（MIP）和呼气压（MEP）

MIP 是指在残气位（RV）或功能残气位（FRC），气道阻断时，用最大努力吸气能产生的最大吸气口腔压。MEP 是指在肺总量（TLC）位，气道阻断后，用最大努力呼气所能产生的最大口腔呼气压力。它们是反映全部呼吸肌力量的指标，不能完全代表膈肌的功能。对进行机械通气的患者可在气管插管的进口端用压力传感器测定 MIP 和 MEP。反复测量数次，取重复性较好的数值作为测量值。当存在明显的气流阻塞时，这些指标的测量受到影响，每次测量的变异增大。此外，结果还受患者的主观努力影响。MIP/MEP 的正常值目前无统一标准。MIP 测定的主要临床意义是：在神经肌肉疾病时对吸气肌的功能进行评价，为疾病的诊断和严重程度的判断提供参考，当 MIP ＜正常预计值的 30% 时，易出现呼吸衰竭；评价肺部疾病（CO$_2$PD）胸廓畸形及药物中毒时患者的呼吸肌功能用于预测撤机成功率，通常 MIP ＞ 300 cmH$_2$O 时可成功脱机，但当 MIP ＜ 200 cmH$_2$O 水柱时则脱机失败；当 MIP 在 20 ~ 30 cmH$_2$O 时，是否能成功脱机尚难确定。但用 MIP 预测撤机时机假阴性率很高，其原因一是患者是否尽最大努力呼吸，这很大程度上取决于患者的技能、态度。操作者的技术，以及向患者解释测定要求并鼓励患者采用鼻吸气样进行重复的最大吸气；二是 MIP 的正常值范围很大，男性 MIP 为 50 ~ 20 cmH$_2$O。

3. 肌张力时间指数（TTdi）

肌张力时间指数是反映呼吸肌耐力的良好指标，对呼吸肌而言评价耐力比力量更重要。膈肌的力量个体差异很大，为减少个体差异，将膈肌收缩产生的 Pdi 的平均值和 Pdimax 的比值用来反映收缩强度，吸气时间（Ti）与呼吸周期总时间（Ttot）的比值反映膈肌收缩持续的时间，两者的乘积即为 TTdi。用公式表示为 TTdi=Pdi/Pdimax x Ti/Ttot。在有吸气阻力负荷存在的情况下，当 TTdi 值 ＞ 0.15 时不容易发生膈肌疲劳，而当 TTdi 值 ＜ 0.15 时发生膈肌疲劳的时间将明显缩短。应注意的是，TTdi 的测定是在人为设置阻力的情况下完成的，与自主呼吸可能有较大差距。因此，如何确定各种不同疾病状态下呼吸肌疲劳的阈值需进一步探讨。

4. 呼吸肌张力

呼吸肌张力主要检查胸锁乳突肌、斜角肌、斜方肌、胸肌和肋间肌等，但以上肌群因不像传统四肢肌张力一般检查方法，因此采用改良 Ashworth 分级法具有一定困

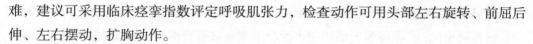

难，建议可采用临床痉挛指数评定呼吸肌张力，检查动作可用头部左右旋转、前屈后伸、左右摆动，扩胸动作。

5. 膈肌功能检测

膈肌是最主要的吸气肌，当平静呼吸时，膈肌运动 1 ~ 2 cm 即可提供 75% 静息肺通气；努力呼吸时膈肌运动幅度可达 7 ~ 11 cm。膈肌功能包括膈肌运动幅度及收缩幅度两方面，目前常用 M 型超声作为检测手段。

（三）吞咽功能评估

急性脑卒中患者 28% ~ 71% 存在不同程度的吞咽功能障碍，吞咽障碍容易发生误吸导致不良预后，如吸入性肺炎、脱水、营养不良等各种并发症，甚至可能危及生命，影响脑卒中康复。其中，卒中相关性肺炎（stroke-associated pneumonia，SAP）是急性脑卒中患者最常见的并发症之一，也是脑卒中患者病情加重和死亡的主要原因之一。因此，早期评估患者吞咽功能，及时发现吞咽功能障碍，并采取积极有效的治疗，能有效地预防吸入性肺炎的发生。

1. 饮水试验

饮水后有无呛咳或言语清晰度可预测误咽是否存在。患者取坐位，以杯盛 30ml 水，嘱其饮下，注意观察饮水过程并记录时间。

2. 吞咽能力评定

根据误咽的程度及食物在口腔内的加工能力，将吞咽能力分为 7 级。

3. 电视 X 线透视检查 (video fluoros CO_2 pic swallowing study，VFSS)

利用电视 X 线透视检查可详细观察吞咽各期的运动情况，评定吞咽障碍的部位及程度，是吞咽障碍的"金标准"。在 X 线透视的条件下，让患者吞咽钡剂（50g 钡加水 100ml 调成糊状，每次吞咽 5ml），观察钡剂由口腔通过咽到食管的整个运动过程，可较准确地了解吞咽是否安全及有效。

VFSS 的观察内容主要有：

（1）制备期情况：口唇闭合情况，有无在面颊内及舌上存留食物，有无钡剂过早流向咽部，是否在舌中央凹陷处形成食团。

（2）口腔期情况：钡剂在口腔内是否异常停留，是否向鼻腔内异常流动，食团由硬腭至吞咽反射开始的时间是否超过 1 秒。

（3）咽期情况：是否有吞咽反射启动延迟，通过咽部的时间是否超过 1 秒，是否有钡剂流入气管内，在梨状隐窝、会厌部是否有钡剂停留，喉部上提及关闭动作是否正常。

（4）食管期情况：钡剂是否停留梗阻，有无异物。上部食管括约肌的功能、食管的蠕动运动、下部食管括约肌的功能。

4. 纤维镜吞咽检查 (fibreoptic endos CO_2 pic exploration of swallowing，FEES)

患者取坐位，在鼻黏膜上部使用表面麻醉剂和血管收缩药，让纤维内镜进入鼻孔；先检查舌基部、咽部喉部，再让患者食用染成蓝色的乳蛋粉、牛奶和固体食团进行比较，以评定患者的吞咽情况，即检查咽壁、喉和会厌运动，观测咽期吞咽活动速度，记录会厌谷和梨状窝是否存在溢出物，记录误咽情况。通过纤维内镜评定咽期吞咽障碍、误咽危险性，确定最初摄食状况（经口或非经口），恢复经口摄食的时机和选择何种食团黏稠度以达到最佳的吞咽功能。

（四）特定功能评估

口腔阻断压（P0.1）是 1975 年以来用于研究呼吸中枢吸气驱动水平的一个指标。它不受呼吸系统力学及肺牵张反射的影响，测定方法无创、易行，是反映呼吸中枢输出功能的较好的指标，因此近年来被广泛应用于呼吸生理、病理生理、药理及临床研究中。

口腔阻断压是指将吸气努力开始后 0.1 秒时口腔内产生的压力。关于机械通气脱机的时机，目前无一种公认的认定标准，近年来有人试图通过测定患者的 P0.1 预测能否成功脱机。一些研究表明 P0.1 值高则提示脱机失败，其临界值为 0.4 ~ 0.6kPa（正常低于 0.2kPa）。

P0.1 虽然是反映呼吸中呼吸驱动水平的好指标，到目前为止其应用仍基本限于基础与临床研究方面，尚未像常规肺功能测定那样直接用于临床实践工作中协助诊断、指导治疗，这主要是因为，其测定方法虽并不复杂，但尚无专门的测定仪器，没有建立起公认的正常值标准。

随着研究的不断进展和简单实用的测定仪器的普及，可望在许多方面，尤其是在疾病诊断、临床用药和机械通气脱机等方面有较大的应用价值。

三、康复治疗

（一）体位管理

体位管理是优化心肺功能重要的物理治疗方法之一，包括体位摆放和体位转换。对脑卒中患者，体位管理不仅包括良姿（肢）体位的摆放和体位转换（翻身等），来促进肢体功能的恢复和预防可能出现的压疮和关节变形等，还涉及肺康复体位的摆放和训练，以优化氧的转运，改善心肺功能。改善心肺功能的体位要点包括利于膈肌的运动、优化功能残气量、利于引流、优化通气血流比值、耐受性等。卒中患者以前倾坐位或立位为佳，原则上不采取平卧位，尽可能在直立位下活动。大量的文献论述了仰卧位是不符合生理的，仰卧位时胸廓活动需对抗重力易造成呼吸困难，而且会显著减少肺容积和气体流速，增加呼吸功，功能残气量的减少会导致相关气道的关闭，减少动脉氧合作用。直立位时，胸膜内负压减小，因此肺尖部比肺底部的初始容积大、顺应小，肺底部的顺应性更好，在通气过程中有更大的肺容积改变，而且直立位下肺功能残气量最优，重力对膈肌运动是助力，有利于膈肌运动。此外，直立位下，肺下部的血流灌注增加，这使得肺尖部通气血流比相对于肺底部增加，通气血流比在肺中部是最适的。而且直立位是维持循环血量和容量调节机制的唯一方法，能够很好地刺激交感神经系统，缓解继发于卧床而产生的血容量和血压调节机制障碍。因此需尽早帮患者恢复直立位，在直立位下进行活动和运动，早期卒中患者可行站立床训练。临床上，侧卧位也是常用的体位，侧卧位可能是改善呼吸模式最有效的体位，膈肌运动不受重力影响。对于单侧肺受累的患者，健侧卧位对患者更有益，当健侧肺在下方时，通气增加，动脉血氧分压会继续增加；对于双侧肺受累的患者，右侧卧位对患者更有益，在这样的体位下，不仅心脏和邻近的肺组织受压较少，而且由于右肺相对于左肺的体积大，动脉血氧分压随着右肺通气的增加而增加。若脑出血早期，病情不稳定或直立性低血压的患者，侧卧位优于坐位。

（二）气道廓清技术

气道廓清技术用于提高黏液纤毛系统的清除能力，辅助患者排除气道分泌物。传统的气道廓清技术包括体位引流、胸部叩拍、胸部摇动和振动等；现行的气道廓清技术包括主动循环呼吸技术（ACBT）、自主引流（AD）、肋骨弹跳技术、振荡呼气正压（Flutter 排痰达、acapella）、压力呼气正压（mask PEP）、辅助排痰机（CO2ugh Assist）、高频胸壁振荡（HFCWO）、身体活动和运动、徒手过渡通气（球囊鼓肺）、声学气道廓清技术等。

（三）呼吸肌训练

呼吸肌是呼吸动力，其中膈肌是人体主要的吸气肌，占静息呼吸的 75% ~ 80%，耗氧量占比 < 20%。膈肌每移动 1 cm，肺通气量增加约 350 ml，膈肌发生失用性萎缩的速度是其他骨骼肌的 8 倍。Kang-JaeJung 等人应用 M 型超声研究证实卒中患者存在膈肌移动及肺功能下降，且膈肌移动与肺功能相关。一项系统回顾显示，与健康对照组相比，脑卒中患者的最大吸气压力与最大呼气压力均明显降低，提示脑卒中患者的吸气肌肌力与呼气肌肌力均有所下降。呼吸肌训练的方法包括体外膈肌起搏器的使用、体位的优化、沙袋或治疗师的手加压于腹部、利用 power breath 仪器、呼吸训练器等进行呼吸肌抗阻训练、缩唇呼吸、腹式呼吸、快吸慢呼训练等。不同的体位对膈肌的活动影响不同，侧卧位下膈肌运动不受重力影响，半卧位下重力对膈肌运动是部分助力，坐位或站立位重力对膈肌的运动是助力（膈肌对维持躯干稳定性起着重要作用，所以躯干稳定性下降的卒中患者坐位或立位下应有支撑如选择有靠背的椅子、站

位时靠墙），骨盆适当前倾位对膈肌运动有抑制作用（例如腰骶部垫毛巾，使腹部紧张度增加，吸气时膈肌下移附腹内压增加，限制膈肌的移动），骨盆适当后倾位对顺肌运动有促进作用（屈髋屈膝位腹部放松，膈肌下移时腹内压对膈肌运动的阻力变小，即使患者自己维持屈髋屈膝位时，髋周肌肉收缩，腹部肌肉紧张，影响膈肌下移，但还是优于骨盆前倾位）。根据患者病情，选择合适有利于膈肌运动的体位，在没有禁忌证时，座位优于侧卧位，若脑出血早期，病情不稳定或直立性低血压的患者，侧卧位优于坐位。

证据表明，在呼吸时加载吸气负荷会增加最大吸气压和吸气肌耐力，当患者持续每周 3 次高强度（60% PImax）训练计划，患者的运动能力和呼吸困难程度表现出长期的改善。IMT 可以提高吸气肌力量和耐力，功能性运动能力和生活质量，同时也降低呼吸困难程度。

（四）呼吸控制

呼吸控制是运用下胸部并鼓励放松上胸部和肩部的正常的潮式呼吸，其模式是通过最小的用力来达到最大程度的有效呼吸。适用于呼吸做功增加、呼吸急促、呼吸模式改变、焦虑、惊恐发作、过度通气的患者。部分脑卒中患者会产生抑郁、焦虑、紧张情绪，导致呼吸浅快、呼吸困难。在进行呼吸控制操作时，患者应处于有很好的支撑和舒适体位，可以采取高侧卧位、前倾坐位或站位以及放松坐位或站位，鼓励患者经鼻吸气，用嘴呼气，利用下胸部，放松头部、上胸、肩部和手臂进行呼吸。吸气时，腹壁向上升起，属主列相；呼气时，腹壁向下向内沉，属于被动相，并且呼气和吸气都应该几乎无声的，当膈肌缺乏有效运动时，腹壁这一运动将减弱。经鼻吸气可以在气流到达上呼吸道前对空气进行加热、湿化和过滤。若鼻腔不通畅时，经口吸气会减少气流阻力而减少呼吸做功；若患者喘息非常严重时，经口呼吸可减少解剖无效腔。

（五）运动治疗与有氧训练

卒中患者常因虚弱倾向选择久坐生活习惯，久坐的习惯会对日常生活活动产生不利的影响，例如跌倒的风险性增加，也可能导致再发卒中和其他心血管疾病。脑卒中会在导致功能下降的同时，进行常规活动的能量需求增加。在脑卒中偏瘫的患者中，$VO_2 peak$ 大约是同龄人的一半，相当于 ADL 要求的最低水平。研究表明，发病后各个时期病情稳定的脑卒中患者都可以进行有氧训练，对发病早期、肢体严重偏瘫的脑卒中患者，有氧训练同样有效，而对于病程较长的后遗症期患者，有氧训练可以改善其运动功能和心肺耐力水平。

卒中后，患者的身体活动与运动处方的制定，需要考虑患者的耐受性、恢复阶段、环境、可获得的社会帮助、身体活动的参数选择和参与的局限性。急性卒中后，身体活动与运动康复的第一目标是防止因长期静止不活动出现的并发症，恢复自主运动，提高日常生活活动能力。卧床休息的不利影响包括钠和钾的大量丢失、血流量减少、心排血量降低、免疫功能下降、静息心率增加（每卧床一天增加 0.5 次 /min）、肌肉力量下降（例如卧床休息超过 5 周跖屈肌肌肉力量下降 25%）、直立不能耐受、关节挛缩和深静脉血栓栓塞。

卒中后尽早开始身体活动已是共识，然而，到底多早仍有争议，而且也没有特殊共识关于早期身体活动的频率、强度、时间或类型的指导。最近少量临床研究得出早期身体活动在卒中后 24 ~ 72 h 即可开始，但是结果能少充分证据支持。

在可用的证据基础上建议脑卒中患者进行定期的有氧运动，增强有氧运动能力和改善步行能力，从而减少跌倒风险和提高功能独立性，同时也减少心血管再发风险。此外，抗阻（力量）训练主张提高日常生活活动独立性，柔韧性训练增加关节活动范围防止畸形，神经肌肉训练提高平衡能力和协调能力。

脑卒中患者的运动处方与药物处方在很多方面相类似，根据个体的功能能力和局限性制定一个安全有效的处方（即频率、强度、时间、类型），避免不足或过量。卒中患者可能存在心血管的风险，应在极量运动或者症状限制性运动试验后，再开始剧烈运动的运动训练（例如：60% ~ 89% 心率储备或托叙量 VO_2 储备或 ≥ 60METs，VO_2 储备 = 目标强度 × ［峰值耗氧量 vO_2 peak – 静息耗氧量 VO_2 resting］+ 静息耗氧量）。同时。实践经验和先前研究证明早期门诊患者进行有氧训练的安全性和有效性，医学指导下并配合使用辅助强度分级量表进行康复锻炼，运动中同时进行连线心电图监测且运动强度不超过预步运动测试峰值。

卒中患者进行有氧训练包含上肢，下肢，或结合上下肢的肌力测试，训练强度如前所述。因为有症状的或无症状性心肌缺血可能引起高致心律失常性，所以耐力性训练的靶心率应设置在出现缺血性心电图改变或心绞痛的阈值以下（ ≥ 10 次 /min）。有氧训练应作为日常生活活动（工作时步行，园艺，家务等）的补充以提高体适能。

（六）物理因子治疗

超短波治疗、超声雾化治疗等有助于消炎、抗痉挛、利于排痰保护黏液和纤毛功能。超短波治疗的方法是应用无热量或微热量，每日一次，每次 10 ~ 15 分钟，15 ~ 20 次为一个疗程。超声雾化治疗 20 ~ 30 分 / 次，每日一次，7 ~ 10 次为一疗程。

经颅磁刺激脑卒中可直接累及呼吸中枢，也可因累及运动中枢及运动传导通路，或其他相关中枢（如咳嗽中枢、吞咽中枢、皮质脑干束等），进而引起呼吸功能障碍。直接累及呼吸中枢，一方面，相对于正常人，脑梗死患者中枢呼吸驱动力及呼吸驱动储备能力下降，对呼吸相关感觉输入的整合调控能力受损，往往会发生呼吸模式的改变；

另一方面，呼吸中枢的应激反应下降，在感染等应激状态下更容易出现呼吸衰竭；累及锥体系，肌张力增加，使得患侧活动减少，胸廓挛缩，肺通气减少，呼气功能障碍，导致心肺适应性下降。累及额叶运动中枢及锥体外系，一方面引起呼吸肌肌力下降，肺通气减少；另一方面引起运动能力下降，运动减少，使心肺耐力降低。累及延髓网状结构内的吞咽中枢，导致真性延髓麻痹，累及皮质脑干束，导致假性延髓麻痹，两者均造成吞咽功能障碍，容易引起吸入性肺炎；累及延髓咳嗽中枢，直接使得咳嗽反射减弱或消失，导致气道廓清障碍。经颅磁刺激技术（tanscranialmagnetic stimulation，TMS）是一种无痛、无创的治疗方法，磁信号可以无衰减地透过颅骨而刺激到大脑神经，实际应用中并不局限于大脑的刺激，外周神经肌肉同样可以刺激，因此现在都叫它为"磁刺激"。随着技术的发展，具有连续可调重复刺激的经颅磁刺激（rTMS）出现，并在临床精神病、神经疾病、康复、疼痛领域获得越来越多的认可。它主要通过不同的频率来达到治疗目的，高频（＞1Hz）主要是兴奋的作用，低频（≤1Hz）则是抑制的作用。可利用经颅磁通过刺激大脑皮质、相关中枢（如吞咽中枢等）或膈神经（$C_3 \sim C_5$）来直接或间接促进脑卒中肺功能的康复，如应用于治疗脑卒中后呼吸肌无力。在2007年有文献报道经颅磁在治疗慢性阻塞性肺疾病中大脑皮质功能障碍的作用。

（七）中国传统方法

穴位按摩、针灸、子午流注治疗、太极拳、八段锦、五禽戏、拔火罐、针灸、中药等。

（八）康复宣教

对患者及家属陪人进行健康宣教，让病患及家属共同参与到康复治疗中，尽早开始，持之以恒。并介绍病情，阐述康复训练的意义和重要性，指导并教会患者及家属陪人安全有效的康复训练方法，劝导患者戒烟、远离空气污染的环境以及健康饮食、合理膳食、养成良好生活习惯等，告知患者及家属陪人预防误吸、反流、急性感染的方法和注意事宜，劝导患者出院后坚持康复锻炼。

第三节　脑外伤呼吸康复

脑外伤（brain injury，Bl；brain damage，BD）又称颅脑损伤（traumatic brain injury. TBI）或头损伤（head injury，HI），指人的头部受到外界暴力作用影响后导致的损伤，特别是脑组织创伤比较常见，具有发病率高、病情急、病情变化快、导致的功能障碍多的特点。脑外伤是神经外科常见疾病. 典型的脑外伤包括脑挫伤脑的血肿、颅骨骨折、硬膜外血肿、硬膜下血肿、脑干损伤、蛛网膜下腔出血等。国内国外的发生率均相当高，研究文献报道美国每年约170万人遭受脑外伤，而中国的发病率为 67.38/10 万。脑外伤除了可导致意识障碍、记忆缺失及神经功能障碍外，临床上合并呼吸功能障碍也常见，如不能正确诊断和治疗常影响患者等预后，病死率高达 35% ~ 85%。有研究指出，重度脑外伤后首次低氧血症的发生率在 50% 以上，并发呼吸机相关肺炎概率最高可达到 70%，据资料统计 50% 左右的重度脑外伤患者因呼吸衰竭而死亡。脑外伤所导致的呼吸功能障碍包括中枢性、周围性与混合性三类，重度脑外伤多为混合性。

脑外伤所导致的中枢性呼吸功能障碍的机制为：外力撞击时颅腔与脊髓腔产生的压力差使其内容物向枕大孔区移动，造成脑干扭曲损伤，影响延髓呼吸中枢，同时皮质及其以下结构都受到了较强的刺激，直接导致呼吸暂停或抑制，呼吸慢而不规则，使肺通气量下降，体内缺氧和二氧化碳潴留，常于脑外伤后立即出现；或因为外伤刺激引起呼吸中枢兴奋，呼吸深而快，形成体内低碳酸血症。

一、呼吸功能障碍的病因

（一）肺部感染

脑外伤致颅内压（ICP）升高时，可造成机体免疫力下降，呼吸道上皮细胞表面纤维连接结合蛋白减少，气管及肺泡内分泌物积聚，引起肺不张，人工气道的建立使得气道与外界环境相通，细菌容易进入呼吸道黏附繁殖导致肺部感染发生；脑外伤后由于呕吐物、顶底骨折口鼻流血，误吸可造成肺通气障碍，且吸入的胃液可损伤肺泡上皮，引起吸入性肺炎；对颅脑外伤患者临床上常采取机械通气治疗，由于呼吸道防御机制，气管导管的细菌生物被膜形成，胃肠道细菌移位，呼吸机通气管路的细菌污染，以及医务人员所致交叉感染，容易发生呼吸机相关性肺炎。受感染所致的高热、高代谢、血流动力学紊乱和免疫功能下降，又可反过来加重感染。

（二）呼吸道不畅

昏迷患者咳嗽、吞咽反射减弱或消失，呼吸道分泌物不能主动排出，加之舌根后坠，易导致呼吸道梗阻，影响气体交换；持续低流量给氧使患者气道干燥，加之使用利尿脱水剂，痰液黏稠，易发生气道阻塞致呼吸困难。

（三）神经源性肺水肿（NPE）

神经源性肺水肿发病机制尚未完全明确。有血流动力性和非血流动力性两种假设。血流动力性观点认为颅脑损伤后大量肾上腺素能神经活动增强，继发短暂而强烈的全身血管收缩，致肺血管内压和肺血流量明显增加，肺毛细血管静水压急剧升高产生肺水肿。非血流动力性观点认为，颅内压（ICP）升高通过神经源性作用，直接影响肺血管系统，促发白细胞异常反应并在肺内堆积以及肺毛细血管通透性增加，液体

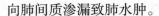

向肺间质渗漏致肺水肿。

（四）肺内分流障碍

脑外伤后肺内分流增加是引起低氧血症的主要原因之一。正常时肺通气量与肺血流量比例（V/Q）接近 0.8。脑外伤后短暂的呼吸抑制可引起弥漫性微小肺不张，而前述神经性肺水肿（NPE）的发生机制可使肺分流量增加，从而使肺通气量与肺血流量比例（V/Q）值下降。此外，患者仰卧、制动和咳嗽区射消失可使微小帅不张难以纠正，肺水肿、肺顺应性下降、肺泡萎缩进一步影响气体交换，这些因素使得肺内分流障碍持续存在。

（五）胸部损伤

胸部损伤。如肋骨骨折、肺挫伤等，伴有或不伴有血气胸、创伤性湿肺、低血压等，也易导致呼吸功能障碍。

二、脑外伤的肺康复评定

（一）脑外伤严重程度的评定

脑外伤的严重程度差别很大，可以是最轻微的脑震荡，对呼吸系统基本无影响，也可以是脑干严重损伤呼吸中枢受损，导致呼吸功能出现障碍。因而对脑外伤病情的严重程度评估，对肺康复影响重大。脑外伤的严重程度主要依据昏迷的程度与持续时间、创伤后遗忘（post traumaticamnesia，PTA）持续的时间来确定。本章介绍临床上常采用格拉斯哥昏迷量表（Glasgow CO_2 ma Scale，GCs）、改良的昏迷恢复量表（CO_2 rma $ReCO_2$ very Scale-Revised，CRS-R）、日本昏迷标准 Japan CO_2 ma Scale（JCS）、中国持续性植物状态诊断标准和临床疗效评分量表方法来确定脑外伤的严重程度。

1. 改良的昏迷恢复量表

为美国学者于 2004 年发表的 JFK 昏迷恢复量表（CRS）的修改版。该量表包括听说、视觉，运动、言语反应、交流及唤醒水平 6 个方面。最低得分代表反射性活动，最高则代表认知行为。CRS 为欧美广泛使用，其有效性经多篇报道证实，可以用以判断预后和指导康复。CRS-R 从 0 分到 23 分。对原量表进行了较大修正，增加了敏感度高、区分神经行为变化好的条目，对部分条目重新命名，删除了一些不适合的条目，CRS-R 可以作为预后判断的预测指标、临床研究中的结果测量指标，也可以作为神经影像诊断学和电生理学有效性研究的参考，CRS-R 更能适合鉴别植物状态（vegstative state，VS）和微小意识状态（minimally CO_2 nscious states，MCS），满足诊断与康复治疗的需要。

2. FOUR 评分

2005 年美国 Wijdicks 和同事们提出了全面无反应性量表——FOUR 评分。相对于 GCS 评分，FOUR 评分能提供更多的神经系统细节，更准确、更适合于神经重症患者的临床评估。包括眼睛反应、运动反应、脑干反射和呼吸 4 个维度。每项均为 0 ~ 4 分，总分为 0 ~ 16 分，0 分时可以判定患者为脑死亡。FOUR 量表 > 12 分，院内病死率接近 0。FOUR 量表创新性地以手部运动替代格拉斯哥昏迷评分（GCS）中的言语反应，因此对气管切开或插管患者语言评估非常有效；同时，增加了眼球追踪和眨眼检查，有助于闭锁综合征与植物状态等特殊情况的辨别。

3. 早期预警评分

为了及时识别潜在急危重患者，以尽早进行高效合理的治疗和护理干预，20 世纪 90 年代中期后英国国家医疗服务系统（National Health Service，NHS）提出了一种简单的生理学评分，即"早期预警评分"（early warning sCO2re，EWS）。经过改进后形成了"改良早期预警评分"（modified carly warning sCO2re，MEWS）。2001 年英国国家医疗服务系统将它正式规定为医疗机构评估病情的一种方法，随后英国重症监护协会和伦敦皇家医学院推荐其用于综合病房患者病情评估。

MEWS 是对患者的心率、收缩压、呼吸频率、体温和意识 5 项生理指标进行综合评分。该评分的最大特点：对常用的生理指标进行评定并给予相应的分值根据不同的分值制定出不同级别的医疗处理干预原则。一旦分值达到一定标准即"触发"水平，必须尽快进行更积极的医疗处置。国内外资料显示 MEWS 评分 4 ~ 5 分是鉴别患者病情严重程度的最佳临界点，当患者 MEWS 评分 < 5 分时多不需要住院治疗；当患者 MEWS 评分 ≥ 5 分时病情恶化的可能性大，多需要住院治疗；当患者 MEWS 评分 ≥ 9 分时，死亡的危险性明显增加。

国内外资料显示，MEWS 评分为 5 分是鉴别患者病情严重程度的最佳临界点，5 分以下的急诊患者往往不需要住院治疗，留观治疗和普通护理（< Ⅱ级）即可；MEWS 评分为 5 分以上时，预示着患者病情变化潜在危险性大，需收治专科病房，甚至 ICU，护理等级在 Ⅰ级以上；当评分 ≥ 8 分时，其死亡危险性增加，必须给予特别护理。

4. 情绪障碍的评定

脑外伤患者以焦虑、抑郁较为重要，焦虑、抑郁情绪可引起呼吸困难，尤其伴有慢性呼吸系统疾病患者。对于脑外伤患者的焦虑，可用汉密尔顿焦虑量表（HAMA）进行评定；对于抑郁可用汉密尔顿抑郁量表（HAMD）进行评定。

三、康复治疗

因脑组织的特殊生理功能，颅脑外伤的患者大多数病情危重。因此大部分脑外伤患者的治疗都遵循 ABCDEF 管理原则：

A=Awakening 唤醒／觉醒

B& C=Breathing CO$_2$ ordination 呼吸控制

D=Delirium monitoring 谵妄监测

E-Early mobility 早期活动

F-Family engagement and empowerment 家属参与

（一）脑外伤患者康复治疗介入时机

血流动力学及呼吸功能稳定 24 ~ 48 h 后。对于生命体征稳定的患者，即使戴有引流管（应有严格防止脱落措施），也可逐渐过渡到每天选择适当时间做离床、坐位、站位、躯干控制、移动活动、耐力训练及适宜的物理治疗等。

（二）脑外伤患者康复暂停时机

生命体征明显波动，有可能进一步恶化危及生命时宜暂停康复治疗。存在其他预后险恶的因素；或有明显胸闷痛、气急、眩晕、显著乏力等不适症状；或有未经处理的不稳定性骨折等，亦应暂时中止康复技术操作。脑外伤后合并呼吸功能障碍时，除了相关手术治疗、药物治疗、机械通气治疗外，肺康复治疗也发挥着重要的作用。

（三）肺康复技术

1. 气道管理

正常时鼻腔、呼吸道黏膜对吸入气体有加温和湿化作用。当建立人工气道时，吸入气体的湿化和加温功能由气管支气管树黏膜来完成，易引起气管黏膜干燥，分泌物黏稠，形成痰栓。临床证据证明，肺部感染率随气道湿化程度的降低而升高。颅脑损伤患者因气管切开或吞咽功能障碍等，导致气道湿化不足，出现气道廓清障碍。

人工气道方式主要包括气管插管和气管切开，作为解除呼吸道梗阻，保持气道通畅的方法，是抢救脑外伤危重患者的关键。气管切开后气管造瘘口常位于声带下，因此气管切开后气流不通过声门以及声门以上的吞咽、消化和呼吸器官，如口腔、鼻、咽、喉等，它会影响正常呼吸、发声、构音和吞咽功能的恢复，也容易导致肺部感染、肺不张。因此，人工气道的管理也是脑外伤肺康复治疗的重中之重。

气道管理措施主要包括：定期评估人工气道、定期评估患者对人工气道的耐受程度、重视气道的湿化和温化、床旁纤维支气管镜的应用、吸痰时要避免对血压和颅内压的影响，以及制定个体化的肺部感染预防策略。

其中，气道的评估主要包括人工气道的固定状态、通畅程度、气囊压力情况。无论是气管插管还是气管切开导管，都有移位甚至脱出的风险。随着患者体位的改变，人工气道的位置也会改变。如果不能得到及时调整可能会出现导管脱出和位置异常，威胁患者生命，尤其隐形脱管，其往往是套管的下口脱出，难发现，因为脱出的气简套嵌在颈前组织与气管间隙之间，外观无脱出表现。气道狭窄或阻塞的原因主要有三方面：痰液黏稠、气道湿化不充分，痰液引流不充分，痰液潴留；如果出现反复的气道狭窄表现，通过加强痰液引流不能缓解，可能是气道肉芽组织形成。呼吸时可以听到人工气道口因气流流速明显增快增强的气流声，甚至可以听到哨音。吸痰时吸痰管进入不畅和痰液黏稠具有重要提示作用。必要时可行纤维支气管镜检查证实。对于痰液黏稠、气道湿化不充分：定期评估并调整气道湿化，建议予气道扩张及祛痰药物治疗；痰液引流不充分：运用徒手过度通气、高频胸壁振荡等气道廓清技术和微波、超短波等物理因子治疗来加强辅助排痰，避免痰液潴留；气管内肉芽形成，可采取以下措施：尽量减少患者的躁动，控制抽搐的发作；调整人工气道位置避免频繁摩擦气管壁；气囊压力不要过高，吸痰时避免负压吸引过大而损伤气管黏膜。对建立人工气道但无须机械通气的患者不应向气囊内打气。只有机械通气患者才需要向气囊内打气以密闭呼吸通路。气囊压力过低会出现漏气和误吸，而过高的气囊压力则可导致气管壁受压，严重时发生缺血、坏死和穿孔，也可诱发气道痉挛导致呼吸困难。严重哮喘或气道痉挛，在积极处理原发病及诱发困难同时，可配合使用解痉药物吸入。

定期评估患者对人工气道的耐受程度，并给予适当的镇痛和镇静治疗和四肢约束：留置人工气道会造成患者的不适，常常表现为躁动，甚至呼吸循环的改变。这在气管插管的情况下表现尤为明显，往往需要给予适当的镇静和镇痛治疗，镇静和镇痛的目标应该能够充分耐受人工气道的不适和气道内吸引导致的刺激。评价方法可参考上述相应的镇静和镇痛评分。

由于人工气道的建立，无法完成吸入气的加温和加湿，必须依靠医疗措施来实现。对上述加温加湿程度和效果的评估和调整至关重要。湿化分为主动湿化和被动湿化。被动湿化是指被动地搜集患者呼出气体的热量和水分供给下次吸气，有效避免湿化过度或不足。人工鼻是常用被动湿化的装置，又称湿热交换器（HME），根据美国呼吸治疗协会临床实践指南最新推荐，湿热交换器的绝对湿度至少为 30 mgH$_2$O/L。主动湿化是指借助外界的能量积极主动地提供吸入气体热量和水分，分为主动加热湿化和非加热湿化。主动加热湿化器例如高流量呼吸湿化治疗仪，非加热湿化器临床常用的是微量泵以及气泡式氧气装置。正常呼吸时，气管内的湿度应该在 36 ~ 42 mgH$_2$O/L，气体到达隆突时的最佳湿度水平是 44 mgH$_2$O/L，相对湿度 100%，气体温度 37℃。指南推荐有创通气患者进行主动湿化时，建议湿度水平在 33 ~ 44 mgH$_2$O/L，Y 型接头处气体温度在 34 ~ 41℃，相对湿度 100%。

从气道管理角度，误吸和痰液引流不畅是导致肺部感染的重要因素。由于意识障碍导致的咳嗽能力下降和上气道自我保护能力丧失，口鼻腔分泌物和消化道反流物积聚在口腔很容易进入下呼吸道造成感染。在留置人工气道的患者，这些分泌物和反流物会沿着人工气道进入下呼吸道。为了能够充分引流气道及肺内分泌物，在对吸入气体进行适当温化和湿化的前提下，应该制订个体化的目标导向的肺部综合物理治疗方案。具体包括气道廓清技术的应用例如定时更换体位、拍背和辅助排痰装置等；呼吸肌肌力的训练例如膈肌起搏器、吸气肌训练（IMT）沙袋或治疗师手加压于腹部、阈值压力负荷训练等；增加肺容量技术的使用例如气囊扩张手法（MHI）、体位改变、活动及运动等。

2. 体位训练

调整体位在呼吸康复中非常重要。患者处于特殊训练体位，可增高呼吸气流流速、促进痰液清除、改善氧合和患者的血流动力学状态，但可能引起心血管变化，尤其对危重患者应严密监测。

3. 气道廓清技术

气道廓清技术可以在短期内有效地清除气道分泌物，改善呼吸功能。徒手气道廓清技术：主动呼吸循环技术、自主引流、体位引流徒手过渡通气、叩拍/振动/摇动/压迫、辅助咳嗽技术；机械排痰：呼气震荡正压装置、呼气末正压装置、高频胸壁振荡、辅助咳嗽排痰装置。研究表明，呼气正压仪、主动循环呼吸技术（包括呼吸控制、胸廓扩张运动和用力呼吸技术）体位引流、高频胸壁振荡等气道廓清技术均能获得较好疗效。

4. 呼吸控制

有一定认知功能且情绪稳定的重症患者在胸廓放松基础上，可以通过各种呼吸运动和治疗技术来重建正常的呼吸模式。包括腹式呼吸训练、抗阻呼吸训练、深呼吸训练、呼吸肌训练等多种方法和技术。

5. 咳嗽指导

对神志清晰，依从性好，咳痰能力下降的患者，应训练正确的咳嗽、排痰方法，常用的咳嗽训练有手法协助咳嗽、物理刺激诱发咳嗽法等。

6. 运动训练

在严密监测的基础上，建议对没有禁忌证的后重患者尽早进行运动训练，包括主动运动和被动运动。对于气管切开机械通气的患者进行颈部屈伸抬举训练对撤离呼吸机有辅助作用。对于肢体功能及认知功能较好的患者还可以进行呼吸操、太极拳、八段锦等来增加胸廓的活动度，提高肺容量，增强心肺功能。

第四节　儿童呼吸康复

一、儿童呼吸系统的解剖生理特点

儿童呼吸系统的分界与成人一样，以环状软骨为界，分为上、下呼吸道。上呼吸道包括鼻、鼻窦、咽、咽鼓管、会厌及喉；下呼吸道包括气管、支气管、细支气管、肺泡管和肺泡。

（一）解剖特点

1. 上呼吸道

（1）鼻：婴幼儿时期头面部发育不足，鼻道相对短小、狭窄，初生儿几乎无下鼻道，直至4岁左右才开始形成。婴儿期缺少鼻毛，鼻黏膜柔嫩，极易感染。黏膜富于血管组织，感染时黏膜充血肿胀可使鼻腔更加狭窄，甚至闭合引起呼吸困难。黏膜下层缺乏海绵组织，随着年龄增长逐渐发育，至青春发育期达高峰。因此婴儿很少发生鼻出血，6～7岁后鼻出血较为多见。

（2）鼻窦：婴幼儿鼻窦不发达，随着年龄的增长而逐渐发育。蝶窦生后即存在，但3～5岁后方有生理功能。上颌窦2岁时出现，至12岁后才充分发育。额窦的炎症在6岁以后方可见到。婴幼儿期虽易患呼吸道感染，但不易发生鼻窦炎。

（3）鼻咽部及咽部：由软腭分隔，在婴儿期相对狭窄、垂直，且富于集结的淋巴组织，包括鼻咽部的扁桃体、舌及腭扁桃体，围绕咽部呈环状排列，这些淋巴组织肿胀时可引起气道部分阻塞。腭扁桃体为最大的集结淋巴组织，早期腺体及血管组织均不发达，至1岁末随着全身淋巴组织的发育而逐渐增大，4～10岁发育达高峰，至14～15岁时又逐渐退化。故扁桃体炎在1岁以内婴儿少见，多发生在学龄儿童。扁桃体具有生产、供应和贮存抗原反应前驱细胞的作用，有一定的防御、免疫功能。

（4）咽鼓管：婴儿的咽鼓管宽直且短，呈水平位，上呼吸道感染时易患中耳炎。

（5）鼻泪管：在婴幼儿期比较短，开口于眼的内眦部，瓣膜发育不全，婴幼儿患上呼吸道感染时易侵及眼结膜，引起眼结膜炎。

（6）喉：较成人长，为漏斗形，富有血管及淋巴组织，易发生炎性肿胀。由于喉腔及声门部较狭小，轻度炎症或水肿时，容易发生呼吸困难。

2. 下呼吸道

（1）气管、支气管：儿童气管位置较成人稍高，新生儿气管上端相当于第4颈椎水平，下端分支处相当于第3胸椎水平，随年龄增长而逐渐下降，至12岁时气管分支处降至第 5、6 胸椎水平。右侧支气管较直，左侧支气管自气管的侧方分出，因此支气管异物多见于右侧支气管。气管和支气管腔相对狭窄且毛细支气管发育较气管、支气管、肺泡发育慢，管腔更为狭窄。6 岁时支气管直径增加 1 倍，毛细支气管及气管约在 15 岁时增加 1 倍。气管软骨柔软、弹力纤维组织发育不良，黏膜血管丰富，黏液腺分泌不足，使纤毛运动差，不能有效地排除微生物，较易导致感染，使呼吸道产生狭窄、阻塞等症状。

（2）肺：肺在胎儿时期基本成熟，随着年龄增长进一步发育，至成年时肺重量增加约 20 倍。肺容量：新生儿为 65 ~ 67 mL，8 岁增加 7 倍，12 岁增加 9 倍，至 20 岁时等于新生儿的 20 倍。肺泡出生时约 200 万个，为成人的 8%，8 岁时增至 1 400 万个。肺泡面积生后 1 岁半达体表面积的 2 倍，3 岁时达 3 倍，至成年达到 10 倍。肺泡直径新生肺泡直径为 100 μm，年长儿为 100 ~ 200 μm，成人为 200 ~ 300 μm。肺弹力组织发育较差，血管组织丰富，有利于生长发育，整个肺脏含血量多而含气量相对较少，气体交换面积小，间质发育旺盛。因肺泡数量少而小，肺炎时，易致黏液阻塞。间质性炎病时易并发肺不张、肺气肿及肺后下方坠积瘀血等。

（3）肺门：由支气管、大血管和几组淋巴结所组成。淋巴结构与肺部其他淋巴组织互相联系。当有呼吸道感染时，肺内淋巴结易出现炎症反应。

（4）胸膜：新生儿及婴儿期胸膜腔相对宽大。壁层胸膜固定不够紧密，易于伸展，胸膜薄且较易移动。

（5）纵隔：较成人相对宽大，柔软富于弹性。当胸腔积液时，使纵隔受挤压而致气管、心脏和大血管移位，因此引起心、血管功能障碍，甚至发生危象。

（6）胸廓：婴幼儿胸廓短小呈桶状，肋骨呈水平位与脊柱几成直角（如成人深呼吸状态），胸廓的前后径与横径几乎相等。肺脏相对较大，几乎填满整个胸腔。心脏呈横位，纵隔相对大，加之呼吸肌发育差，呼吸时胸廓的活动范围小，吸气时胸廓扩张受限制，换气不够充分，尤以肺的下部（脊柱内侧）受限更甚，不能充分进行气体交换。这些都使小儿呼吸在生理和病理方面经常处于不利地位。随着年龄的增大，小儿开始站立、行走，膈肌逐渐下降，3 岁以后达第 5 肋间。肋骨倾斜，胸廓横径逐渐大于后前径逐渐接近成人。膈肌下降能增加吸入气体的容积，增加换气量。如膈肌收缩力弱、膈肌运动发生障碍（鼓肠、腹水、肝肿大等）都能使肺部换气量减少。

（二）生理特点

1. 呼吸频率和节律

儿童由于呼吸器官发育不完善，呼吸运动较弱，为满足生理需要需加快呼吸频率。不同年龄儿童呼吸频率为：新生儿 40 ~ 45 次 / 分；1 岁以内 30 ~ 40 次 / 分；2 ~ 3

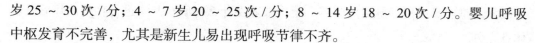

岁 25 ~ 30 次 / 分；4 ~ 7 岁 20 ~ 25 次 / 分；8 ~ 14 岁 18 ~ 20 次 / 分。婴儿呼吸中枢发育不完善，尤其是新生儿易出现呼吸节律不齐。

2. 呼吸类型

婴幼儿呼吸时胸廓运动幅度小，主要靠膈肌上下运动，多呈腹式呼吸。儿童行走后开始出现胸式呼吸，7 岁后多数为胸腹式呼吸。

3. 呼吸功能

儿童呼吸功能的储备能力差，呼吸系统发生病变时，较易发生呼吸衰竭。

（三）临床意义

1. 易发生呼吸道感染（炎症）

①鼻腔小，无鼻毛，对吸入的空气温度与湿度调节功能差，黏膜柔嫩，受冷及干燥空气刺激易于发生炎症。②对空气中的带有生物的尘埃阻挡作用差，且局部免疫功能低下，分泌型免疫球蛋白 A 分泌少。③纤毛运动差，炎性分泌物不易排出，上呼吸道炎症易于下延。

2. 炎症发生后临床症状重

由于气道腔狭窄、血管丰富，即使是上呼吸道感染所致的鼻阻，也表现张口呼吸、吸吮困难、拒奶、烦躁不安。毛细支气管发育较气管、支气管、肺泡发育慢，下呼吸道炎症早期即出现通气障碍，表现气喘、呼吸困难等严重症状。肺部感染时易发生肺气肿或肺不张。

3. 上呼吸道感染

易发生喉炎，出现声音嘶哑及吸气性呼吸困难。

4. 异物及炎症

易发生在肺右侧。婴幼儿少见鼻窦炎，上呼吸道感染时易并发眼结膜炎及中耳炎。肺炎时气体交换面积小，易使血氧饱和度下降，以致多脏器受累发生心衰、呼衰、消化道功能紊乱、肠麻痹及中毒性脑病等。

二、新生儿和儿童的呼吸评估

新生儿和儿童的呼吸评估与成人大部分相同，特殊部分阐述如下。

（一）病史采集

对新生儿进行评估时，需要询问母亲的妊娠史、生产史，胎儿的胎龄、出生时体重、出生后 Apgar 评分。此外，还要同儿童的抚养人员进行交谈，获取其近期变化的准确信息，包括：在过去数小时内儿童情况是否稳定；新生儿对医学处理是否耐受，新生儿是否出现缺氧或心动过缓；儿童从上次对病情处理后恢复有多久了；儿童是经

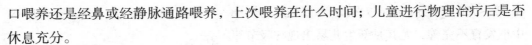

口喂养还是经鼻或经静脉通路喂养，上次喂养在什么时间；儿童进行物理治疗后是否休息充分。

（二）体格检查

对年长儿的体格检查同成人类似，对年龄较小儿童检查时需要注意下列特异性表现，见表6-4-1。

表 6-4-1　儿童呼吸窘迫的临床特征

部位	临床表现
呼吸系统	体表隐窝（肋间、肋下、胸骨）、鼻音、呼吸急促、呼气时发"咕哝"声、喘鸣、发绀、异常呼吸音
心血管系统	心动过速 / 心动过缓、高血压 / 低血压
其他 / 综合	俯卧抬头、点头、皮肤苍白、拒绝进食、易激惹、不安、意识状态改变、头痛

（三）其他相关观察

通过儿童的行为可以判断儿童的状态，兴奋和易激惹通常是缺氧的表现，当儿童出现严重呼吸窘迫时可能会表现为孤僻和完全静止状态。

对出现呼吸窘迫的儿童和婴儿测试肌张力十分重要，肌张力降低的儿童呼吸、咳嗽、排痰时可能出现呼吸困难，高肌张力则可能导致呼吸道内分泌物自主清除困难。

腹胀可导致或加剧呼吸窘迫，对于新生儿更为关键，其主要呼吸肌为膈肌，横膈处于功能降低的状态。

三、儿童常用的呼吸治疗技术

成人采用的大部分物理治疗技术可应用于儿童，禁忌证也与成人相同。呼吸治疗时间应在进食前或进食后的适当时间进行，以防止发生呕吐和异物吸入。

（一）胸部按压

胸部按压（某些时候为胸部拍击），使用手、手指或面罩施行，广泛应用于对儿童治疗且耐受性较好，对体型较小的儿童和婴儿使用单手按压，对新生儿和早产儿使用一手前三指或四指且中指微微翘起，或用软塑料制成的杯装物体如面罩一样进行按压，更为合适。

（二）振动和摇动胸壁

振动胸壁指在呼气开始时对胸壁迅速用力按压，随后按压时使胸壁振动，直到呼气结束。振动胸壁过程中施行的按压和振动被认为可以通过一系列生理机制辅助气道内分泌物排出，包括增加呼气时气流量峰值以使分泌物向大气道移动以便吸出或咳嗽排出。振动胸壁相比直接按压更常用于良好通气的儿童，可能是因为气道内插管时造成声门持续开启，振动时呼气气流加快更有助于黏液排出。对没有气管插管的儿童，当并未发生反射性声门关闭，呼吸频率正常或接近正常（30 ~ 40 次 / 分）时，振动胸壁更为有效，但如果儿童呼吸很快，呼气相很短，胸壁振动难以实行。

对限制特定饮食、患肝部疾病、骨矿物质缺乏（如佝偻病）或凝血障碍疾病的儿童，实施常规治疗技术时需要谨慎。

（三）体位引流（重力辅助体位）

头向下的体位引流方法不可用于颅内压升高的儿童或早产儿，有可能导致颅室周围出血的危险。腹胀时横膈收缩功能减退，此时采用头朝下的体位引流会进一步影响其功能。改良重力辅助体位对儿童清除支气管分泌物更为实用。

（四）体位

体位有助于发挥最大的呼吸功能。儿童采取仰卧位已被认为受益最小，而倾斜位被认为有助于改善呼吸功能，减少胃食管反流的发生和减少能量消耗。通常应用于医院环境下对患有呼吸系统疾病儿童密切监控的前提下，但应提醒父母，在婴儿无看护下睡眠时不可使用该体位，否则有可能导致婴儿猝死。婴儿通气区域分布与成人相比有显著不同，在婴儿和低龄儿童中肺最上部通气量更多。可自主呼吸的新生儿将头部抬起有助于供氧，而平置或低头则会造成 PaO_2 降低。

（五）单人操作的气道廓清技术

对于神经肌肉疾病和神经肌肉损伤儿童，神经肌肉疾病如 Duchenne 型肌营养不良和脊髓性肌萎缩，或神经损伤等导致的咳嗽障碍，会造成严重的呼吸系统并发症，包括肺不张、肺炎、气道梗阻和酸中毒。慢性呼吸不良和呼吸衰竭最终会导致呼吸肌慢性肌力减退、呼吸浅表和咳嗽无效。对这样的儿童，单人操作的气道廓清技术通常并不适用，但是如"辅助咳嗽"（人工呼气 / 排气装置）等治疗方法和其他非侵入性的正压通气是安全的，患者可较好耐受。

（六）呼吸训练

治疗过程中可以通过气球、纸风车或激励式肺量计等游戏工具来鼓励 2 岁以上的儿童加深呼吸来进行锻炼。放声大笑对儿童来说是非常有效的肺扩张方法。而随着儿童年龄的增大，他们可以在治疗过程中起到更主动的作用，可以逐渐引入一些可实行的气道廓清技术。

（七）咳嗽

年龄较小的儿童无法掌握正确的咳嗽方法，尽管 18 个月大的儿童已经可以在要求下模仿咳嗽，但这通常并没有作用。婴儿发生气管压迫时通常会哭泣并咳嗽。咳嗽开始时用适当力度作用于甲状软骨下气管，使柔软易折的气管壁"曲折"，从而引起咳嗽反射，对低龄儿童进行以上操作必须谨慎，避免引起迷走神经反应和心动过缓。如果无法引出咳嗽或咳嗽效果不理想，应该及时采取气管吸痰以清除大量稠厚的分泌物。对学会走路或更大的孩子来说，改变体位或物理锻炼能更有效地聚集分泌物并引出咳嗽，从而将其清除。4 ～ 5 岁以下的孩子通常并不会吐痰，反而将分泌物咽下，即使是年龄更大的孩子想要将分泌物聚集在一起并将其吐出也很困难。

（八）被动运动

处于重症监护中的年龄较大儿童应考虑进行被动运动和双关节肌肉牵伸，尽管他们发生关节僵硬的概率比成人要小。针对肌张力过高的儿童和婴儿，抱持时应小心以防止造成软组织损伤。

第五节　高位脊髓损伤呼吸康复

颈髓及上胸段脊髓损伤会导致患者呼吸功能下降，表现为呼吸肌无力，肺功能相关参数下降，咳嗽费力，气道分泌物排出困难。颈髓损伤早期死亡常见的原因是呼吸功能衰竭，其损伤后呼吸系统并发症的发病率为 36% ～ 67%，是颈髓损伤患者死亡的首要原因。因此，呼吸康复在脊髓损伤患者的康复过程中尤为重要。

一、脊髓损伤后呼吸障碍的原因

（一）呼吸肌肌力下降

脊髓损伤后呼吸肌失神经支配，不同呼吸肌的神经支配见表 6-5-1，颈 5 以上患者膈肌功能受损，通常需要通气支持，颈 5 至胸 12 患者辅助呼吸肌力受损，需要呼吸训练。不同损伤平面的呼吸肌功能见表 6-5-2。

表 6-5-1　不同呼吸肌的神经支配

呼吸肌	神经支配
膈肌	$C_3 \sim C_5$
胸锁乳突肌	副神经，$C_2 \sim C_4$
斜角肌	$C_2 \sim C_8$
肋间外肌	$T_1 \sim T_{11}$
肋间内肌	$T_1 \sim T_{11}$
腹肌	$T_1 \sim L_1$

表 6-5-2　不同损伤平面的呼吸肌功能

损伤平面	呼吸肌功能
C_2 及以上	膈肌丧失功能，膈肌、斜角肌、肋间肌、腹肌麻痹，无自主呼吸，长期依赖呼吸机
$C_3 \sim C_4$	急性期需呼吸机辅助呼吸，部分膈肌及辅助呼吸肌功能受累，不能自行排痰
$C_5 \sim C_8$	平静呼吸受累，肋间肌与腹肌麻痹，膈肌与颈部肌肉基本正常
$T_1 \sim T_5$	平静呼吸受累，丧失部分肋间肌和腹肌功能，膈肌和颈部肌肉功能存在，不具备咳嗽能力或咳嗽能力弱
$T_6 \sim T_{10}$	用力咳嗽能力弱，腹肌、肋间肌、膈肌功能基本存在
$T_{11} \sim T_{12}$	能有效咳嗽，腹肌、肋间肌、膈肌功能存在

（二）胸部运动能力低下

高位脊髓损伤后，由于肋间肌及其他辅助呼吸肌功能减退，呼吸时胸廓可呈反向运动，致胸腔负压下降，肺容积和气体交换受到影响。

（三）自主神经功能受损

气管和支气管平滑肌同时受交感神经和副交感神经支配，前者使其扩张，后者使其收缩。高位脊髓损伤后，由于交感神经受累，使迷走神经占优势，致气管支气管内径收缩变窄，肺活量降低，故出现气体交换不足，血 PaO_2 降低。虽然通过中枢调节能增加呼吸频率产生代偿，但难以扩大肺容积，无法改善气体交换。夜间及睡眠后迷走神经兴奋性增加，故出现气体交换不足。随着病情加重，肺部痰液淤积，影响气体交换，甚至痰液堵塞，窒息死亡。

二、脊髓损伤后呼吸障碍的表现

（一）呼吸运动改变

脊髓损伤后呼吸运动的特点：①代偿性呼吸频率加快，呼吸变浅。②呼吸时缩短。③呼吸幅度变小。④呼吸肌萎缩无力，膈肌厚度下降，易出现膈肌疲劳。⑤通气功能降低，单次呼吸效率下降。⑥呼吸形式改变，异常呼吸。⑦咳嗽功能下降。

（二）肺功能改变

1.肺功能参数变化

脊髓损伤患者的肺功能特点主要为限制性通气障碍，主要原因是神经肌肉力量减弱，表现为肺活量，第 1 秒用力呼气率，最大呼气中期流速、峰流速、最大自主通气量、补呼气量和深呼气量减少，残气量明显增加，功能残气量变化不明显。

2.体位效应改变

正常情况下，站立位时的肺活量较仰卧位时增加约 5%，四肢瘫患者从仰卧位变成坐位或站立位时肺活量比预计值降低 14%。仰卧位时腹部内容物由于重力作用使

333

膈肌上抬到较高水平，收缩时移动范围更大；坐位或站立位时腹部内容物由于重力作用使膈肌停留在较低位置，肌肉初长度改变，膈肌收缩力下降。

三、脊髓损伤后呼吸康复

（一）不同节段脊髓损伤的呼吸管理及对策

1. $C_1 \sim C_3$ 节段损伤

膈肌完全瘫痪，辅助呼吸肌功能丧失，延髓呼吸中枢受到波及，导致急性呼吸衰竭，死亡率极高，需即刻、长久通气支持以维持生命。

2. $C_4 \sim C_8$ 节段损伤

膈肌功能减弱，肋间内外肌功能丧失，导致胸廓运动消失，出现反常运动，依赖腹式呼吸，早期应使用机械辅助呼吸，进行气道管理和呼吸训练。

3. $T_1 \sim T_{11}$ 节段损伤

膈肌功能正常，肋间内外肌功能减弱，导致胸廓呼吸运动减弱，呼吸功能下降，应尽早开始呼吸训练。

（二）不同时期脊髓损伤的呼吸康复

1. 急性期

从损伤开始到脊柱可以负重为止，此期的主要目的是避免神经进一步受损，维持呼吸道通畅，预防并发症。呼吸训练包括体位引流，辅助排痰，咳嗽训练等。

2. 恢复期

此期以呼吸训练为主，以进行有效呼吸，增强呼吸肌，特别是膈肌的肌力和耐力为主要原则，以减轻呼吸困难、预防呼吸肌疲劳、防止发生呼吸衰竭及提高患者生活质量为目的，包括呼吸模式和呼吸肌肌力训练等。

3. 慢性期

对于脊髓损伤患者来说，出院后的自我管理尤为重要。患者应进行自主训练，维持院内康复所获得的功能水平，继续维持和提高呼吸肌肌力及耐力，防止并发症的出现。

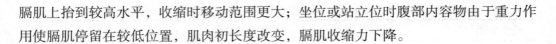

第六节　神经肌肉疾病呼吸康复

一、急性炎症性脱髓鞘性多发性神经病

急性炎症性脱髓鞘性多发性神经病又称吉兰－巴雷综合征（GBS），病因尚不完全清楚，可能与病毒感染或自身免疫等因素有关。病变主要在脊神经根和周围神经，

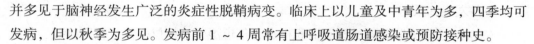

并多见于脑神经发生广泛的炎症性脱鞘病变。临床上以儿童及中青年为多，四季均可发病，但以秋季为多见。发病前 1 ~ 4 周常有上呼吸道肠道感染或预防接种史。

（一）临床表现

临床表现为进展迅速但大多又可恢复的四肢对称性弛缓性瘫痪，常伴脑神经麻痹，并可累及呼吸肌而发生呼吸困难。

1. 起病急

大多在病发 1 ~ 2 周内病情达高峰，部分患者也可以亚急性起病。

2. 运动障碍

四肢对称性弛缓性瘫痪，大约 80% 的患者以双下肢进行性瘫痪为首发症状，逐渐加重，并向上波及双侧上肢，也有四肢同时受累者，由肢体远端向近端发展，且远端较为严重。严重患者的四肢常呈完全性弛缓性瘫痪，并伴肋间肌和膈肌麻痹，造成呼吸困难。

3. 感觉障碍

感觉障碍一般较轻，常有四肢麻木感、肌肉疼痛和蚁走感，检查时可发现肢体远端呈手套、袜套样感觉减退或过敏等。有些患者可有肌肉压痛（尤以腓肠肌最显著）及肢体牵拉痛，但有些病例不出现感觉障碍。

4. 脑神经麻痹

约有半数患者伴有脑神经麻痹，亦有少数患者只有脑神经麻痹而无其他症状。成人以双侧面神经麻痹为多见，儿童则以舌咽神经、迷走神经麻痹为多见。也有伴其他脑神经，如展神经、动眼神经、舌下神经和三叉神经麻痹的。

5. 自主神经系统障碍

常见的有心动过速、心律失常、血压不稳定、面部潮红、全身发热、腹部压迫感、肢端异常出汗等，偶尔可见一时性排尿困难或尿潴留。

（二）呼吸康复

GBS 患者由于呼吸肌受累需使用呼吸机辅助呼吸，根据流行病学研究，GBS 患者 10% ~ 30% 需呼吸机辅助呼吸，5% ~ 10% 遗留严重残疾，3% ~ 8% 死亡。当肺活量下降至 < 15 mL/kg 时需气管插管，GBS 的前 12 周，约 30% 患者可出现呼吸衰竭或肺部感染，但多数均可获得呼吸功能适当的恢复。下肢深静脉血栓为 GBS 另一常见并发症，发生肺栓塞可导致严重后果。因此，GBS 呼吸功能障碍的康复重点如下：积极预防肺部感染、下肢深静脉血栓等并发症，维持胸廓活动度、四肢关节活动度，在医师的严格监护下，逐步开展呼吸肌力量训练。

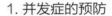

1. 并发症的预防

（1）对于呼吸肌受累的患者需积极进行气道湿化、体位引流、辅助排痰、胸廓治疗。少数重症患者出现吞咽困难，并可导致误吸，反复误吸可导致肺炎。吞咽困难的康复治疗常规是进食时采用适当的体位，食物性状及进食量适中，进食后强力咳嗽清除口内食物残渣，进食结束后继续维持坐位半小时以防反流。

（2）重症 GBS 患者入院后应行小腿三头肌牵拉训练（治疗师缓慢匀速牵拉患者踝关节背屈、每组 20 次，每天 6 ～ 10 组），有条件者行双下肢气压助动治疗以防止下肢深静脉血栓。高龄、血液黏滞度增高等患者可酌情应用低分子肝素抗凝治疗，一旦确诊肺栓塞，在条件允许情况下积极行溶栓及抗凝治疗。

2. 被动运动胸廓及全身关节以维持关节活动度

（1）胸廓被动运动训练：治疗师用两手在患者胸壁上施加压力，并且要将两手尽量展开。每次呼吸之后，治疗师都应变换手的位置，以尽可能多地覆盖患者胸壁。训练中应适度压迫胸骨使肋骨活动，防止肋椎关节或肋横关节粘连。这种通过对胸壁挤压作用的手法，可有效保持胸廓活动度。对于重症 GBS 患者的肩胛带要给予特别的注意，肩胛带周围肌肉通常包括斜方肌、肩胛提肌、菱形肌、前锯肌、胸小肌、锁骨下肌及胸大肌、背阔肌，其中包括重要的辅助呼吸肌。在未进行系统康复训练的患者中，部分患者可出现肩关节粘连、疼痛，严重的肩痛会导致肩胛带肌肉的无力，活动受限，并进而影响呼吸功能的恢复。通过单侧和双侧的被动运动，肩胛带的活动能力可以得到很大程度的保存，并且可以防止这些肌肉发生萎缩。

（2）瘫痪肢体的被动运动：可以促进血液循环，保持关节和软组织的最大活动范围，有利于患者早期坐起离床活动，降低坠积性肺炎的发生率，在患者入院的第一天就要开始进行这种训练。在急性期内，要每天进行两次被动运动，一直持续到患者能够进行主动运动，并且能够靠自己的力量保证充分的关节活动范围为止。进行被动运动时，患者每个肢体每次大约活动 5 分钟，被动运动的大部分时间用于肢体缓慢的整体活动，以促进血液循环。另外，每个始于近端而在远端负重的关节，包括掌、跖的关节，都要进行数次全范围的活动并要以适当的活动形式防止出现肌肉短缩。关节被动运动操作要缓慢、轻柔，并有节奏地进行，要考虑到患者的既往病史和年龄因素的限制。

3. 呼吸肌训练

急性期 GBS 患者呼吸肌训练不可过度，否则易诱发呼吸衰竭，其原因可能是肌肉工作过度导致衰弱。此种临床表现指在经历了初期严重的肌肉力量减弱甚至丧失后，随病情的恢复，患者的肌肉力量有所提高，但在肌肉主动活动增加后反而出现肌肉力量下降的现象。因此，训练强度只能缓慢地增大，不能进行极量和长时间的训练，训练不能引起明显的疲劳。在疾病的早期，主要由治疗师通过胸廓训练指导患者体会呼吸肌的动作；随着病情的恢复；通过指导患者深呼吸；在胸廓或腹部施加一定的阻力、应用呼吸训练器等手段帮助患者逐渐提高呼吸肌的力量。

二、运动神经元病

运动神经元病是指病变选择性侵犯脊髓前角细胞、脑干颅神经运动核以及大脑运动皮质锥体细胞及锥体束受损的一组进行性变性疾病。运动神经元病可分为以下 4 种类型：①进行性脊髓性肌萎缩：病变以下级运动神经元为主。②原发性侧索硬化：病变以上级运动神经元为主。③肌萎缩侧索硬化（ALS）：上、下级运动神经元损害同时存在。④进行性延髓麻痹：病变以延髓运动神经核变性为主。其中常见的类型为 ALS。患者常因呼吸肌受累表现为呼吸困难，其原因包括胸廓活动减少造成的限制性通气障碍，以及舌、喉头、声带的麻痹导致唾液和痰潴留引起的阻塞性通气障碍。患者常表现为声音变小，呼吸频率增加，过度使用呼吸辅助肌。对 ALS 患者测定呼吸功能，表现为肺活量（VC）和最大呼气中间流量（MMEF）正常，最大吸气压（PImax）和最大呼气压（PEmax）明显下降。

其呼吸康复包括以下内容。

（一）气道廓清技术

包括气道湿化、体位引流、辅助排痰、胸廓治疗等。

（二）被动活动

包括肋间肌的牵张和对脊柱和胸廓的被动活动：①仰卧位胸、腰的回旋运动。②仰卧位吸气使胸、腰上抬。③仰卧位躯干和肩带的分离运动。④仰卧位对肋骨的松动。

（三）改善呼吸类型

以改善呼吸类型为目的的呼吸辅助法主要有上、下胸廓辅助法。

（四）吸气肌训练

利用吸气肌装置，在最大吸气压（PImax）15% ~ 30% 进行负荷训练。或在横膈处施加 500 g ~ 1 kg 重量的沙袋，每次 10 分钟，每日 1 ~ 2 次。

尤其注意的是，运动神经元病患者的呼吸训练不可过度，疲劳会加重疾病进展，使病情恶化。如果发现治疗方案使患者感到疲劳或者疼痛，应及时对康复方案进行调整。

三、肌病

肌病包括肌营养不良症、遗传性肌强直、线粒体肌病、多发性肌炎、代谢性肌病等多组疾病，其病因各异，临床表现与治疗手段也各不相同。本节主要探讨肌肉瘫痪对患者呼吸功能的影响及相应康复措施，在各种肌病患者中，肌营养不良症患者症状较重，且预后较差，因此将重点讨论肌营养不良症患者的呼吸功能障碍及康复措施，其他肌病可参照并加以应用。

（一）肌营养不良症的临床表现

肌营养不良症是由基因异常所致的以进行性骨骼肌无力为特征的一组原发性骨骼肌坏死性疾病。临床上主要表现为不同程度和分布的进行性加重的骨骼肌萎缩和无力，也可累及心肌。本病病因是基因异常，病理改变为肌纤维变性与缺失。按照典型的遗传形式和主要临床表现，可将肌营养不良症分为以下几个类型。

1. 假肥大型

根据临床表现，又可分为 Duchenne 型和 Becker 型。

（1）Duchenne 型营养不良症（DMD）：也称严重性假肥大型营养不良症，几乎仅见于男孩，常起病于 2 ~ 8 岁。初期感觉走路笨拙，易于跌倒，不能奔跑及登楼，站立时脊柱前凸，腹部挺出，两足撇开，步行缓慢摇摆，呈特殊的"鸭步"步态；当由仰卧位起立时非常困难，必先翻身俯卧，再双手攀缘两膝，逐渐向上支撑起立，均是骨盆带肌肉无力萎缩，并波及髋、膝关节和足部的伸肌之故。随后病情发展累及肩胛带及上臂肌群，则两臂不能上举，呈翼状肩胛，最后肋间肌和面肌亦可无力。腱反射减低或消失，无感觉障碍。后期常由肌萎缩而致肌腱挛缩和关节强直畸形，不少患儿尚伴有心肌病变，部分病儿智力低下，血清 CPK 明显增高。本病预后差，多数在20 岁之前不能行走而卧床不起，常死于肺炎、心衰或慢性消耗。

（2）Becker 型（BMD）：也称良性假肥大型肌营养不良症，常在 10 岁以后起病，首发症状为骨盆带及股部肌肉力弱，进展缓慢，病程长，出现症状后 25 年或以上才不能行走，多数在 30 ~ 40 岁时仍不发生瘫痪，预后较好。

2. 面肩肱型肌营养不良症

男女均有，青年期起病。首先面肌无力，常不对称；有的肩、肱部肌群首先受累，以致两臂不能上举而呈垂肩，上臂肌肉萎缩，但前臂及手部肌肉不被侵犯，心肌不受影响，病程进展缓慢。

3. 肢带型肌营养不良症

两性均见，起病于儿童或青年。首先影响骨盆带肌群及腰大肌，行走困难，不能

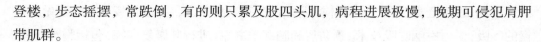

登楼，步态摇摆，常跌倒，有的则只累及股四头肌，病程进展极慢，晚期可侵犯肩胛带肌群。

4.其他类型

股四头肌型、远端型、进行性眼外肌麻痹型、眼肌咽肌型（垂睑，吞咽困难）等，均极少见。

（二）肌营养不良呼吸功能障碍的康复

肌营养不良功能障碍产生的原因为肌纤维变性、坏死，虽有肌纤维再生，但不能产生足够的功能；结缔组织大量增生，以致最后部分或完全代替了肌肉组织，并由于结缔组织胶原而造成肌腱挛缩，加上主动肌和拮抗肌的不对称受损致关节挛缩、强直，进一步加剧了运动功能障碍。

由于肌肉的软弱无力、肌肉纤维化和挛缩以及严重的脊柱侧弯，最后导致限制性肺通气障碍，在患者能站立时，即为患者肺功能的高峰期，此后随着病情的进展，肺功能也随之下降，晚期主要表现为心肺功能不全。由于呼吸肌麻痹，胸廓活动度下降，导致肺通气量下降，CO_2 潴留，最后因呼吸肌无力、麻痹而死亡。

药物治疗包括皮质类固醇、同化类固醇、生长激素等。理疗、体疗等支持疗法以及矫形器、手术纠正畸形等可做辅助治疗之用。康复的目的在于延缓肌肉纤维的变性、坏死，防止、矫正肌腱挛缩和关节畸形，最大限度地维持残留的正常肌肉功能；改善、维持心肺功能以延长生命。

具体康复原则与措施如下：

1.在医生监控下系统地康复治疗

强烈地运动会加剧肌肉的坏死，因此康复训练应遵循一定的原则。

（1）训练强度大而时间短的训练，可以在未受累肌肉进行。受累肌肉应用此种训练方法时只适用病程发展速度相对缓慢的患者，训练强度只能缓慢地增大，而且应以不引起明显的疲劳为度。

（3）训练强度小而时间长的训练，可提高耐力但不能进行极量和长时间的训练。

（3）严禁无监控的高强度训练、离心收缩训练及引起明显疲劳的训练。

2.早期、全方位的康复治疗

（1）确诊的患者应定期去医院检查，进行徒手肌力检查、关节活动度检查、等速肌力测定、呼吸功能监测（一般从 5 岁开始），首次发现脊柱侧弯后应每年检查脊柱 X 线片及心肺功能的评定。

（2）教育患者及家属，让其了解疾病的经过和相应的康复技术，进行积极的心理治疗与康复。指导患者的饮食和营养，防止肥胖和营养不良，纠正贫血。

（3）进行全身性和呼吸性体操训练以改善全身耐力，并避免疲劳，鼓励做深而慢的呼吸，学习吞咽呼吸技术。预防肩和胸廓的挛缩。进行肺康复训练，包括胸廓训练、姿势引流，呼吸肌肉训练等。使用坐姿矫形器预防脊柱畸形。

（4）临床出现呼吸困难等情况时，应予吸氧。$PaCO_2 > 45\ mmHg$、肺活量小于预计值的一半，考虑使用机械通气治疗。

（5）积极治疗脊柱侧弯防止胸廓变形，由于躯干肌肉非对称性的瘫痪，患者经常出现脊柱侧弯。在严重的脊柱侧弯患者中，均伴有胸廓的变形，导致患者出现肺活量下降、肺通气/血流比值异常等一系列肺功能障碍，从而在呼吸肌受累的基础上进一步加剧了患者的肺功能损害。当患者丧失行走能力后，可使用一种特殊的坐姿矫形器使脊柱处于前凸姿势，从而使脊柱处于稳定的状态，防止脊柱侧弯的发生并避免患者长时间卧床，从而降低坠积性肺炎的发生率。部分DMD患儿需接受脊柱内固定手术以矫正脊柱侧弯。目前认为 10～13 岁的 DMD 患儿，肺活量不低于正常的 40% 而 Cobb 角小于 40° 且丧失步行能力者，可行脊柱矫形融合手术。手术可提高患者的生活质量，但不能延长患者的寿命。

（6）呼吸道并发症的预防至关重要。吸烟、肥胖会加重症状，维持足够的营养对改善呼吸肌功能有益，但摄入大量的碳水化合物会使呼吸负荷加重。对呼吸道感染的患者要积极进行气道湿化、体位引流、辅助排痰、胸廓治疗等康复治疗。

对于多数肌病患者，呼吸系统功能障碍的康复重点在于防止肺部并发症，预防肩和胸廓的挛缩变形，预防脊柱继发性畸形，教育患者及家属进行早期全方位的康复治疗。

四、其他

自身免疫性脑病常可导致呼吸系统功能障碍，其病情常因此而进展加重甚至死亡。抗 IgLON5 脑病可表现为睡眠障碍，患者会出现阻塞性睡眠呼吸暂停和夜间喉部喘鸣，其发生与喉部梗阻有关，患者猝死风险增加，无创呼吸机治疗有效。随着病情进展，患者可能需要气管切开和机械通气，约半数患者会突然死亡，常发生在睡眠中，死因可能与呼吸或心脏异常有关。抗 Hu 脑炎者会出现中枢性低通气综合征，其发生与脑干功能障碍有关，延髓背侧和脑桥被盖相关的困倦和睡眠时无法自主控制呼吸，患者需要机械辅助通气。抗 Ma2 脑炎患者常常出现中枢性嗜睡伴继发性猝倒，猝倒表现为清醒状态下突然出现的双侧肌张力丧失，通常由强烈情绪诱发。医生问诊时需能够识别患者嗜睡伴随的猝倒，并对其可能发生的意外进行防护。

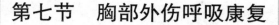

第七节　胸部外伤呼吸康复

胸部外伤多由车祸、挤压伤、摔伤和锐器伤所致，包括胸壁挫伤、裂伤、肋骨及胸骨骨折、气胸、血胸、肺挫伤、气管及主支气管损伤、心脏损伤、膈肌损伤、创伤性窒息等，有时可合并腹部损伤。根据损伤暴力性质不同，可分为钝性伤和穿透伤；根据损伤是否造成胸膜腔与外界沟通，可分为开放伤和闭合伤。钝性胸部损伤由减速性、挤压性、撞击性或冲击性暴力所致。损伤机制复杂，多有肋骨或胸骨骨折，常合并其他部位损伤，伤后早期容易误诊或漏诊。器官组织损伤以钝挫伤与挫裂伤为多见，心肺组织广泛钝挫伤后继发的组织水肿常导致急性呼吸窘迫综合征、心力衰竭和心律失常，钝性伤患者多数不需要开胸手术治疗。穿透性胸部损伤由火器、刃器或锐器致伤，损伤机制较清楚，损伤范围直接与伤道有关，早期诊断较容易；器官组织裂伤所致的进行性血胸是伤情进展快、患者死亡的主要原因，相当部分穿透性胸部损伤患者需开胸手术治疗。

一、胸部外伤后的功能障碍

（一）手术对呼吸功能的影响

1. 疼痛

术后早期疼痛是造成无效通气、咳嗽无力、无法深呼吸、肺不张、低氧血症以及呼吸系统感染等最重要的因素。

2. 肺活量

大型手术后呼吸功能最主要的异常是限制性通气障碍，以肺活量（VC）与功能残气量（FRC）的改变为特点。术后 24 小时内肺活量减少到术前的 40%，功能残气量减少到术前的 70%。

3. 功能残气量与肺闭合容量

肺闭合容量（CC）定义为小气道关闭停止通气时的肺容量。肺周围小气道（直径小于 1.0 mm）缺乏软骨的支撑，容易受胸膜腔压力的影响。麻醉，外科操作以及仰卧都可以导致 FRC 的减少。FRC 的减少同时 CC 增加，导致了围术期局部通气的改变，肺顺应性降低，通气 / 血流比例改变，低氧血症，肺不张。

4. 黏膜纤毛清除

黏膜纤毛清除功能是呼吸道上皮细胞最主要的功能，其功能主要依赖于气道黏膜的物理化学性质以及纤毛的运动。麻醉、气管插管、机械通气均可减少肺容量，降低围术期的有效咳嗽频率，对黏膜纤毛的功能有很大的影响。

5. 呼吸肌功能

在胸部和腹部手术后会出现膈肌的移动度下降，术后疼痛会导致膈肌功能障碍。这与肺容量的减少，从腹式呼吸到胸式呼吸模式的转变，以及术后低氧血症之间有很大的关系。

6. 术后肺部并发症（postoperative pulmonary complications，PPC）

外科操作会导致患者术后不良呼吸的发生，如肺不张、低氧血症、通气/血流比例的变化。FRC的减少，FRC与CC关系的失衡，膈肌功能的下降都会导致局部低通气。局部低通气以及黏液导致气道阻塞，远端肺泡气体的吸收，近端气道黏液栓的形成，都会导致气道最终的塌陷。在不同患者中，肺泡的低通气以及黏液栓共同作用导致了术后肺部的变化。可能导致黏液栓生成的其他危险因素有吸烟，咳嗽无力，气管导管留置过长，鼻胃管的安置以及术后长期肺不张等。

（二）胸骨和肋骨的骨折对呼吸功能的影响

车祸后常见胸骨和肋骨骨折。胸骨骨折会出现明显胸痛、咳嗽，呼吸和变动体位时疼痛加重，伴有呼吸浅快、咳嗽无力和呼吸道分泌物增多等。胸骨骨折通常采用保守治疗，但可能需要内固定。多处肋骨骨折，会导致连枷胸，可产生胸壁软化，形成反常呼吸运动，即吸气时向内运动，呼气时向外运动，导致肺部不能良好地通气，发生肺不张和继发性呼吸衰竭。

二、康复治疗

（一）术前评估和教育

术前康复治疗的目的在于增加患者的信心，减轻焦虑，对患者进行术前常规的教育，评估患者发生PPC的风险，预防呼吸系统并发症及深静脉血栓的发生。术前评估应明确以下几点：切口可能的位置；是否安装引流装置、肋间导管，进行氧疗；麻醉方式；全身麻醉、手术及疼痛对呼吸系统的影响；最佳术后体位的选择。术前对患者进行充分的说明，包括：有关呼吸的解剖、生理、运动学知识；手术内容，预后；术后易出现的问题；术后呼吸训练的目的和方法。具体训练内容包括放松训练、咳嗽训练、呼吸训练、姿势矫正练习、自主辅助下关节活动度训练、下肢的自主活动、气管切开的护理、氧疗等。

（二）疼痛管理

术前对患者进行教育，向患者说明整个治疗的程序，传达感觉信息，描述患者可能经历的疼痛感觉以及如何镇痛，从而减轻疼痛的消极影响，减少镇痛措施的使用以及提高术后治愈率。治疗前评估疼痛缓解的程度，观察患者有无针尖样瞳孔和嗜睡，观察患者的生命体征，尤其是呼吸频率和血压，因为在镇痛中，低血压是最常见的并发症，尤其是在体位改变时。如果患者行硬膜外或脊髓阻滞，观察患者下肢运动以及感觉功能，尤其是在其直立运动前。在物理治疗前，询问患者是否需要自控镇痛（patient-controlled analgesia，PCA）或是自控硬膜外镇痛（patient-controlled epidural analgesia，PCEA）以及相关的镇痛药物剂量。

（三）异常姿势的矫正

从术后训练开始到训练过程中，若出现异常姿势应反复矫正。矫正并不仅限于被动，必须帮助患者学习自主辅助活动。对肩关节上提过度的患者，要进行主动下降的活动；对于颈部偏位的患者，治疗师的手放在患者的头后部，辅助患者的头部一起做颈部的侧屈，防止回旋；在坐位进行对称性的躯干的关节活动度练习，可用体操棒进行修正非对称性的倾向，在出院后也应在家中进行。

（四）咳嗽训练

术后痰的咳出是非常重要的，痰的潴留可使通气效率变低，易发生肺不张，气道的刺激引起咳嗽反射会造成疼痛，消耗患者很大能量。麻醉和插管也能刺激患者产生分泌物增加，一般气道内分泌物在术后 1 ~ 2 d 增多，7 ~ 10 d 逐渐减少，与疼痛的强度、时间是相一致的。利用强力的呼气咳痰是必要的，治疗师用双手固定创伤的部位按以下顺序进行。

（1）确定排痰部位。

（2）在可能情况下，取与体位排痰相近的体位，但要保证引流管的固定，充分地固定胸部以减轻疼痛。

（3）在末梢部施以轻叩和振动，然后强力地呼气或进行小的、连续的咳嗽。

（4）痰咳出后，深吸气。对开胸术后的患者在与创伤相连的肋骨前侧方压迫。对胸廓成形术后的患者在残留的肋骨处可加 0.5 kg 的重物压迫，尽量采用腹式呼吸。排痰前后听诊呼吸音，确认痰是否咳出。

（五）呼吸训练

在限制性通气障碍呼吸训练中，术后肺活量可减少到术前的 40% ~ 50%，1 周后也不能恢复到 60%。预防由于以上结果引起的肺不张，是呼吸训练的第一目的；其二为预防术后肺容量的减少，使其尽早恢复功能。此时使残存肺膨胀是必要的，必须注意胸膜的粘连，特别是长期的深吸气被抑制，横膈易发生粘连，使横膈不能下降，VC 大幅减少。

呼吸训练依据手术的不同而不同。

1. 开胸术后

对于肺和肋骨没有切除的开胸术，呼吸训练的主要目的是预防肺不张和肺炎，应强调手术的一侧和全部位的呼吸训练。

2. 肺叶切除术

对于肺的部分切除，呼吸训练的重点是促进其切除组织的膨隆，如右肺上叶切除后应进行右上部的部分胸式呼吸训练。

3. 全肺切除术

一侧肺全切除后应对健侧进行训练，应进行以维持躯干的关节活动度、防止异常姿势为重点的肋间肌伸张。

4. 胸廓成形术

胸廓成形术后，吸气时易受胸腔负压的影响塌陷，呼气受正压的影响隆起，形成异常的呼吸。此时应保持肺部的安稳，避免活动，手术部位不进行呼吸训练，如左上部手术不进行左上部胸式呼吸，只用重物紧密固定手术部位，在左下方做以下部胸式呼吸为重点的训练。

（六）体位疗法

拔管后，胸膜腔内渗出液和血液易潴留，这时应取侧卧位，患侧在上，腰部垫一枕头，渗出液不易受呼吸的影响，向肺尖部和肺门部附近移动，在此体位前后45°倾斜，可防止组织粘连。在此状态下进行横膈呼吸和患侧下部胸式呼吸可保持胸膜的可动性。

（七）肩关节及颈部的 ROM

胸部的手术有各种术式，有后方及后侧方径路。斜方肌的中下部、背阔肌、大小菱形肌、前锯肌的一部分因手术创造受到破坏，做肩关节运动时，创伤的部分因受到牵张出现疼痛，易出现肌力低下和有缝合部位开裂的危险性，ROM 训练时应引起足够的注意。一般在术后 3 d 开始自主辅助运动为原则，用体操棒做放松活动，在 ROM 的最大活动范围处进行上肢的支持，反复进行；在术后 5 ~ 6 d 进行轻的抵抗运动，负荷以不引起疼痛为宜。拆线后，应注意观察创伤部，缓慢地进行活动，颈部的运动受肌张力和疼痛的影响而易受限，术后患者自己活动很困难，宜进行全方向的自主辅助运动。

（八）下肢的自主运动

为了预防下肢的静脉血栓，应进行足及下肢肌肉的自主活动，尤其是在行走前，更应频繁进行。

第八节　危重症呼吸康复

各种原因所致的急慢性呼吸衰竭是呼吸重症和重症医学中最常见、最重要的问题。患者由于肺内外因素，出现肺换气和肺通气功能障碍，导致缺氧或二氧化碳潴留，出现不同程度的生理功能紊乱及代谢障碍，严重者出现高碳酸血症。重症肺炎、呼吸机相关性肺炎是 ICU 患者的常见疾病或并发症，严重影响着患者预后。因此，对重症患者的呼吸功能进行早期维持和康复，减缓病情的进展和恶化，能够为患者病情好转后进一步的康复打下良好基础。

一、康复介入及暂停时机

（一）康复介入时机

①血流动力学及呼吸功能稳定后，立即开始。②入重症医学科 24 ~ 48 h 后，符合以下标准：心率 > 40 次 / 分或 < 120 次 / 分；收缩压（SBP）≥ 90 mmHg 或 ≤ 180 mmHg，或 / 和舒张压（DBP）≤ 110 mmHg，平均动脉压（MBP）≥ 65 mmHg 或 ≤ 110 mmHg；呼吸频率 ≤ 25 次 / 分；血氧饱和度 ≥ 90%，机械通气吸入氧浓度（FiO_2）≤ 60%，呼末正压（PEEP）≤ 10 cmH_2O；使用小剂量血管活性药物支持，多巴胺 ≤ 10 mg/（kg·min）或去甲肾上腺素或肾上腺素 ≤ 0.1 mg/（kg·min），即可实施康复介入。③生命体征稳定的患者，可逐渐过渡到每天选择适当时间作离床、坐位、站位、躯干控制、移动活动、耐力训练及适宜的物理治疗等。

（二）康复暂停时机

生命体征明显波动，有可能进一步恶化危及生命时宜暂停康复治疗。具体指标：①心率：心率不低于年龄最高心率预计值的 70%；静息心率的基础上下降 > 20%；心率 < 40 次 / 分或 > 130 次 / 分；出现新的心律失常；急性心肌梗死；急性心衰。②血压：SBP > 180 mmHg 或 DBP > 110 mmHg 或有直立性低血压；MBP < 65 mmHg；新使用血管活性药或使用血管活性药物剂量增加。③呼吸频率：呼吸频率 < 5 次 / 分或 > 30 次 / 分或出现呼吸困难，SpO_2 < 88%，FiO_2 ≥ 60%，PEEP ≥ 10 cmH_2O。④人机对抗；镇静或昏迷；患者明显躁动，需要加强镇静剂量，RASS > 2 分；患者不能耐受活动方案；患者拒绝活动；存在其他预后恶化的因素；或有明显胸闷痛、气急、眩晕、显著乏力等不适症状；或有未经处理的不稳定性骨折等，亦应暂时中止康复技术操作。

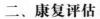
二、康复评估

（一）患者住 ICU 前和目前的功能状态

通过与患者家属的面谈评估详细了解患者入 ICU 前的健康状况，包括合并症、衰弱状况和病前生理功能，日常生活活动能力情况等；认知功能以及患者目前的疾病状况，使用专用量表如物理功能 ICU 测试评分（physical function ICU test -scored，PFIT-s）、危重症患者功能状态评分（functional status score for the intensive care unit，FSS-ICU）、ICU 活动能力量表（ICU mobility scale，IMS）、切尔西危重症身体机能评估量表（the chelsea critical care physical assessment tool，CPAx）等评估 ICU 相关功能损伤的情况，评估是否存在可能影响患者活动耐力的疾病，如严重的心血管系统疾病、神经肌肉疾病、骨折、胸腹部手术、恶性肿瘤晚期及神经精神疾病等，还应了解患者既往的用药情况，目前治疗情况。

（二）患者目前的生理功能

通过细致的体格检查，辅助检查以及评估量表［如 ICU 疼痛观察工具（critical care pain observation tool，CPOT）］、镇静评分（richmond agitation-sedation scale，RASS）、ICU 谵妄诊断的意识状态评估法（the confusion assessment method for the diagnosis of delirium in the ICU，CAM-ICU）等评估患者的镇静、疼痛、谵妄、意识以及营养、睡眠、焦虑抑郁状态、关节活动度，肌肉功能，吞咽功能，认知功能状况以及其他共病情况。

（三）安全性评估

评估患者早期康复获益与风险，以及采取哪种康复治疗策略，了解患者气管插管、持续肾脏替代治疗（continuous renal replacement therapy，CRRT）、体外膜式氧合（extracorporeal membrane oxygenation，ECMO）、深静脉置管、胃管、尿管、引流管及心电监护等管路和线路情况，确保康复时各管路的安全。

（四）再评估

再评估是 ICU 患者早期康复安全性和有效性的重要保证，每 24 h 评估患者对康复治疗的反应，以便随时调整治疗计划；阶段性评估康复治疗效果，制订下一阶段的康复治疗计划。

三、康复治疗

（一）常规康复治疗

当患者不能进行主动运动时可采用被动运动。①良肢位摆放：以预防压疮、关节受限、挛缩、痉挛为目标，尽量减少继发损伤，并增加本体感觉传入。②体位变换：根据患者病情早期应用电动起立床等进行平衡能力训练、床上各方向的翻身训练及卧位－坐位转换适应训练，以恢复平衡功能、促进痰液引流和预防压疮。③保持关节活动度训练：对患者各关节进行小于正常活动度10°的重复被动运动，可应用关节持续被动活动仪。④多途径感觉运动刺激：如听觉、触觉、嗅觉、味觉、视觉、运动及本体感觉刺激。可对肢体进行冷热水交替刺激，或于运动治疗过程中穿插轻拍、毛刷轻擦等方法加强感觉传入。⑤被动排痰：可使用医用体外振动排痰机。⑥气压治疗：促进血液和淋巴的流动，改善微循环，预防血栓及肢体水肿。

当患者无意识障碍时，康复治疗以被动运动与辅助运动相结合的方式向主动运动为主的方式转变。①良肢位摆放。②体位变换。③躯干控制能力训练：详见后述。④保持关节活动度训练：同前所述，依病情可由被动运动转为主动运动。⑤多途径感觉运动刺激。⑥呼吸训练：详见后述。⑦排痰训练：详见后述。

（二）物理因子疗法

1. 直流电与低中频电疗法

直流电和直流电离子导入法、低频脉冲电疗法、中频脉冲电疗法，可用于呼吸功能障碍、呼吸肌萎缩等。

2. 高频电疗法

短波、超短波疗法；分米波、厘米波疗法；毫米波疗法，应用于支气管炎、肺炎、支气管哮喘等。

3. 光疗

紫外线疗法、热辐射疗法。

4. 超声波疗法

可有效治疗迁延性肺炎、支气管哮喘及呼吸康复。

5. 磁场疗法

可应用于喘息性支气管炎、支气管哮喘等。

（三）呼吸肌训练

集中在力量与耐力两方面，以吸气肌训练更常见。

1. 训练处方的制定原则

（1）功能性超负荷原则：制订呼吸肌训练处方，吸气肌训练负荷应设置在30%个人最大吸气压，训练频率为1～2次/天，5～7天/周，并连续2周以上。

（2）训练方式特异性原则：制订力量训练型处方，考虑个体化训练，方案是中等强度负荷到中等收缩速度的处方。

（3）重复性原则：吸气肌训练可以通过长期持续的锻炼达到预期的最佳功能状态。

2.呼吸肌训练内容

建议训练频率是1～2次/天，20～30 min/次，3～5次/周，持续6周。一般而言，训练肌力的原则是高强度低次数的运动，耐力训练的原则为低强度多次数，训练方案包括肌力和耐力的训练。

（四）胸廓放松训练

通过对患者徒手肋间肌松动术、胸廓松动术等维持和改善胸廓的活动度。

目的：维持和改善胸廓弹性；改善呼吸肌顺应性；减轻疼痛；减轻精神和机体紧张；减少残气量，提高通气效率，降低呼吸运动能耗。

方法：肋间肌松动术；胸廓松动术；胸廓辅助法：下部胸廓辅助法、上部胸廓辅助法、一侧胸廓辅助法；胸部放松法：包括放松训练和体位，放松训练常用的有Jacbson' progressive relaxation，常在仰卧位进行。

（五）保持呼吸道通畅

1.咳嗽

咳嗽技巧的指导及辅助咳嗽，对患者咳嗽的有效性起到关键作用。①咳嗽技巧：控制咳嗽法、连续三次咳嗽。②辅助咳嗽：Heimlich手法、前胸壁压迫法。

2.体位引流

将患者摆在支气管出口垂直朝下的体位，使各大支气管中的痰液移动到中心气道，排出体外。

3.主动循环呼吸技术

可有效帮助体能较差，或有气道狭窄的患者排痰，主要由呼吸控制（Breathing Control）、深呼吸（Deep Breathing）和用力呼气技术（Huffing）组成。

4.振动排痰

通过振动，使胸壁产生机械性振动，振动气道，使得附着在气道内的分泌物脱落。

（六）运动训练

早期训练可缩短重症监护和住院时间，减少再入院次数、缩短机械通气时间、有害卧床天数和减少不良事件。

1.安全性指标

危重患者运动训练需要评估患者早期活动的安全性，提出以呼吸系统、心血管系统、神经系统及其他因素这4个主要安全性项目为基准来做运动决策，有助于识别不良事件发生的可能性。

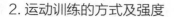

2. 运动训练的方式及强度

早期活动的时间、剂量和频率没有固定模式，根据患者情况，在严密监测的基础上，建议对无禁忌证的危重患者尽早进行训练。

3. 运动训练中的监测

在运动过程中都要监测呼吸机各参数。

（七）吞咽训练

吞咽训练包括基础训练和治疗性进食训练。

1. 基础训练是针对与摄食至吞咽活动有关的器官进行训练，适用于从轻度到重度的吞咽困难患者。常用的基础训练方法包括头颈控制训练、口唇运动、颊肌运动、咀嚼训练、舌体运动训练、软腭训练、喉部运动、口腔感知训练、咳嗽训练、呼吸训练。

2. 治疗性进食训练是摄食至吞咽训练的最后程序。具体包括：①体位：一般采取床头抬高 45° ~ 60° 的半坐卧位，头部稍前屈，偏瘫侧肩部以软枕或衣物垫起，护理人员站立或坐于患者健侧。②食物的形态：选择比较柔软、性状较一致、黏度适中、不易松散、易通过口腔和咽部、不易粘在黏膜上的食物。③食物的位置及量：把食物放置在口腔内最能感受到食物的部位，最佳位置是健侧舌后部或颊部，利于食物吞咽。一般从少量开始，1 ~ 2 mL 后酌情增加。摄食时应注意进食速度，避免 2 次食物重叠入口。④进食习惯及环境：尽可能培养患者采用直立坐位的进食习惯，保持在安静环境下进食，减少进餐时讲话，以免影响吞咽过程。⑤吞咽方法：根据患者个人情况，选择适合的吞咽方法，包括空吞咽与交替吞咽、侧方吞咽、用力吞咽、点头样吞咽。

3. 其他配合吞咽训练治疗：①物理治疗：可应用肌电图生物反馈疗法、低中频电疗法、重复经颅磁刺激（rTMS）、经颅直流电刺激（tDCS）等。②针灸治疗。

（八）脱机训练

早期脱机训练可增加脱机成功率，减少并发症。临床脱机流程如下：

1. 患者一般状况评估

患者呼衰的病因已解决或改善、充分氧合、合理的 pH，血流动力学稳定，自主呼吸能力较好及良好的气道保护能力。

2. 脱机训练方法

一般采用自主呼吸试验（Spontaneous Breathing Trial，SBT）评估患者自主呼吸能力，常用 SBT 方法为 T- 管法、持续气道正压（CPAP）法、低水平压力支持通气（PSV）法（压力支持水平 5 ~ 8 cmH$_2$O）或采用导管补偿（TC）通气。对于机械通气超过

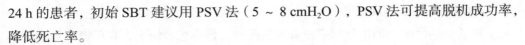

24 h的患者，初始SBT建议用PSV法（5 ~ 8 cmH$_2$O），PSV法可提高脱机成功率，降低死亡率。

3. 脱机训练时间

SBT时间通常为30 ~ 120 min，但要根据患者情况，例如，COPD患者可持续2 h，心力衰竭患者30 min，肺炎患者30 min等。在SBT过程应密切监测患者生命体征及呼吸形式的变化。

4. 脱机训练失败指征及处理

脱机失败指征包括SpO$_2$ < 90%；心率 > 140次/分或者增加超过20%；呼吸频率 > 35次/分；明显的精神状态恶化（焦虑、嗜睡、昏迷）；主观感觉不适；出汗、呼吸困难、反常呼吸。一旦患者出现上述表现，应立即终止脱机，积极寻找原因，等患者稳定后可再评估。再次SBT须与前次间隔24 h，重复直至脱机。

（九）心理治疗

1. 支持性心理治疗

从患者的病情和心理状态出发，用理解、同情、共情等方法，与患者及其家属形成同盟，针对患者的心理和情绪问题寻找解决方法，提高患者的自尊心和自信心减轻焦虑，改善症状。

2. 生物反馈放松训练

生物反馈放松训练是指利用生物反馈治疗仪帮助患者有意识地控制全身不同部位的肌肉由紧张到松弛的过程，1次/天，15 ~ 25分/次。

3. 认知行为疗法

由心理治疗师帮助患者认识产生痛苦的原因，有针对性地改变错误认知，打破思维恶性循环，按照医生的指导配合治疗。由治疗师采用强化疗法或系统脱敏疗法帮助患者矫正异常行为，建立新的反射模式。

（十）音乐治疗

针对重症呼吸疾病患者，通过音乐媒介给予运动音乐呼吸训练、音乐引导想象等，达到改善情绪、增强肺和免疫功能、调节自主神经、缓解疼痛的目的。康复常用的音乐治疗方法：①乐器法：是通过在以乐器为主导的活动过程中，达到驱动各项能力的目的。②歌曲法：歌曲聆听，歌曲讨论，歌曲矫正。③音乐聆听想象法：分为自发性想象与引导性联想。④音乐运动法：利用乐器可以进行手功能训练，利用音乐的时空特性训练患者定向力。

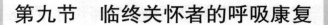

第九节 临终关怀者的呼吸康复

临终关怀并非一种治愈疗法，而是一种专注于在患者在将要逝世前的数个星期甚至数个月的时间内，减轻其疾病的症状，延缓疾病发展的医疗护理。临终关怀不追求猛烈的、可能给患者增添痛苦的或无意义的治疗，但要求医务人员以熟练的业务水平和良好的服务水平来控制患者的症状，临终关怀必然要涉及各种症状的姑息治疗，因此它和姑息治疗往往是同义语。

姑息治疗可以改善患者的生命质量，减少症状，甚至延长部分患者的生存时间，为患者及其家人提供情感和精神上的支持。当患者及其家属发现其症状增多或频繁发生或急性加重时，早期开始姑息治疗，同时进行康复护理。姑息治疗的重要部分是评估和改善生命质量，包括所有可以缓解疲劳、呼吸困难和疼痛的干预措施，具体实施办法有以下几种。

1. 康复训练

康复训练可提高患者的运动能力和生命质量，减轻呼吸困难，缓解焦虑，减轻抑郁症状。

2. 无创通气

可作为一种缓解措施，在最大限度地减轻症状的同时减少不良反应，延长生存时间，减少插管率，降低病死率。治疗应以尊重患者选择、改善生命质量为目标，医生应在患者处于稳定期时便与其沟通，告知其今后可能需要无创或有创机械通气治疗。

3. 氧疗

这是最常用的姑息治疗措施，吸氧可以部分缓解患者的胸闷气短，以及相继出现的心情沮丧、情绪低落和抑郁。氧疗可以显著改善患者呼吸困难程度，但对其他指标（穿梭步行测试、慢性呼吸疾病问卷、焦虑抑郁量表和日常生活活动量表）等无显著影响，提示尽管氧疗可以部分缓解呼吸困难，但不能改善运动耐力。

4. 阿片类药物

阿片类药物可以减轻患者的呼吸困难。阿片类药物通过与脑干中的阿片受体结合，抑制 μ 受体介导的呼吸驱动，其抗焦虑作用可以进一步缓解呼吸困难，还可通过对大脑的镇静作用减少氧耗。但由于阿片对中枢的抑制作用，阿片类药物用于慢阻肺终末期患者的研究并不多，结论也存在争议。

351

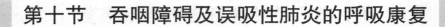

第十节 吞咽障碍及误吸性肺炎的呼吸康复

一、吞咽与呼吸

　　口腔、咽部和喉部的结构在呼吸、说话、咀嚼和吞咽方面具有多种功能。因此，呼吸与吞咽之间的良好时间协调对于提供食物营养和防止肺吸入至关重要。吞咽的气道保护机制可防止异物在吞咽前、吞咽中和吞咽后吸入气管，咽期食团诱发吞咽可启动如下一系列生理活动：①软腭上抬，咽后壁向前突出，封闭鼻咽通道，阻止食物进入鼻腔。②真声带的内收，关闭声门。③呼吸暂时停止，让食物通过咽。④喉前庭闭合前移，使食管上括约肌打开，食团从咽部被挤入食管。

　　在健康成人中，吞咽发生在呼吸的呼气阶段。吞咽呼吸暂停，指吞咽过程不自觉地呼吸暂停，通常持续 0.5 ~ 1 s，并在呼气时发生。对于存在呼吸系统功能障碍的患者而言，因呼吸功能障碍而导致动脉血氧含量下降可能促使延髓网状结构优先动员呼吸而抑制吞咽活动，所以呼吸功能降低可以影响吞咽活动，而吞咽障碍也会加重呼吸系统的负担。吞咽困难的原因包括帕金森病、脊髓损伤、卒中、ALS 和突然的神经损伤等。各种原因导致呼吸次数的增加及吞咽无呼吸的协调性低下，都容易造成吞咽反射的延迟和紊乱。长期处理呼吸功能障碍患者发生肺部并发症的可能性增大，同时也会影响全身的状态，尤其是气道分泌物潴留可能引发肺不张和低氧血症，使呼吸道处于易感染状态而增加支气管炎、肺炎的感染概率。分泌物潴留还可以导致呼吸道阻力、换气需要量和呼吸功能的增加，加大患者疲劳度。证据表明，运动生理学在治疗中的应用可以改善吞咽（行为），特别是呼吸肌力量训练。呼吸与咳嗽训练主要对于患者气道、胸廓及呼吸肌群等的主动性或被动性训练，缓解呼吸困难症状，提升和稳定患者换气功能，对排痰、改善低氧血症及预防肺不张等肺部并发症也有明显的效果。由于呼吸功能不良患者的吞咽障碍危险性相对较大，在摄食和吞咽训练之前有必要把握和调整患者呼吸状态。

二、呼吸训练

　　呼吸训练的目的是使膈肌活动度增加，胸锁乳突肌、斜角肌等呼吸辅助肌运动减少，胸廓活动范围增加，从而使肺活量、呼吸效率提高，改善通气，改善呼吸协调能力。

（一）放松训练

　　放松训练有利于气促、气短所致的肌肉痉挛和精神紧张症状的缓解，减少体内能量消耗，提高呼吸效率。在进行呼吸训练前，必须先使患者全身放松。

1. 体位放松

（1）前倾依靠位：患者坐于桌前或床前，桌上或床上置两床叠好的棉被或四个枕头，患者两前臂置于棉被或枕头下以固定肩带并放松肩带肌群，头靠于被上或枕上放松颈肌，前倾位还可以降低腹肌张力，使腹肌在吸气时容易隆起，增加胃压，使膈肌更加收缩，从而有助于腹式呼吸模式的建立。

（2）前倾站位：自由站立、两手放松置于身体两侧，同时身体稍微前倾以放松腹肌，也可前倾站立，两手支撑于前方的低桌子上以固定肩胛带，此体位不仅起到放松肩部和腹部肌群的作用，而且是腹式呼吸的有利体位。

（3）椅后依靠位：患者坐于非常柔软的有扶手的椅子或沙发上，头稍后靠于椅背或沙发背上，完全放松坐 5 ～ 10 min。

2. 运动放松

通过手臂和肩部运动带动肌间肌群和肩部肌群运动，使这些肌群甚至全身得到放松，从而促进呼吸系统整体功能的提高。

3. 正念呼吸

通过正念模式的呼吸训练让患者体验呼吸中的"呼"和"吸"的过程，在呼吸过程中觉知自己，帮助患者建立自然、舒适的呼吸方式，同样也适合因情绪影响引起呼吸方式异常的患者。

进行正念呼吸可以坐着、站着或躺着。把注意力集中到腹部，远离所有想法，让身体完全按照自己的意愿呼吸，才能注意到空气的流入和流出、腹部的起伏、吸气的开始、呼气前的转折点，以及身体开始下一个循环前的停顿。专注于这些感觉有趣的或令人愉悦的地方，可以极大促进注意力集中。培养这种意识：每次呼吸都在滋养体内每个细胞。当你的想法把你带走时，请留意这一点而不责备自己，然后再回到呼吸上。

（二）深呼吸训练

深呼吸可以帮助预防肺不张，胸部手术术后患者因伤口疼痛或长期使用镇痛药和卧床导致的肌张力低下往往是不能充分深呼吸，并易触发肺不张等并发症。因此这类患者早期最好能缓慢而充分地吸入气体，并保持在最大吸气位数秒钟。据报道，每小时进行 10 次以上的深呼吸能减少腹部手术术后并发症的发生。

如果患者自己掌握不好深呼吸技术，操作者可在患者呼气的同时随着肋骨下陷的方向用手施加压力，利用胸廓本身的可动性增加呼气量，进而帮助增大吸气量。更简便的方法还可以利用器械进行吸气训练。此项训练一般 1 组 10 次，每天 4 组，持续

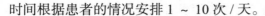

时间根据患者的情况安排 1 ~ 10 次 / 天。

（三）腹式呼吸训练

正常呼吸时膈肌运动占呼吸功的 70%。呼吸困难时，辅助呼吸肌也参与。慢性阻塞性肺疾病患者的横膈处于低位，变得平坦和松弛，而且肺过度膨胀失去弹性回缩力，横膈难以上升，其运动只占呼吸功的 30%。为弥补呼吸量不足，在平静呼吸时肋间肌或辅助呼吸肌也参与，即以胸式呼吸代替，吸气费力时呼气也主动进行，并且呼吸频率加快。重度呼吸肌疲劳时，也可出现错误的呼吸，即吸气时收缩腹肌，使横膈无法活动。当辅助呼吸肌处于持续紧张状态时，作用相互抵消，呼吸困难不仅不能缓解反而加重，耗氧量大大增加。

腹式呼吸也称膈肌呼吸，不是通过提高分钟呼吸量，而是通过增大横膈的活动范围以提高肺的伸缩来增加通气。横膈活动增加 1 cm，可增加肺通气量 250 ~ 300 mL，深而慢的呼吸可减少呼吸频率和分钟通气量，增加潮气量和肺泡通气量，提高动脉血氧饱和度。膈肌较薄，活动时耗氧不多，又减少了辅助呼吸肌不必要的使用，因而呼吸效率提高，呼吸困难缓解。缓慢膈肌呼吸还可以防止气道过早萎陷，减少空气滞积，减少功能残气量。另外膈肌呼吸在体外引流时有助于排除肺内分泌物。

（四）缩唇呼吸训练

也称吹笛式呼吸，可降低呼吸频率，增加潮气量及增强运动耐力。

方法：患者闭嘴经鼻吸气后，将口唇收拢为口哨状，让气体缓慢地通过缩窄的口型，徐徐吹出。一般吸气 2 s，呼气 4 ~ 6 s，呼吸频率 < 20 次 / 分，吸气和呼气的比例在 1 : 2 进行，逐渐达到吸气和呼气的比例为 1 : 4。训练时患者应避免用力呼气使小气道过早闭合。呼气的时候不必过长，否则会导致过度换气。通常由于呼气困难，在日常生活中自然掌握了此项技术的慢性呼气障碍患者不在少数。此法不仅可以增加呼吸时支气管内的抵抗力，提高支气管内压，而且还可以防止呼气时的小气道过早闭塞及肺泡萎缩，并有利于肺泡气体排出。

（五）呼吸肌训练

呼吸肌可分为吸气肌和呼气肌，安静时主要是膈肌和肌间外肌运动，正常吸气运动以膈肌的低平化和肋间外肌、前部肋间内肌的收缩将肋骨和胸骨上提，并随着胸廓的扩张引气入肺；呼气运动时伴随着上述吸气肌的松弛胸廓被动缩小，遂排气出肺。当吸气出现困难时，由于颈肌、胸肌、腰背肌和一部分肋间肌群参与辅助呼吸，就会导致上述呼吸辅助肌群长期性过度紧张。呼吸肌训练有以下几种方式。

1. 肌群放松训练

经常出现吞咽障碍或呼吸不全的患者，即使在安静状态下也会呈现过度努力呼吸的情况。在这种情况下患者颈部与肩胛周围肌肉（胸锁乳突肌、斜角肌、斜方肌）和躯干部肌（脊柱起立肌、腰方肌、腹肌群）的紧张度较高，并伴有疼痛。通过上述肌群放松训练可以帮助患者减轻疲劳，促进吞咽状态的改善。

放松训练以患者最舒适的姿势为宜，一般仰卧位。但考虑膈肌的运动，建议采用前倾坐位和立位，同时有效地利用被褥等支撑物来尽量减轻上肢重量。对上述方法不能放松的患者可以通过按摩和牵引缓解过度紧张的体表肌群，或以腹部肌群为代表因连续咳嗽而疼痛的呼吸肌牵引和按摩。

2. 呼气训练

（1）腹肌训练：呼吸功能障碍的患者常有腹肌无力，使腹腔失去有效压力，从而减少膈肌的支托及减少外展下胸廓的能力。训练时患者取仰卧位，上腹部放置 1～2 kg 的沙袋做挺腹训练（腹部吸气时隆起，呼气时下陷），沙袋重量必须以不妨碍膈肌活动及上腹部鼓起为宜。以后可以逐步增加至 5～10 kg，每次腹肌训练 5 min。也可仰卧位膝盖伸直，双下肢和上半身同时上抬，保持数秒以增强腹肌力量。

（2）吹蜡烛法：将点燃的蜡烛放在面前，吸气后将口唇缩小，用力吹蜡烛，使蜡烛火焰飘动。每次训练 3～5 min，休息数分钟，再反复进行，以患者不感到疲劳为宜。蜡烛距离从 10 cm、20 cm、30 cm。每 1～2 d 将蜡烛与口的距离加大，直到距离增加到 80～90 cm。

（3）吹瓶法：用两个有刻度的玻璃瓶，瓶的容积为 2 000 mL，各装入 1 000 mL 水。将 2 个瓶用胶管或玻璃管连接，在其中的一个瓶子插入吹气用的玻璃管或胶管，另一个瓶子再插入一个排气管。训练时用吹气管吹气，使另一个瓶子的液面提高 30 mm 左右。休息片刻可反复进行。通过液面提高的程度可作为呼气阻力的标志。每天可以逐渐增加训练时的呼气阻力，直到达到满意程度为止。

3. 吸气抗阻训练

患者经手握式阻力训练器吸气，可以改善吸气肌的肌力及耐力，减少吸气肌的疲劳。吸气阻力训练器有各种不同直径的管子提供吸气时气流的阻力，气道管径越窄则阻力越大。在患者可接受的前提下，通过调节吸气管口径，将吸气阻力增大，开始训练 3～5 分/次，3～5 次/天，以后训练时间可增加至 20～30 分/次，以增加吸气肌耐力。

三、气道保护方法

气道保护方法旨在增加患者口、咽、舌骨喉复合体等结构的运动范围，增强运动力度，增强患者的感觉和运动协调性，避免误吸。正确应用保护气道的徒手操作训练方法，可提高吞咽的安全性和有效性。气道保护方法主要包括延长吞咽时间的 Mendelsohn 吞咽法，保护气管的声门上吞咽法及超声门上吞咽法增加吞咽通道压力的用力吞咽法等。

（一）Mendelsohn 吞咽法

该法通过被动抬升喉可以增加环咽肌开放的时长与宽度，避免误吸，改善整体吞咽的协调性。

（二）声门上吞咽法

在吞咽前及吞咽时通过气道关闭防止食物及液体误吸，吞咽后立即咳嗽，清除残留在声带处的食物的一项气道保护技术。患者需在清醒且放松状态下施行，还必须能遵从简单指令。

（三）超声门上吞咽法

让患者在吞咽前或吞咽时将杓状软骨向前倾至会厌软骨底部，并让假声带紧密闭合，使呼吸道入口主动关闭，适用于呼吸道入口闭合不足的患者，特别适合于做过喉声门上切除术的患者。

（四）用力吞咽法

在咽期吞咽时为了增加舌根向后的运动而制定多次用力吞咽，可使少量残留在咽喉的食物被清除掉。

四、误吸的预防

（1）管道固定：对于置管注食患者确保喂养管位置正确，避免因管道误入气管导致的误吸。

（2）胃残余量判断：胃残余量过多可增加反流和误吸的危险，可通过回抽胃内容物来确定胃残余量。

（3）体位：注食或进食时尽量选择坐位或半卧位，抬高床头至少 30°。

（4）及时清除口腔内分泌物，避免口腔残留物导致再次误吸或下行感染。

（5）当患者从管饲进入治疗性经口进食阶段时，护士必须严格把控、谨慎地逐步调整治疗计划，防止误吸和反流的发生，尤其要注意进食环境、进食姿势和体位、一口量、食物选择和调配，喂食中误吸防护等方面进行把控。

（6）窒息的紧急处理：在患者进餐时，应注意辨识窒息的先兆并及时给予有效处理，如海姆立克急救法等。

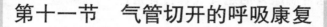

第十一节　气管切开的呼吸康复

气管切开是救治危重症患者的有效方法，通过消除气道梗阻，保持气道畅通，使患者度过危险期，挽救危重患者的生命。对因呼吸功能障碍、气道分泌物潴留等引起的呼吸困难患者，早期行气管切开可以有效改善呼吸功能，对患者的预后产生积极影响。

气管切开后患者的上呼吸道失去保护功能，细菌可以经由气管套管直接进入肺部，并且气管外套管和气管壁之间的潜在间隙更易于细菌繁殖，引起反复气管炎症，气切后下呼吸道湿化、加温不足，易引起支气管黏膜损伤和痰液增多，气管黏膜长期受压或护理中不当吸痰操作可造成气道壁坏死，瘢痕形成及管道狭窄，甚至可发生出血。另外，气切后机械通气的患者早期即出现以膈肌收缩力下降、膈肌萎缩和呼吸功能障碍为表现的综合征，不仅增加肺部感染概率，而且重症者痰栓堵塞上呼吸道易诱发窒息，甚至危及生命。

一、康复管理

（一）气切套管的管理

主要包括：①气切套管的选择与更换：因塑料套管更加耐腐蚀，建议长时间佩戴者首选，内套管应根据患者的气切口情况随时更换，而外套管通常不建议频繁更换，如果预计气切套管更换困难，应有经验丰富的临床医生在场。②护理措施：妥善固定气切套管防止脱落，松紧度以一指穿过为宜，每日更换切口敷料 2 次，防止感染；每日对内套管清洁消毒两次以防痰痂黏结，吸痰次数最大限度减少分泌物在气囊上方聚集和阻止其进入下呼吸道，减少患者的不适和气道及肺泡塌陷等并发症的发生为宜；使用加热湿化器湿化可提供近似生理的温、湿化状态，可以降低下呼吸道感染和阻塞的风险口。③气囊压力：应在每次气切管护理操作时使用气囊压力校准装置检测，保持在 20 ~ 25 mmHg。

（二）营养管理

气切套管可能会降低咽喉上抬能力，并且膨胀的气囊会压迫食管，影响患者的吞咽功能，20% ~ 70% 的气切患者住院期间每 48 小时至少会发生 1 次误吸，如果合并有吞咽障碍的患者发生概率更高，所以建议吞咽障碍患者选择合适的营养支持方式，在经口进食之前必须经过吞咽造影或内镜评估排除误吸、反流等风险后方可开展。

二、患者接受综合肺康复的适宜气管套管条件

气管套管通常有带气囊和不带气囊两种，前者在需要正压通气或者需要气道保护避免吸入更多口鼻分泌物时选择，而后者适用于长期带管不需机械通气、能有效咳嗽、有正常呕吐反射、分泌物稀薄或较少的患者，文献发现综合肺康复技术对于不带气囊套管的患者来说可能是更加适宜和安全的，而使用带气囊的气管套管患者，在气囊放气试验阴性后，也应尽早接受综合肺康复评估及治疗。另外，某些治疗技术要求在训练期间恢复气流的口鼻通道，可以通过佩戴语音阀或者气切帽（traeheotomy cap，TC）的方式实现。

三、康复评定方法

（一）呼吸功能评定

患者可以使用肺功能检测仪或压力计进行呼吸功能的评估，常用的检测指标有MIP、MEP 以及呼气峰值流速（peak expiratory flow，PEF），MIP 和 MEP 可以间接反映呼吸肌肌力，PEF 可以反映咳嗽能力。在测定 MIP 时可以采取 Marini 法，即予患者佩戴 TC，并让患者口含检测仪的口件，尽力呼气 25 s 后，以最大力量吸气，压力数值即为 MIP。还可以使用特殊装置将检测仪或压力计与气切套管连接，患者尝试最大限度呼气作为 MEP。

（二）膈肌功能评定

膈肌是最主要的呼吸肌，占所有呼吸肌功能的 60% ~ 80%，收缩时膈顶下降，协助吸气作用，舒张时膈顶恢复原位，协助呼气作用，膈肌收缩会使肺通气量增加，另外膈肌的位移可以增加肺活量，减少呼吸循环中的无效腔，所以膈肌在呼吸功能中起着关键作用。

1. 膈肌超声检查

超声检查因设备易搬动、成本低、无创性等优点，广泛应用于膈肌功能的评估。研究表明，当平静呼吸时膈肌移动度＜ 10 mm、深呼吸时膈肌移动度＜ 25 mm，膈肌厚度及膈肌增厚比率＜ 20% 即说明存在膈肌功能障碍。研究还发现，通过膈肌超声测量患者的膈肌厚度及膈肌增厚比率，可用于预测撤机拔管时机，当膈肌移动度≥10 mm，膈肌增厚比率在 30% ~ 36% 的患者，拔除气切管的成功率较高。

2. 膈肌电生理检查

膈肌由膈神经支配，可以通过食管内电极或表面电极记录膈肌复合肌肉动作电位（compound muscle action potential，CMAP）的波幅及潜伏期，以此反映膈神经的兴

奋性及传导速度。此外，通过 X 线、CT 或 MRI 进行膈肌结构成像，也可以用于其功能评估，但因其具有侵入性、放射性，且便利性欠佳，应用较为局限。

3. 动脉血气分析（Arterial blood gas analysis，ABG）

动脉血气值是分析机体酸碱平衡及缺氧程度的可靠指标。其中 PaO_2、$PaCO_2$ 和碳酸氢根浓度等均是反应机体通气状态的良好指标。

4. 上气道阻塞（upper airway obstruction，UAO）的评估

长时间气管切开是 UAO 的常见原因，UAO 会导致气道狭窄、呼吸无效腔的增加，从而需要更强的呼吸做功以维持摄氧量，影响气切管的拔除。有研究通过气管三维 CT 成像评估 UAO 的狭窄程度，按照气道狭窄程度分为 3 个等级：0 ~ 50% 为 I 级，51% ~ 70% 为 II 级，> 71% 为 III 级，通常气道狭窄 < 30% 才能确保气切管的有效拔除。

（三）气切管拔管的评估

患者拔管的时机取决于气管切开术的最初适应证是否解决，如上呼吸道阻塞、气道保护能力和有效的肺部清洁等，应同时符合以下指标方能试行拔除气切管：动脉血气分析值正常至少持续 5 d；临床症状稳定；血流动力学稳定；无发热、败血症、活动性感染；$PaCO_2$ < 60 mmHg；气道狭窄 < 30%；无谵妄或精神疾病；通过喉内窥镜或吞咽造影检查吞咽功能基本正常；能按要求自主咳嗽能力；MEP > 40 cmH_2O。

四、康复治疗方法

（一）语音阀

语音阀（speaking valve，SV）是一种单向通气阀装置，吸气时瓣膜打开，呼气时关闭，使用后患者吸气仍然通过气管套管，呼气时气流通过上呼吸道，由此为患者模拟形成一个封闭的咽部系统，重建声门下压力，研究发现其提高了患者吞咽过程中声门的闭合能力，有助于改善呼吸和吞咽之间的协调性。

（二）体外膈肌起搏

体外膈肌起搏（external diaphragm pacemaker，EDP）的基本原理是通过功能性电刺激膈神经引起膈肌收缩，当电刺激膈神经时，电脉冲由膈神经将电刺激信号传入吸气神经元。脉冲信号增强了生理电频率，因此加大了吸气动作，并增强了膈肌收缩。研究发现，EDP 治疗可以提高膈肌肌力与耐力、增加膈肌的活动范围、诱发呼吸中枢反馈、降低感染发生率、提高总抗氧化能力，从而帮助患者改善肺功能，加快拔管进程。

（三）呼吸肌训练

目前临床采用的呼吸肌训练方式分为吸气肌训练、呼气肌训练及吸气肌——呼气

肌联合训练。吸气肌训练主要增强以膈肌为主吸气肌群肌力和耐力,呼气训练主要改善肺通气功能、腹肌力量以及咳嗽功能。呼吸肌训练可以改善危重机械通气患者 MIP、呼吸肌肌力,缩短机械通气时间、撤机时间和 ICU 住院时间,提高撤机的成功率。另外,膈肌呼吸训练,也称为腹式呼吸训练或深呼吸训练,治疗师将双手拇指朝向剑突,其余四指并拢放置于腹直肌上面和肋软骨前方,嘱患者吸气,当感受到腹部隆起时双手施加适当阻力,嘱患者深吸气对抗阻力,然后缓慢将气体呼出,以提高患者的吸气肌肌力。研究证实膈肌呼吸训练结合缩唇呼吸训练能够提高脑卒中患者腹部呼吸肌的兴奋水平、改善肺通气。缩唇呼吸则是一种常用的呼气肌训练方式,当患者呼气时口唇缩为吹口哨状,以增加气体呼出阻力,缩唇呼吸能够产生呼气阻力进一步激活呼气肌、防止气道过早塌陷。

(四)气道廓清技术

气道廓清技术(airway clearance techniques,ACT)是呼吸物理治疗的重要技术,主要分为近端大气道 ACT(咳嗽增强技术)和远端中小气道 ACT(分泌物移动技术),前者又分为辅助吸气、辅助呼气以及辅助吸气和呼气技术,主要目的是通过增加 PEF 来清除近端大气道中的分泌物;后者可以分为手法技术、自主引流、肺内叩击通气技术等,主要目的是促进中小气道分泌物向大气道移动。现就上述技术中的常用方法进行逐一介绍。

1. 舌咽式呼吸技术(glossopharyngeal breathing,GPB)

GPB 是辅助吸气技术的一种方法,通过口咽喉部特定动作将空气泵入肺部来弥补吸气肌肌力不足,从而增加吸气容积,经反复多次吸气且期间尽量保持不呼气,一旦接近肺总量,指导患者自主咳嗽或辅助咳嗽,研究发现 GPB 尤其适用于呼吸肌麻痹而导致肺活量下降的患者,可以增加其 21% 的肺活量,另外依赖机械通气的患者连续运用 GPB 可以替代机械通气。

2. 徒手辅助咳嗽技术(manual assisted cough,MAC)

MAC 属于辅助呼气技术的一种,患者可以自主完成也可在他人辅助下完成。通过各种手法,如肋膈辅助咳嗽技术、海姆立克辅助咳嗽技术等,使腹内压增加,导致腹内容物向上推动横膈膜,以增强呼气气流。

3. 机械呼气 - 吸气技术(mechanical insufflation-exsufflation,MIE)

MIE 是辅助吸气和呼气技术的一种,借助可以在支气管分支内产生气流变化的装置,通过正压送气使肺扩张,然后快速转换为负压,模仿呼气动作,从肺部呼出的高速气流速度可以达到 160 L/min 以上,能有效清除气道分泌物,并且 MIE 能够增加咳嗽峰值,提高患者咳嗽的有效性。

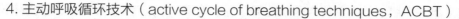

4. 主动呼吸循环技术（active cycle of breathing techniques，ACBT）

ACBT 属于远端中小气道 ACT 中手法技术的一种，其包括呼吸控制、胸廓扩张运动、用力呼气技术，患者可自主完成、可操作性强、不需要特定设备。

5. 体位引流（postural drainage，PD）

PD 是利用重力来促进呼吸道分泌物从外周向中央气道移动，并通过咳嗽或强制呼气排出体外，研究发现 PD 更加适用于气道分泌物较多（痰量＞ 30 ml/d）的患者，尤其是合并 SAP 且自主咳嗽能力弱的患者，但 PD 对低气道分泌物的患者没有积极影响。

6. 肺内叩击通气技术（intrapulmonary percussive ventilation，IPV）

IPV 是治疗人员手动对患者胸部施加某些力，产生间歇性正压，然后将该压力传递到气道，引起气流振荡和呼气流量增加，IPV 以 100 ～ 300 次 / 分的频率和 10 ～ 40 cmH2O 的压力向肺内传入空气，促进外周气道分泌物的清除，并且高频气流振动达到了扩张肺部，扩大气道的作用，目前已广泛应用于神经肌肉疾病的治疗中。

第十二节　胃食管反流病的呼吸康复

胃食管反流病（gastroesophageal reflux disease，GERD）是指胃、十二指肠内容物反流到食管引起烧心、反酸等一系列临床表现。GERD 的病因可能与食管抗反流屏障破坏、食管廓清功能障碍、一过性食管松弛、肥胖、精神心理因素等有关。目前多采用抑酸药物进行对症治疗，主要针对发病机制中酸反流物的攻击作用，可缓解患者临床症状。但由于抑酸药物并不能改善食管抗反流屏障，部分患者在症状消失后停药一段时间，再次出现了症状的反复发作，故需要长期或间断维持治疗，造成 GERD 患者对抑酸药物的依赖，也带来了巨大的经济及心理负担。因此，寻找一种新的更经济有效的非药物方式来治疗 GERD，就成为临床上亟待解决的问题之一。针对 GERD 抗反流屏障功能下降和反流物对食管黏膜攻击作用增强的病理生理，国内外有研究利用呼吸训练的方式，显著加强了患者的食管抗反流屏障功能，进而有益于弱化肥胖、精神心理因素等引起的反流物攻击，使呼吸训练成为 GERD 继药物治疗后的另一种简单有效的方式。

一、胃食管反流病患者呼吸训练的机制

基于 GERD 的病理生理机制，Louis 等认为 GERD 最理想的治疗措施应当是改善抗反流防御屏障功能。GERD 患者抗反流的第一道防线为食管胃连接处，它由下食管括约

肌和膈肌组成。膈肌的解剖特点是肌性部分位于周围，中间为肌腱，两条膈食管韧带在裂孔水平呈交叉状，形成左右膈脚，在防御反流中起重要的外括约肌作用，在膈脚功能完整的情况下。即使下食管括约肌压力为 0 也不一定发生反流，说明膈脚在对抗反流上有极其重要作用。研究表明，右膈脚的厚度是膈肌质量和力量的标志，将 43 名健康人和 20 例 GERD 患者进行对比研究，利用超声内镜测量右膈脚的厚度，发现 GERD 患者的厚度显著低于健康人群，表明 GERD 患者存在膈脚解剖变化和功能不足。

虽然在静息状态下 GERD 患者膈脚的张力明显低于健康人，但在深吸气时其最大膈脚张力与健康人比较，差异无统计学意义，且可使食管胃连接处的压力增加 2 ~ 3 倍，故有研究设想是否能通过呼吸训练，加强膈脚的张力作用，从而改善 GERD 患者的抗反流屏障功能。此外，呼吸训练较早应用于呼吸系统、心血管系统、神经系统及一些手术后的患者，具有较好的安全性和实用性，这些均为呼吸训练治疗 GERD 提供了理论与实践证据。

二、呼吸训练的类型

（一）腹式呼吸

腹式呼吸主要由膈肌收缩和舒张完成，可加强对下食管括约肌区域的力学作用，相比于胸式呼吸，腹式深吸气时膈脚张力明显高于胸式呼吸。腹式呼吸的呼吸方法、呼吸节律较难掌握，若不能控制好腹式呼吸的正确性，针对膈肌进行训练的目的则难以达到。因此，研究者们采取不同的方式来促进 GERD 患者准确地进行腹式呼吸。Eherer 等研究中 GERD 患者在专业治疗师一对一的指导下，以站立、坐或仰卧不同姿势进行腹式呼吸 1 h，此外还为患者提供腹式呼吸指导手册，制作 30 min 的音频辅导光碟以确保患者在家中进行呼吸训练时的正确性。第 1 周训练结束后，治疗师检查患者腹式呼吸是否准确。国内有学者通过膈肌生物反馈指导 GERD 患者进行腹式呼吸，研究者们利用生物反馈仪的电极来记录患者呼吸时膈肌、腹肌的肌电变化，将肌电活动信号由计算机自动转换成为可视的图像，并利用图像来指导和纠正患者的训练动作。患者需要定期前往医院在生物反馈仪指导下进行训练，其余时间均在家自行练习。但上述腹式呼吸训练所存在的问题是患者往往不能长期坚持。从主观角度讲可能由于 GERD 患者未充分认识腹式呼吸的目的及其对康复的重要性，从客观角度讲，患者需频繁去医院接受呼吸训练辅导，可能因就医不便而自行放弃。此外，腹式呼吸为患者主动的单一动作模式，缺乏趣味性，也需要较长时间才能显示疗效，以上均使得患者易产生心理疲劳。故在今后的研究中应强化患者对呼吸训练的认识，可探索采用远程随访、训练日记等方式加强对患者训练依从性的监督。

（二）吸气肌训练

吸气肌训练是锻炼以膈肌为主的具有吸气功能的肌肉，以增强其肌力和耐力。国际康复领域中关于吸气肌训练的研究重点仍然集中在心肺疾病上。吸气肌训练的训练器主要有以下 4 种，即非线性阻力呼吸器、阈值压力负荷训练器、限速阈压力负荷和靶流量阻力装置。其中阈值压力负荷训练器包含一个校准弹簧阀，提供一个常数预先确定了训练负荷且维持阈值，当患者的吸气压力达到此阈值时，吸气阀开放并完成吸气。若患者未产生足够高的压力来达到训练强度，则吸气阀不开且训练无法完成。已有研究证明，健康人群利用阈值压力负荷训练器进行吸气肌训练后 4 周，当膈肌收缩时膈肌厚度增加 8% ~ 12%。因此，国外学者将此训练装置应用于 GERD 患者中，并动态递增吸气负荷旨在提高膈肌力量。借助装置对 GERD 患者进行呼吸训练的优势在于患者可被动地参与锻炼，可操作性强，且吸气负荷的渐进式递增能增加患者锻炼信心，有利于提高患者膈肌锻炼依从性，对于患者参与长期训练计划有积极意义。但是由于此装置经济成本较高。在临床中推广应用尚有困难。

（三）呼吸膈肌拉伸

Da Silva 等通过呼吸过程中的膈肌伸展动作来改善 GERD 患者膈肌功能。具体方法为患者仰卧，双腿弯曲，脚靠在床上。治疗师通过语音鼓励并协调患者进行 8 次深呼吸，分为两部分。第一步，4 次深呼吸，通过治疗师触摸肋骨的最下缘使吸气和呼气动作更加剧烈。第二步，在剩余 4 次深呼吸的呼气阶段，治疗师在相同的接触点来维持肋骨位置，以避免在呼气期胸腔下降。通过上述动作，完成膈肌拉伸。膈肌拉伸结束后立即进行食管测压，结果显示下食管括约肌压力可瞬间增加，但呼吸膈肌拉伸是否能够维持改善抗反流屏障功能尚不明确，仍需要继续深入研究。

三、呼吸训练的方法

（一）频率和周期

由于呼吸训练在加强膈脚的外括约肌作用方面起效较慢，因此需要较长时间的规律训练才能达到理想的效果。膈肌的功能改进和细胞适应变化至少要经过 5 周的训练。目前，多项研究要求每天完成 30 ~ 40 min 的训练，训练时间可以分为 1 次 30 ~ 40 min，或 2 次每次 15 ~ 20 min，基本在 5 周及以上。然而吴欢的研究规定 4 次 / 天（三餐后及临睡前），每次 10 min，周期为 8 周。赵威则规定每天至少训练 6 次（三餐后、临睡前、上午、下午），每次 10 min，周期为 16 周。以上研究虽然频率和周期未达成一致，但一致肯定了呼吸训练在 GERD 患者中的应用效果。

（二）强度

选择呼吸训练参数应在力求提高膈肌的强度和耐力的同时，循序渐进地递增强度，以避免患者出现膈肌疲劳和损伤风险等不良事件。有研究规定在膈肌生物反馈训练中，膈脚训练幅度由小逐渐增大至理想幅度（最大吸气幅度的70%～80%）。吸气肌训练的研究均依据加拿大吸气肌锻炼指南推荐，一般调节起始负荷＞患者最大吸气压的30%。Nobre等研究明确规定，GERD患者吸气负荷的递增过程为每5 d递增5%最大吸气压。而Canralho等研究中，每15 d测量1次GERD患者的最大吸气压并更改吸气负荷为患者当前最大吸气压的30%，以此实现强度的动态化递增。由此可见，GERD患者呼吸训练的强度一般根据训练类型、训练进程循序渐进地调整。

（三）时间

目前，研究中关于GERD患者呼吸训练大多在空腹或餐后进行。然而胃酸反流多发生于餐后，呼吸训练的同时腹内压与胸内压的压力差，即跨膈压有所增加，可能因此引起反流的增加，而丁召路等发现，餐后进行呼吸训练虽伴有跨膈压明显升高，但显著低于膈脚压上升幅度，不会加重反流。他又进一步探究餐后不同时间段呼吸训练对抗反流屏障的影响。将患者分为餐后第1小时训练、餐后第2小时训练及餐后未训练组，发现餐后第1小时训练组的食管酸暴露显著低于未训练组，而餐后第2小时训练组的食管酸暴露与未训练组比较差异无统计学意义。因此餐后第1小时进行呼吸训练可有效减少食管酸暴露，改善患者的症状。但餐后不同时间段对食管酸暴露的不同影响的具体机制需深入研究，从而进一步确定最佳的餐后呼吸训练时间。

四、呼吸训练效果的评价指标

（一）客观评价指标

1. 食管测压

利用低顺应性气液压毛细管灌注系统为检测系统。经鼻腔插入导管，用定点牵拉法，记录胃食管连接处压力（esophagogastric junction pressure，EGJP）、下食管括约肌静息压（lower esophageal sphincter pressure，LESP）、静息膈脚张力等参数。不同类型的呼吸训练所产生的食管测压参数略有不同。呼吸膈肌拉伸后立即进行食管测压显示，LESP升高9%～27%。多项采用腹式呼吸的研究结果表明，患者静息时膈脚张力增大，抗反流屏障加强，却未能明显升高LESP和EGJP。对于8周腹式呼吸是否能够改善一过性食管松弛也尚存争议。吸气肌训练的结果显示，EGJP吸气压上升，一过性食管松弛的时间和次数减少。不同类型的呼吸训练均能加强抗反流屏障，但在食管测压中存在的部分不同结果，尚需进一步的病理生理学的研究予以证明。

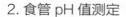

2. 食管 pH 值测定

患者空腹至少 8 h 后置入电极，利用利多卡因对鼻腔局部黏膜进行麻醉，根据便携式监测系统提示值的变化，将单导电极置于食管远端上方并加以固定。记录过程中，患者应避免进食酸性食物，避免服用抑酸药物、黏膜保护剂及胃肠道动力药物。国内外研究表明，规律的腹式呼吸对于控制全天的酸反流有积极效果，可以减少食管的酸暴露，与吸气肌训练结果相一致。

3. 质子泵抑制剂用量

多项研究均显示，呼吸训练能减少 GERD 患者用药依赖。有学者将患者分为两组，即质子泵抑制剂 + 呼吸训练组和质子泵抑制剂组。两组均 1 ~ 4 周按时服药，5 ~ 8 周按需服药，结果显示在 5 ~ 8 周，单纯服用质子泵抑制剂组服药粒数为（13.3 ± 3.9），质子泵抑制剂 + 呼吸训练组服药粒数为（8.0+4.3），两组差异有统计学意义（$P < 0.05$）。孙晓红等研究显示，19 例患者进行 8 周规律腹式呼吸后，质子泵抑制剂用量显著减少，继续随访至第 12 周后发现有 14 例坚持训练，其中 11 例训练效果显著甚至停用了质子泵抑制剂。因此，未来的研究可探讨不同训练周期对患者抑酸药物使用的影响，以获得最佳的干预周期，帮助患者减少对抑酸药物的依赖。

4. 自主神经功能测定

自主神经系统作为中枢神经系统与肠神经丛之间的神经连接通路，是调节中枢神经感觉功能和胃肠道动力功能的重要枢纽，GERD 患者存在着明显的自主神经功能障碍。故猜测呼吸训练可能通过改善自主神经功能而减轻胃食管反流症状。陈春晓等研究利用心血管反射的检测方法评价自主神经功能，其在呼吸训练前测量 GERD 患者站立血压差、深呼吸心率变化、站立心率变化比，并将以上测试结果相加计算自主神经累及程度，8 周治疗结束后再次测量，结果显示呼吸训练后自主神经受累改善率提高 35%。Nobre 等在训练前后测量 GERD 患者的心率变异性，结果显示吸气肌训练后低频率功率增加，且与仰卧位食管酸暴露呈负相关。虽然上述两项研究均肯定了呼吸训练对自主神经的积极影响，但研究样本量较小。自主神经的测量方法也不同，因此，呼吸训练有利于改善 GERD 患者自主神经功能的结论尚不明确。

（二）主观评价指标

1. 反流症状问卷

除了从食管测压、食管 pH 值等指标评价呼吸训练的效果，利用患者主观报告的反流症状衡量呼吸训练的效果也具有十分重要的意义。张国杰等研究使用胃食管反流病问卷（gastroesophageal reflux disease questionnaire，GERDQ），田金亚等采用自行编制的反流症状问卷，从症状的出现频率和严重程度两个维度进行评价。而不论使用何种类型的反流症状问卷,均表明呼吸训练可改善患者的症状。有研究表明,呼吸训练4周后可显著改善反流症状评分,而训练8周时的症状评分与训练4周时相比无明显改善,这提示呼吸训练4周时患者主观报告的症状可得到最大限度的改善,其后可能处于症状维持阶段。

2. 咳嗽症状评分

烧心、反酸是GERD患者典型的症状,但部分GERD患者可能因反流物误吸后直接刺激气管黏膜,出现食管外症状,如慢性咳嗽、哮喘、咽喉炎等。呼吸训练能改善GERD患者抗反流屏障功能,减少反流,可推测进而控制患者的咳嗽症状,故有研究采用自行研制的咳嗽症状积分探究呼吸训练对改善患者咳嗽症状的效果,咳嗽症状的评定均采用以下评分标准。①程度:需注意才能感觉到,1分;有症状但不影响工作生活,2分;影响工作生活,3分。②频率:发作1~2天/周,1分;3~5天/周,2分;几乎天天发作,3分。程度与频率总分为咳嗽积分。结果显示,应用腹式呼吸联合质子泵抑制剂可有效治疗GERD相关性咳嗽。但此项研究为前后对照研究,今后需设计规范的随机对照研究,进一步评价呼吸训练对咳嗽的疗效并研究相关机制。

3. 生活质量

胃食管反流严重影响患者工作、睡眠及饮食等日常生活,且患者的自我管理行为处于中等偏低水平。导致其生活质量下降。生活质量已逐渐作为评价GERD患者治疗效果和临床试验的重要指标。目前的研究大多注重从食管动力学、测量食管pH值等方面评价呼吸训练效果,以此探究相关机制,仅有较少研究关注生活质量的变化情况。国内外学者利用胃食管反流病健康相关生存质量量表研究呼吸训练对生活质量的影响。该量表包含11个条目,测评内容围绕烧心、吞咽、药物疗效和一般健康状态展开,Velanovich等报告了该量表各维度的Cronbach's系数为0.89~0.94,重测信度>0.93。研究显示,呼吸训练辅以质子泵抑制剂治疗可显著改善患者的生活质量。而赵威等研究显示,患者呼吸训练1~2个月后生活质量显著提高,但3~4个月后,生活质量未见明显改善。因此,后续的研究可延迟随访观察的时间,进一步探讨呼吸训练对GERD患者生活质量的远期效果。

(王 健 刘如垚 王 乐 李 一 罗 迷)

参考文献

［1］袁丽霞，丁荣晶.中国心脏康复与二级预防指南解读［J］.中国循环杂志，2019, 34(s1): 5.

［2］THOMAS R J, BALADY G, BANKA G, et al. 2018 ACC/AHA clinical performance and quality measures for cardiac rehabilitation: a report of the American College of Cardiology/American Heart Association Task Force on performance measures［J］. Journal of the American College of Cardiology, 2018, 11(4): e37.

［3］CORRÀ U, PIEPOLI M F, CARRÉ F, et al. Secondary prevention through cardiac rehabilitation: physical activity counselling and exercise training: key components of the position paper from the Cardiac Rehabilitation Section of the European Association of Cardiovascular Prevention and Rehabilitati［J］. European Heart Journal, 2010, 31(16): 1967.

［4］FLETCHER G F, ADES P A, KLIGFIELD P, et al. Exercise standards for testing and training: a scientific statement from the American Heart Association［J］. Circulation, 2013, 128(8): 873-934.

［5］中华医学会心血管病学分会，中国康复医学会心血管病专业委员会，中国老年学学会心脑血管病专业委员会.冠心病康复与二级预防中国专家共识［J］.中华心血管病杂志，2013, 41(4): 9.

［6］英普赖尔英普拉萨德.成人和儿童呼吸与心脏问题的物理治疗［M］.白志轩，译.北京：北京大学医学出版社，2011.

［7］王立苹，李晓捷，李林，等.实用儿童康复医学［M］.2版.北京：人民卫生出版社，2016.

［8］中国康复医学会脊柱脊髓专业委员会基础研究学组.急性脊柱脊髓损伤围术期管理临床指南［J］.中华创伤杂志，2019, 35(7): 11.

［9］李建军，杨明亮，杨德刚，等."创伤性脊柱脊髓损伤评估、治疗与康复"专家共识［J］.中国康复理论与实践，2017, 23(3): 274-287.

［10］新鲜下颈段脊柱脊髓损伤评估与治疗专家共识［J］.中国脊柱脊髓杂志，2015, 25(4): 378-384.

［11］FEHLINGS M G, TETREAULT L A, AARABI B, et al. A Clinical Practice Guideline for the management of patients with acute spinal cord Injury:recommendations on the type and timing of anticoagulant thromboprophylaxis［J］. Global Spine Journal, 2017, 7(3 suppl): 195S-202S.

［12］中华医学会神经病学分会，中华医学会神经病学分会周围神经病协作组，中华医学会神经病学分会肌电图与临床神经电生理学组，等.中国吉兰－巴雷综合征诊治指南2019［J］.中华神经科杂志，2019, 52(11):877-882.

［13］BIANCA V, WALGAARD C, DRENTHEN J, et al. Guillain-Barré syndrome: pathogenesis, diagnosis, treatment and prognosis［J］. Nature Reviews Neurology, 2014, 10(8): 469-482.

［14］崔丽英，蒲传强，樊东升，等.中国肌萎缩侧索硬化诊断和治疗指南［J］.中华神经科杂志，2012(7): 531-533.

［15］北京医学会罕见病分会，北京医学会医学遗传学分会，北京医学会神经病学分会神经肌肉病学组，等.脊髓性肌萎缩症多学科管理专家共识［J］.中华医学杂志，2019, 99: 1460-1467.

［16］中华医学会神经病学分会，中华医学会神经病学分会神经肌肉病学组，中华医学会神经病学分会肌电图与临床神经生理学组.中国假肥大型肌营养不良症诊治指南[J].中华神经科杂志，

2016, 49: 17-20.

［17］BUSHBY K, FINKEL R, BIRNKRANT D J, et al. Diagnosis and management of Duchenne muscular dystrophy, part 1: diagnosis, and pharmacological and psychosocial management［J］. The Lancet. Neurology, 2010, 9(1): 77.

［18］HYEON, YU, ARI, et al. Management of Traumatic Hemothorax, Retained Hemothorax, and Other Thoracic Collections［J］. Current Trauma Reports, 2017, 3(3): 181-189.

［19］中国康复医学会重症康复专业委员会呼吸重症康复学组，中国老年保健医学研究会老龄健康服务与标准化分会，杂志编辑委员会中国老年保健医学，等. 中国呼吸重症康复治疗技术专家共识［J］. 中国老年保健医学，2018, 16: 3-11.

［20］BEIN T, BISCHOFF M, BRÜCKNER U, et al. S2e guideline: positioning and early mobilisation in prophylaxis or therapy of pulmonary disorders［J］. Der Anaesthesist, 2015, 64(s1): 1-26.

［21］中国吞咽障碍康复评估与治疗专家共识组. 中国吞咽障碍评估与治疗专家共识(2017 年版)第二部分治疗与康复管理篇［J］. 中华物理医学与康复杂志，2018, 40(1): 1-10.

［22］BEOM J Y，SEO H Y. The need for early tracheost omy in patienrs with traumatic cervical cord in jury［J］. Clin Orthop Surg, 2018, 10(2): 191-196.

［23］张谦，周腾飞，田新原，等. 脑卒中后气管切开患者的综合肺康复进展［J］. 中国康复，2023, 38(2): 106-1102.

［24］TROUILLET J L, COLLANGE O, BELAFIA F, et a1.Tracheotomy in the in— tensive care unit:guidelines from a French expert panel［J］. Ann Intensive Care, 2018, 8(1): 37.

［25］HEIDLER M D. Dysphagia in Tracheostomized Patients after Long— Term Mechanical Ventilation—Become Sensitive to Reduced Pha— ryngo—Laryngeal Sensitivity［J］. Anasthesiol Intensivmed Not— fallmed Schmerzther, 2019, 54(3): 218-222.

［26］LEWIS K, CULGIN S, JAESCHKE R, et a1. Cuff Leak Test and Airway 0bstruction in Mechanically Ventilated ICU Patients(COMIC): a pilot randomised controlled trial protocol［J］. BMJ Open, 2019, 9(7): e029394.

［27］TERUYA N, SUNAGAWA Y, TOYOSATO T, et a1. Association between Daily Life Difficulties and Acceptance of Disability in Cancer Sur— vivors after Total Laryngectomy:a Cross—Sectional Survey［J］. Asia Pac J Oncol Nurs, 2019, 6(2): 170-176.

［28］SKORETZ S A, ANGER N, WELLMAN L, et a1. A Systematic review of tracheostomy modifications and swallowing in adults［J］. Dys Phagia, 2020, 35(6): 935-947.

［29］查倩倩，钮美娥，赵媛媛，等，胃食管反流病患者进行呼吸训练的研究进展［J］. 中华护理杂志，2018, 53(10): 1259-1263.

［30］中华医学会消化病学分会. 2014 年中国胃食管反流病专家共识意见［J］. 中华消化杂志，2014, 34(10): 649.661.

［31］孙晓红. 胃食管反流病的病理生理机制［J］. 中华内科杂志，201I, 50(8): 630-632.

［32］RUBENSTEIN J H, CHEN J W. Epidemiology of gastroesophageal reflux disease［J］. Gastroenterol Clin Noah Am, 2014, 43(1): 1-14.

［33］WAKIFI K, KINOSHITA Y, HABU Y, et a1. Evidence—based clinical practice guidelines for gastroesophageal reflux disease 2015［J］. J Gastroenterol, 2016, 51(8): 751-767.

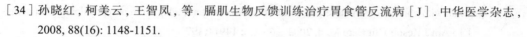

［34］孙晓红，柯美云，王智凤，等 . 膈肌生物反馈训练治疗胃食管反流病［J］. 中华医学杂志，
　　　2008, 88(16): 1148-1151.

［35］NOBRE E, SOUZA M A, LIMA M J, et a1. Inspiratory muscle training improves antireflux barrier
　　　in GERD patients［J］.Am J Physiol Gastrointest Liver Physiol, 2013, 305(11): g862-g867.

［36］DA SILVA R C, DE SA C C, PASCUAL—VACA A O, et a1. Increase of lower esophageal sphincter
　　　pressure after osteopathic intervention on the diaphragm in patients with gastroesophageal reflux［J］.
　　　Dis Esophagus, 2013, 26(5): 451-456.

［37］LOUIS H, DEVIARE J. Ensocopic·endoluminal therapies.A critical appraisal［J］. Best Pract
　　　Res Clin Gastroenteml, 2010, 24(6): 969-979.

［38］LEE Y Y, MCCOLL K E. Pathophysiology of gastroesophageal reflux disease［J］. Best Pratt Res
　　　Clin Gastroenteml, 2013, 27(3): 339-351.

［39］MA E S, NOBRE R A, BEZERRA P C, et a1. Anatomical and functional deficiencies of the crural
　　　diaphragm in patients with esophagitis［J］. Neurogastroenterol Motil, 2016, 29(1): 1-8.

［40］EHERER A J, NETOLITZKY F, HOGENAUER C, et a1. Positive effect of abdominal breathing
　　　exercise on gastroesophageal reflux disease:a randomized controlled study［J］. Am J
　　　Gastroenterol, 2012, 107(3): 372-378.

［41］徐文红，林征，林琳，等 . 自我管理在门诊胃食管反流病患者中的应用及效果评价［J］. 中华
　　　护理杂志 , 2013, 48(6): 499-502.

［42］赵威 . 膈肌生物反馈训练对反流性食管炎维持治疗疗效研究及机制探讨［D］. 北京 : 北京协
　　　和医学院 , 2010.

［43］田金亚 . 奥美拉唑、莫沙必利联合膈肌生物反馈训练治疗反流性食管炎的长期疗效［J］. 中
　　　国实用医刊 , 2018, 45(9): 109-111.

［44］孙昌仙，林征，林琳，等 . 胃食管反流病患者自我管理行为依从性及其影响因素调查［J］. 护
　　　理学杂志 , 2012, 27(21): 37-40.

［45］施萍，张骅 . 影响慢阻肺患者呼吸功能锻炼依从性的因素分析和对策［J］. 临床肺科杂志，
　　　2010, 15(5): 719.

［46］CHO J E, LEE H J, KIM M K, et a1. The improvement in respiratory function by inspiratory muscle
　　　training is due to structural muscle changes in patients with stroke:a randomized controlled pilot
　　　trial［J］. Top Stroke Rehabil, 2018, 25(1): 37-43.

［47］ZEREN M, DEMIR R, YIGIT Z, et a1. Effects of inspiratory muscle training on pulmonary
　　　function, respiratory muscle strength and functional capacity in patients with atrial fibrillation:a
　　　randomized controlled trial［J］. Clin Rehabil, 2016, 30(12): 1165-1174.

［48］DOWNEY A E, CHENOWETH L M, TOWNSEND D K, et a1. Effects of inspiratory muscle
　　　training on exercise responses in normoxia and hypoxia［J］. Respir Physiol Neurobiol, 2007,
　　　156(2): 137-146.

［49］CARVALHO DE MIRANDA CHAVES R, SUESADA M, POLISEL F, et a1. Respiratory
　　　physiotherapy can increase lower esophageal sphineter pressure in GERD patients［J］. Respir
　　　Med, 2012, 106(12): 1794-1799.

［50］RAMIREZ SARMIENTO A, OROZCO LEVI M, GUELL R, et a1. Inspiratory muscle training in

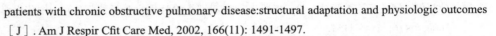

patients with chronic obstructive pulmonary disease:structural adaptation and physiologic outcomes〔J〕. Am J Respir Cfit Care Med, 2002, 166(11): 1491-1497.

［51］陈春晓，梁天龙，龙健中，等.膈肌生物反馈训练治疗胃食管反流病40例临床研究〔J〕.内科，2009, 4(2): 193-197.

［52］吴欢.膈肌生物反馈训练治疗胃食管反流病疗效及机理研究〔D〕.北京：中国协和医科大学，2009.

［53］丁召路，王智凤，孙晓红，等.餐后不同时间段膈肌训练对胃食管反流病患者抗反流屏障的影响〔J〕.中华医学杂志，2013, 93 (40): 3215-3219.

［54］HILL K, CECINS N M, EASTWOOD P R, et a1.Inspiratory muscle training for patients with chronic obstructive pulmonary disease: a practical guide for clinicians〔J〕.Arch Pays Med Rehabil, 2010, 91(9): 1466-1470.

［55］周震宇，江伟骏，顾怡雯，等.胃食管反流病患者餐后近端胃内酸分布及与食管酸暴露的关系〔J〕.现代生物医学进展，2014, 14(20): 3914-3917.

［56］张国杰.膈肌生物反馈训练治疗胃食管反流病的疗效观察〔D〕.太原：山西医科大学，2014.

［57］EHERER A. Management of gastroesophageal reflux disease:lifestyle modification and alternative approaches〔J〕. Dig Dis, 2014, 32(2): 149-151.

［58］丁召路.非糜烂性反流病发病机制探讨膈肌生物反馈对胃食管反流病患者疗效研究〔D〕.北京：中国协和医科大学，2006.

［59］MILOVANOVIC B, FILIPOVIE B, MUTAVDZIN S, et a1.Cardiac autonomic dysfunction in patients with gastroesophageal reflux disease〔J〕.World J Gastroenterol, 2015, 21(22): 6982-6989.

［60］鞠贞会，李军鹏，梁君.更换胃管时胃液滴入咽喉致胃食管反流病的护理干预〔J〕.中华护理杂志，2013, 48(9): 865.

［61］吴欢，柯美云，孙晓红，等.膈肌生物反馈训练联合抑酸治疗胃食管反流相关性咳嗽患者疗效的初步观察〔J〕.基础医学与临床，2010, 30(6): 647-650.

［62］徐文红，林征，林琳，等.胃食管反流病患者自我管理行为及其影响因素调查〔J〕.中华护理杂志，2012, 47(5): 407-410.

［63］VELANOVIEH V, VALLANCE S R, GUSZ J R, et a1. Quality of Life Scale for gastroesophageal reflux disease〔J〕. J Am Coil Surg, 1996, 183(3): 217-224.

第七章 呼吸相关临床问题的管理

第一节 喂饲不耐受的管理

一、肠内营养不耐受的定义及诊断

美国肠内与肠外营养学会在 2016 年明确了喂饲不耐受（feeding intolerance，FI）的定义为在肠内营养（enteral nutrition，EN）过程中出现：①胃肠道不良反应的症状，其中胃肠道不良反应症状指呕吐或反流、腹胀、腹泻、胃肠道出血、肠鸣音减弱或消失、便秘、GRV ≥ 500 mL/24h 以及其他任何临床原因引起的对肠内营养液不耐受。②经过 72 h EN 仍不能实现 83.68 KJ 的能量供给目标。③因任何临床原因需停止 EN。符合其中以上 3 项中的 1 项或多项，则诊断为 FI；但是肠内营养的暂停如果因为医务人员的临床操作及护理等原因导致，则不能诊断为 FI，此定义广泛应用于在国内外的相关研究中。

二、肠内营养不耐受的相关因素

（一）疾病因素

有学者通过实验证明，《重症患者肠内营养喂养不耐受风险评估量表》的评估项目中关于患者病情程度的指标包括格拉斯哥评分、急性生理和慢性健康评分以及多器官功能障碍综合征等。这些评估项目在患者病情发展过程中有着十分重要的预示作用，患者病情越严重，并且出现一系列的应激反应，不仅会引起神经、体液方面的改变，同时也会造成腹腔内脏器供血血管的收缩，造成胃肠道黏膜缺血，影响了胃肠道的正常功能。另外，如果机体出现应激反应，患者体内的激素水平也会出现异常，这样一来患者胃液的合成和分泌势必会受到影响，导致低蛋白血症、胃肠黏膜水肿的情况出现。

（二）药物因素

常用的镇静药物有苯二氮䓬类、丙泊酚和右美托咪定等，阿片类药物和镇静药物在发挥作用的同时，会对胃肠道平滑肌上的阿片类受体产生作用，抑制肠道兴奋性神经递质的释放，导致肠道蠕动减慢；而镇静药物也会一过性松弛食管下括约肌，产生胃食管反流而导致 FI 的发生。危重患者通常因各种感染而应用大量抗生素，从而扰乱了肠道微生态平衡，导致肠道菌群失调，引起胃肠道功能障碍，出现相关性腹泻，表现为肠内营养喂养不耐受。

（三）机械通气

对于行机械通气的重症监护患者来讲，尤其行呼气末正压通气的，会导致胸腔内压力增加，回心血量与心输出量减少，从而使肠系膜动脉供血不足影响肠道功能。此外，机械通气还会损伤食管下括约肌功能，减少胃底食管夹角，导致胃食管反流。

（四）肠内营养制剂

ICU 患者的肠内营养所受影响因素较多，包括制剂温度、输注速度、渗透浓度等。米元元等一篇 ICU 患者肠内营养并发腹泻证据汇总中指出，肠内营养制剂污染和管道污染比较严重，操作台面污染也会导致腹泻发生。所以，护理人员在为患者实施肠内营养时，首先要注意肠内营养制剂的无菌操作方法，另外还要遵循循证护理方式进行喂养，提高其耐受性。

三、肠内营养不耐受的评估方法

（一）评估工具

许磊通过采用评分者信度对《重症患者肠内营养不耐受风险评估量表》进行信度评价，该量表由一般情况评估、患者病情评估、生化指标评估、肠道功能评估及治疗措施评估共 5 个维度构成，为临床提供了科学、客观、实用的肠内营养喂养不耐受风险评估量表，明确 17 分为诊断喂养不耐受发生风险高低的敏感阈值，而且确定了风险等级：总分 ≥ 17 分为高风险，总分 < 17 分为低风险。

（二）胃残余量的监测

早期研究认为注射器回抽监测胃残余量是评估胃肠动力及喂养不耐受等并发症的重要方法。随着 ICU 患者胃残余量监测研究的日渐深入，注射器回抽监测胃残余量的准确性和有效性越来越受到质疑。Elke G 等研究表明，注射器回抽法监测胃残余量受患者体位、注射器型号、胃管的直径和位置、营养液、操作手法等因素的影响，其结果可能造成重症监护患者肠内营养的延迟或中断，导致患者营养摄入不足等多种并发症，从而影响预后。随着床旁重症超声的推广，超声法测量胃残余量被广泛应用。

（三）监测患者胃肠道症状

对于行机械通气的重症监护患者来讲，尤其行呼气末正压通气，会导致胸腔内压

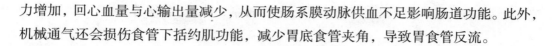

力增加，回心血量与心输出量减少，从而使肠系膜动脉供血不足影响肠道功能。此外，机械通气还会损伤食管下括约肌功能，减少胃底食管夹角，导致胃食管反流。

四、肠内营养不耐受的管理

（一）选择合理的营养制剂

目前，我国市场上的肠内营养制剂主要来自欧美的进口产品或者是欧美药厂在中国的合资产品，其中常用的肠内营养药物根据其化学结构和药理作用分为两类：①氨基酸型和短肽型，即要素型。②整蛋白型，即非要素型。肠内营养制剂品种较多，各有特点，根据患者的疾病状况、胃肠道的消化吸收能力及消化道功能是否完整、营养需求，选择适合患者的肠内营养制剂。

（二）优化营养喂养方案

王银云等一项系统分析表明，重症患者留置鼻胃管喂养期间，床头抬高≥30°，一般为30°~45°，可以降低鼻饲患者误吸、呛咳、胃潴留、呕吐及肺炎等并发症的发生率，并且不会增加压力性损伤的发生率，需平卧的患者除外，如腰椎穿刺术后患者、全麻术后患者及休克患者等。Stroud M 等参编的指南中表明，胃肠道反应与营养制剂的温度有关，实施肠内营养时将营养制剂温度调节至接近生理正常体温，尤其对于老年喂养相关性腹泻患者，维持营养液温度在 38 ~ 42℃为宜。

（三）合理使用促胃动力药

对于重症监护患者在实施肠内营养期间，连续两次监测胃残余量 > 250 mL 时，考虑使用促胃肠动力药，减少重症患者胃残余量，进而降低喂养不耐受的发生率。当胃残余量达到 150 mL 时，红霉素和甲氧氯普胺均能加快胃和小肠蠕动，刺激上消化道，加速危重患者胃排空，减少胃残余量，提高喂养耐受性。对于经鼻胃管喂养不耐受的成人危重患者，在使用促动剂 24 ~ 48 h 后，胃肠不耐受症状仍存在、胃排出梗阻、胃瘫或有高误吸风险的患者，应采取幽门后喂养（如鼻肠管），以避免胃潴留、胃内容物反流和误吸等严重并发症的发生。

（四）腹内压的监测和管理

肠道是对腹内压升高反应最敏感、受影响最早的器官，腹内压水平通常代表了患者的肠道功能，可作为肠内营养的评定指标来调整肠内喂养方案，由于膀胱能较好地反应腹腔内压的变化，通常采用测量膀胱压来间接代替腹内压。

（五）中医疗法

现代医学的胃肠道相当于中医学的脾胃系统，为了提高肠内营养耐受性，吴健鹏等在重症患者喂养不耐受的中医对策中提出，可以采用中医的内服和外治对重症患者

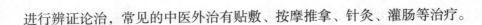

进行辨证论治，常见的中医外治有贴敷、按摩推拿、针灸、灌肠等治疗。

第二节　气管切开置管拔除的管理

气管切开是抢救危急重症患者的常用措施。国外研究显示，欧洲 7% ~ 19% 的重症患者会进行气管切开术，且气管切开患者的病死率为 17% ~ 20%，存在严重合并症患者的病死率达 40%。美国每年约有 100 000 例气管切开术，其中只有 80% 能存活至出院，如果存在合并症则只有 60% 存活，可见气管切开对患者的生存结局有着重要影响。气管切开后的拔管是危重患者康复的重要环节，拔管的时间直接影响患者的康复进程。拔管过早可增加再次插管风险，拔管时间延迟可增加并发症发生率，延误患者康复时机，国外多项研究均提出了明确的拔管流程和部分可量化的拔管指征，而国内的拔管操作主要依靠经验判断。本节通过对气管切开患者拔管管理的国内外研究进展进行回顾，以期为国内气管切开患者的拔管时机选择和拔管管理提供参考依据，提高拔管的成功率，改善患者的生活质量。

一、多学科团队在气管切开管理中的作用

多学科团队中每位成员都可发挥个体化作用和专业优势，在住院气管切开患者的管理中起着积极作用，例如可以降低患者住院时间和住院费用，提高工作效率，确保治疗效果，提高护理质量。多学科团队只有在充分高效协调、紧密合作下才能发挥最大的集体效应，但多项研究结果指出受不同专业、时间等的限制，目前气管切开管理的多学科团队合作较为分散和松散，在多学科成员转诊和合作方面普遍存在延误的现象，如何提高多学科合作效率是急需解决的共性问题。不同研究中气管切开多学科团队的成员组成存在一定差异，但总体包括以下具有多学科专业知识的关键人员：医生（头颈外科医生、创伤外科医生、呼吸科医生）、麻醉师、呼吸治疗师、言语治疗师、物理治疗师、护士、营养师、心理学专家、患者家人或朋友等。

其中医生、言语治疗师、物理治疗师、护士在气管拔管管理中涉及最多。气管切开多学科团队的主要工作内容较多，多学科工作内容的界定和规范是提高多学科合作效率的关键，其主要工作内容可概括为以下 7 点：①制定脱机和拔管的流程及管理制度。②气囊、说话瓣膜、堵管管理。③气管切开导管的管理。④鉴别患者是否需要其他专业的专家进行会诊。⑤提供健康教育。⑥监测和督查气管切开护理。⑦环境安全管理。

二、气管切开患者拔管的地点

国内外研究中阐述的气管切开拔管的地点主要包括重症监护病房、普通病房、康复医学中心（心肺康复中心、机械通气脱机和康复中心）。法国一项多中心研究结果显示，31 个重症监护室中气管切开拔管的成功率达 94%。不同地点的医疗照护人员和提供的照护内容有一定的不同，但气管切开拔管指征几乎一致。虽然拔管指征大多一致，但不同地点的拔管指征的具体界限值存在差异，例如咳嗽峰流速为气管切开拔管的最常见评估指标，有研究显示重症监护室患者拔管前的咳嗽峰流速明显低于普通病房、机械通气脱机和康复中心的患者，这可能与重症监护室患者较虚弱，同时会伴发周围肌力和呼吸肌力减弱等问题，拔管前呼吸肌功能尚不能达到普通病房水平有关。可见，在不同的医疗单元，气管切开拔管管理仍存在一定的差异。

三、气管切开患者拔管的条件

拔管时机的正确选择是成功拔除气管切开导管的关键。多篇文献均提出了拔管指征，但多为专家意见、调查研究、单中心的干预研究，多中心的干预研究较少，尚缺乏大样本的随机对照试验，且拔管指征的个体差异性较大，具体界限值不一致，尚无统一标准，其临床推广也存在很大争议。而国内拔管多依靠经验判断，尚无系统化的标准拔管指征。

（一）气道保护能力

气道保护能力主要指咳嗽能力，早期研究多采用半定量的指标进行评估，例如通过咳嗽强和弱进行分类。目前大多采用客观可量化的指标，最常见为咳嗽峰流速和最大呼气压，咳嗽峰流速是国际公认的评估咳嗽能力的指标。目前，学者们大多认为拔管前咳嗽峰流速应达到 160 L/min 以上，最大呼气压应达到 40 cmH$_2$O（1 cmH$_2$O=0.098 kPa）。但也有研究显示很多患者的咳嗽峰流速低于该目标设定值，也能成功拔管，重症监护室成功拔管的患者中 53.8% 未达到 160 L/min，普通病房患者中该比例为 68.9%，机械通气脱机和康复中心患者中为 82.6%。Chan 等的研究中神经外科术后患者呼气流量峰值低于 29 L/min 时即可给予拔管，最终拔管成功，可见咳嗽峰流速虽然可作为拔管前评估咳嗽能力的指标，但指标值差异较大，这可能与研究人群、测量设备不同，或测量过程中患者协调与合作程度的差异等有关。此外，最大呼气压也是拔管前常用的评估指标，有研究指出在不同的医疗卫生服务地点，患者拔管前的最大呼气压差异不大，均大于 40 cmH$_2$O。

（二）意识状态

对患者进行拔管时通常会评估其意识状态，但对于如何评估意识状态及最差意识状态达到何种程度可以预测成功拔管，目前尚未达成共识。目前临床上大多采用格拉斯哥昏迷评分来评估患者的意识状态，而针对拔管前格拉斯哥昏迷评分的界限值尚无统一标准。多数研究结果显示，拔管成功的患者格拉斯哥昏迷评分几乎均在8分以上。Zakrasek等发现，若在患者格拉斯哥昏迷评分为7~9分时拔管，则有近5倍的风险会再次插管，低于7分时再次插管风险更大。Hernández等研究发现，格拉斯哥昏迷评分 < 13分的患者拔管时间明显延后。但一些针对神经重症监护室患者的研究并不支持这一结果，有研究显示有10例患者格拉斯哥昏迷评分 ≤ 4分但拔管成功，这可能与疾病种类有关。可见，意识状态与拔管成功与否存在一定关联，是拔管成功的重要预测因素，但尚不能单独用于判定能否拔管，还需结合其他因素综合评估。

（三）气囊管理

国外研究指出，气囊放气试验和评估气道的通畅性是启动拔管程序的首要步骤，气囊管理甚至可作为拔管前的主要评估项目。Gundogdu等的研究显示，进行气囊放气试验和呼吸肌训练的气管切开患者拔管成功率更高。也有研究表明，气囊放气试验、吞咽功能训练、咳嗽刺激技术能有效提前拔管的时间。可见，气囊放气试验在拔管管理中起着重要作用。同时，多项研究指出患者能耐受、无须机械通气和分泌物减少的情况下，气囊应尽可能长时间放气，且气囊放气应尽早开始，以避免口咽部敏感性的丧失。国内的气囊管理实践与国外较一致，国内的《人工气道气囊的管理专家共识（草案）》指出气囊的基本作用是防止漏气和误吸，对于气管切开且无须机械通气的患者，如果自主气道保护能力好，可将气囊完全放气或改为无气囊套管。

（四）堵管试验

气管切开拔管前是否进行堵管试验，不同学者的意见不一。例如，法国一项共识中未把拔管前堵管评估作为拔管的评估条件。但大部分研究显示，在拔管前仍会进行堵管试验，堵管试验成功后才予拔管。目前国内外文献中采用的堵管方法主要有5种：①具备拔管条件时直接拔气管切开套管。②堵管24~48 h后拔管。③间断堵管或半堵管24~48 h后，再持续堵管或完全堵管24~48 h后拔管。④先更换小号套管观察3~7 d，再试堵管24~48 h后拔管。⑤堵管72 h后拔管。堵管成功与否直接决定是否能最终拔除导管，有研究将堵管成功定义为堵管期间患者未发生血氧饱和度下降，未出现吸入氧浓度 > 40%，未出现任何原因（如吸痰、呼吸急促或血流动力学不稳定等）的堵管中断事件。

（五）吞咽功能

气管切开患者中 50% ~ 83% 会出现吞咽障碍，气管切开会导致上气道、咽 - 食管段生物力学发生改变，包括喉抬高减少、气囊引起的食管段压力过高、声门下压力降低等，这些改变均会影响患者的吞咽功能，同时减弱咳嗽反射。因此，对气管切开患者的吞咽管理尤为重要，隐形误吸和吞咽障碍是拔管失败的因素之一，大多数研究在拔管前均会进行吞咽功能评估。为了鉴别吞咽过程中是否存在误吸风险，研究中主要采用以下几种方法：呕吐反射和蓝染试验、改良蓝染试验、临床评估、客观评估。国外研究中吞咽的临床评估方法差异很大，对于最佳方案尚未达成共识，而国内针对吞咽障碍的管理已经形成了专家共识，其中明确指出吞咽的临床评估主要包括 3 个方面，即口颜面功能评估、喉部功能评估及进食评估。国内外针对吞咽的客观评估方法包括软式喉内镜吞咽功能检查和吞咽造影检查，吞咽造影检查被认为是吞咽障碍检查和诊断的金标准。软式喉内镜吞咽功能检查较吞咽造影检查能更好地反映咽喉部解剖结构及分泌物积聚情况，适用于颅神经病变、手术后、外伤及解剖结构异常所造成的吞咽功能障碍，但并不能直接观察食团运送的全过程。

（六）气道通畅情况

气道通畅性评估指评估声带到上呼吸道的呼吸通道的通畅性。研究中多数采用纤维支气管镜评估气道的通畅情况，也有研究采用喉镜进行评估，评估内容主要包括气管切开特征、炎症、感染、肉芽组织、溃疡等。但有研究表明拔管前通过纤维支气管镜评估的气道情况与拔管成功无关联，而另有研究显示纤维支气管镜评估气道通畅情况是气管切开拔管的敏感和特异指标。也有研究指出采用纤维支气管镜等评估气道是否存在异常变化（如气管狭窄或肉芽肿）应是拔管流程的一部分，但不应在拔管过程中起决定作用。

（七）痰液情况

有研究显示，排痰困难和分泌物增多是拔管失败的原因。对痰液的评估内容主要包括痰液的量、性状、吸痰次数等。对痰液的性状进行评估时，主要根据痰液情况分为厚和薄两类。吸痰次数可间接反映患者的痰量，国外有研究提出拔管前吸痰次数应少于 6 次 /24 小时，主要由护理人员来进行评估。

四、气管切开患者拔管后的伤口护理

气管切开患者拔管后若伤口护理不佳，易造成伤口愈合不良，影响患者咳嗽能力，延长患者的住院时间。目前国内外对气管切开患者拔管后的伤口护理方法研究较少，缺乏高质量的证据支持。有研究显示，气管切开患者拔管后伤口的愈合时间为 6.5 天。

对于消毒液的选择，较多地研究推荐采用生理盐水对气管切开处的皮肤进行消毒，并采用纱布保护，如果伤口存在感染，可采用聚维酮碘溶液进行消毒，也有研究采用泡沫敷料。有文献提出了伤口护理的具体流程，包括：①生理盐水消毒伤口及周边皮肤。②聚维酮碘溶液再次消毒伤口周边皮肤。③免缝胶带加压固定。④棉球贴于伤口上方并再次加压。⑤无菌敷料覆盖伤口。

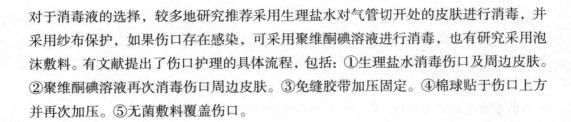

第三节　体位性低血压的管理

体位性低血压（postural hypotension，PH），亦称直立性低血压（orthostatic hypotension，OH），定义为：与卧位相比，站立 3 min 后收缩压下降 20 mmHg 或舒张压下降 10 mmHg。美国预防、检测、评估与治疗高血压全国联合委员会第 7 次报告根据临床实际，将此诊断标准更改为：直立位收缩压下降 > 10 mmHg，并出现头晕或晕厥的症状，更重视症状学的发展，即血压降低出现脑灌注不足者即属 PH。老年人体位性低血压发生率较高，并随年龄、神经功能障碍、代谢紊乱的增加而升高。1/3 的老年高血压患者可能发生体位性低血压，多见于体位突然发生变化以后，血压突然下降。此外，老年人对血容量不足的耐受性较差，任何导致失水过多的急性病、口服液体不足以及长期卧床的患者，都容易引起体位性低血压。

一、体位性低血压的发生机制

近几年，国内外研究尚未发现体位性低血压新的发病机制，仍沿用以往的研究成果，主要集中在以下 4 个方面。①有效循环血量减少：如外伤后失血、失液所致的血容量绝对不足，或使用血管扩张剂等药物后血液重新分配所致血容量相对不足。②心血管反应性降低：临床主要见于老年患者，心脏顺应性下降，对交感神经兴奋时血管反应性降低。③自主神经系统功能障碍：人体压力感受器反射弧的任何一部分出现损伤，均可导致周围血管张力不能随体位改变而变化，从而出现体位性低血压，如糖尿病周围神经病变、血管运动中枢周围病变，某些中枢镇静剂、抗抑郁药等所致的体位性低血压皆与此有关。④舒血管因子的释放增多：血液内 5- 羟色胺、缓激肽、前列腺素等舒血管因子浓度增高，均可引起周围血管扩张而致体位性低血压。

二、体位性低血压的危害

体位性低血压是被公认的跌倒、晕厥和心血管事件的危险因素。研究表明，95% 的体位性低血压患者有不正常的昼夜血压节律，而非体位性低血压者中仅 56% 存在昼夜节律异常，其中前者 58% 为反杓型血压，后者仅 14% 为反杓型血压，提示体位性低血压也许是昼夜血压节律颠倒（如非杓型或反杓型）的一个预测因子。而众所周知，所谓非杓型或反杓型血压说明了夜间交感神经仍持续兴奋，这对心、脑、肾等重要脏器大血管无疑是有百害而无一利的。此外，站立是呼吸康复中的重要环节，而体位性低血压对站立的限制会影响呼吸康复。

三、影响因素

体位性低血压影响因素众多，既往的研究多注重于药物引起体位性低血压，而近几年国内外多项研究陆续证明了血糖、缺血性脑卒中、血液中某些自身抗体均与体位性低血压有密切联系，明确体位性低血压的影响因素有助于对其进行预防和病因治疗。

（一）药物所致的体位性低血压

临床最多见，如抗高血压药物（如钙离子拮抗剂、利尿剂等）、镇静药（如氯丙嗪）、抗肾上腺素药物（如妥拉苏林、酚妥拉明等）、血管扩张剂（如硝酸甘油）等，一般多见于老年患者联合用药或大剂量用药时，应引起临床医师高度重视。

（二）体位性低血压与糖尿病

糖尿病与高血压的相关性已是众所周知，但近年来国内外一系列研究表明，血糖控制较差的糖尿病患者容易发生体位性低血压。目前认为糖尿病患者体位性低血压的发生机制主要是由于迅速站立后，交感神经纤维受损使内脏血管床、肌肉及皮肤的血管不能适当的收缩，使血液重新分配所致，而心脏输出的效应仅为次要因素。糖化血红蛋白反映了 3 个月内血糖控制情况，张琦等研究表明，胰岛素的使用并非体位性低血压的危险因素，故推测不管经口服降糖药还是注射胰岛素，血糖控制达标很可能降低体位性低血压的发生率。

（三）体位性低血压与脑卒中

最初由美国北卡罗利那大学公共卫生学院进行的一项社区动脉粥样硬化危险性研究，纳入了 11 707 例在基线时无脑卒中和明显心脏病的中年人，结果显示，即使在调整了许多卒中危险因素之后，体位性低血压仍是缺血性脑卒中较强的预测因子。此外，研究发现体位性低血压患者占门诊脑卒中患者的 1/4，且冠心病是体位性低血压的一个独立危险因素，应对脑卒中合并体位性低血压者进行初筛，以免因为体位性血压改变影响卒中患者的治疗。

（四）体位性低血压与某些自身抗体

有研究表明血管 β_2 受体和（或）M_3 受体抗体激活可能会导致全身舒血管作用，而这些在循环中起着血管扩张剂作用的自身抗体，可能会导致或加剧体位性低血压。此外，还有研究发现，体位性低血压患者体内含有高水平的高分子量脂联素，其认为这与患者同时伴有肾功能不全、贫血、动脉硬化和高凝状态有关。

四、体位性低血压的治疗和预防

（一）非药物治疗

关于体位性低血压治疗，目前国内外尚无新的特效药物，其治疗主要是针对病因治疗，避免可能引起体位性低血压的因素，如快速起床、洗热水澡、长时间卧床等，避免增加腹腔或胸腔压力的动作，如便秘、排尿时用力过度或抬重物时憋气等。饱餐（尤其是高碳水化合物食品）和大量饮酒容易诱发低血压，提倡少食多餐、戒酒，餐后适当休息后再活动，同时坚持适当的体育锻炼，如游泳、跳健美操、骑自行车、步行等，增强体质、避免劳累和长时间站立。对于症状持续时间长且较为明显的患者，发生晕厥或骨折危险较高，可考虑暂时停用降压药物，在白天应用短效药物治疗体位性低血压。

（二）药物治疗

治疗体位性低血压的药物主要有氟氢可的松和 α 肾上腺素受体激动剂米多君等，氟氢可的松可增加肾脏对钠的重吸收，增加血容量，但由于药物副作用及个体化差异，建议对于体位性低血压患者，应以预防、病因治疗为主，必要时使用药物治疗。

（三）预防

体位性低血压的预防主要是提醒长期卧床的患者在站立时动作应缓慢，站立前先做轻微的四肢活动后再站立；睡眠者醒后几分钟再坐起，随后在床边坐几分钟，逐渐过渡到站立，这样有助于促进静脉血向心脏回流，升高血压，避免体位性低血压发生。

（王　宁　郭景花　李东建）

参考文献

［1］MCCLAVE S A, TAYLOR B E, MARTINDALE R G, et al. Guidelines for the provision and assessment of nutrition support therapy in the adult critically ill patient ［J］. Journal of Parenteral and Enteral Nutrition, 2015, 40(2): 159-211.

［2］GUNGABISSOON U, HACQUOIL. K,BAINS C, et al. Prevalence,risk factors,clinical consequences and treatment of enteral feed intolerance during critical illness ［J］. Journal of Parenteral and Enteral Nutrition, 2014, 39(4): 441-448.

［3］WANG K, MCIL.ROY K, PLANK L, D. et al. Prevalence,outcomes and management of enteral tube feeding intolerance: a retrospective cohort study in a tertiary center ［J］. Journal of Parenteral and Enteral Nutrition, 2017, 41(6): 959-967.

［4］MCCLAVE S A, LUKAN J K, STEFATER J A, et al. Poor validity of residual volumes as a marker for risk of aspiration in eritically ill patients［J］.Critical Care Medicine, 2005, 33(2): 324-330.

［5］BLASER A R, STARKOPF J, KIRSIMAGI U, et al. Delinition prevalence and outcome of feeding intolerance in intensive care:A systematic review and meta-analysis［J］. Aeta Anaesthesiol Scand, 2014, 58(8): 914-922.

［6］许磊.重症患者肠内营养不耐受风险评估量表的实证研究［D］.重庆：第三军医大学, 2017.

［7］DUAN H, HAO C, FAN Y, et al. The role of neuropeptide Yand aquaporin 4 in the pathogenesis of intestinal dysfunction caused by traumatic brain injury［J］. Journal of Surgical Research, 2013, 184(2): 1006-1012.

［8］CHANG H Y, LEMBO A J. Opioid-induced bowel dysfunction［J］. Current Treatment Options in Gastroenterology, 2008, 11(1): 11-18.

［9］ADERINTO-ADIKE A O, QUIGLEY E M M. Gastrointestinal motility problems in critical care: A clinical perspective［J］. Journal of Digestive Diseases, 2014, 15(7): 335-344.

［10］于娣, 龙玲, 赵鹤龄.血流动力学不稳定重症患者肠内营养的耐受性与安全性［J］.中华急诊医学杂志, 2016, 25(1): 113-116.

［11］程伟鹤, 鲁梅珊, 郭海凌, 等.危重症患者早期肠内营养不耐受的研究进展[J].中华护理杂志, 2017, 52(1): 98-102.

［12］BEJARANO N, NAVARRO S, REBASA P, et al. Intra-abdominal pressure as a prognostic factor for tolerance of enteral nutrition in critical patients［J］. Journal of Parenteral and Enteral Nutrition, 2013, 37(3):352-360.

［13］ELKE G, FELBINGER T W, HEYLAND D K. Gastric residual volume in critically ill patients［J］. Nutrition in Clinical Practice, 2015, 30(1): 59-71.

［14］赵庆华, 皮红英, 周颖.超声检测与注射器抽吸肠内营养患者胃残余量比较［J］.护理学杂志, 2017, 32(12): 54-55.

［15］SINGER P, BLASER A R, BERGER M M, et al. ESPEN guideline on clinical nutrition in the intensive care unit［J］.Clinical Nutrition, 2019, 38(1): 48-79.

［16］刘珊珊, 谢波, 徐菊玲, 等.ICU机械通气患者喂养不耐受测方法的研究进展[J].护士进修杂志, 2019, 34(4): 325-327.

［17］宋金明, 苏治国, 马敏, 等.住院药房肠内营养药物的应用情况分析［J］.肠内与肠外营养, 2011, 18(6): 355-357.

［18］QIU C, CHEN C, ZHANG W, et al. Fat-modified enteral formula improves feeding tolerance in critically ill patients; A multicenter,single-blind,randomized controlled trial［J］. Journal of Parenteral and Enteral Nutrition, 2017, 41(5): 785-795.

［19］张丽, 王莹, 李培培, 等, 益生菌对危重症肠内营养患者胃肠功能影响的 Meta 分析［J］.中华现代护理杂志, 2017, 23(20): 2609-2614.

［20］VANDEWOUDE M F J. Fibre-supplemented tube feeding in the hospitalised elderly［J］. Age and Ageing, 2005, 34(2): 120-124.

［21］STROUD M, DUNCAN H, NIGHTINGALE J. Guidelines for enteral feeding in adult hospital patients［J］. Gut, 2003, 52 (svi): 1-12.

［22］茅艇华，邵小平. 腹内压监测辅助 IAH/ACS 高危病人行肠内营养支持治疗［J］. 肠外与肠内营养, 2018, 25(2): 111-115.

［23］吴健鹏，赵云燕. 重症患者喂养不耐受的中医对策［J］. 中国中医急症, 2015.24(10): 1774-1776.

［24］许敏怡，熊秀萍. 中医药在危重症患者胃肠功能障碍中的应用术［J］. 中国中医急症, 2013, 22(11): 1876-1877.

［25］FISCHLER L, ERHART S, KLEGER G R, et al. Prevalence of tracheostomy in ICU patients. A nation-wide survey in Switzerland［J］. Intensive Care Med, 2000, 26(10): 1428-1433.

［26］MCGOWAN S L, WARD E C, WALL L R, et al. UK survey of clinical consistency in tracheostomy management［J］. Int J Lang Commun Disord, 2014, 49(1): 127-138.

［27］SZAKMANY T. Quality of tracheostomy care is probably as important as timing［J］. Br J Anaesth, 2016, 116(2): 301.

［28］SANTUS P, GRAMEGNA A, RADOVANOVIC D, et al. A systematic review on tracheostomy decannulation: a proposal of a quantitative semiquantitative clinical score［J］. BMC Pulm Med, 2014, 14: 201.

［29］SINGH R K, SARAN S, BARONIA A K. The practice of tracheostomy decannulation-a systematic review［J］. J Intensive Care, 2017, 5: 38.

［30］PANDIAN V, MILLER C R, SCHIAVI A J, et al. Utilization of a standardized tracheostomy capping and decannulation protocol to improve patient safety［J］. Laryngoscope, 2014, 124(8): 1794-1800.

［31］MEDEIROS G C, SASSI F C, LIRANI-SILVA C, et al. Criteria for tracheostomy decannulation: literature review［J］. Codas, 2019, 31(6): e20180228.

［32］黄丛萍，倪莹莹，章良翔，等. 持续植物状态气管切开插管两种拔管方式的对照研究［J］. 中国康复医学杂志, 2017, 32(7): 798-801.

［33］柴艳茹，王元姣，方瑛. 重症脑损伤气管切开患者拔管时机的研究进展. 国际护理学杂志, 2020, 39(13): 2485-2489.

［34］MIRSKI M A, PANDIAN V, BHATTI N, et al. Safety, efficiency, and cost-10 effectiveness of a multidisciplinary percutaneous tracheostomy program［J］. Crit Care Med, 2012, 40(6): 1827-1834.

［35］BONVENTO B, WALLACE S, LYNCH J, et al. Role of the multidisciplinary team in the care of the tracheostomy patient［J］. J Multidiscip Healthc, 2017, 10: 391-398.

［36］WILKINSON K, FREETH H, KELLY K. 'On the right trach?' A review of the care received by patients who undergo tracheostomy［J］. Br J Hosp Med (Lond), 2015, 76(3): 163-165.

［37］BRODERICK D, KYZAS P, BALDWIN A J, et al. Surgical tracheostomies in COVID-19 patients: a multidisciplinary approach and lessons learned［J］. Oral Oncol, 2020, 106: 104767.

［38］KIM D H, KANG S W, CHOI W A, et al. Successful tracheostomy decannulation after complete or sensory incomplete cervical spinal cord injury［J］. Spinal Cord, 2017, 55(6): 601-605.

［39］柴艳茹，王元姣，方瑛. 多学科团队协作模式在重症脑损伤气管切开患者拔管中的应用进展［J］. 中西医结合护理 (中英文), 2019,5(10): 206-209.

［40］STEIDL C, BÖSEL J, SUNTRUP-KRUEGER S, et al. Tracheostomy, extubation, reintubation: airway management decisions in intubated stroke patients［J］. Cerebrovasc Dis, 2017, 44(1/2): 1-9.

［41］JABER S, QUINTARD H, CINOTTI R, et al. Risk factors and outcomes for airway failure versus non-airway failure in the intensive care unit: a multicenter observational study of 1514 extubation procedures［J］. Crit Care, 2018, 22(1): 236.

［42］HERNÁNDEZ MARTÍNEZ G, RODRIGUEZ M L, VAQUERO M C, et al. High-flow oxygen with capping or suctioning for tracheostomy decannulation［J］. N Engl J Med, 2020, 383(11): 1009-1017.

［43］HERNÁNDEZ G, ORTIZ R, PEDROSA A, et al. The indication of tracheotomy conditions the predictors of time to decannulation in critical patients［J］. Med Intensiva, 2012, 36(8): 531-539.

［44］CANNING J, MILLS N, MAHADEVAN M. Pediatric tracheostomy decannulation: when can decannulation be performed safely outside of the intensive care setting? A 10 year review from a single tertiary otolaryngology service［J］. Int J Pediatr Otorhinolaryngol, 2020, 133: 109986.

［45］DIAZ-BALLVE L P, VILLALBA D S, ANDREU M F, et al. Respiratory muscle strength and state of consciousness values measured prior to the decannulation in different levels of complexity. A longitudinal prospective case series study［J］. Med Intensiva (Engl Ed), 2019, 43(5): 270-280.

［46］杜玉英, 时惠, 任钰. 康复医学科气管切开重症患者影响拔管的多因素分析［J］. 中国康复医学杂志, 2021, 36(6): 670-675.

［47］CHENG L, MITTON K, WALTON K, et al. Retrospective analysis of functional and tracheostomy (decannulation) outcomes in patients with brain injury in a hyperacute rehabilitation unit［J］. J Rehabil Med Clin Commun, 2019, 2: 1000024.

［48］VERMA R, MOCANU C, SHI J, et al. Decannulation following tracheostomy in children: a systematic review of decannulation protocols［J］. Pediatr Pulmonol, 2021, 56(8): 2426-2443.

［49］宋德婧, 巴文天, 段军, 等. 机械通气患者咳嗽能力的评价及临床意义［J］. 中华医学杂志, 2018, 98(26): 2128-2130.

［50］MCGRATH B A, BRENNER M J, WARRILLOW S J, et al. Tracheostomy in the COVID-19 era: global and multidisciplinary guidance［J］. Lancet Respir Med, 2020, 8(7): 717-725.

［51］TROUILLET J L, COLLANGE O, BELAFIA F, et al. Tracheotomy in the intensive care unit: guidelines from a French expert panel［J］. Ann Intensive Care, 2018, 8(1): 37.

［52］何秉贤. 体位性低血压诊治的现代概念［J］. 中华高血压杂志, 2008. 16 (2): 101 -102.

［53］马智, 苗金花, 李红彦, 等. 实用循环系统症状体征鉴别诊断[M]. 北京: 军事医学科学出版社, 2006: 141.

［54］EIGERLBMDT M L, ROSE K M, COUPER D J, et al. Orthostatic hypotension as a risk factor for stroke: the atherosclerosis risk in communities (ARIC) study, 1987 -1996 ［J］. Stroke, 2000, 31(10): 2307-2313.

［55］PHIPPS M S, SCHMID A A, KAPOOR J R. et al. Orthostatic hypotension among outpatients with ischemic stroke［J］. J Neurol Sei, 2012. 314 (1/2): 62 -65.

［56］LI H, KEM D C, REIM S, et al. Agonistic autoantibodies as vasodilators in orthostatic hypotension: a new mechanism［J］. Hypertension, 2012. 59(2): 402-408.

［57］ASO Y, WAKABAYASHI S, TERASAWA T, et al. Elevation of serum high molecular weight adiponectin in patients with type 2 diabetes and orthostatic hypotension: association with arterial stiffness and hypercoagula bility［J］. Diabet Med, 2012, 29 (1): 80 -87.

［58］潘华舫. 生脉注射液治疗脊髓损伤患者体位性低血压疗效观察［J］. 中国基层医药, 2009, 16(12): 2201.

［59］李小鹰, 老年高血压患者餐后及体位性低血压的处理［J］. 中国全科医学, 2011, 14(10): 3187.